Pregnancy Bible

怀孕圣经

两岸孕育专家组 / 编著

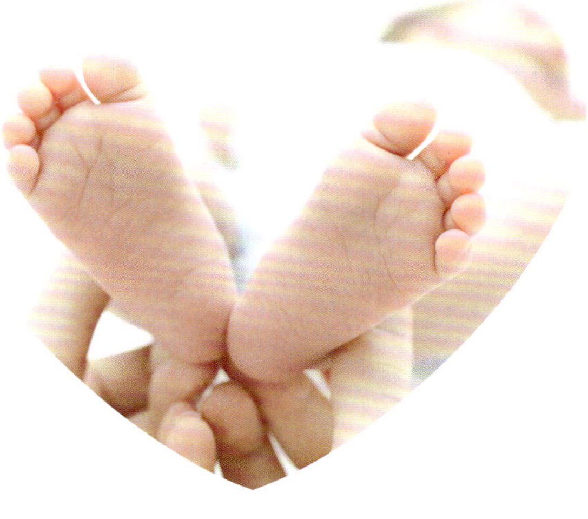

上海科学普及出版社

图书在版编目（CIP）数据

怀孕圣经 / 两岸孕育专家组编著. — 上海：上海科学普及出版社，2014.10
ISBN 978-7-5427-6103-3

Ⅰ.①怀… Ⅱ.①两… Ⅲ.①妊娠期—妇幼保健—基本知识 Ⅳ.①R715.3
中国版本图书馆CIP数据核字（2014）第096298号

责任编辑 陈 韬
统　　筹 刘湘雯

怀孕圣经

两岸孕育专家组 编著
上海科学普及出版社出版发行
（上海中山北路832号 邮政编码200070）
http://www.pspsh.com

各地新华书店经销 北京瑞禾彩色印刷有限公司印刷
开本 787×1000 1/16 印张 18 字数 432 000
2014年10月第1版 2014年10月第1次印刷

ISBN 978-7-5427-6103-3 定价：58.00元

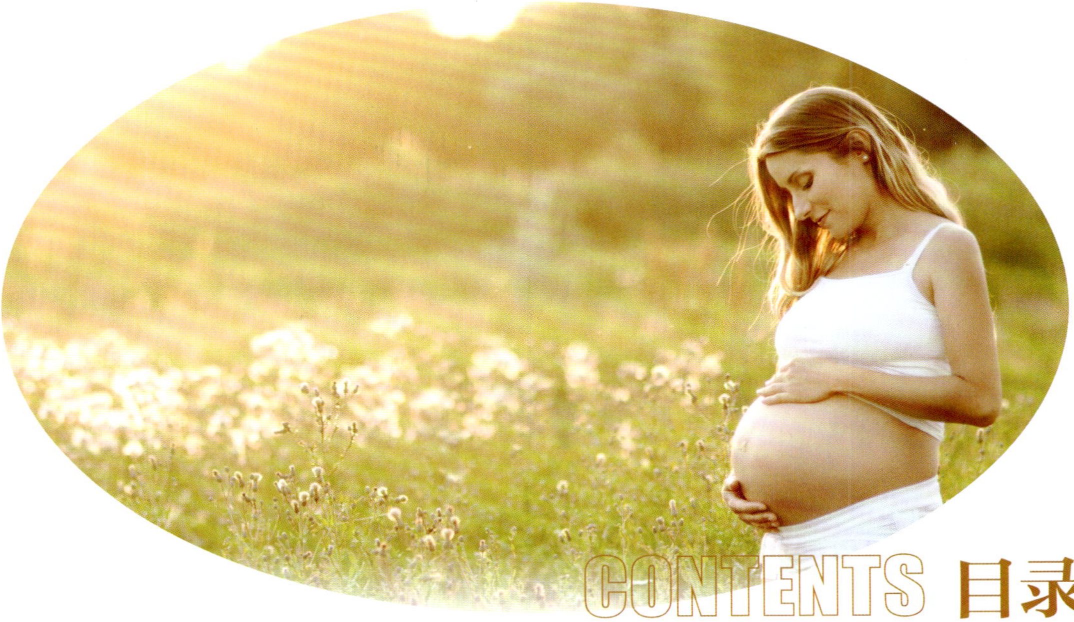

CONTENTS 目录

第1章 孕前准备，预约健康宝宝

第2章 孕早期，你的内心充满荣耀

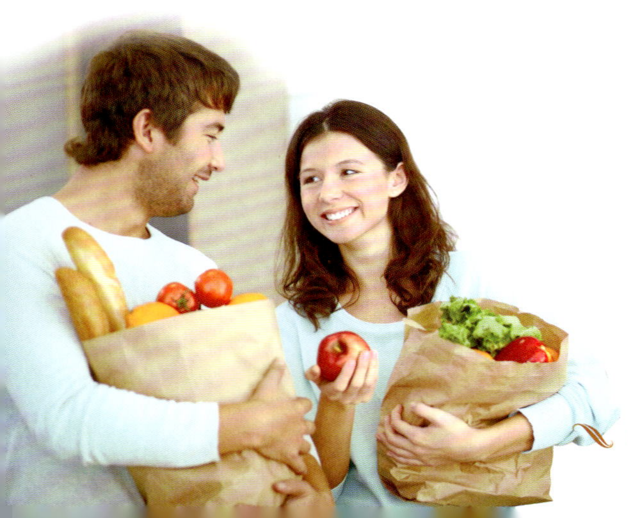

第3章 孕中期，快乐每一天

* 生命的成长

* 孕中期保健与生活

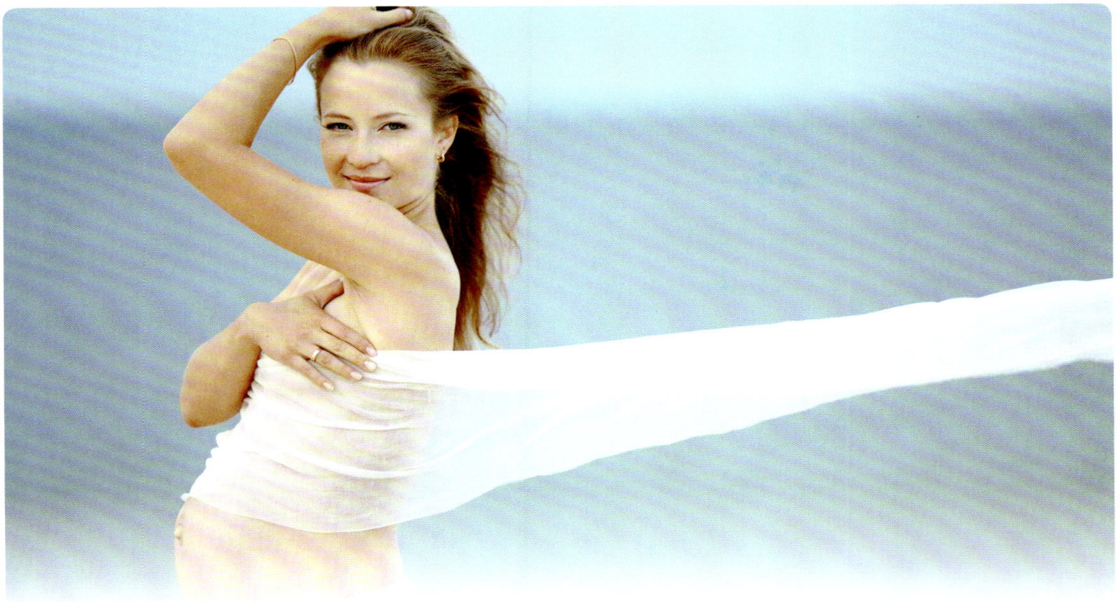

* 孕中期营养与饮食

* 轻松胎教

第4章 孕后期，拥有自信

* 生命的开始

* 孕后期保健与生活

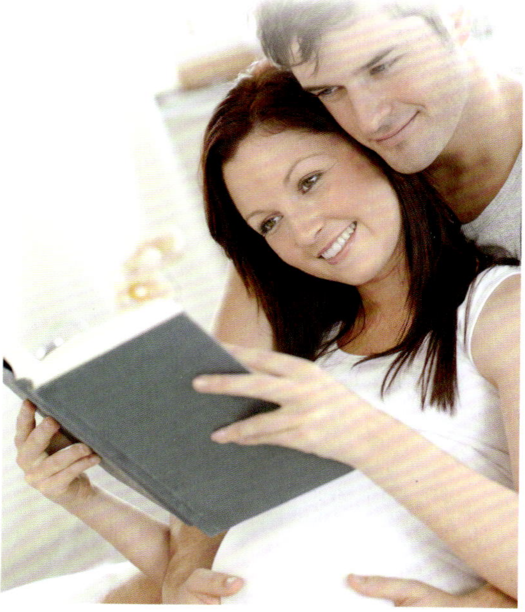

* 分娩中遇到的难题

第6章 产后，多给自己一点爱

* 产后保健与护理

* 产后饮食与产后进补

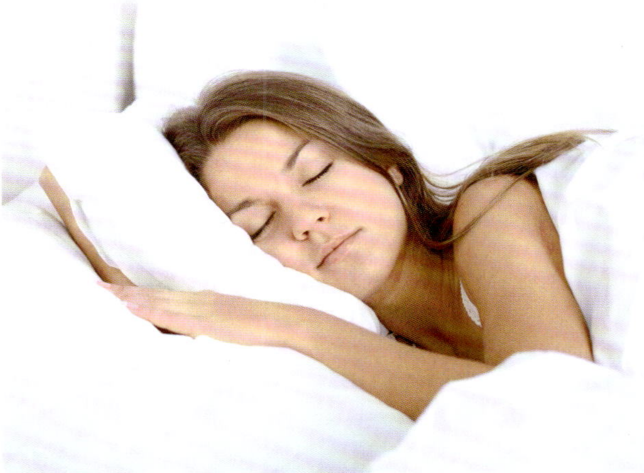

第7章 新生宝宝回家

* 新生宝宝回家

* 新生儿医学

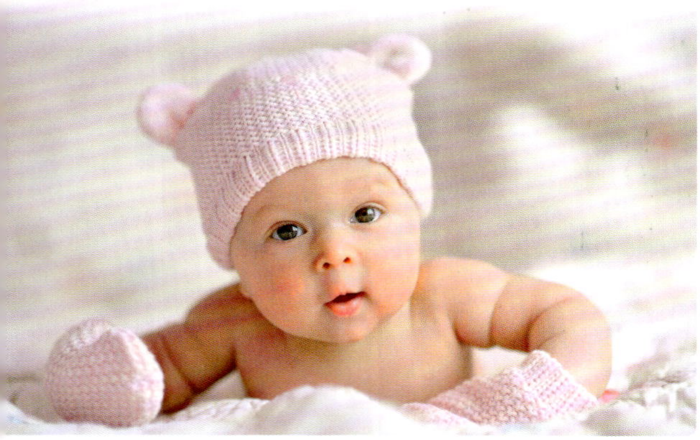

第1章

孕前准备，预约健康宝宝

Chapter

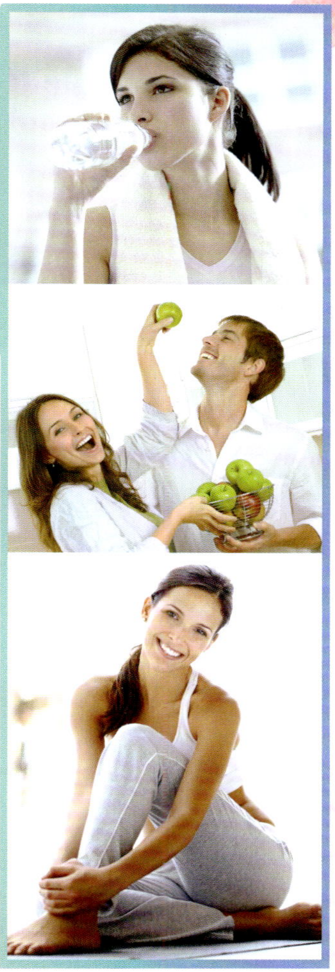

健康的父母，优质的宝宝

必须做孕前健康检查的对象

1 家族中有染色体异常者。

2 家族中有代谢异常疾病者。

3 家族中有遗传疾病者。

4 家族中有智障及智力发育迟缓者。

5 家族中有精神异常者。

6 有先天性疾病或精神异常者。

认识孕前健康检查

孕前健康检查的项目

1 个人健康咨询：职业、药物史、吸烟史、饮酒史、家族中是否有遗传性疾病、个人是否有某些疾病等。

2 基本健康检查内容：身高、体重、血压、视力、色觉、听力鉴定、内外科身体检查、胸部X线检查、血液、尿液、粪便、血清生化、血清免疫、心电图、超声波（肠道及妇科）、宫颈涂片检查、甲状腺功能检查。

3 遗传性疾病检查：如血友病筛检及其他家族疾病史的检验。

4 传染性疾病检查：结核病、梅毒、淋病、肝炎、麻疹、艾滋病、水痘等。这些疾病很可能会影响怀孕的过程或垂直传染给胎儿。

5 精神疾病的评估：通过身心评估来确认是否有精神疾病等问题。

6 精液分析检查：了解精子的质量（有些医院会建议男方进行精子方面的检查）。

筛检出异常状况怎么办

1 先治疗，再怀孕：如果能够在怀孕之前发现问题，就可能做到早发现、早治疗。例如，严重的高血压、糖尿病、肝炎、梅毒等。这些疾病必须先经过治疗及控制，等痊愈或指数正常之后，才可以考虑怀孕。

2 先了解风险，并加强产前检查：有些遗传性的疾病，例如血友病、肌肉萎缩症、黏多糖症等，则可以通过孕前咨询及检查来计算发生的比例及风险，再与医生讨论是否适合怀孕生子。

3 不建议怀孕生子的情况：有些时候有不适合怀孕的状况。例如，母亲有非常严重的心脏病，或是夫妻双方都有精神方面的疾病，遗传的概率过高；或是夫妻一方或双方明显有基因缺陷的问题，则医生会建议不要生育。

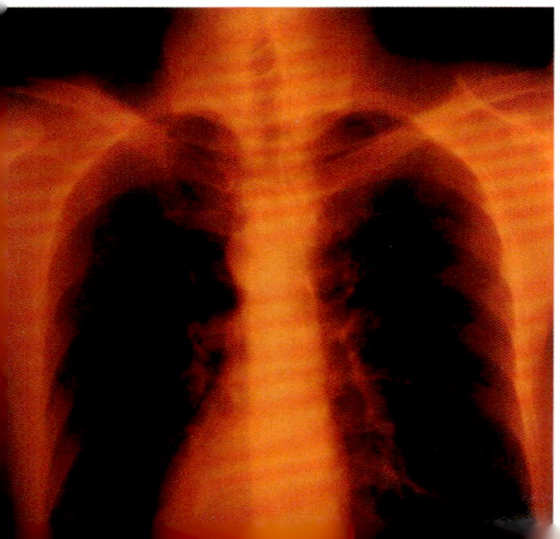

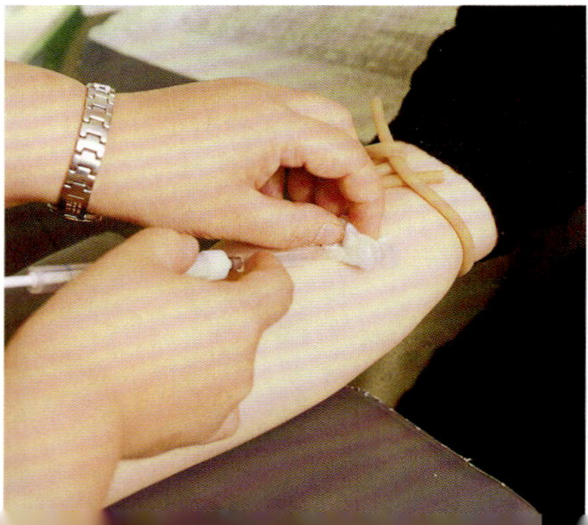

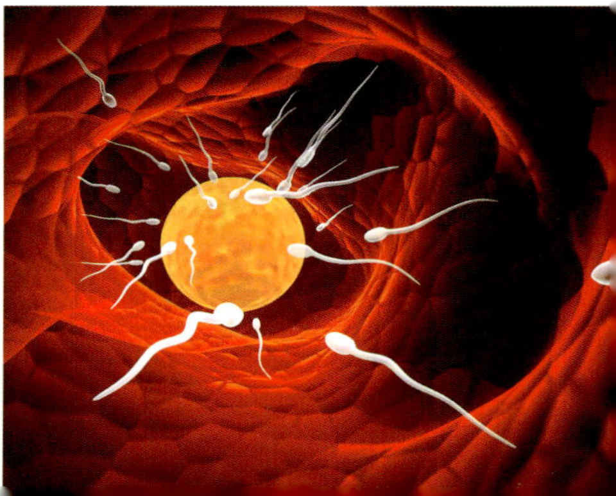

第一胎有遗传病还能怀孕吗

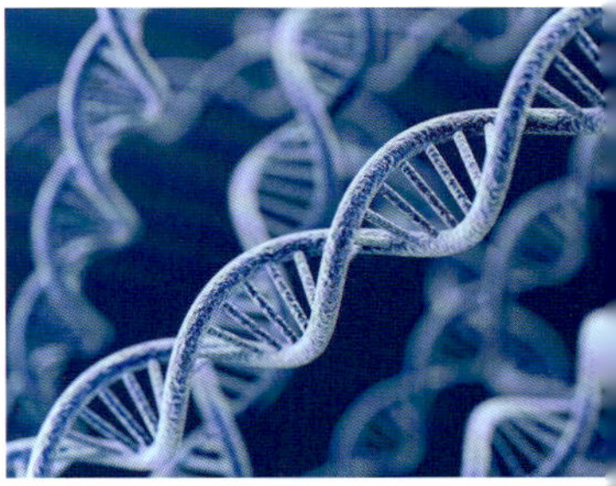

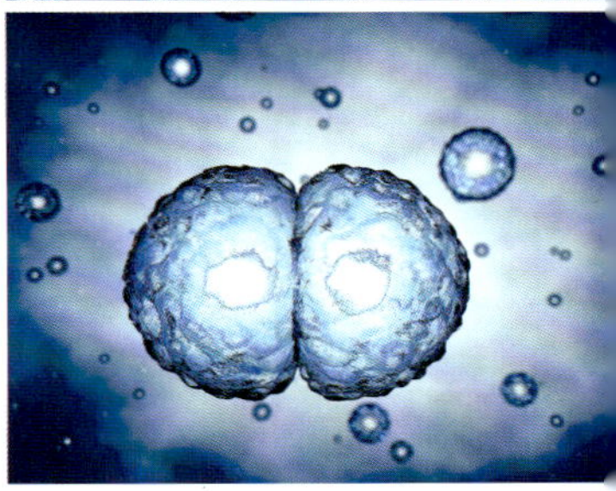

第一胎生了患有遗传病的孩子，最好不要再生第二胎。如果坚持再生一个，要做好产前诊断和产前检查：

1. 常染色体显性遗传病。第一胎患常染色体显性遗传病，第二胎患相同疾病的可能性是1/2，经过产前诊断，诊断为健康胎儿则可保留。

2. 常染色体隐性遗传病。第一胎患常染色体隐性遗传病，第二胎可能是正常儿，也可能是基因携带者，或者是患者。同样，经过产前诊断，也可保留健康胎儿，放弃病胎。

3. 伴性X连锁隐性遗传病。如果父母健康，生下第一胎为伴性X连锁隐性遗传病患儿，则母亲一定是隐性基因携带者。第二胎可以保留女孩，放弃男孩。

4. 伴性X连锁显性遗传病。第一胎患病，其父母一方必是患者，如父亲是患者，则所生男孩均健康，第二胎可保留男孩放弃女孩。如果母亲是患者，则无论男女胎均应做产前诊断，可保留健康胎儿。

5. 多基因遗传病。这类病难以用产前诊断检查出来，因此，最好不要再生第二胎。

6. 先天性心脏病、先天性智力低下。这些病可能由于母亲在妊娠期受到环境污染、病毒感染或药物等影响胎儿发育造成。由于这些原因造成第一胎病残的可放心生育第二胎。

胚胎着床前先做基因诊断

如果怀孕才发现胎儿异常而必须堕胎，对妇女的身心健康都是伤害，所以建议有严重遗传性疾病的家族，最好在怀孕前做胚胎着床前基因诊断技术（简称PGD），这让家族遗传性疾病有了全新的治疗方式，异常的胚胎不要放入子宫。

PGD是将遗传诊断由怀孕期提早到怀孕前，以往是怀孕后再进行绒毛采样或羊膜穿刺，如果又不幸怀到重症胎儿，则必须进行人工终止妊娠。现在把筛检提前到胚胎期，确定不带病再植入母亲的子宫，虽然不一定会成功怀孕，但只要怀孕了，就可以确定不会是带有家族遗传疾病的不正常胎儿。

PGD目前可防范的遗传性疾病

PGD目前运用包括海洋性贫血、血友病、强直性脊柱炎、脊髓性肌肉萎缩症、小脑萎缩症、肯尼迪症、法布瑞症、神经纤维瘤、软骨不全症（玻璃娃娃）、舞蹈症等多种遗传性疾病，带遗传因素者夫妻都可透过PGD孕育健康宝宝。

PGD的施行过程

PGD要配合试管婴儿技术，过程如下：

1. 先打排卵针，造成多卵泡。
2. 以取卵针从阴道取卵，抽出卵子。
3. 在显微镜下做卵细胞质内单精子注射（ICSI），让卵子受精。
4. 受精后满3天，胚胎分裂成8个细胞，用激光在胚胎外膜打一个洞，取其中1~2个胚胎细胞切片送去做基因诊断。
5. 当诊断出是正常的没有带有疾病的胚胎，就将此胚胎植入子宫腔，两星期后验孕。

PGD的安全性与有效性

取发育到第三天的胚胎的8个细胞中1~2个胚胎细胞切片去做检查，其余6~7个胚胎会自己修复。其安全性是不需要担心的。

然而取胚胎1~2个细胞做切片检查，无法代表全部，所以万一取出的细胞测不到基因信号，属于不安全胚胎，不宜使用，但若有其他可用的胚胎，则并不须重做。总之，一定要测到该基因才可以。

PGD的风险

PGD也可能有假阳性或假阴性；此外，即使胚胎筛检正常，也不代表可以顺利怀孕，将来胎儿也可能有其他非遗传性的问题，风险还是存在的。

植入正常胚胎，会增加受孕概率，而且妇女年龄越大，着床率越低，所以需要做PGD的妇女要尽早！

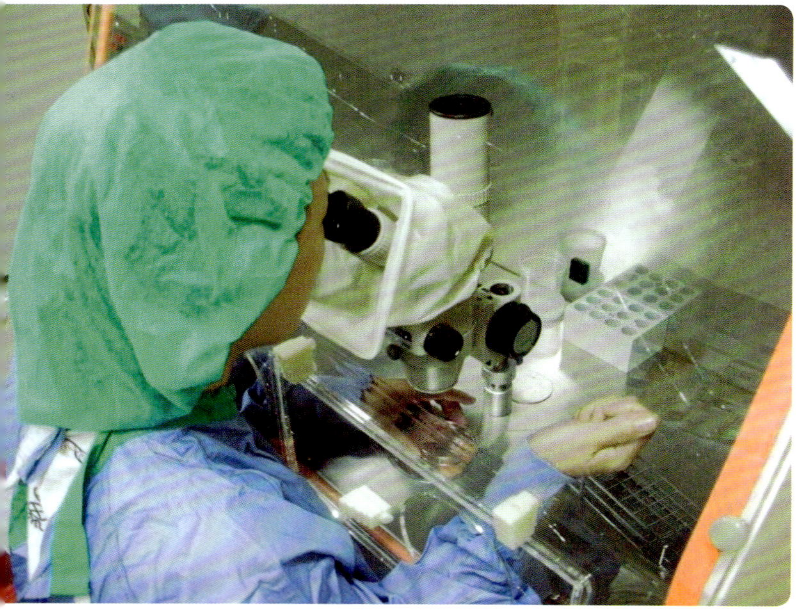

词汇解读——父母的遗传

在精卵细胞结合的一刹那，宝宝的遗传特征就被决定了。宝宝体内的遗传物质一半来自父亲，一半来自母亲，不管宝宝的体格外貌还是内在性格如何，父母双方的遗传物质都将起作用，不可忽视的还有外界的环境因素。

有病需要孕前调理

糖尿病患者调理重点

糖尿病患者怀孕后可能并发高血压、先兆子痫,羊水过多、血糖浓度过低或过高等危险因素。胎儿出生后,可能体重过轻,不然就是产出巨婴,有时新生儿会有血糖过低、呼吸窘迫等症状。

如果打算怀孕,糖尿病患者平常就要配合营养师做好饮食控制及体重控制。每日最好走路半小时,做一些可以让身体发热、流汗的运动。准备怀孕前,将血糖控制到正常值,并随时监控血糖。

由于口服降血糖药物会导致畸胎,因此怀孕前就要先跟医生讨论,将口服药物改成皮下注射胰岛素。

至于原本没有糖尿病的女性,假如家族中曾有人罹患糖尿病、自身体重过重,或者原本血糖代谢的情况就不太好,怀孕之后罹患妊娠糖尿病的可能性也比其他人高,因此要特别注意。

乙型肝炎患者产后重点

如女性本身为乙肝患者,为避免在怀孕过程中或分娩时,胎儿经母体垂直感染乙肝病毒,胎儿出生后,需按时接受乙型肝炎疫苗注射。

如果妈妈本身是e抗原阳性,那么,宝宝需在出生24小时内接受乙型肝炎免疫球蛋白注射剂,然后再按时接受乙型肝炎疫苗预防注射。

心脏病患者调理重点

如女性本身是心脏病患者,在计划怀孕前,一定得接受妇产科与心内科医生之间的详细诊断,依据女性本身的身体状况,给予专业建议。

风湿性心脏病患者接受人工心脏瓣膜置换后,假如怀孕必须停用会引起畸胎的口服抗凝血药物,改成皮下注射抗凝血药物。此外,心脏病患者最怕感冒及其他感染,因此必要时要服用一些抗生素,而怀孕期间也要特别注意体重控制,别让体重成为心脏额外的负担。

因此,建议心脏病患者最好能在计划怀孕前3个月,甚至半年前,便开始和妇产科医生及心内科医生进行专业咨询,经过适当治疗之后,再开始怀孕。在怀孕过程中,孕妇也该按时进行每一次的产检,定期追踪,才能成功孕育健康宝宝。

高血压患者调理重点

罹患高血压的女性,怀孕后容易抽搐,发生脑血管意外。此外,因为胎盘血流灌注量减少,也容易导致新生儿出生时体重过轻或早产。

高血压女性在怀孕前就要把体重和血压控制好,尽量让收缩压小于140毫米汞柱、舒张压小于90毫米汞柱。计划怀孕前,也要跟医生讨论是否减药或换药,以免药物危害胎儿。

地中海贫血患者调理重点

地中海贫血是隐性遗传疾病,可分为甲型(α)与乙型(β)两种。夫妻如果是同型患病基因携带者,则每次怀孕,胎儿有1/4机会完全正常,1/2机会成为患病基因携带者,1/4成为重型地中海贫血患者。不论是甲型或乙型的重症地中海贫血,都会危及孕妇或胎儿的健康,对家庭及社会也会造成很重的负担。因此,夫妻婚前或怀孕时接受地中海贫血筛检是十分重要的。

假如检验结果发现夫妻俩是同型地中海贫血患病基因携带者,那么怀孕后,应该积极进行产前遗传诊断,一旦确定胎儿已罹患重型地中海贫血,最好立刻人工终止妊娠。

假如不是重型地中海贫血患者,则可以安心怀孕,饮食上可以多摄取一些富含叶酸的食物,例如深绿色蔬菜或肝脏等。

Q: 什么是体质？

传统中医认为，体质就是指个体在遗传的基础上、在环境的影响下，在其生长、发育和衰老的过程中，形成的代谢、功能与结构上相对稳定的特殊状态。

不同体质的孕期调养

正常体质

特征：体壮力强、面色润泽、胃口好、不怕冷不怕热、口微干、大小便顺畅、舌象正常，舌苔呈淡红色、薄白苔、舌体柔软。

调养方法：早睡早起、中量运动、寒热的食物都可以吃。

生活禁忌：不要偏食，不要过量或长期大量吃某一种食物。

瘀血体质

特征：肤色晦滞、嘴唇颜色暗、眼眶暗黑、皮肤干干粗粗的，肚脐上四指左右的腹部容易胀，舌头呈青紫色，容易经痛，经血瘀块多。

调养方法：中度的运动，可多吃茄子、红苋菜、猪血、猪干、海带等食物。

生活禁忌：不要吃果仁的外皮，例如花生皮。不要经常待在太冷或太热的环境。忌吃生冷类的食物。

痰湿体质

特征：体型肥胖、肚脐上四指处的腹部容易闷胀、口水甜甜黏黏的，身体沉重，好像被包一块布裹起来似的。容易拉肚子、不想喝水、头晕胸闷、舌苔多。月经周期混乱。

调养方法：多吃芦笋、荸荠、慈姑、香菜；多走路，做一些可以流汗、心跳加速的运动。

生活禁忌：不要吃伤肠胃的食物，例如牛奶、番薯、马铃薯、芋头、汽水、橘子、海鲜等。

虚热体质

特征：形体消瘦、口燥咽干、容易便秘、尿黄短少、口渴、烦躁、喜欢吃凉饮、耳鸣、舌红，舌苔很少。经血量少、容易有月经延迟的情况，不易受孕。

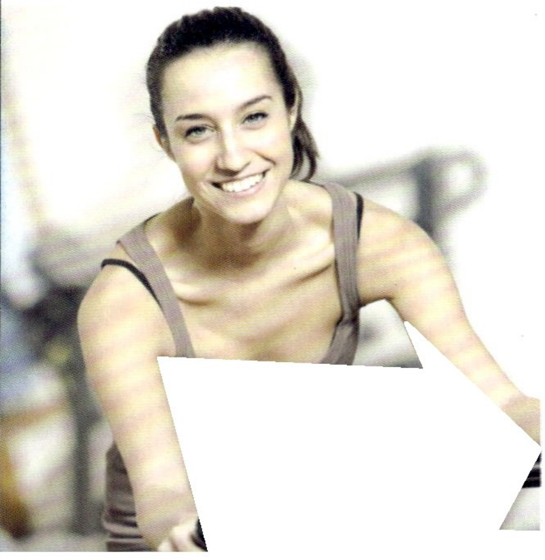
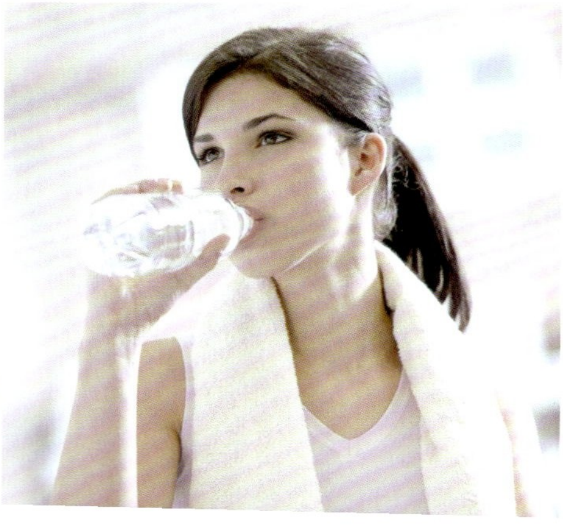
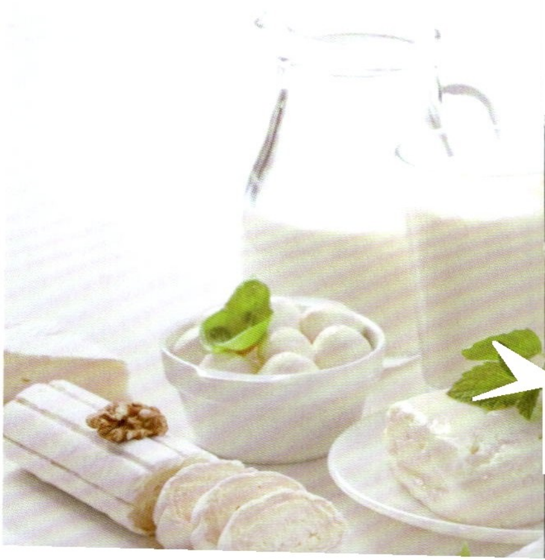

调养方法：早睡晚起，可做些中量的运动，可吃些生菜色拉、果菜汁等清凉的食物，或者搭配西洋参、麦冬、六味地黄丸等药膳服用。

生活禁忌：不要吃过于寒凉的食物。

实热体质

特征：身体壮硕毛孔粗、面色红赤、便秘、尿黄赤、喜欢冷饮、怕热、舌头颜色红、舌苔厚，口干、口臭、情绪高亢。经血量多，月经时常提早来。

调养方法：晚睡晚起，多吃一些生菜色拉、果菜汁、水果等清凉的食物。

生活禁忌：不要吃冰淇淋、辛辣、烧烤的食物，羊肉、火锅等也不要吃。

虚冷体质

特征：形体白胖、怕冷、脸色不红润、唇色淡、四肢冰冷，容易冒冷汗、大便稀、小便清长、容易掉头发、耳鸣、喜欢喝热饮。经血颜色淡。

调养方法：早睡晚起、做一些散步等的微量运动。多吃有辛味的食物，例如姜、葱、蒜、辣椒、十全大补汤、八珍汤、高热量的巧克力等。素食者可以吃一些红毛苔、小麦草。

生活禁忌：忌吃生冷食物，例如冰凉饮料、白菜、瓜类，水果、橘子等。

气虚体质

特征：脸色苍白、气短懒言、乏力晕眩、动辄出汗、手易麻。月经量少、色淡、子宫有下坠感、受精卵不易着床，容易流产。

调养方法：早睡早起，多晒太阳、做些微量运动，不适合说太多话，能坐多坐，不要久站。可多吃一些生鲜类的食物，例如活鱼，或者当天现采的蔬果。也可用黄芪、人参等补气之药，当药膳吃。

生活禁忌：不要吃加工食品，不可过量运动，也不要做一些需要经常讲话的工作。不要常吃药，容易过敏。针灸不宜多。

Q：为什么要了解体质？

因为体质往往决定这个人对某种致病因素的易感性，及其所产生的病变类型的倾向性。一个人容易得什么病，有什么结果，和体质有绝对的关系。例如：气虚者容易感受风寒，胃肠道不好者易伤食，这些理论在中国古老的医书中都有写明。

Q&A

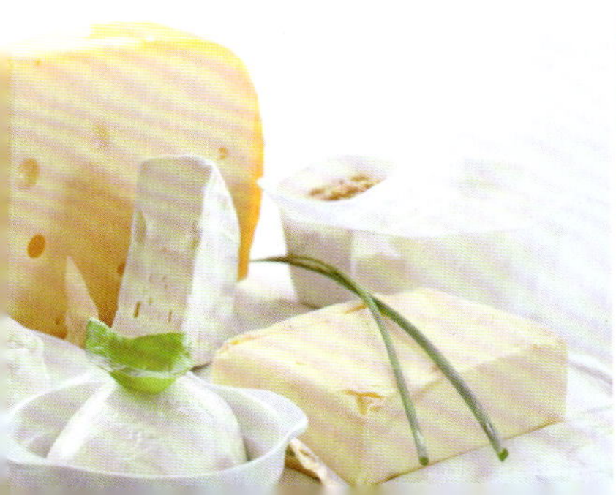
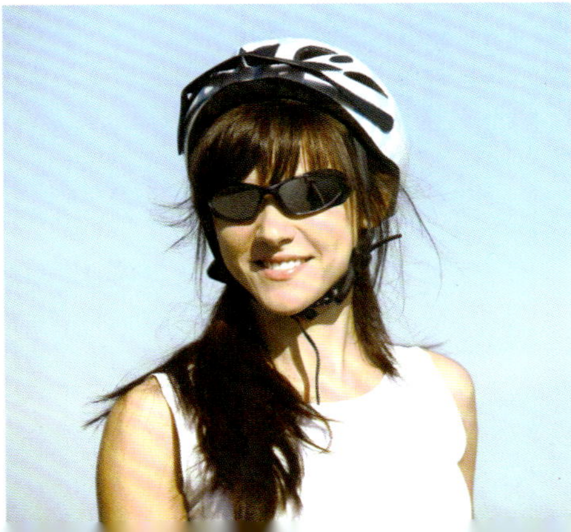
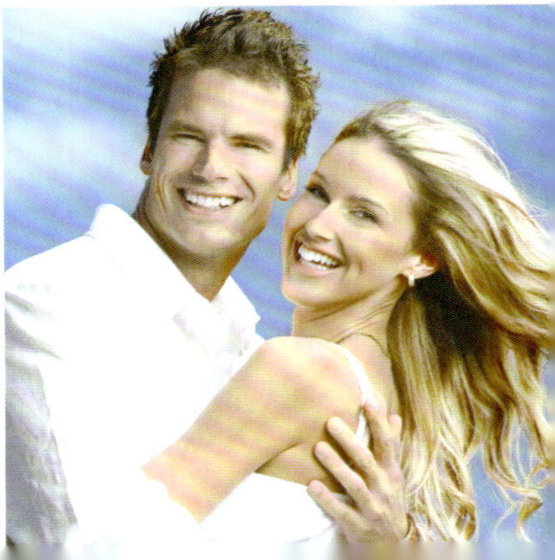

把握“做人”好时机

月经周期与受孕

月经来潮第一天到下一次月经来临的前一天为止，称为一个月经周期。每个人的月经周期不一定相同，一般来说为26～35天，大约70%的女性月经周期都是28天。但短的也有十几天一个周期，长的甚至两个月、一季、半年才来一次。

月经周期可分为两个阶段，第一阶段称为滤泡期，是从月经来潮的第一天算到排卵日为止，这段时间是12~22天，因每个人的体质不同而有差异。第二阶段又称为黄体期，是从排卵日算到下一次月经来临的前一天为止。通常在排卵后的两周，也就是14天，就是月经来潮日。

月经期持续3～5天，到了第7天的时候，脑垂体会分泌激素刺激卵子的发育。当卵子发育成熟后，卵巢开始分泌激素，让子宫组织逐渐增厚。一切准备就绪后，大约到整个周期的第14天，就会开始排卵。排卵后，成熟的卵子会从卵巢经由输卵管、再到子宫。如果在输卵管正好有精子进入，便会形成受精卵，开始怀孕。

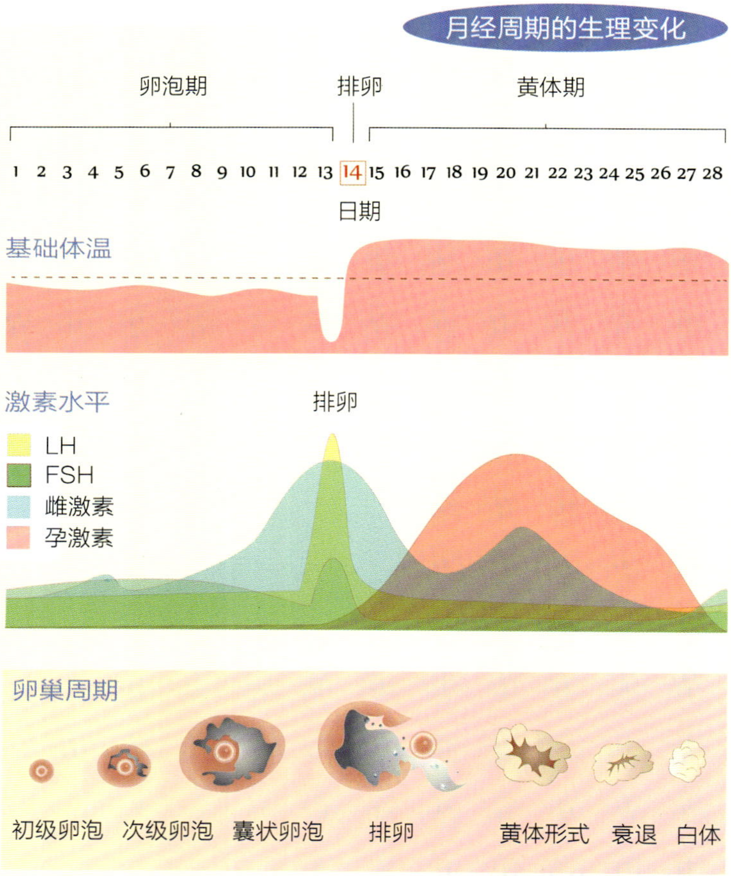

排卵后，激素浓度会稍微下降，黄体素上升，目的是使子宫内膜持续增厚，以便让受精卵着床。因为黄体素上升，所以排卵后这段时间又称为黄体期。在黄体期如果没有受精，卵子经过1~2天就会萎缩，接着再过14天，增厚的子宫内膜就会自然剥落，又开始了下一次的月经，如此一再循环。

分泌物也会随着月经周期变化。由于激素的影响，一般女性分泌物的状况在一个月经周期中也会有不同的变化，如月经过后10天分泌物较少，在排卵期前后三四天则会有大量的蛋清状分泌物。月经将来前则会有黄色较浓稠分泌物，至于褐色分泌物则是月经的少量出血造成。

算出你的受孕期

在整个月经周期中，只有一小段时间可能受孕。这几天对于不想怀孕的人而言，叫作危险期。但对于期待怀孕的人来说，可就是受孕率超高的受孕期啦！

在整个月经周期中，卵子真正有受孕的机会只有排卵后的1~2天，但由于精子进入子宫后，大约可以存活3天，所以排卵前3天停留在子宫内的精子还是有机会与刚排出的卵子结合，因此必须将易受孕期向前挪3天，除此之外都是相对安全期。

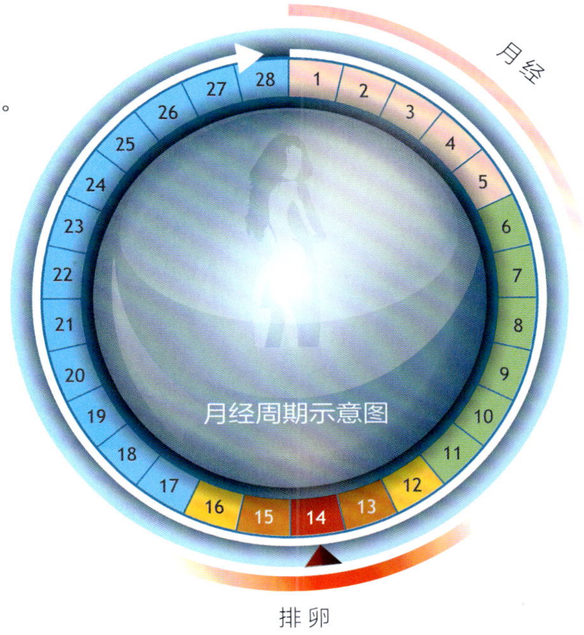

计算易受孕期的方法

方法1：

Ⅰ 月经周期－14＝排卵日

Ⅱ 排卵日向前减3天，向后加1天＝易受孕期

> 例：小美以月经周期30天来算
> 30－14＝16（排卵日）
> 16－3＝13（受孕期第一天）
> 16+1＝17（受孕期最后一天）

方法2：测量基础体温

排卵日之后的黄体期间，因为受到黄体素分泌较多的影响，排卵后体温会略为升高，因此可依据体温来判断是否排卵，进而推断预产期。但医生认为，由于影响体温的因素很多，单凭体温为依据，很容易判断错误。

测试基础体温的方法

基础体温又叫静息体温，是指人在睡眠6~8小时后，醒来后作尚未起床、进食、谈话之前所测定的体温。

① 实际测量的曲线：

妇女的体温不是恒定的，每月有周期性变化。一般在月经过后，体温维持在较低水平，称为低温期；排卵后，体温开始上升，维持14~16天，体温上升的幅度在0.4~0.5℃以上，这段时间称高温期；在月经来潮前一日，或来潮日，体温骤然下降，进入低温期。如果将每日测量的基础体温记录在表格上，然后将所标的点连在一起，可以发现正常的成年女性基础体温曲线呈先低后高再低的曲线图形，称为“双向体温”，这表明有正常的排卵功能，并提示了排卵日期。对于正在避孕的夫妇，还提示了性生活的安全期。

怀孕后，基础体温则无月经期的下降，而是继续维持在较高的水平，可在36.8～37.1℃。因此，测试基础体温也是判断妊娠的一种方法。

正常月经周期基础体温曲线

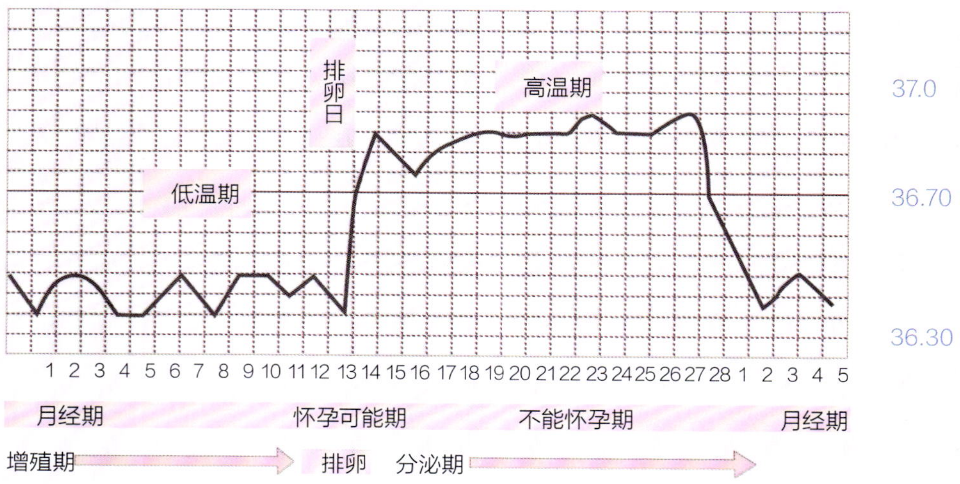

已怀孕的基础体温曲线

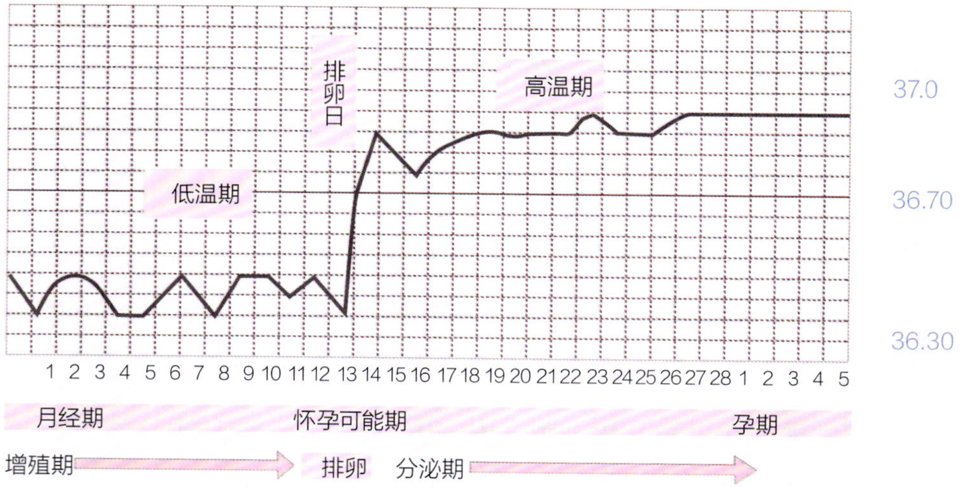

❷ 测试基础体温的方法：

- 早晨醒来不起床，不说话，不饮食，先测试体温（以口表为宜）。
- 每日早晨测试时间最好相同。
- 将测出的体温数标在体温图表上。
- 将每日所标出点用线段连接起来，形成曲线。
- 要每日测试记录，不得中断。
- 最好孕前连续测3个月基础体温，找出规律。

基础体温记录表

月 日	1	2	3	4	5	6	7	8	9	10	11	12	13	14	15	16	17	18	19	20	21	22	23	24	25	26	27	28	29	30	31	32	33	34	35
月经周期																																			
体温																																			
4																																			
3																																			
2																																			
1																																			
37.0																																			
9																																			
8																																			
7																																			
6																																			
5																																			
4																																			
3																																			
2																																			
1																																			
36.0																																			
9																																			
8																																			
7																																			
35.6																																			

注：表中横栏数字是月经周期，月经第一天为1，以此类推。竖栏是体温数。每日将测得体温在相应交叉点上画一个圆点，1个月后再把点用线连接起来。

在测试基础体温期间，如有感冒、饮酒、迟睡、失眠、服药等情况，应记录下来，如有性交，也要注明。

Q&A

Q：基础体温和普通体温哪个高一点呢？

基础体温又称静息体温，是指人经过6～8小时的睡眠以后，体温尚未受到运动饮食或情绪变化影响时所测出的体温。基础体温通常是人体昼夜中的最低体温。

人体深部的体温较为恒定，称深部体温；而体表的温度受多种因素影响，变化和差异较大，称表层温度。直肠、口腔体温最接近深部体温。正常值：口腔舌下温度为37℃（范围36.2～37.2℃），肛温37.5℃。基础体温低于普通体温。

给想当爸妈者的衷心建议

1 心情尽量放轻松：现代人可能因为压力过大，造成不孕概率高。建议偶尔去度个假（尤其在排卵期），重温两人的甜蜜时光，常可顺利怀孕。

2 尽早就医、勿一拖再拖：若是结婚后一年仍无好消息的话，要尽早就医，不要拖到四五十岁再求助，那时的卵子、精子质量都不如年轻时佳。

3 男性勿让下体时常处于高温环境中：因为精子怕热，因此男性洗澡时最好不要洗太热，内裤也不要穿太紧。尤其检查后发现精子质量不佳的男性，更要注意上述事项。

4 把握排卵期“集中火力”：性生活频繁容易使精子量变少，因此医师建议倒不如在排卵日前的5～7天先禁欲，然后在排卵日前后两天积极“做人”，受孕概率反而较大。

Q&A

Q: 射精后女生要脚跟臀部抬高20分钟左右，甚至倒立才能提高受孕概率？

其实行房后只需要在床上休息半小时左右，精子就已进入子宫腔，并不需要把臀部抬高甚至倒立。此外，记得不要马上冲澡或冲洗阴部，或是急着去上厕所。

Q: 容易经痛的女性，是否不易受孕？

经痛按照不同成因可分为两种：继发性痛经和原发性痛经。继发性痛经是指因为子宫内长异物造成（例如：子宫内膜异位症）；原发性痛经则是因为子宫内膜剥落时分泌前列腺素造成子宫收缩疼痛。原发性痛经不会影响受孕。子宫内膜异位症的女性，不易受孕。

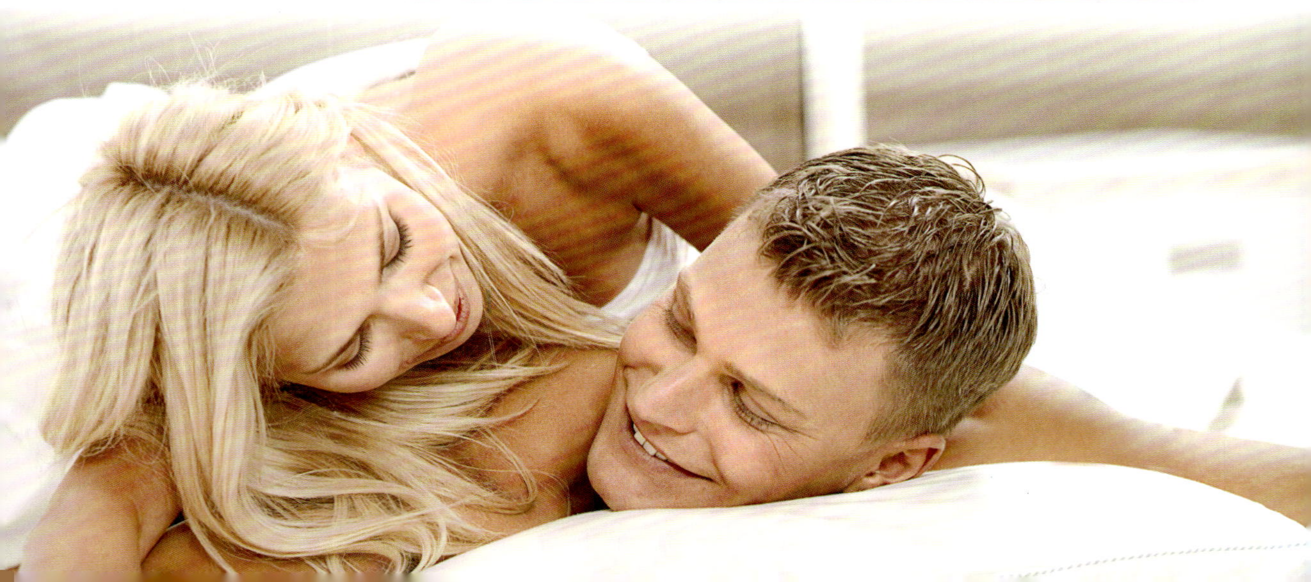

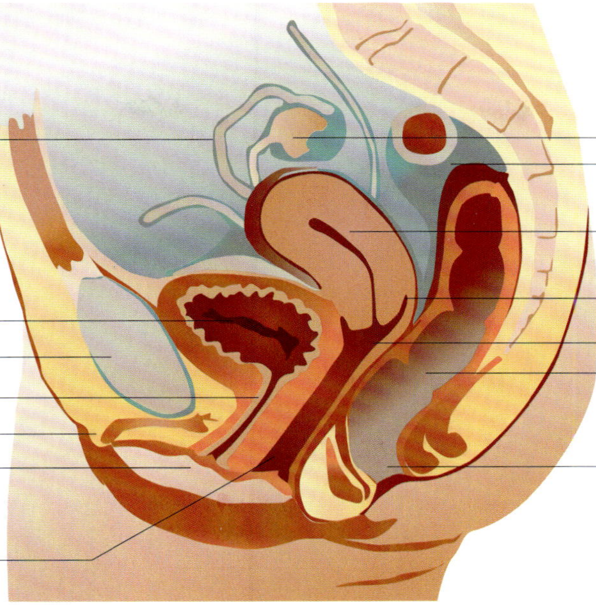

育龄女性妇科系统示意图

正确计算预产期

日期推算法

如果由排卵日算起，真正的怀孕期是266天。但由于一般人不知道自己的排卵日，因此以周期28天为标准，往前推14天就是月经来临的第一天。所以最后一次月经周期的第1天+280天＝预产期。简单的换算就是最后一次月经来临日的月份加9，日期加7就是预产期。

例如最后一次月经在2月1日来，则预产期就是11（2+9）月8（1+7）日。如果最后一次月经是8月28日，预产期就是明年的6月4日。（8+9＝17，17－12＝5；28+7＝35，5月35日就是6月4日）。

最后一次月经来临日加上280天，只适用于月经周期28天的女性。如果月经周期是35天，排卵日就在第21天（35－14），比起月经周期28天的女性多了7天。因此，若要从最后一次月经来临日期加起，就必须多加5天，最后一次月经来临日期+287天＝预产期。

超声波

超声波检查可从几个部分推估胎儿周数：

胎囊大小。有程序可以通过胎囊大小算出怀孕周数。

胎儿头围长度，在怀孕12周以前测量最准。

双顶径，就是胎儿头骨额叶的长度，在怀孕20周左右测量最准。

其他尚有头围、腹围、腿骨长度可借以测出怀孕周数。

预产期算出来的误差，大约在一两个星期之内。基本上，愈早用超声波检查，愈能准确预测预产期。假如超过5个月以上才检查，由于每个胎儿成长发育速度不同，丧失了预测的基准点，因此误差会愈大。

如果月经不规律，很难用公式推算，一般以B超检查为准。

预产期不是精确的分娩日期，科学家们统计过只有53%左右的妇女在预产期那一天分娩，所以不要把预产期这一天看得那么精确。

怀孕前需要接种的疫苗

水痘疫苗

水痘是一种传染性高的疾病。它的症状通常轻微，但是在成人中可以是很严重的，甚至在新生儿中或者免疫力低下的人可以是致命的。

- 会垂直传染给胎儿：若是孕妇在孕早、中期发生水痘的感染，胎儿容易并发四肢萎缩、皮肤变化、中枢神经病变以及眼睛的问题。
- 建议孕前打疫苗，1个月后再怀孕：因为水痘疫苗是属于一种活的减毒疫苗，所以若是已怀孕的妇女，则不应该打。若是打了，也希望至少1个月后再怀孕。

目前关于水痘疫苗对胎儿的影响并不清楚，若是打了疫苗才发现已经怀孕，则建议详细询问专业妇产科医师，及早处理。

流行性感冒疫苗

- 孕期感染，可能造成流产或早产：孕妇是发病率较高的一群，尤其是在孕中、后期时，可能会增加流产或早产的机会，甚至是复杂化呼吸道的问题，或发生较严重的并发症。
- 整个孕前可打疫苗：通常会建议孕妇在流行性感冒的流行期打疫苗，以降低并发症的发生，并给予新生儿经母体所产生的被动免疫力。
- 安全性：流感疫苗大致上是安全的，它的再活化概率小于5%。常见的不良反应有轻微的发热及全身性症状，因为疫苗佐剂有所不同，建议孕妇在施打前先行询问专业的妇产科医师。

Q&A

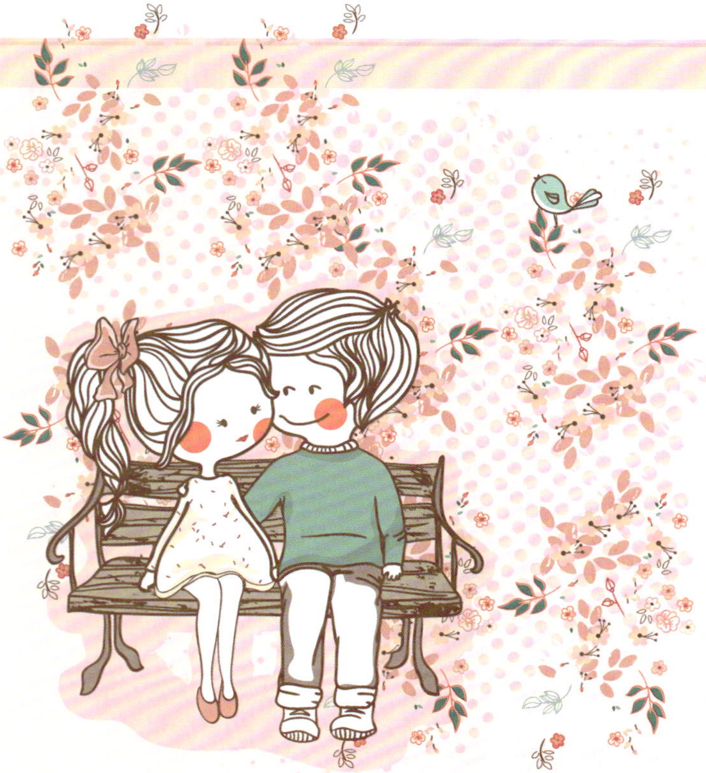

Q：已经用药了，才知道怀孕怎么办？

门诊中有时候会遇到服用感冒药后，才知道怀孕的患者。许多的医师都会觉得影响胎儿的可能性非常低或者并不会影响。但是很多妈妈还是感到很忧虑。

如果以更严谨的态度来面对，药物对怀孕的影响程度，要视药物的种类、用量、怀孕的周数综合判断。要将这些信息充分的告知医师，才能获得较正确的建议。

想做爸爸要优生

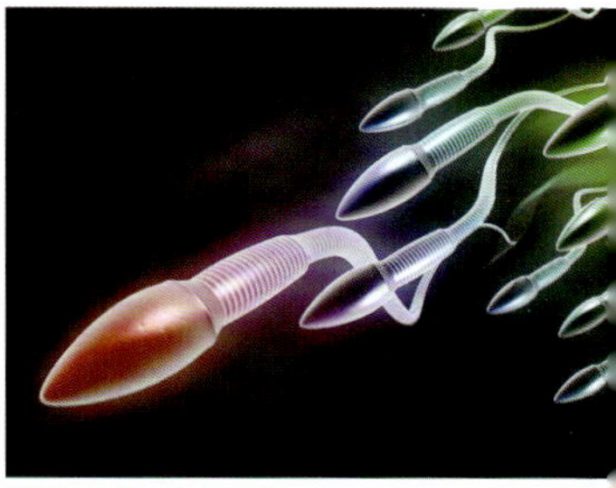

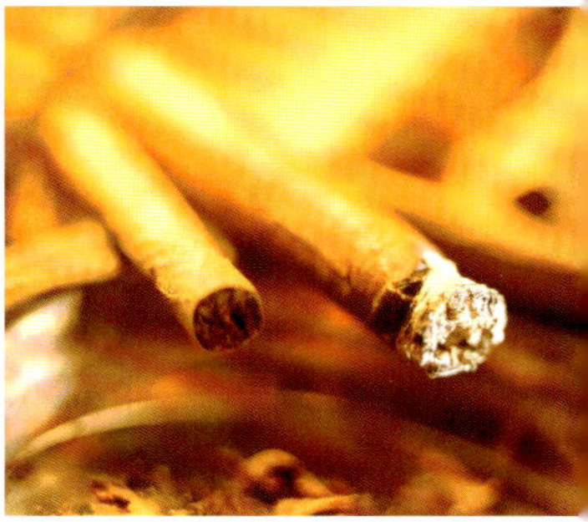

环境污染对精子的影响

一些环境污染使得我们居住的环境备受有毒物质的威胁，例如多氯联苯、农药、壬基苯酚，塑胶制品、香水、芳香剂、精油、清洁剂等，放射线物质、重金属，或温度太高的环境、工作竞争的影响或生活压力等，都可能造成男性精子质量降低。

以下职业的男性具有较差的精液品质：

- 工作中身体长期接受高温的职业，例如厨师、锅炉作业员。
- 长时间开车的司机。
- 接触重金属（铅、镉、铬）者，例如电镀工人。
- 居住在长期焚烧电线、电缆等环境附近者。
- 工作环境中会长期暴露在香烟尼古丁中的人。
- 高度压力、长时间工作的高科技人。

药物很少会影响精子质量，因为精子受到血睾屏障的保护。

改变生活、穿着、饮食习惯

1 从环境及生活形态着手：

- 少泡高温热水澡。过高的温度会影响精子的活力，不利于妻子受孕。
- 减少在高温下工作的时间。
- 工作压力太大时不宜“做人”。很多准备怀孕的男性只注意到了不抽烟不喝酒等日常生活习惯，却忽视了工作压力这个影响精子活力的重要原因。如果准备要宝宝，男性一定要注意减轻工作压力。
- 避免抽烟、喝酒、滥用药物等不良习惯。
- 平时应穿着宽松的内裤，以免睾丸温度过高、伤害精子。
- 减少食入环境中有机或无机化合物。

2 从食物着手：

平时多摄取维生素C、B族维生素、维生素E、胡萝卜素、锌及硒，有助提升精子质量。含硒的食物非常多，五谷、肉、鱼、奶类都有，但以植物性较佳，例如全谷类、坚果类、小麦胚芽粉等。

3 参考下面的建议进行戒烟：

首先一定要自己下定决心：这一点是至关重要的。另外可以使用一些辅助工具：如吃戒烟糖或者戒烟药等。准爸爸也要主动避开有烟的环境，以免禁不住诱惑。

孕前营养储备

孕前夫妻营养调整

准备怀孕的夫妇所需要的蛋白质、脂肪、糖（碳水化合物）、维生素与矿物质，要比非怀孕的夫妇多，宜在专业人员指导下，掌握好所需营养的量。应当吃得杂一些，不偏食，不忌口，什么都吃，养成好的膳食习惯。

各种豆类、蛋、瘦肉、鱼类等含有丰富的蛋白质；海带、紫菜、海蜇等食品含碘较多；动物性食物含锌、铜等元素较多；芝麻酱、猪肝、黄豆、豆腐乳中含有较多的铁；瓜果、蔬菜中含有丰富的维生素。经过一段时间健体养神的缓冲期，双方体内存储了充分的营养，身体健康，精力充沛，为优生打下坚实的基础。

应当避免各种食品污染。食物从原料生产、加工、包装、运输、储存、销售直至食用前的整个过程中，都有可能不同程度地受到农药、金属、真菌毒素和放射性核素等有害物质的污染，对人的健康产生严重危害。因此，在日常生活中尤其应当重视饮食卫生，防止食物污染。应当尽量选用新鲜的天然食品，避免含有食品添加剂、色素、防腐剂物质的食物；蔬菜要避免农药污染；尽量饮用白开水，避免饮用各种咖啡、饮料、果汁饮品。家庭炊具尽量使用铁锅或不锈钢炊具，避免使用铝制品及彩色搪瓷制品，防止铝元素、铅元素对人体的伤害。

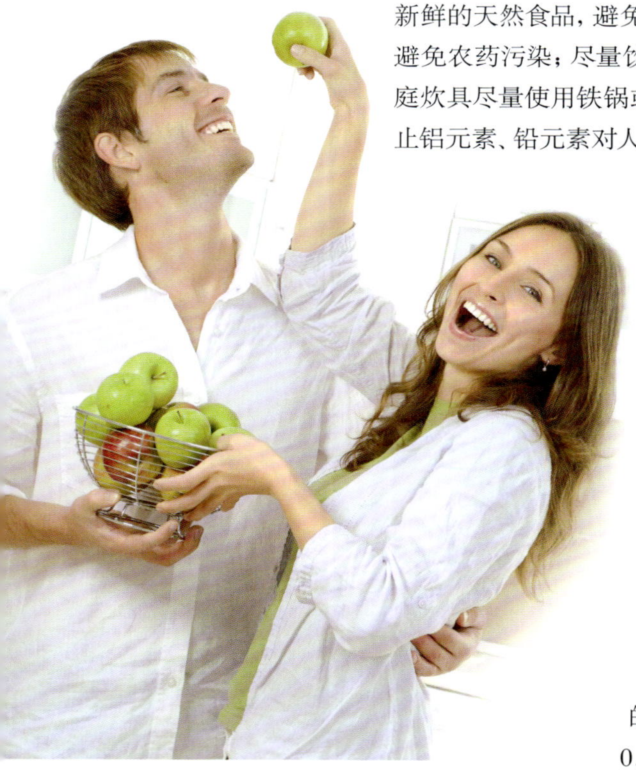

太瘦的孕妇体重要达标

对育龄的女性而言，预备一个丰沃的身体，以便迎接受精卵的着床与发育，让整个孕产程顺利，应该是为人父母的共同希望吧！那么，如何定义身体的“丰沃”呢？

在怀孕前，BMI大于24的女性，应作计划性的减重；BMI小于19的女性，应当加餐增重。

$$BMI = 体重(千克)/身高(米)^2$$

太瘦的孕妇应增加多少体重

对于低体重（BMI<19）的孕妇，建议怀孕初期的3个月以增加2.2~2.7千克为宜，以后每星期增加0.5千克，即允许总孕期增加12~18千克。

太瘦对胎儿有何不利

研究显示，婴儿的出生体重与妈妈孕前体重及孕期中体重增加量呈正相关，即孕前低体重妈妈比正常体重与超重的妈妈更容易生出低体重（<2500克）的婴儿，所以应鼓励太瘦的育龄女性积极增重。如果来不及增重到正常BMI就怀孕时，则必须留意怀孕期间营养的摄取及体重的增加量，务求达到建议量。

孕前补叶酸很必要

孕妇若缺乏叶酸会有贫血、倦怠、情绪低落、流产、早产、分娩困难等问题；胎儿则会出现生长迟滞、神经管缺陷、子痫等情形。那么如何才能摄取足够的叶酸呢？

成人每日的叶酸需要量为200微克。想要怀孕的女性在怀孕前建议每日摄取400微克，怀孕期间每日则应摄取800微克，而哺乳妈妈仍应维持每日300～400微克的摄取量。

许多食物都含有叶酸，许多维生素与矿物质补品中也都添加了叶酸质。而叶酸广泛存在于植物中，例如绿色蔬菜含有丰富的叶酸，此外，动物的内脏、啤酒酵母、豆类食品（如：扁豆、豆荚）、柑橘类水果（如：柳橙、橘子、柠檬、葡萄柚）等食物的含量也很丰富。

此外，富含叶酸的食品还包括：鲑鱼、鲔鱼、牛肝、麦芽、菠菜、鸡肉、牡蛎、全麦、大麦、米糠、小麦胚芽、小麦粉、糙米、香菜、猪肉、芦笋、牛肉、牛奶、奶酪、羊肉、胡萝卜、香菇、蛋类、青豆、花椰菜、甜菜、西红柿。

蔬菜中的叶酸，会随着储存及烹调时间的延长而渐渐流失，因此摄取蔬菜应趁新鲜，减少烹调的时间；并估计好菜量，以免吃隔餐剩菜。

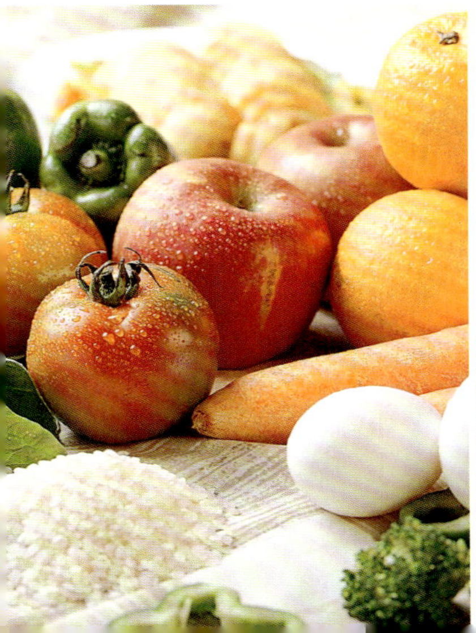
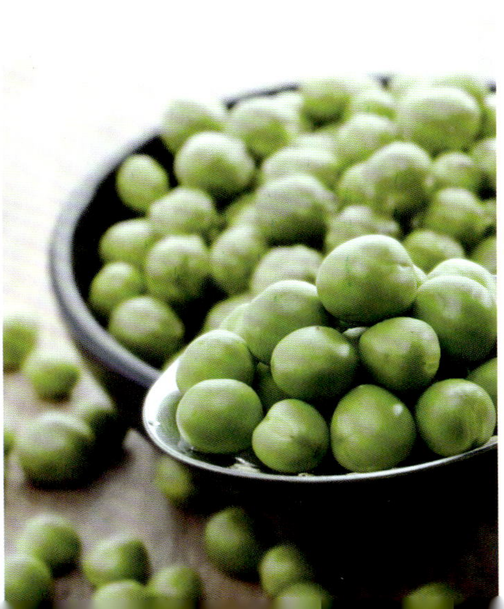
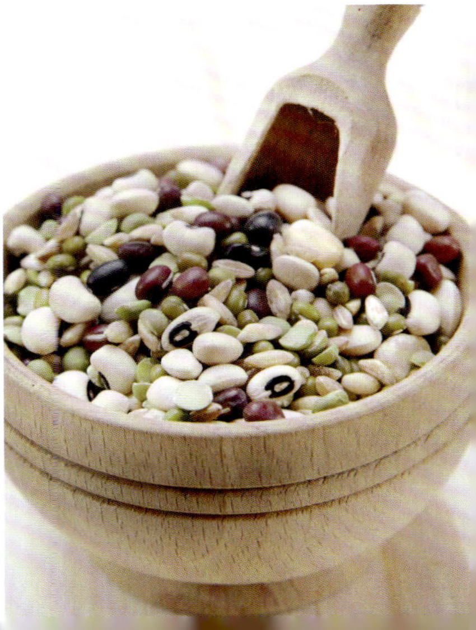

怀孕前女性的营养储备

女性孕前饮食，主要是为孕早期的3个月储备营养素，对于妊娠期很关键、极重要。

怀孕后1～3个月的胎儿发育关键期，正是母体妊娠反应时期。孕早期多数女性会出现恶心、呕吐、不想进食等早孕反应，严重影响充足营养的摄取，妊娠早期胎儿的营养来源，很大一部分只能依靠母体内的储备，摄取母体怀孕前一段时期的营养储备。

许多营养素可以提前摄取，能在人体内储存相当长的时间。例如，脂肪在人体内储存时间能达20～40天，维生素A能储存90～365天，维生素C能储存60～120天，铁能储存125天，碘能储存1000天，钙能储存2500天。

怀孕前的女性提前3个月内注意补充营养，对于体内营养素储存，满足孕早期需要，对优生优育极为重要、极其关键。

体质较弱的妇女可在孕前进补，增强体质，为妊娠做好准备。

药补不如食补。食补平和、方便而又有效。对于脾胃较虚弱的，可多食山药、莲子、薏苡仁、白扁豆等以补脾胃。血虚、贫血的妇女，可多食红枣、枸杞、红小豆、动物血、肝脏，补气补血。对于易疲劳、易感冒者，可加用黄芪、人参、西洋参等。肾虚者，痛经、腰疼，可多吃桂圆肉、核桃、猪腰等。

甲鱼汤

原料 甲鱼1只，猪脊髓120克，作料少许。

做法 将甲鱼杀好洗净，与脊髓加水旺火同煮，煮烂为止。

功效 补中益气，滋阴，宜于孕前服用。

红白豆腐

原料 猪血100克，豆腐100克，作料少许。

做法 将猪血豆腐切块，放入开水中氽一下。将油锅烧七成热，下猪血、豆腐、葱、姜、盐、料酒翻炒。

功效 养血补血，适于血虚者服用。

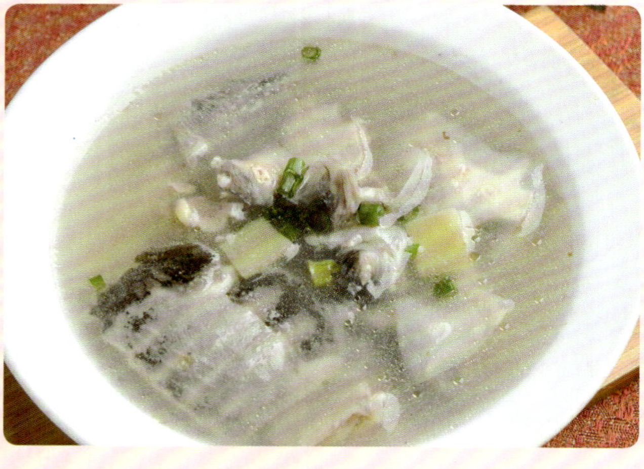

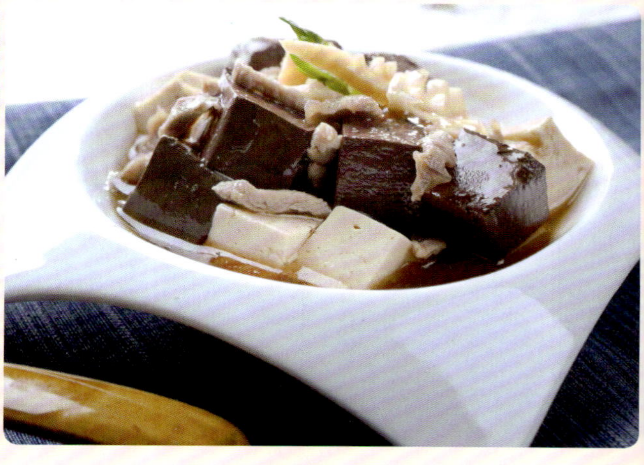

第2章

孕早期，你的内心充满荣耀

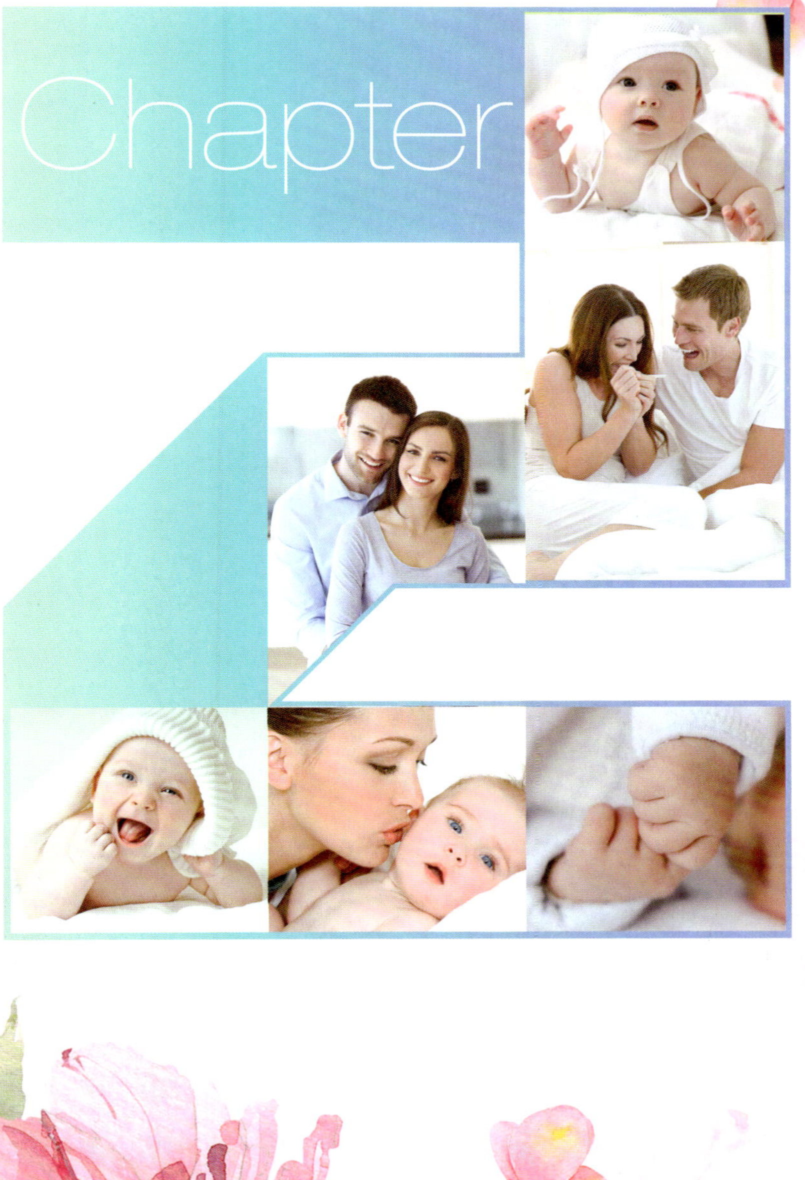

生命的开始

神奇的瞬间

怀孕对于女性来说，是生命中的一件头等大事。受孕的过程，会使你的心中油然而生出母爱。

排卵的发生

大多数妇女排卵时间发生在两次月经中间，在下次月经前的14天左右，故而推算排卵期应由后往前推14天。

当卵泡发育成熟后，卵泡就逐渐向卵巢表面移动并向外突出。当卵泡接近卵巢表面时，该处表层变薄、破裂，于是发育成熟的卵子从卵泡中排出，即为排卵。

精子的形成

精子是在睾丸中生成的。人体每克睾丸组织每日约能产生1000万个精子，如果按每只睾丸平均15克的重量计算，每日两侧睾丸产生的精子总数约3亿个。精子形状像蝌蚪，全长约60微米，分为头部、中间部及尾部。

精子的竞争

卵子在排出后，由于输卵管末端开口处的一些指状突起的扫动作用，卵子被扫入输卵管内。一旦卵子进入了输卵管末端，它就可能被授精。

精子进入阴道内，有可能会被阴道内的酸性环境杀死，并且很大一部分精子会被子宫颈这个“大门”挡回去。只有一部分的精子能以极快的速度闯进宫颈口进入宫腔。进入宫腔后，精子还要运行一段比自己的身体长

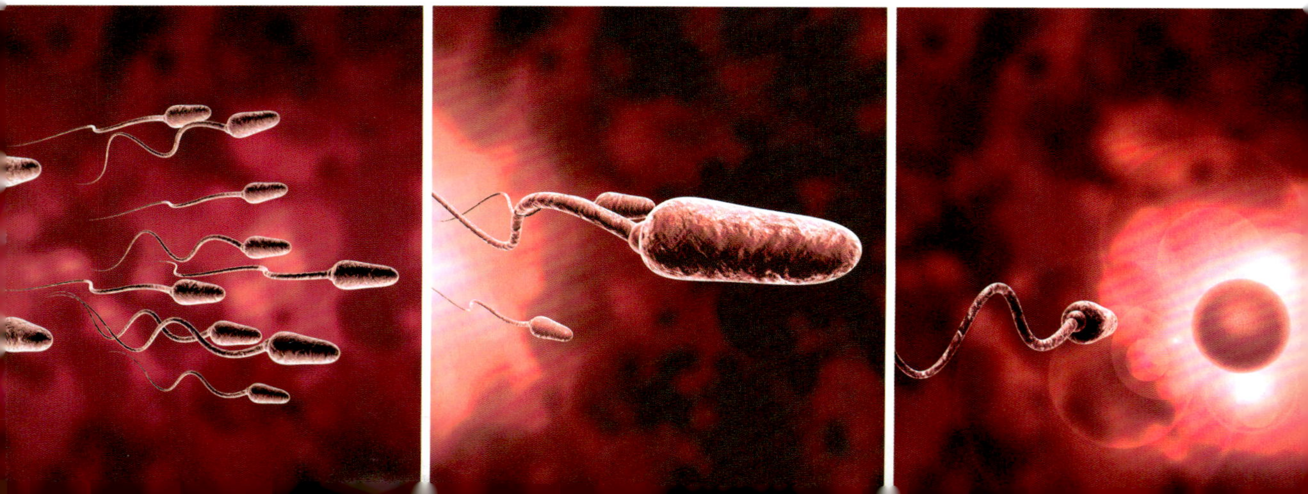

上万倍的距离，一部分精子会被白细胞吞噬。一些幸运的精子到达宫腔顶部时，由于两侧卵巢每个月只有一边排卵，究竟是哪一侧呢?精子无法判断。因此，它们只好兵分两路，同时进入两侧输卵管。这样，一部分精子选中了方向，而另一部分则扑了空，所以，经过“长途跋涉”，真正能到达卵子周围的精子已为数不多了。精子在女性生殖道内运行速度很快，性交后30分钟或更短的时间内，即能在输卵管内发现精子。

精卵结合

精子在和卵子结合前，必须先经过阴道、子宫颈和子宫，接着进入输卵管，尽管这段距离只有短短的15~18厘米，但只有少数的幸运者能通过。当然，除了它们拥有机遇外，更强健、更有活力也是它们成功的因素。

精子们与卵子相遇后，面对比自己体积大4倍的卵子，立刻从四面八方将其包围起来。精子把酶放出，这些酶溶化包绕卵子的透明带，为精子头部进入卵子开辟通道，使精子的核真正进入卵细胞。一般来说，只有一个精子能进入卵细胞。但有时透明带封堵不及时或不严密，同时有两条或多条精子进入卵细胞，就会形成双胞胎或多胞胎。

卵子与精子的细胞核融合在一起，受精卵便形成了，一个新的生命开始了。

生命的诞生

精卵融合时，精子的尾巴消失，头部膨大，形成一个含有46条染色体的细胞，即受精卵，受精卵中的23条染色体来自父方（22条常染色体和1条或X或Y的性染色体），23条染色体来自母方（22条常染色体和1条X性染色体），受精卵有来自父母双方的遗传物质。此时性别也已确定。

精卵细胞结合数小时后，受精卵复制了被称作脱氧核糖核酸（DNA）的物质，并一分为二。生命就从这里开始了。

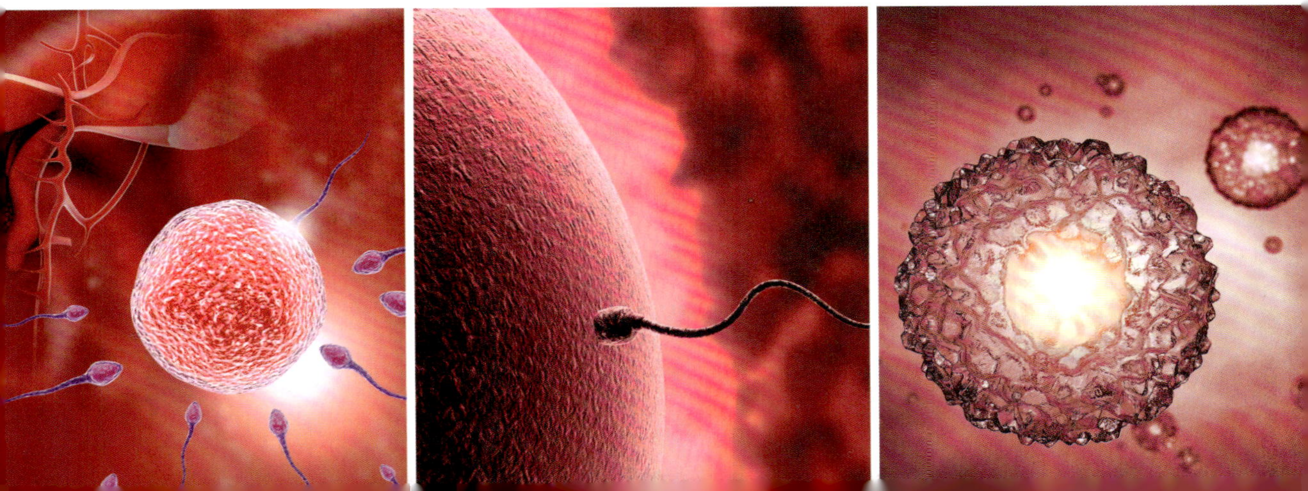

孕卵分裂的过程

孕卵在30小时后，开始进行细胞分裂，同时进行遗传物质DNA的复制。孕卵从输卵管移到大本营——子宫的过程中，细胞分裂不断在进行。

孕卵发育成胚泡

孕卵分裂成由16～32个细胞组成的桑葚胚。桑葚胚经过大约90个小时后到达子宫腔。此时变成充满液体的囊状胚泡，成为囊胚体。

植入

卵泡埋植子宫内膜的过程称为“植入”或“着床”。

排卵后7天左右，卵泡到达子宫做植入准备。这时细胞数目在200个左右，大小约0.2毫米。受精卵只有8天的营养，因此它必须在营养用完之前着床，然后从母体吸收营养。在受精后的第8天，卵泡黏附在子宫壁上，然后进入子宫内膜致密层。表层缺口迅速封闭，使整个受精卵包埋在子宫内膜中间，这个过程称为着床。着床的位置很关键。着床在下方会变成前置胎盘，着床在输卵管会发生宫外孕。

着床后的受精卵在子宫内生长发育，形成胎儿及胎盘、脐带、羊水等附属物。

如果子宫内膜有炎症或长了肿瘤，以及因卵巢功能不良使子宫内膜发育不充分，受精卵就不能着床，胚泡就会被随后来临的月经清洗掉，随经血排出体外。

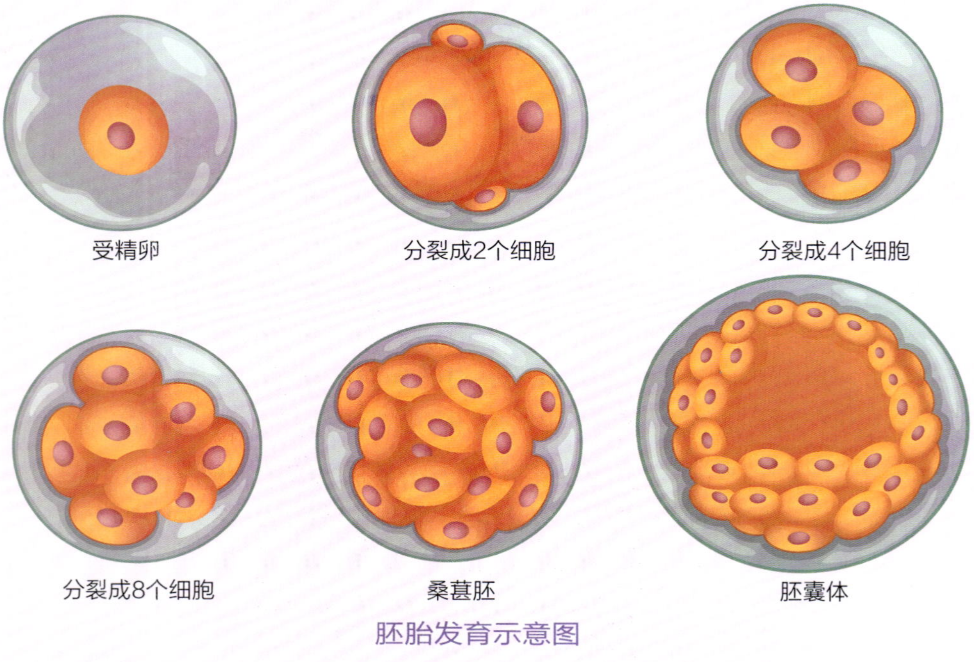

胚胎发育示意图

孕早期胎宝宝发育

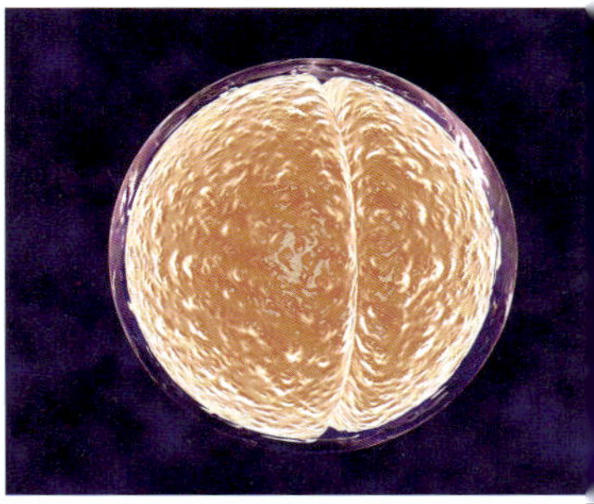

你的胎宝宝1个月

1. 在你的月经周期第1、2周，还没有受精。
2. 受精7天之后，胚胎在中腔部位附近就有100多个细胞，即所谓的囊胚。第3周受精卵才刚着床受孕，从超声波中还看不到子宫内有任何胚囊的影像。
3. 从此时到怀孕3个月止，是流产风险较高的时期。

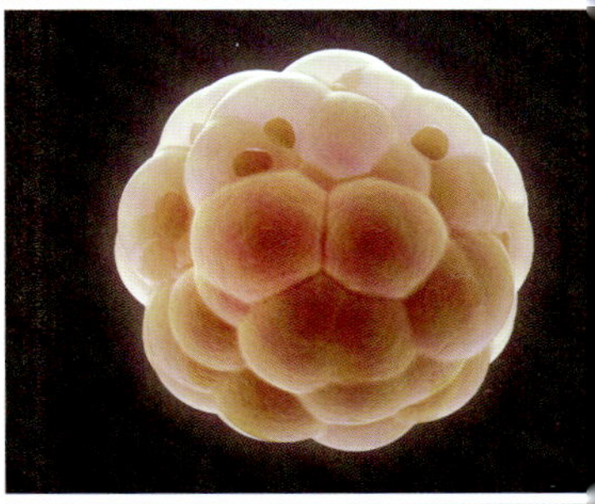

你的胎宝宝2个月

1. 此时尚在胚胎期。胚胎在胎囊中，泡在羊水里，胎盘与脐带开始发展成形，胚胎开始与母体相连。
2. 第5周开始进入器官形成期。到第8周为止四肢发育完成。
3. 第6周肺的大部分形成，手指和脚趾形成，面部的部分和嘴唇形成。头部器官如眼、耳、鼻、口已有初步外形。
4. 第7周胎儿可以产生尿液。眼睛部位的气泡塌陷形成茶杯形的结构。
5. 生成血管，血液循环功能开始运作，并有心跳。
6. 具备脑部、脊椎与神经系统雏形，心脏开始发育。

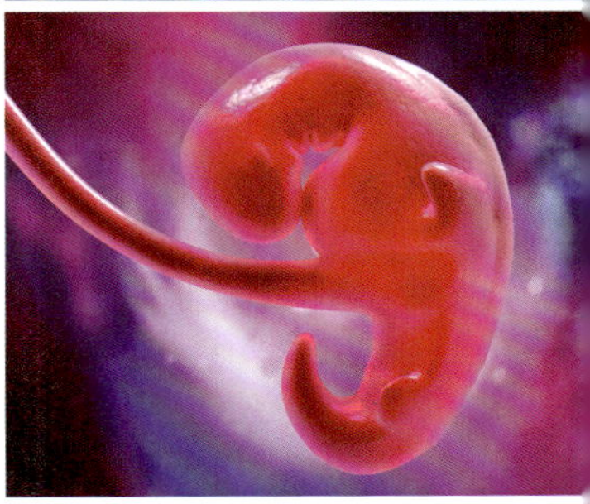

你的胎宝宝3个月

1. 进入胎儿期。此时已能区分出头与身体，头约占身体的一半，可分辨出人形。
2. 眼、耳、口、鼻与四肢外观发育完成。
3. 生殖系统开始发育并形成外生殖器官。
4. 胎盘开始形成，肩负起提供胎儿营养与运送胎儿代谢物的重任。
5. 心脏血管系统发育成熟，开始建立与胎盘间的血液循环。
6. 内脏器官的构造继续发育，胸部中有肺脏构造，腹部中有胃肠构造，但功能尚在发展中。
7. 第9周时宝宝免疫系统开始发育，形成B细胞，这是一种可以帮助抵抗感染的白细胞。胎儿大小相当于一颗芸豆。
8. 第10周宝宝眼睛转到面部的正前方，眼睑形成并粘连在一起（在孕后期眼睑会分开）。会张嘴，手指和脚 趾会做微小的动作。
9. 第11周宝宝下巴、眼睑和手臂都能感受到触摸。
10. 第12周味蕾发育成熟。
11. 怀孕8周的宝宝称为胎儿了，已经有所有新生儿该有的器官，只是都尚未发育成熟。

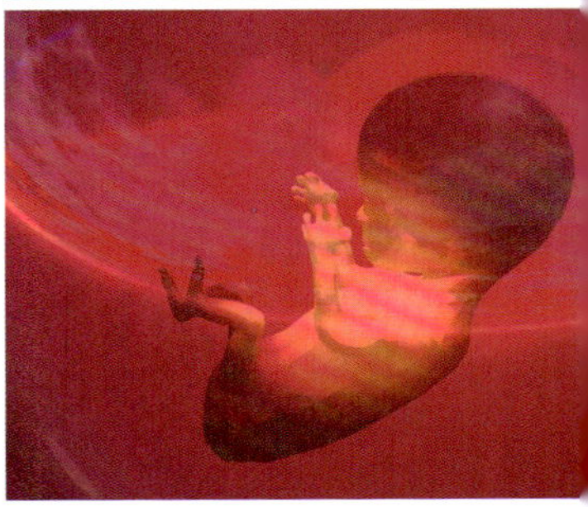

孕早期孕妇变化

1个月时的孕妇

这是从末次月经的第一天开始的4周。其实前2周妊娠尚未开始，到4周末一般仍没有任何感觉，也没有妊娠反应，就是去做妇科检查，也不会发现子宫有什么变化，尿妊娠实验往往也是阴性的。这个月，小生命还不能用眼睛看到。

怀孕第4周时，子宫内膜受到卵巢分泌的激素影响，变得肥厚松软而且富有营养，血管轻轻扩张，水分充足，受精卵不断分裂细胞，移入子宫腔后形成一个实心细胞团，称为桑葚胚，这时受精卵就叫胚泡。当外周的透明带消失后，胚泡与子宫内膜接触并埋于子宫内膜里，称为“着床”，着床一般在受精后6～7天开始，在11～12天内完成。

1. 乳头颜色变黑变深，有些孕妇的乳头变得较敏感。
2. 容易疲倦。
3. 饮食的习惯可能改变，如喜欢吃甜食，或是口味改变等。

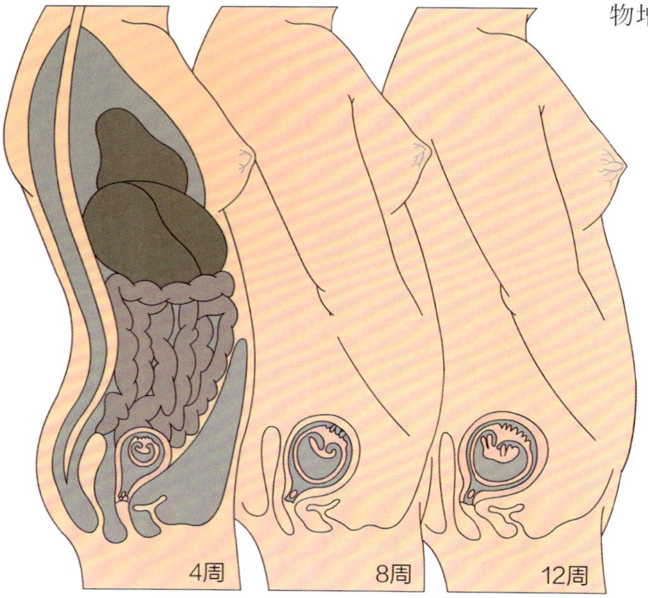

2个月时的孕妇

你的子宫内现在正发生着巨大的变化，一个小生命已经入住了。在整个孕早期你都不要做剧烈运动，要保护身体的健康，避免感冒，多吃有营养的食物，并及时去医院做早孕检查，这时你应该有一个相对固定的妇产科医院，使孕期身体检查系统化，并保证孕期医疗手册各项内容都完整有序。这时子宫如鹅蛋般大小。

1. 乳房肿胀。
2. 有些孕妇出现“害喜”现象。
3. 肤质会因激素改变产生变化，头发长得快、指甲易折、牙龈浮肿、刷牙时易出血、易流汗。
4. 子宫开始压迫膀胱与直肠。
5. 阴道分泌物增加。

3个月时的孕妇

这时的孕妇外观还没有变化。除了不来月经外，几乎和以前没什么不同，只是这时往往是早孕反应最痛苦的时期，容易心烦、抑郁，有时睡觉小腹有不适感。乳房仍然很胀，阴道分泌物增多。早孕反应到接近孕12周时逐渐减轻。

尿频、便秘是这个时期最常见的症状。

检查发现子宫如拳头大小，从腹部不易摸到，当憋尿时偶尔可摸到。在50～70天时是早孕反应最重的时期，最为痛苦，流产也最容易在此期间出现。医生用超声仪可听到胎心音。

1. “害喜”症状或持续。
2. 下腹有压迫感，频尿与便秘现象明显，或长痔疮。
3. 睡眠可能较不安稳。
4. 出现妊娠痒疹、冒出青春痘。
5. 阴道及外阴部易受真菌感染，有时会发痒。

孕早期保健与生活

验孕，尽早确定正常怀孕

何谓正常怀孕？除了先确定验到怀孕，而且必须确定在子宫内着床发育。一般验孕大多在月经过期时进行检查，但如果想提早确定，大约可在排卵日后8～14天验尿或抽血检查，不过在性行为后18天验孕，若为阴性，则确定未怀孕。验尿方式比较简易，可在家中或医院门诊检测，并立刻得知结果。

早孕试纸在月经推迟2周以后使用，在清晨起床第一次排出的尿液中检验。将试纸浸入尿液后，如果试纸上出现两条明显红线，结果是阳性，很可能是怀孕了；如果只有一条红线，是阴性，表明没有怀孕。如果什么也没有，可能是试纸变质或者操作失误，要重新检查。

如果胚囊未在正常子宫腔内着床，称为宫外孕，大多数（95%）发生在输卵管，极少数发生在子宫颈、子宫角、卵巢、腹腔等，一般皆无法正常持续发育成长，同时可能引起母体严重的伤害，所以生育年龄的妇女皆须提高警觉。

Q&A

Q：月经慢了两天，验孕有两条线，去就诊能确认怀孕吗？能照得到胎儿吗？

基本上若有受孕，那么月经迟来的两个星期内均可验出，若是迟来两天也通常可验出，不过仍可能受到验孕方式影响。自行验孕以早上第一次尿最准，若有验到的话，隔天最好再量一次，或者换别的牌子再重复验孕，如此结果才会精确。至于去医院检查的时机，其实并没有硬性规定，若妈妈第一次前往妇科超声没有看到妊娠囊的话，有时可能因为胚胎太小还照不到，医师会请您过几天再来照一次。来医院验孕的第一步也会先用尿液检验，5～6周的时候可做阴道超声波检查，确认有无子宫外孕的可能。

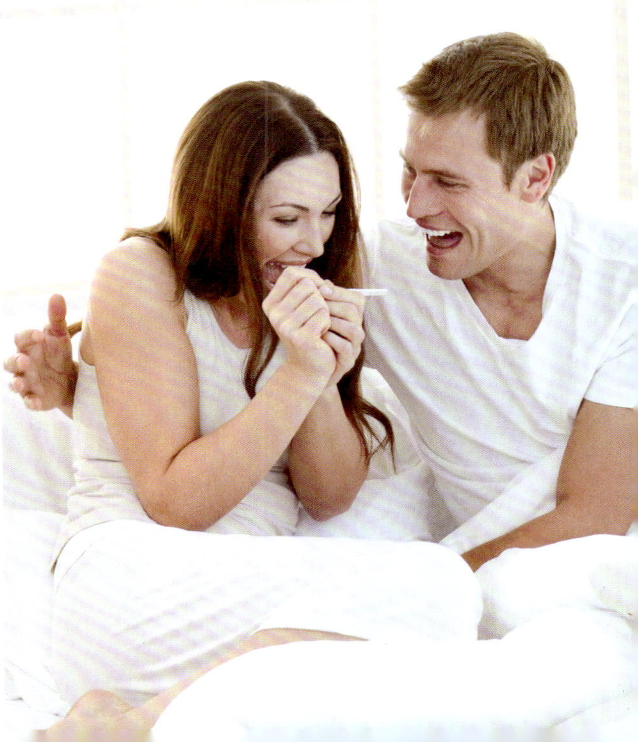

怀孕的早期征兆有哪些

孕妇早孕时可能经历下列症状的一种、两种或者全部。早晨呕吐就是怀孕一个典型的信号，但是有的人比较幸运，可能一点征兆也没有。同样停经也是受孕的一个典型症状，但是如果一个妇女的月经周期不规律，这就很难说是因为受孕使月经停止，还是由于月经周期不规律使月经推迟了。

月经停止

每个妇女都知道，月经迟来一个星期是很正常的事，但如果月经迟来超过两个星期以上时，就该考虑是否怀孕了。当然还必须经医师的诊断或尿液检查才能确定。

此外，虽然在预定日的前后月经来了，但它的量比以往稀少或颜色较淡时，也有可能是怀孕。子宫下部的内膜未变化形成脱落膜，就会像月经般剥落，造成类似月经的出血。等确知怀孕后，有人会误以为这是最后一次月经，而把预产期算错。

孕吐

妊娠期最明显的症状是恶心孕吐，大多数妇女在怀孕5～6周时感到恶心想吐，少数人在怀孕2周即有这种反应。呕吐一般于妊娠12周

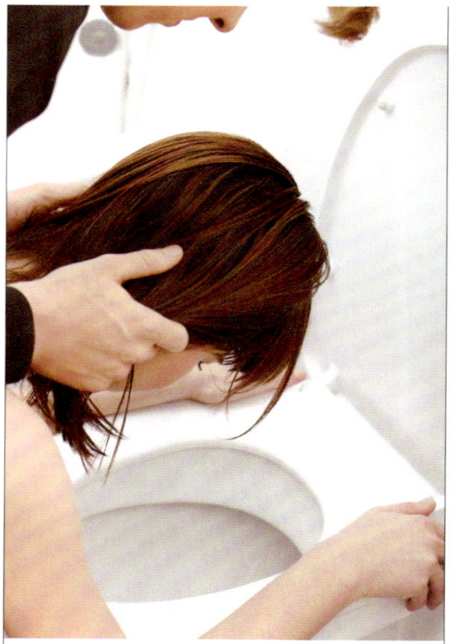

自行消失。但是有个别孕妇呕吐一直持续到分娩结束。

乳房触痛

乳房变大和乳房感觉的变化也是怀孕的早期征兆之一。乳房的变化是为哺乳小宝宝做准备。乳头周围的褐色环（乳晕）颜色加深，并且出现许多孟氏结节。如果孕妇的皮肤比较白净，就能发现乳房皮肤的静脉网逐渐明显。蓝色的静脉爬在乳房上就像地图上的河流，乳房有触痛并且感到沉重往下坠。较小乳房的孕妇在妊娠时乳房明显增大。

疲劳

孕妇会感到疲劳、乏力，孕妇不像以前那样爱活动了。大多数孕妇在妊娠8～10周时抱怨身体疲乏。只有当机体适应妊娠，疲劳才能消失。如果感到累，这就是一个信号，应该早些上床休息，晚上不要熬夜。

尿频

如果月经过期不来，即使没有出现上述的早孕反应，要是小便不多却时有便意，怀孕的可能也很大。

便秘

便秘是怀孕早期的一种普遍现象，若是怀孕前已有便秘的问题，则怀孕后程度会加重。

口味改变

一些妇女在怀孕后，口味会有极大的改变，以前爱吃的东西也许现在不屑一顾，而以前不爱吃的现在却想得不行。有些孕妇还会出现嗅觉变得特别敏锐。

轻微发热

女性怀孕时，身体新陈代谢的作用特别旺盛，有些孕妇从自觉月经迟来的那一刻开始，会有连续2～3周的时间，体温维持在37.3℃。

改善“害喜”的妙方

大多孕妇会“害喜”

“害喜”的现象，虽然是妊娠初期的常见症状，但此类现象多见于精神过度紧张、神经系统功能不稳定的年轻初孕妇。

轻者出现食欲减退、择食、清晨恶心及轻度呕吐、头晕、呕吐、心烦易怒、胸闷、喘促等现象。少数女性反应严重，呈持续性呕吐，甚至不能进食、进水、伴有上腹饮闷不适、头晕乏力或喜食酸咸之物等。

身体越弱者，就越有机会“害喜”，有1/3～1/2的孕妇会有呕吐的现象。有些孕妇于怀孕1个月以后才会发生，3个月以内就会缓解，有些人则持续时间较长。而且每一胎的“害喜”现象也不同。若是严重恶阻者，非但药入即吐，甚至入厨房、开冰箱，就会频频欲呕，如此长期厌食，会导致形体消瘦，甚至卧床不起。

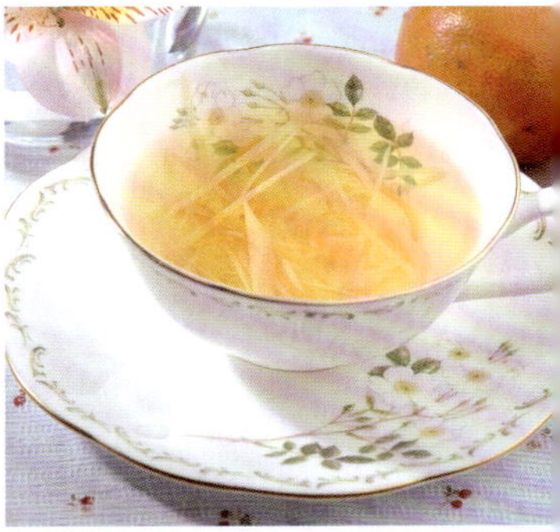

改善“害喜”的食疗方

使用一些降胃气、助消化的食物，对改善“害喜”颇有帮助：

- 柚子干或柚子片30克，用水6碗煎，煎水代茶，徐徐饮之。
- 柿蒂30克、冰糖60克，煎水代茶，徐徐饮之。
- 橘皮15克、生姜10克、红糖20克，煎水代茶。
- 鲜姜汁15毫升、甘蔗汁1碗，共调匀，加热温服。本方用治孕妇呕吐、饮食难下，具有健胃、下气、止呕之功效。
- 鲜姜15克、白萝卜50克、柚皮15克，用水1碗，煮成半碗后服。本方用治妊娠呕吐，具有温中止呕的作用。
- 鲜姜10克、灶心土30克，用水6碗煎，煎水代茶，徐徐饮之。本方治妊娠早期反复出现恶心、呕吐、头晕、厌食、甚至食入即吐者。
- 鸡蛋1个、冰糖50克、米醋100毫升，加水适量同煮，熟后吃鸡蛋喝汤。每日2次。
- 绿豆50克、扁豆30克、刀豆30克、生姜20克，用水6碗煎成3碗，代茶饮用，徐徐饮之。
- 鲜芫荽（即香菜）一把、鲜紫苏一钱、鲜藿香（别名排草香）5克、陈皮10克、砂仁10克，装入茶壶，加水滚开后，以鼻孔吸入蒸汽，一日3～5次，如此可以宽胸定逆，悦脾醒胃。

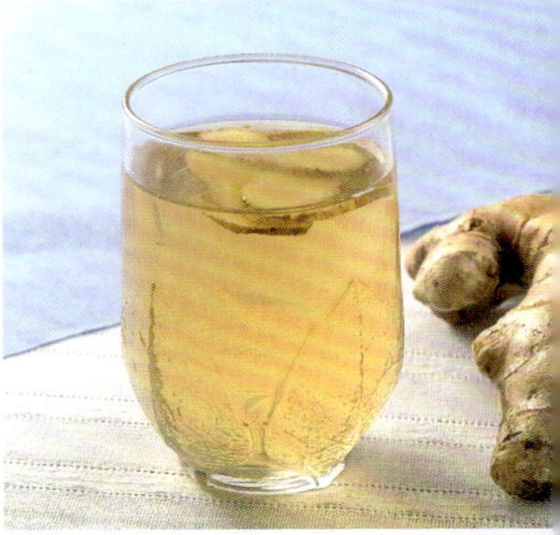

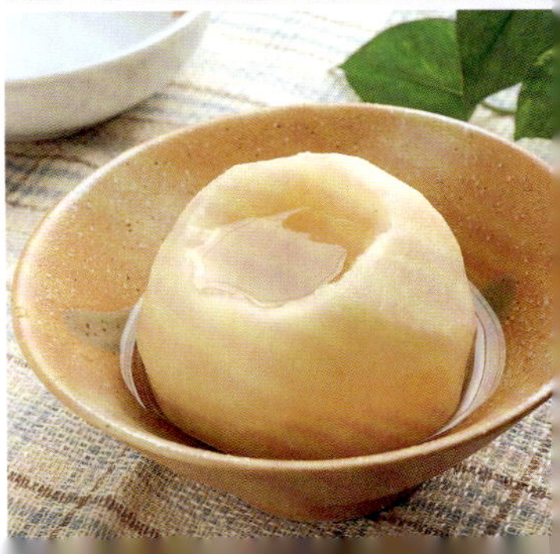

帮你舒缓孕早期不适

头昏、嗜睡、精神恍惚

怀孕造成的头昏、嗜睡现象，会在胎盘形成并且稳定后消失，大约是满3个月过后，但是生理性贫血现象却可能随着胎儿长大渐趋严重，特别是孕妇铁质摄取不足时，因为妈妈必须供应更多的血液给胎儿。

缓解妙招：

- 摄取含铁质丰富的食物：红色肉类，如猪肉、牛肉、猪肝，均有丰富的铁质，植物性食物中则有紫菜、黑芝麻、莲子、红苋菜、红豆等，但以动物性来源较佳。
- 适度休息并保持心情愉快。

乳房肿胀

缓解妙招：

- 穿戴合身、舒适的内衣：当乳房变大之后，孕妇应选择大小合适、吸汗与透气的内衣，千万不要压迫到乳房，否则乳房会更不舒服。
- 冷敷或按摩乳房：如果乳房胀得很不舒服，可以冷敷乳房，减轻胀痛的感觉。另外，适度地按摩乳房可使乳腺管较为畅通，但记得不要刺激到乳头，以免引发子宫收缩。

阴道分泌物增加

正常的分泌物应为白色或透明色，且没有异味，若是分泌物为乳白色、黄色、乳酪状，且有异味、会痒，就有可能感染真菌或是细菌。

穴位按摩

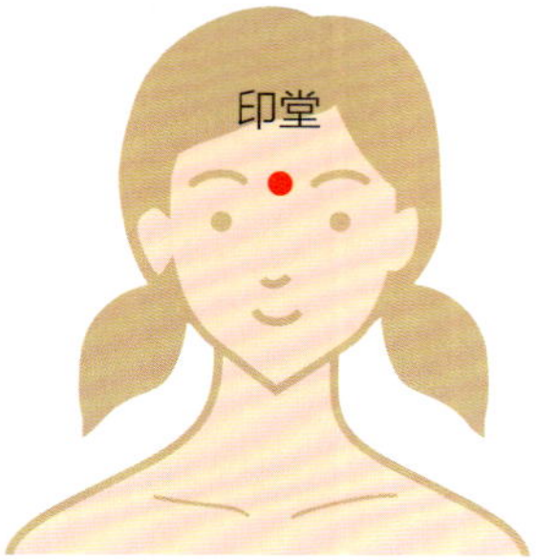

印堂穴
穴位：在面部，两眉之间中点处。
功效：提神醒脑。

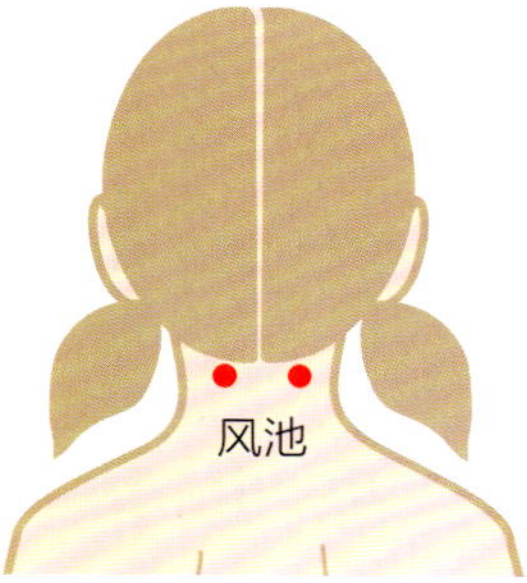

风池穴
穴位：在后头部，后脑勺发迹之上。
功效：通经活络、调和气血、清头目、开窍。

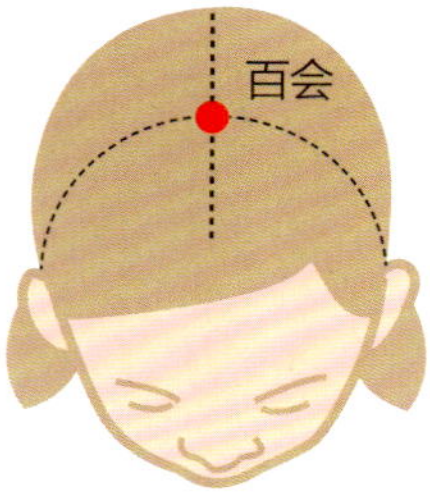

百会穴
穴位：在头顶部，两耳尖连线与头部前方正中线之交叉点处。
功效：提升阳气。

缓解妙招:

保持阴部的干爽：尽量穿着吸汗、透气的内裤以及衣物，避免穿过紧的衣物，并且勤换贴身衣裤。若要使用卫生护垫，记得1~2小时就要更换一次。

以清水清洗外阴部：每日洗澡时记得也要清洗外阴部，但记得不要以水冲洗阴道内部，因为这样会破坏阴道内部的弱酸性环境，反而让病菌容易滋生。

尿频

在怀孕初期，子宫的位置在骨盆腔，子宫变大后就会压到膀胱，等到3~4个月之后，子宫会离开骨盆腔进入腹腔，膀胱不再被压迫，一直到怀孕后期约9个月时，胎头往下降时又再度压迫到膀胱，就会再产生尿频的问题。

缓解妙招:

- 睡觉前避免喝过多水或是饮料。
- 切勿憋尿，憋尿容易造成尿道发炎。如果有长途旅行的需要，也尽量要在途中解尿。

孕吐

缓解妙招:

- 碱性食物可以帮助中和胃酸，减轻孕吐的不适，因此“害喜”的妈妈在想吐时不妨吃点苏打饼干，帮助减轻不适的感觉。
- 可少量多餐，但应定时，尽量不要让自己有饿过头的情形。孕妇的血糖起伏较一般人大，也就是进食后血糖上升得快，而后下降的速度也快。因此用餐时间定时可让血糖保持稳定，否则胎儿也会感到不舒服。
- 如果完全无法进食，或是三四个月后仍有严重孕吐现象，则应就医寻求协助，例如静脉滴注葡萄糖溶液，或给止吐药等。

必读小叮咛

宫外孕也是怀孕，一些反应往往与正常妊娠差不多，如停经、恶心、呕吐、孕检尿液呈阳性反应等，有时还会出现阴道少量出血，有可能是先兆流产。因此，育龄妇女需注意：如果近期有性生活史、月经又迟迟没来、阴道有不规则少量出血，那么一旦出现腹痛，一定要想到宫外孕的可能性，并及时到医院就诊，以免延误救治而危及生命。

穴位按摩

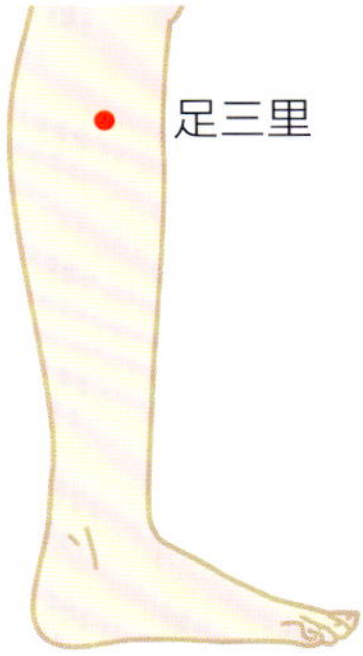

足三里穴

穴位：在小腿前外侧面的上部，膝盖下四指胫骨旁。取穴时以坐姿或斜卧姿，膝盖下垂弯曲呈90°。

功效：调理胃肠。缓解孕吐。

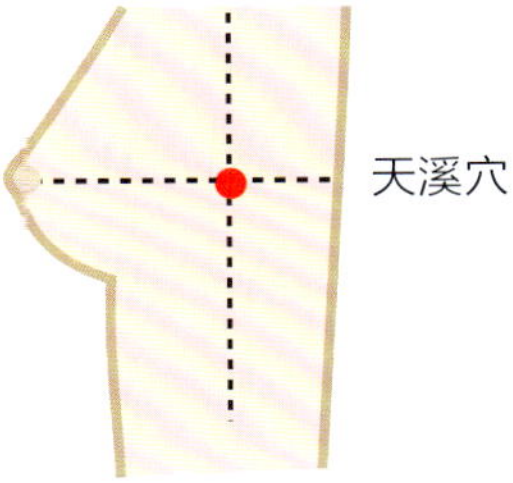

天溪穴

穴位：在胸外侧部，乳头水平线与腋下正中垂直线交点。

功效：通乳、疏肝、理气。

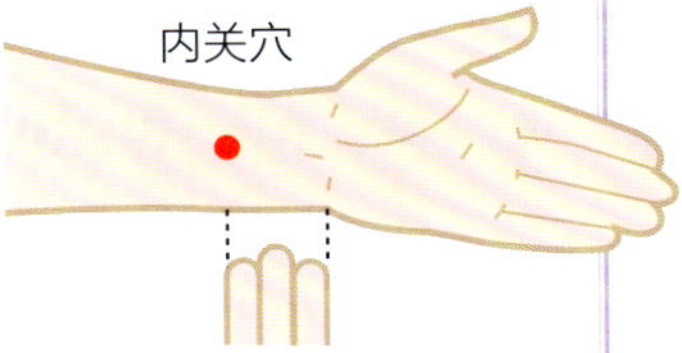

内关穴

穴位：在前臂内侧，手腕内侧横纹上2寸（3指幅宽度），穴位在两条肌腱之间。

功效：理气和胃，宁心安神。

必读小叮咛

若是高危险妊娠或有妊娠并发症的孕妇，则应视其情况增加产前检查次数。

产前检查项目和时间

确定怀孕后，为维护母婴健康，必须定期接受产前检查。一般来说，最少检查10~13次。建议时程如下：

怀孕28周前	确定怀孕后，每4周检查一次（共5次）
怀孕29~36周	每2周检查一次（共4次）
怀孕37周后	每周检查一次（共4次）

怀孕初期，第6周确诊妊娠，第12周常规产检一次。

例行检查项目包括：提供全血细胞检查，包括血红蛋白、白细胞、红细胞及血小板数目检查，检验血型、梅毒血清检验、尿蛋白、尿糖、小便白细胞、红细胞显微镜检查等，及艾滋病毒筛检。

问诊、身体检查（体重、血压、宫底高度、胎心音、胎位、水肿、静脉曲张）等。

怀孕中期，在第16周、第20周、第24周、第28周进行常规产检。

怀孕后期，在第32、34、36、38、39、40周进行常规产检。

孕早期特殊产前检查项目

脊髓性肌肉萎缩症（SMA）基因检测

建议检查时间：在初期产检时（一般是怀孕第6~10周）抽血，多抽2~3毫升即可筛检。

重要性：SMA是一种可以致命的遗传疾病，从出生到成年皆有可能发生。根据统计，脊髓性肌肉萎缩症的发病率为1/50~1/30。

若准父母皆为带病理基因者，则每一胎不管男孩或女孩皆会有1/4的机会成为患者。透过SMA基因检测的提早筛检，可确认父母是否为带病者，以避免出现遗憾，减少家庭庞大的医疗负担。

建议实施对象：建议若打算生育或已经怀孕，最好都应接受筛检。

胎儿绒毛膜检查

建议检查时间：怀孕10周之后即可进行。

检查目的：期望及早发现胎儿染色体或特定基因的异常。

重要性与优点：因为胎盘的染色体与胎儿相同，因此可借由采集胎盘的绒毛组织，来早期诊断出胎儿重大染色体或特定基因异常。

最主要的好处是绒毛取样可以比羊膜穿刺提前6周进行，可大幅降低准爸妈的焦虑；万一胎儿不正常，需要终止怀孕，也可以早些进行，减少母体的身心伤害。

建议实施对象：

1. 有家族遗传病史。
2. 前一胎生出基因或染色体异常小孩。
3. 夫妻有染色体异常时。

风险：世界卫生组织曾追踪21余万位接受绒毛取样的孕妇，发现怀孕10周以后的绒毛取样不会增加流产概率（约1%）。

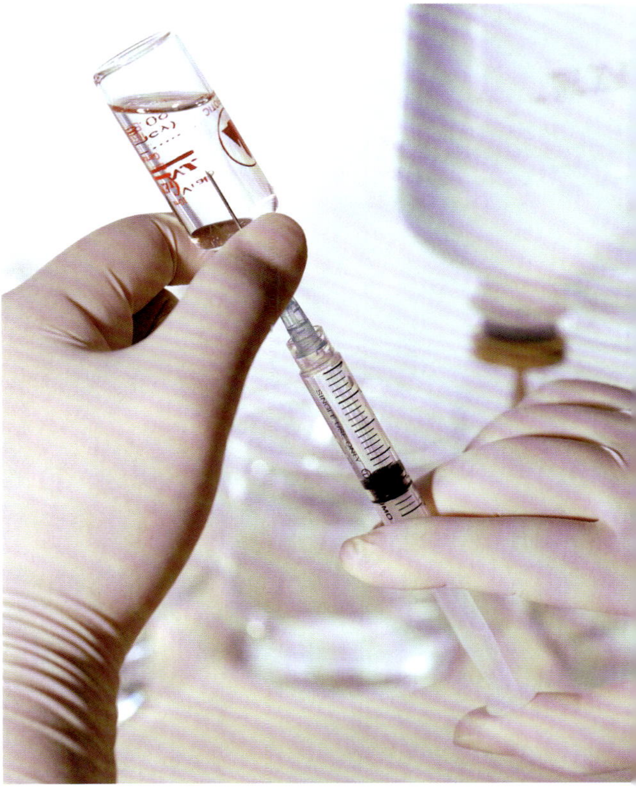

孕早期唐氏综合征筛检

建议检查时间：怀孕11~13周。

检查目的：从胎儿颈部透明带是否偏厚，以及鼻梁骨发育是否有缺损、发育不良等情况，来区别孕妇是否为唐氏综合征的高危险群。

重要性与优点：

1. 不具侵入性。
2. 筛检侦测率可达90%！
3. 不只可筛检出唐氏综合征（第21对三染色体异常），还可筛检出第18对染色体异常、第13对染色体异常。

建议实施对象：不论孕妇是否满34岁，均建议检查。

风险与考虑：胎儿颈后透明带厚度的测量需要一定的训练和经验，些微的误差容易导致结果偏差相当大。

在十月怀胎的过程当中，母体内的胎儿将会在种种内外“环境因子”和“遗传因子”的影响下，逐渐分化、成长。所谓的“环境因子”包含孕育胎儿的子宫结构和血液循环系统，以及母体本身的内分泌机能、营养状况，还有是否服用不当药物、遭受感染、被辐射线波及或受机械损伤等因素。而“遗传因子”指的是蕴藏在精卵细胞核中带着特殊遗传信息的基因以及染色体两者而言。

当“遗传因子”与“环境因子”搭配良好的情况下，母亲才有可能孕育出健康、正常的小宝宝。先天性疾病预防胜于治疗。与医护人员保持密切的联系、定期的产前检查，并充分运用现代科技，是减少生下有先天性疾病下一代的有效途径。

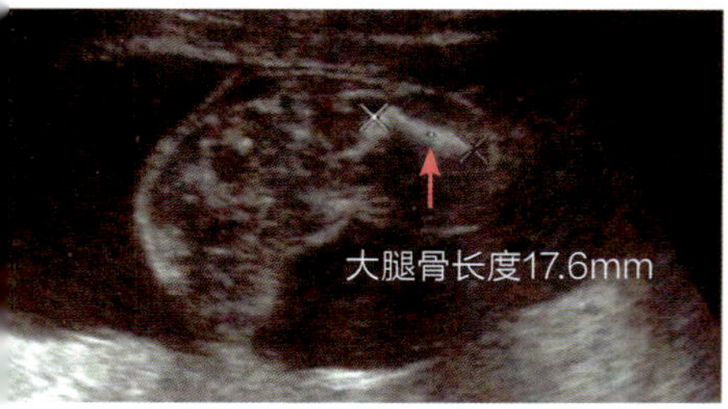

这个胎儿的大腿骨。只有17.6毫米，约为怀孕14周的长度，就目前的怀孕周数来说是极端的短

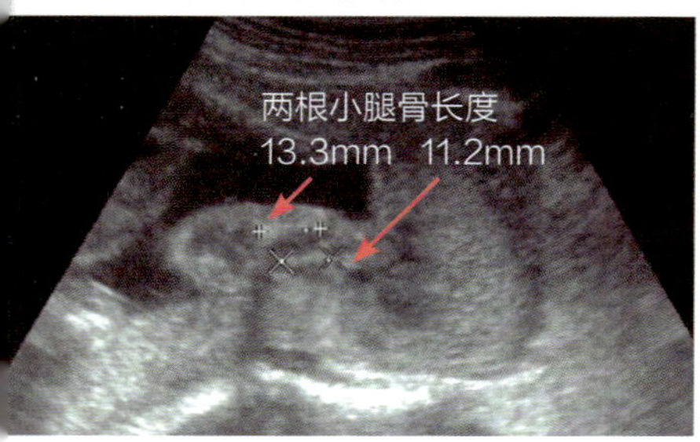

这个胎儿的小腿骨。两根骨头分别为13.3及11.2毫米，约只有13周的长度

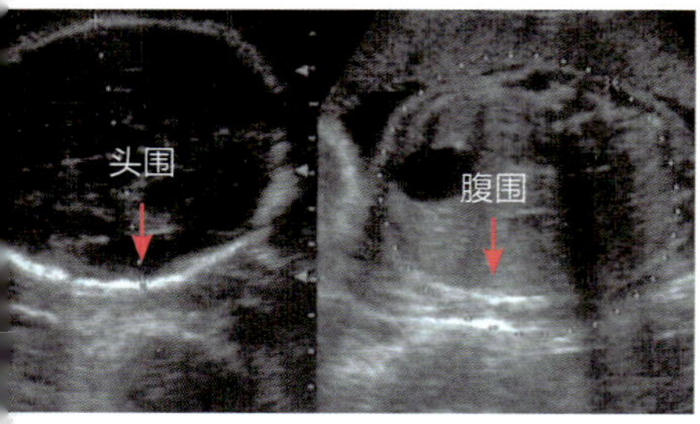

这是怀孕30周胎儿的头围和腹围。数据大致上是符合怀孕周数

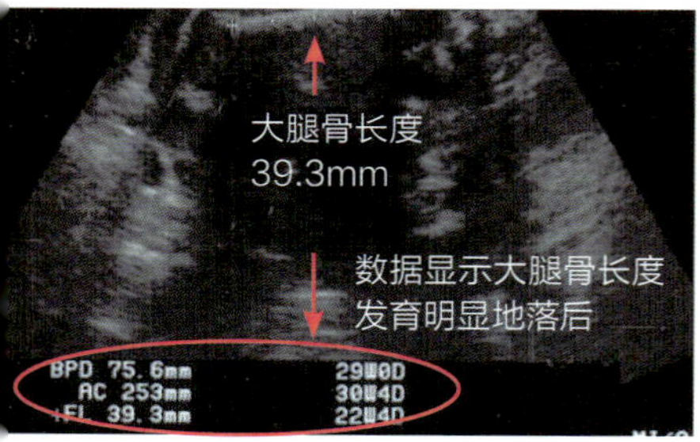

这个胎儿的大腿骨长。长度只有39.3毫米，不到23周的长度。但是其形态和骨化的程度都正常，是符合“软骨发育不全症”的诊断

关于B超检查

得知怀孕的那一刻开始，孕妇最大的愿望就是宝宝健康，妈妈的担忧医生都了解，只是超声波真的不是万能的。

B超能查胎儿哪些问题

美国在2003年曾制定了产科超声波的使用准则，可分为4类，简述如下：

12周前超声波：排除宫外孕、确定胎儿心跳、推断怀孕周数、评估是否有子宫或卵巢肿瘤、判断是否多胞妊娠。

12～24周或24周以后超声波：延续第一次胎儿生长评估、羊水量测量、确认胎盘位置及胎位、胎儿解剖构造检视。

胎儿解剖构造检视之细项包含：

1. 颈部：脑室、脉络丛、透明中隔。
2. 胸廓：心脏的空腔四室图。
3. 腹部：胃、肾、膀胱、脐带与腹壁联结处。
4. 脊椎。
5. 肢体：手臂与小腿是否存在。
6. 性别：为非必要之检查。

限定作用的检查：在急诊时，孕妇阴道出血，妇产科医师即可以超声波断定是否为流产或其他原因；或疑似胎位不正，以超声波鉴定胎儿的先露部位。

特别的检查(专家的检查)：当基本的检查有疑虑时，所实施的特别扫描。例如：心脏扫描、高阶扫描、多普勒血流检查等。

B超筛查准确率有多高

产检时使用超声波检查，只是一种筛检方式，而非最终的诊断，一般有异常状况，被超声波筛检出来的概率也只有80%。

1. 超声波无法穿透骨头，若是脂肪较厚亦会妨碍检查。
2. 超声波的分辨率，无法辨识出胎儿微小的缺陷。

有些异常B超查不出

1. 脑积水：有许多脑积水都会到了怀孕后期才逐渐产生。
2. 全盲：胎儿在子宫内因为没有光线的刺激，所以无法诊断出先天全盲或小眼症的状况。

3 听障：在胎儿5～6个月大时，听力已有发育，但目前没有任何的方式可以得知，胎儿是否有先天性听障的问题。

4 先天心脏病：心脏的心房中隔(即卵圆孔)，以及动静脉导管，都是在出生后才会逐渐关闭，虽然是在出生便可轻易诊断出的心脏病，却无法在出生前就得知。

5 肠胃道阻塞：肠胃道的阻塞病变，极少数会在怀孕24周前出现。

6 指、趾异常：像是手脚内翻或外翻、多指(趾)、并指或指节缺失等异常状况几乎无法由超声波确切诊断。

7 侏儒症：部分的侏儒症状，无法在早期诊断出来。因为胎儿在6～7个月大的时候，就会逐渐停止骨头的发育生长。

8 先天性代谢异常：绝大部分的生化代谢异常疾病，都要等到宝宝出生进食后，才会逐渐发病。

孕期接受几次B超

到底要做几次B超、选择在哪个孕周做才合适？这些都要由医生根据各人的具体情况而定，没有绝对的规定。但是建议全妊娠期无高危因素者最好至少接受4次超声检查：

第一次超声检查：在孕6～8周，主要是排除或及时发现异位妊娠(宫外孕)或异常妊娠(葡萄胎等)，了解胚胎是否存活。

第二次超声检查：在孕11～14周，主要是做胎儿NT测量，结合孕妇血清血检查，评估胎儿染色体异常的风险度。

第三次超声检查：在孕18～24周，主要是系统筛查胎儿发育及诊断胎儿致命性畸形，包括无脑儿、脑膨出、开放性脊柱裂、胸腹壁缺损内脏外翻、单腔心、致命性软骨发育不全。此次超声检查尤为重要，因为，胎儿发育至这个时期，胎儿在子宫内所占的空间不太多，活动的空间较大，胎儿的活动较为舒展，超声可以通过多个观察角度观察到胎儿大部分的器官形态结构，筛查排除胎儿畸形。一般无高危等因素或其他并发症的孕妇妊娠期做彩色多普勒超声或三维超声，最好选择在第三次超声检查的时间，即孕18～24周。

第四次超声检查：在32～38周，排除一些在妊娠晚期才出现的胎儿发育异常，了解胎儿的位置、胎盘位置及成熟度、羊水的多少等；判断胎儿有无脐带缠绕、绕颈几周及绕颈松紧等情况，而且还能了解脐带的血流情况，评估胎儿宫内的安危。对临床医生选择分娩时机及方式提供有价值的参考指标。

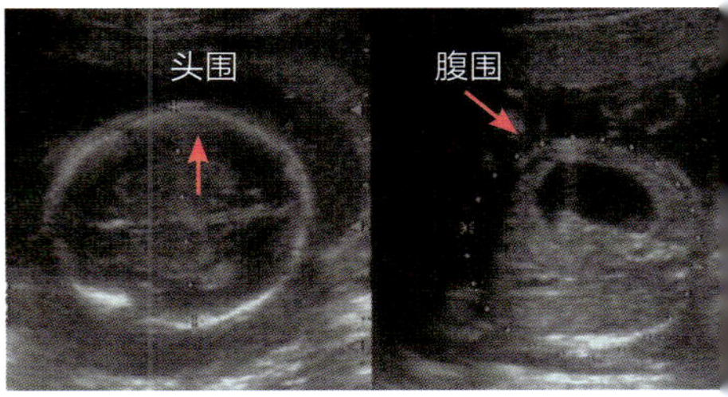

这个胎儿的头围和腹围。大致符合怀孕20周

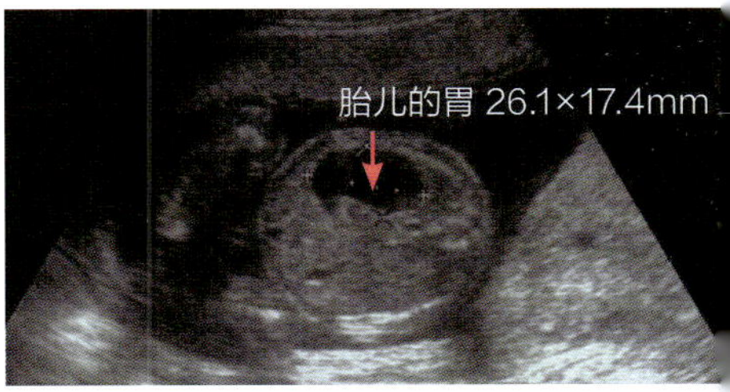

这个胎儿的腹部切面。胃的部分为26.1毫米×17.4毫米，比一般常见的情况大许多

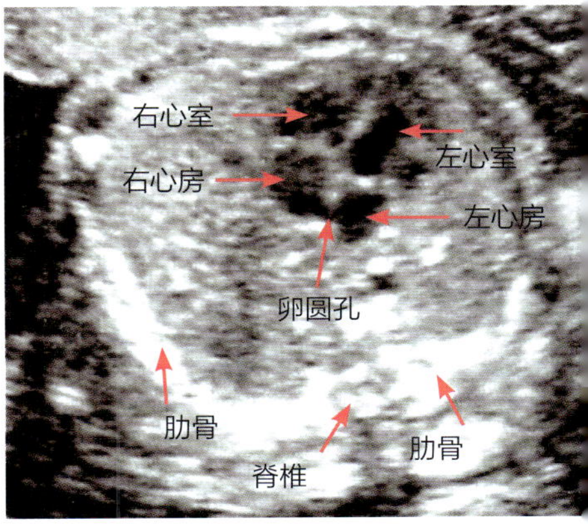

这是胎儿心脏的四腔图

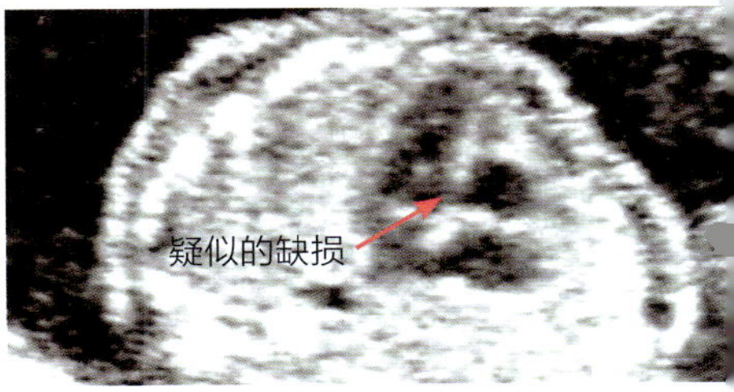

这是胎儿心脏的四腔图。箭头所指处仿佛有缺口，如果确定则为“心室中膈缺损”，但也可能为瓣膜飘动形成的假象。这个胎儿出生后证实为正常无缺损

以上谈到的是一般的情况，如果孕妇有高危等因素或其他的并发症，检查次数可能还要更多些。

2D、3D、4D超声波优、缺点比较

	2D	3D	4D
优点	• 具有透视体内脏器的功能。 • 对非高危险群的孕妇而言，2D超声波就已经足够了。若由技术纯熟的医师操作，80%～90%以上的外观结构异常及器官缺陷可以被诊断出来。	• 可呈现立体影像，外观清楚可见。 • 3D重组后的影像可以用计算机软件再处理，提供2D无法呈现的影像分析（例如血流密度）。 • 可以计算体积。 • 当2D看出有问题时，配合3D可看得更清楚。	• 外观及四肢活动的动态画面，让胎儿更接近真实感。 • 娱乐功能居多。 • 目前有研究以4D动态超声波来评估胎儿在子宫内的行为。
缺点	操作医师或技术员必须技术非常纯熟，才能正确诊断出异常。	较难评估胎儿体内的状况。若被挡住，有些外部器官也无法判读。	较难评估胎儿体内的状况。若被挡住，有些外部器官也无法判读。

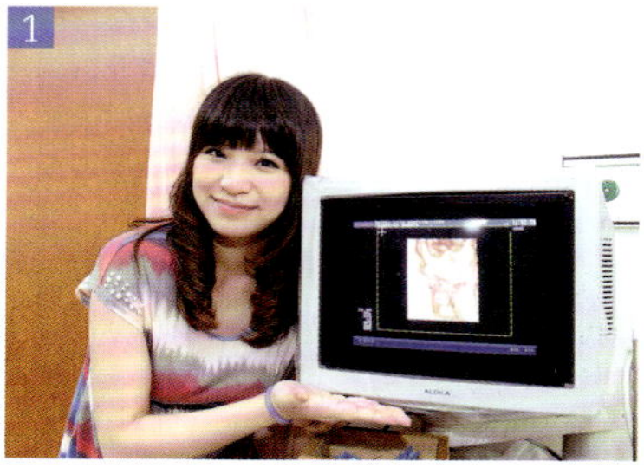
1 孕妇做B超检查

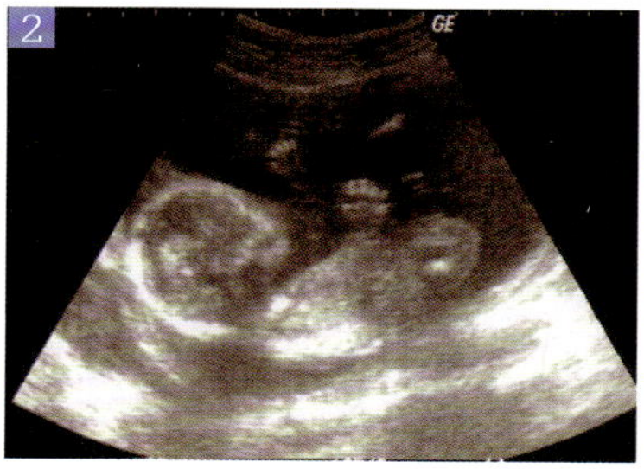
2 16周胎儿的手

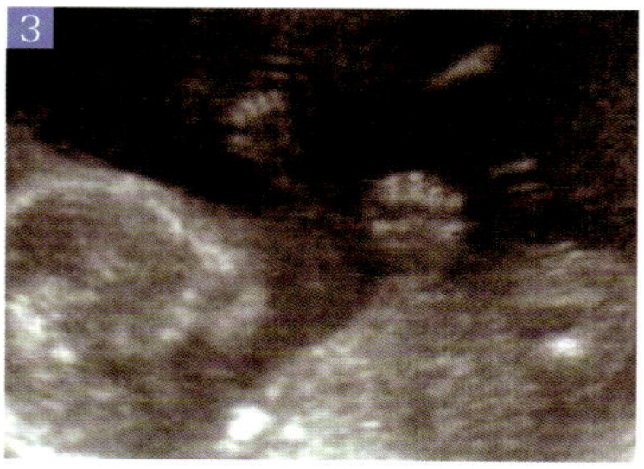
3 怀孕16周宝宝手掌的超声波影像。碰巧两个手掌同时可以看到

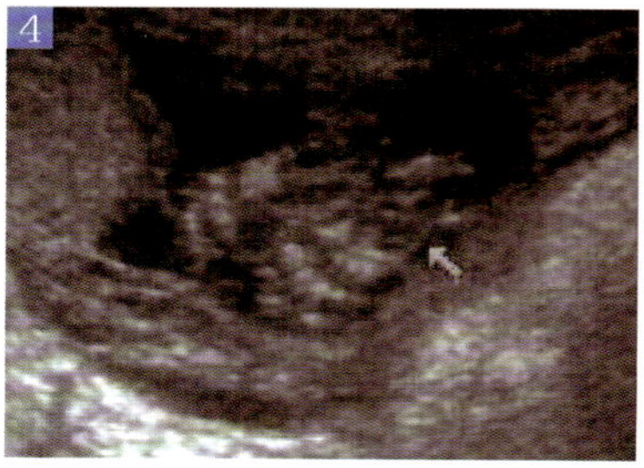
4 怀孕20周宝宝脚掌的超声波影像。碰巧两个脚掌同时可以看到

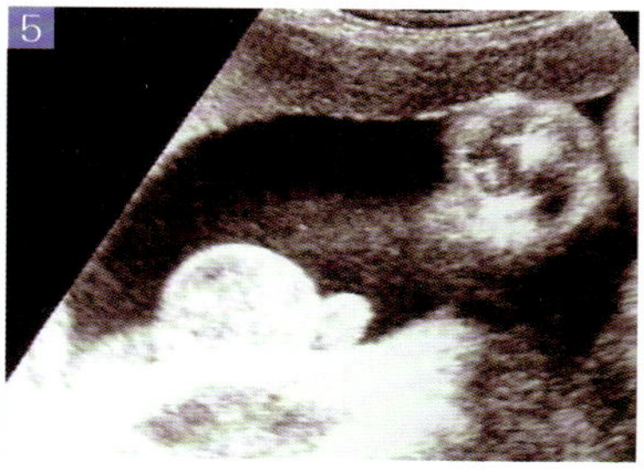
5 怀孕30周时的宝宝性器官都非常清楚

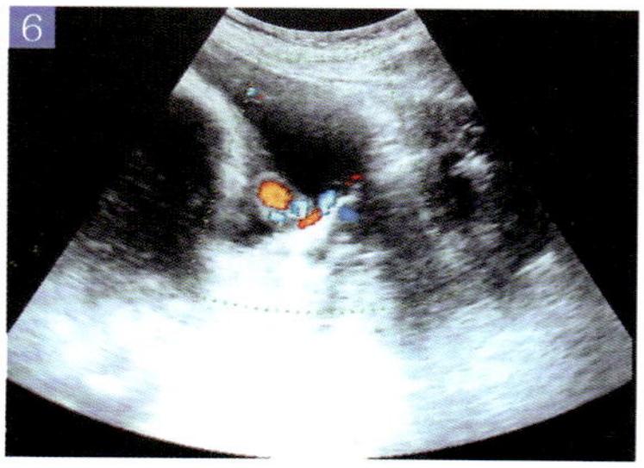
6 胎儿前置血管的彩色多普勒超声波

教你明白看B超报告单

许多准妈妈拿到B超诊断报告时，看到短短的一段文字，如坠云里雾里。其实，报告单上不外乎以下几方面：

GS-胎囊：也叫孕囊，在怀孕6周时胎囊直径约2厘米，孕10周时约5厘米。胎囊位置在子宫的宫底、前壁、后壁、上部、中部都属正常；形态圆形、椭圆形、清晰为正常。

FE-胎芽：早期胎儿。B超在怀孕6~7周可见胎芽。

CRL-头臀长：为胎儿头与臀之间的距离，主要用于判定孕7~12周的胎龄。

FH-胎头：轮廓完整为正常，缺损、变形为异常，脑中线无移位和无脑积水为正常。

BDP-胎头双顶径：胎儿头部左右两侧之间最宽部位的长度，孕足月时应达到9.3厘米或以上。按一般规律，在孕5个月以后，基本与怀孕月份相符。也就是说，妊娠28周(7个月)时BPD约为7.0厘米，孕32周(8个月)时约为8.0厘米，以此类推。

H-胎心：B超于怀孕7~8周、最早孕6周末可见胎心跳动。胎心跳动的频率正常为每分钟120~160次。

SP-脊椎：孕12周后可见胎儿脊柱，孕20周则清晰可辨。胎儿脊柱连续为正常，缺损为异常，可能脊柱有畸形。

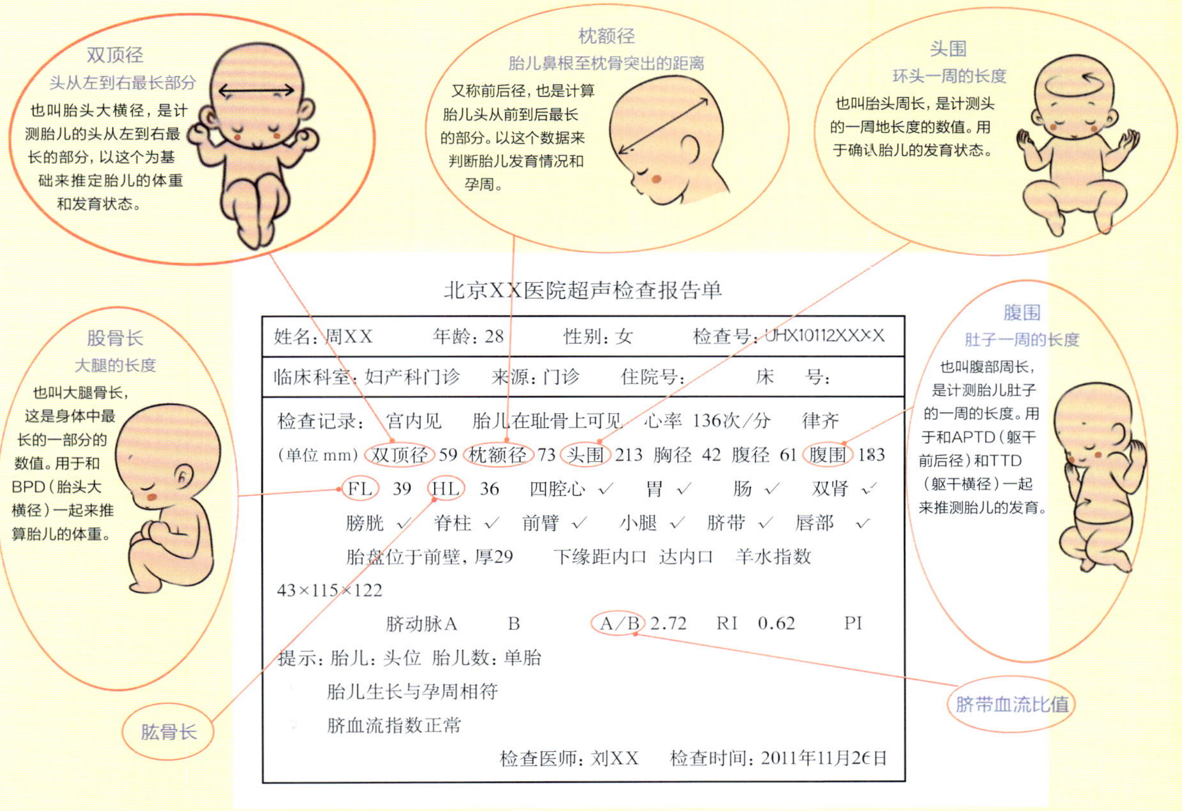

什么决定了胎宝宝的性别

生殖细胞在减速分裂中，性染色体也只剩下一个，女性细胞中的性染色体是X X，因此分裂后所形成的两个卵细胞都是只有一个X染色体。男性的生殖细胞中的性染色体是X Y，所形成的精细胞就有两种，一种含X染色体，一种含Y染色体，在受精过程中，如果含X染色体的精子与卵细胞结合，受精卵中的性别就是X X，将来发育成为女性。如果含Y染色体的精细胞和含X染色体的卵细胞结合，受精卵的染色体就是X Y，将来发育成男性，因此胎儿的性别由精子决定。

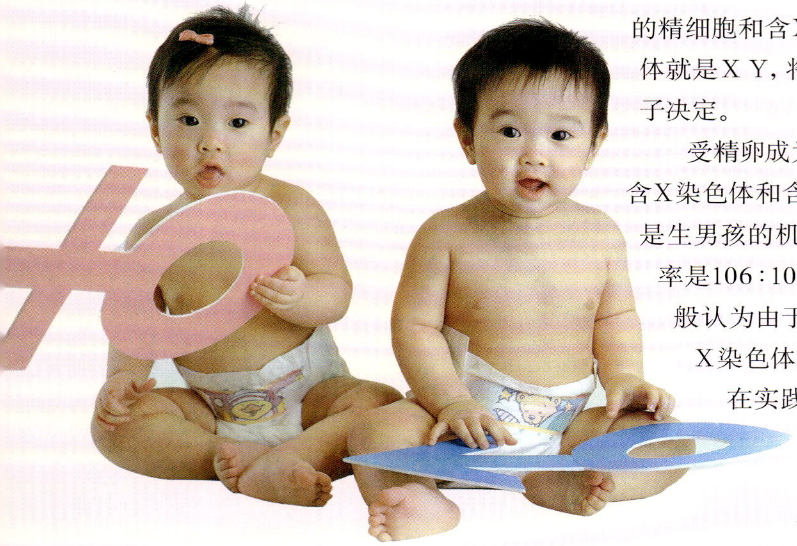

受精卵成为男性或者女性的机遇是相等的，因为含X染色体和含Y染色体的精子细胞数是相等的，但是生男孩的机遇稍大于生女孩的机遇，男女出生比率是106∶100，这种生男较多的原因还不清楚，一般认为由于含Y染色体的精子比较轻，使它比含X染色体的精子能更快地接触和穿入卵细胞。

在实践中，男孩在出生前和出生后都更易发生死亡，也更易发生异常，可能也是由于Y染色体所含的基因相对比X染色体少的缘故。

了解流产和避免流产

怀孕20周以前胎儿流掉或宝宝的体重小于500克，都称为流产。

流产的原因

胎儿问题：染色体数目异常是导致流产的一项重要因素，尤其在怀孕初期更占极大比例。染色体是先天问题，人为无法控制，所以因此而流产的妈妈不要自责。

孕妇问题：

- 年龄因素：年龄越大，流产的概率越高。
- 身体的疾病：当母亲甲状腺功能低下时，患有糖尿病会影响胎儿是否能够顺利诞生。
- 其他因素：如果妈妈长期暴露于环境有害物质下，也会有流产的风险，如砷、铅、苯、甲醛、氯化乙烯、汞等。除了环境因素之外，母体有很严重的营养不良亦可能导致流产。

流产的分类

先兆性流产：症状是阴道出血、合并下腹闷痛。先兆性流产的子宫颈是闭锁的。如果在超声波检查中有看到婴儿的心跳，则有90%以上概率可以保住胎儿。但妈妈们必须要注意：如果怀孕初期已有先兆性流产但胎儿没有流掉，怀孕后期仍须留意是否有早产的风险。曾有先兆性流产征兆的胎儿早产概率提高、成为低出生体重儿的概率也增加、围生期死亡率上升，妈妈则容易产前出血。即使过了第一关保住胎儿，怀孕后期也不能掉以轻心。

不可避免性流产：此种流产无可避免。但如果只是破水，尚未发炎或腹部剧痛，则还有机会救回腹中胎儿。妈妈应先多休息、少走动，症状没有持续才可视情况判断是否恢复原有生活作息。假使子宫颈已开、破水、发炎、下腹剧痛，则不可避免将会流产。

不完全性流产：子宫颈口已开，胎儿、胎盘已与子宫部分分离。如果出现这种情况，则确定流产。

完全性流产：子宫颈口已开。相较于不完全性流产，胎儿与胎盘组织已全然掉落母体之外。

习惯性流产：如为连续三次流产，则称之为习惯性流产。很多妈妈都以为流产后不要太快受孕较佳，但其实6个月以内如果再度受孕，反而可以降低下一胎流产的概率。所以6个月内反而是再度怀孕的黄金期；但刚流产也需要有2~3周子宫复旧的时间，确定子宫没感染、阴道分泌物无异味，才可以准备受孕。

自然流产的解决方法

染色体异常

在流产儿中，约50%会发现有染色体异常，对于单次流产的夫妇，其胎儿染色体异常属偶发现象，与夫妻双方本身的染色体是否正常无关。然而，对于曾经流产3次以上的夫妻而言，则约有10%的概率是夫妻本身染色体有问题。

早期流产大多是染色体异常的缘故。6周内的流产，70%是因胎儿异常；3个月以内的流产，有将近60%是因为胎儿异常，与胎儿异常无关的仅占40%；13周以上的流产，胎儿异常因素降到只剩5%~6%。因此怀孕到越后面的流产，染色体所占的因素越小。

解决方法：必须检查夫妻或是流产胎儿的染色体，但孕前检查夫妻的染色体，比检查已经流产的胎儿的染色体更重要。若确定有染色体异常，可能需要“胚胎植入前基因诊断”的帮助，以达到成功怀孕；但有时候也可顺其自然。

免疫功能异常

1. **自身免疫异常：**即母亲本身有免疫的疾病。此种患者的血液中会产生抗磷脂抗体，是引发流产的原因。在怀孕任何时期都可能发生，能幸存的胎儿，90%以上会有发育迟缓的现象。

   解决方法：目前的治疗方法是每日给予低剂量的阿司匹林和皮质类固醇，可有效地改善怀孕的结果。也可在怀孕前注射免疫球蛋白，但价格非常昂贵，1周打一次，打到出生，其实效果因人而异。

2. **异体免疫异常：**就是母体排斥胎儿或胎盘等外来物质的免疫反应。

   解决方法：对此种习惯性流产的夫妇，一般使用丈夫或第三者的淋巴细胞作“减敏治疗”，使妻子产生阻隔性因子，可减低流产发生可能。

3. **内分泌异常：**最常见的原因是黄体素不足。

   解决方法：孕妇补充黄体素将可减少流产的发生概率。

4. **子宫构造异常可分两种：**a.先天性子宫构造异常：较常见的有双角子宫和中隔子宫；b.后天性子宫构造异常：可因子宫肌瘤、腺瘤或子宫内粘连而造成。

   解决方法：手术治疗。

5. **子宫颈闭锁不全：**在怀孕13~26周时，由于子宫内的压力增加，使得子宫颈渐渐被撑开，因而发生破水和子宫收缩以致流产。

   解决方法：孕妇在怀孕14~16周接受子宫颈环扎手术，等到足月或临盆时再解开，将可以足月分娩。

6. **感染：**例如病毒、细菌、真菌、寄生虫和原虫类等病菌，都可能引起流产、死胎或畸形儿。

   解决方法：应该先治疗后再怀孕。

什么是葡萄胎

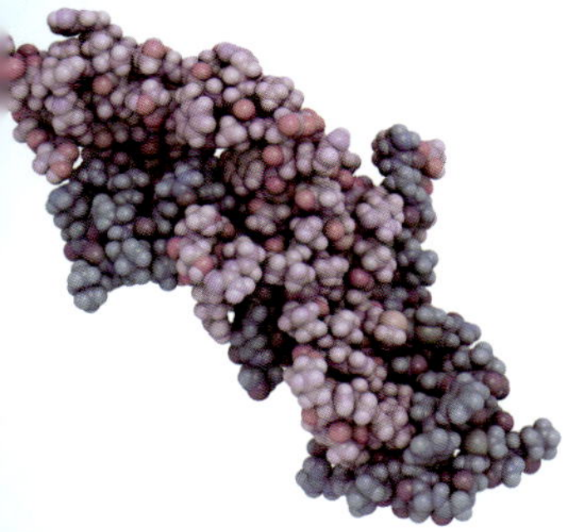

葡萄胎示意图

我国的古医书上对葡萄胎早有记载，如“妇人生六百子”等。葡萄胎又分良性葡萄胎和恶性葡萄胎。良性葡萄胎也叫水泡状胎块，是由胚胎绒毛增生、水肿、变性、膨大成水泡而形成的。这些水泡小的如米粒，大的像樱桃，细蒂相连，累累成串，形状像葡萄，因此而得名。这种绒毛失去了吸收营养的功能，所以胎儿很早就死了，而且自溶被吸收。胎盘组织已经全部改变，水泡充满子宫腔内。

我国葡萄胎发病率在1/124～1/73，患者多在20～30岁，经产妇多于初产妇。良性葡萄胎患者在早期与正常孕妇相同，无特殊症状。在妊娠2～4个月，可发生间歇性和持续性阴道流血。最初出血量少，色暗红，时出时止，时多时少，反复发生。在胎块大部分自子宫壁剥离而临近排出时，可发生大量出血。

由于绒毛的过度增生及水肿，同时子宫腔内出血凝结，良性葡萄胎患者的子宫体积异常增大，与妊娠月份不符，往往妊娠3～4月，子宫底已达脐部，好像妊娠6个月。有的一昼夜腹围增大几厘米，子宫底升高1～2横指。

良性葡萄胎患者的妊娠反应较重，如恶心、呕吐等，妊娠高血压综合征的症状也较多见。

葡萄胎在确诊后，应做刮宫术，去除子宫内容物，将刮出物做切片检查。手术后应观察出血情况，每日做妊娠试验，如有恶性变化，可立即切除子宫。

凡是葡萄胎局限于子宫腔内的，称为良性葡萄胎。如果病灶侵入子宫肌层或穿入附近组织，或有远处转移，便是恶性葡萄胎，恶性葡萄胎的转移病灶和原发病灶被去除以后，多数有自然消失的可能。

警惕葡萄胎转成绒毛膜癌

妊娠滋养层细胞疾病是胎盘绒毛的滋养层细胞异常增生，可能发生在之前的正常或不正常怀孕，甚至在流产或子宫外孕之后都有可能发生。它的特性与恶性肿瘤很像，容易迅速增生、局部侵袭、远处转移。

症状与诊断

❶ 症状：在初期常被诊断为“先兆性流产”或“不完全性流产”，并伴随着初期怀孕的不正常症状，例如：阴道出血、下腹部疼痛、血压升高、过度的呕吐及恶心、子宫异常增大，以及没有胎儿的心跳。有80%～90%会发生子宫异常的出血。

若有转移病灶产生，转移到肺部则会造成咳嗽、咯血、胸痛和呼吸短促；若侵犯到小肠或胃肠道，会造成慢性出血和贫血；若已转移到脑部，就会出现神经的症状，例如：四肢无力、麻痹、中风或昏迷等。

2 诊断：

- 血中HCG浓度异常上升，就代表有问题。
- 妇科超声波有经验的医师一看即知。
- 病理诊断：可由阴道排出的胎块做出诊断。

治疗方法

- 一旦诊断出有葡萄胎，就应该尽早做子宫搔刮手术，将子宫腔清干净。
- 术后再以HCG值追踪，若指数下降不理想，还要加上化学治疗。
- 侵入性葡萄胎的患者，若已不再生育，可施行子宫切除术。
- 当怀疑为绒毛膜癌症时，宜使用吸取式子宫颈扩张搔括术，若患者已不需保有生育能力时，当然也可考虑将子宫切除。
- 选择追加适当的化学药物治疗。

一般中、低危险度者，几乎都可达缓解；高危险度者较差，约在50%。最重要的是，最严重的绒毛膜癌死亡率，已由过去无化学治疗年代的90%左右降至20%～30%。

定期追踪与再次怀孕

起初每周检查一次，到完全正常3次之后，改为每月追踪1次，为时一年。这一年内要避孕。

第二年每3个月检查一次，若数值一直正常，则以后每6个月追踪一次HCG值。下次怀孕时，初期即应作超声波以排除再发的可能，并且6周就要追踪一次HCG。

高危险群要警惕

- 孕妇母亲年龄小于20岁或大于45岁。
- 高产次罹患率较高，但也有人认为无关。
- 营养状况差者较易得病。
- 前次得病，此次亦为高危险人群。
- 葡萄胎中有 0.5%～2.6%为反复发作者，且以后易得侵袭性葡萄胎及绒毛癌。
- 有前次流产或两次以上连续自然流产经验者。

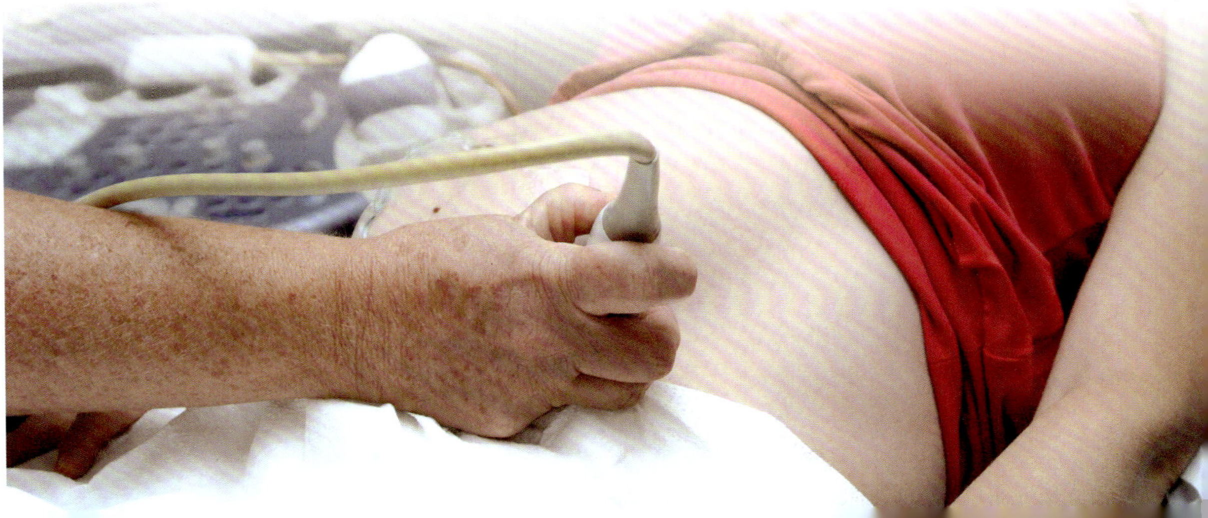

不可轻忽宫外孕

正常怀孕是胚胎在子宫腔内着床，胎儿会在子宫体内发育。而子宫外孕是指胚胎在子宫体外着床发育，最常发生在输卵管，其次为卵巢、子宫角、子宫颈，甚至腹腔脏器上。

宫外孕的症状与诊断

宫外孕的临床上症状有：月经过期、子宫及阴道出血和腹痛；若病灶破裂，则有流汗、呼吸困难、心跳加速、血压下降、头晕，甚至休克、死亡等。

诊断的方法可以使用阴道超声波、测量血液中人绒毛膜促性腺激素（HCG）和黄体素等。一般人以为阴道超声宫外孕可以100%准确诊断，其实是一种误解，尤其是早期的宫外孕病灶尚未破裂时，医师大多只能高度怀疑，必须用腹腔镜检查，才能确定诊断。

治疗方法

- 腹腔镜手术：宫外孕标准的治疗方法，是用腹腔镜切除患侧输卵管，或切开输卵管将外孕病灶取出。
- MTX药物治疗：对于部分早期的子宫外孕，以适量化疗药物，一般是用MTX（methotrexate），亦可达成治愈的目的。此法可避免麻醉的危险和手术的伤害，并能保留输卵管，而且花费也较为低廉，值得采用。

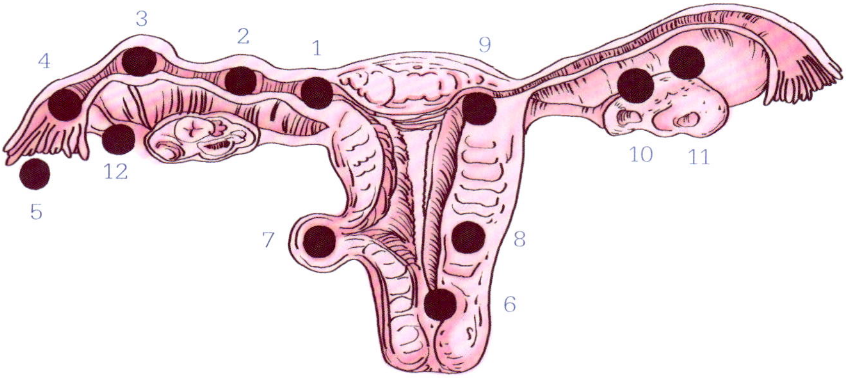

不同部位的异位妊娠示意图

1.间质部　2.峡部　3.壶腹部　4.漏斗部　5.　端　6.宫颈　7.憩室及子宫囊　8.肌壁内　9.宫角　10.卵巢　11.阔韧带内　12.输卵管卵巢

Q&A

Q：宫外孕可以用药物治疗，需具备哪些条件？

- 能充分理解和配合者。
- 希望能再生育者，尤其是两侧输卵管外孕（通常是一侧输卵管外孕），和曾切除一侧输卵管者，只有药物治疗才能保持将来的生育能力。
- 人绒毛膜促性腺激素（HCG）指数少于15 000国际单位。
- 病灶小于4厘米。
- 病灶未破（血流动力稳定）。
- 白细胞和血小板数值正常。
- 肝、肾功能正常。
- 没有胃溃疡。

药物治疗有不良反应

宫外孕以药物治疗的不良反应发生率约1/3，多属轻微、短暂且会自然痊愈，包括轻度口角炎、腹痛和胃肠不适。其他少见的不良反应有白细胞减少、肝功能受损、肺纤维化和光过敏等，幸好此严重并发症发生率不高，不会超过1%。

以MTX治疗子宫外孕，不会影响将来的生育能力，根据统计显示，在一年内有超过一半患者能怀孕。

产检发现子宫肌瘤

子宫肌瘤是指发生于子宫内平滑肌的肿瘤，引起原因不明，需要超声波才能确诊。若有子宫肌瘤不一定都会感到疼痛，因此有20%～30%的妈妈不自知，怀孕产检照超声波时才意外发现，但基本上有子宫肌瘤不会对孕期造成太大的影响，但有90%的机会肌瘤会随着孕期变大，因此若大到8～9厘米，则有可能会压迫膀胱产生频尿，甚至是不正常出血。另一方面，如果肌瘤的位置在浆膜层下，且它往外长出，那么对怀孕的影响不大；但若长在靠近子宫下段，则可能影响产道；若靠近前壁，则可能影响剖宫产。不过若在孕期进行肌瘤的手术，那么会增加流产、早产的概率，因此一般而言并不建议急着做，可先配合医师观察，接着使用支持性的治疗，比如给予药物止痛、补充水分。若有发炎则给予少许抗生素。不建议在分娩过程中顺便进行肌瘤切除手术，因为血管太多，即使是剖宫产也可能因此造成大出血，再加上产后子宫收缩也会增加大出血的机会。

不同类型的子宫肌瘤

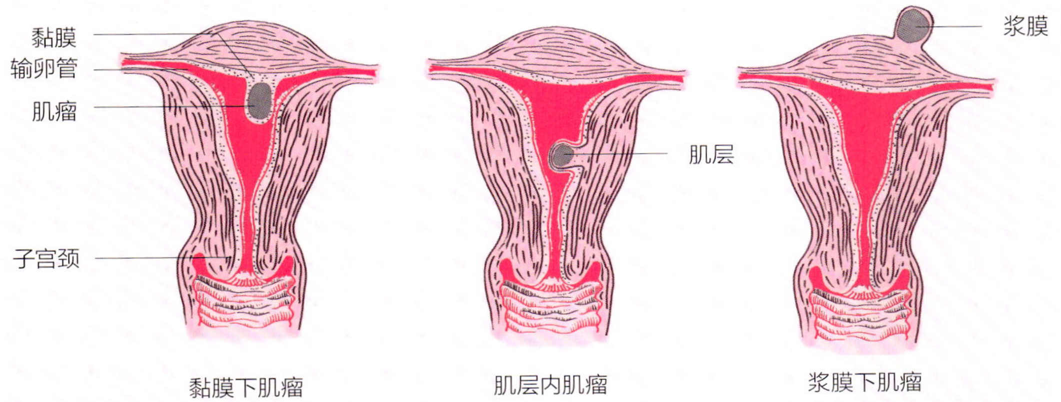

黏膜下肌瘤
在子宫最内侧层形成的肌瘤

肌层内肌瘤
在肌肉层中形成的肌瘤

浆膜下肌瘤
在子宫最外侧形成的肌瘤

孕期感冒怎么办

感冒如果是由病毒所引起的，一般会有打喷嚏、鼻塞、流鼻水、咳嗽、喉咙痛、发热等上呼吸道症状，目前还没办法用药杀死病毒，因此一旦感冒，只能顺着病毒或细菌的生命期，直到自然痊愈，服药只能减轻不舒服的症状。

怀孕初期3个月内正是胎儿器官发育的关键期，为避免胎儿畸形，药物是禁忌。如果怀孕初期3个月内染上感冒，可以用非药物的方法来缓解不适症状。

孕期舒缓感冒不适的建议

- 多休息。
- 舒缓鼻塞：每日3次、每次15分钟以喷雾器由鼻吸入蒸汽；或以1/4茶匙盐融入240毫升温水中，每日数次滴数滴到鼻孔中，停留5~10分钟后，再让其流出，可以协助减缓不适。
- 睡觉时垫高头部：呼吸会比较顺畅。
- 洗热水澡：可让鼻子较舒服，血液循环较好，身体舒畅，但水温不可超过41℃，以免过热影响胎儿健康。
- 饮食方面：

1. 多喝水、新鲜果汁、清鸡汤等可使鼻水稀释，较易擤出；如有发热，更应该多喝开水，让毒素排出。
2. 有发热症状、食欲变得较差时，用带须的葱白熬煮稀饭，可以发汗退热；稀饭搭配几片酱瓜，恢复味觉，能提供水分、盐分及热量；无油的鸡肉粥、皮蛋瘦肉粥、葱花蛋汤等能提供清淡、低油、高蛋白质的饮食，使身体加速复原。
3. 咳嗽是最恼人的症状，严重时还会造成流产，古老流传的食疗方法，如梨去核、注入蜂蜜炖煮，或白萝卜丝浸泡蜂蜜服食，因为是食物，对人体无大碍，可姑且试之；必要时，可去看中医师寻求医治。

丁香花草茶

原料 丁香4颗，香菜2棵，生姜几片，柠檬几片，600毫升水，蜂蜜适量。

做法 丁香，香菜，生姜放水中煮沸20分钟，加柠檬煮5分钟，将水倒出，放蜂蜜即可。2小时服一次。

功效 治疗感冒。

Q&A

Q：怀孕可以注射流行性感冒疫苗吗？

美国妇产医学会支持疾病控制和预防中心的建议，在感冒的流行季节（每年10月至来年5月），对准备要怀孕，和孕中期的妇女，以及有慢性心肺疾病的孕妇，皆应接受流行性感冒疫苗的注射。孕妇接受疫苗注射后，其免疫力带给婴儿，使婴儿对流行性感冒也有抵抗的能力。

Q：孕妇患流行性感冒怎么治疗？

流行性感冒病毒，适合在33~35℃的上呼吸道和鼻窦腔生长，如果吸入45℃热空气20分钟，症状会大为改善。另外，喝热鸡汤可以帮助清除鼻腔中分泌物，且增加血液循环。故医师在孕妇发热时，不主张用阿司匹林等退热药，建议孕妇躺在温暖的被窝中好好休息，有助病情好转。

Q&A

Q: 怀孕时感冒应该找内科或妇产科?

如果只是单纯的感冒，排除需要局部治疗，例如有咳嗽症状时，非肺结核或其他肺部疾病，可以看妇产科。

如果是看内科或耳鼻喉科一定要告知医师已怀孕。对于非妇产科医师所开的药，如有疑问可向妇产科医师咨询。

Q: 在尚未发现怀孕时，因感冒使用药物，对胎儿会造成影响吗?

一般感冒药对胎儿的影响并不大，若是在怀孕初期服用了对胎儿有伤害的药物，可能会造成流产，但若到了器官发育期，也就是大约第5周之后，服用了不适当的药物，确实有可能造成畸胎、胎儿器官受损。一般而言药物可分为A、B、C、D、X等级，英文字母表示对胎儿的危害程度，区分如下:

- A级药品：Safe（安全）
- B级药品：Probably Safe（可能安全）
- C级药品：Avoid unless treatment profit（避免使用除非有治疗必要）
- D级药品：Avoid（避免使用）
- X级药品：Teratogenicity(致畸胎性)

一般感冒药大多是B、C等级，这类药物对胎儿损害并不大。因此，若服了药必须确认以下事项：

- 确认药物：与现在的产科医师讨论这类药物的安全性。
- 服用时间：是否在受孕或者胚胎发育期。

事实上造成畸胎率并非绝对，因此先不要紧张，务必与医师详细讨论。

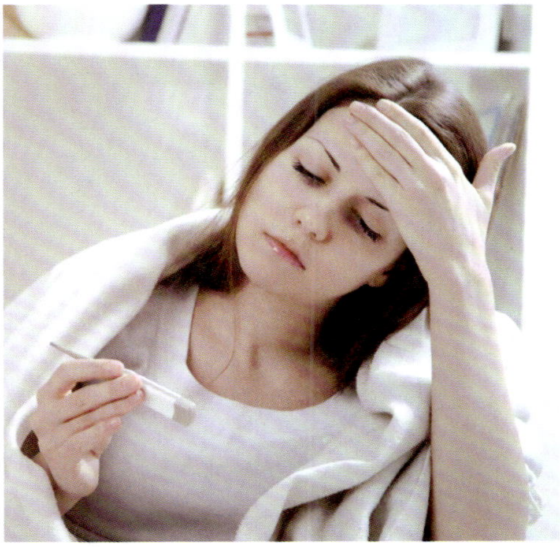

高龄孕妇必知

1. 年龄较大，体力不如一般产妇佳。
2. 年龄较大，容易有内科疾病，孕期发生合并慢性病的概率较高，如妊娠高血压综合征、先兆子痫、妊娠糖尿病等。
3. 胎盘早期剥离、前置胎盘的可能性增加，易造成怀孕中、后期的出血。
4. 胎儿的染色体异常增加，导致胎儿畸形的概率相对提高。
5. 流产、早产、胎儿过小、胎儿过大、胎位不正、多胞胎，甚至胎死腹中的概率相对提高。
6. 子宫颈较坚韧、开口较慢，造成产程过长、产程迟滞的概率增高。

高龄产妇不一定需要剖宫产！只是高龄产妇剖宫产的概率较一般产妇高。若无特殊症状，配合例行产检，高龄产妇还是可以选择自然分娩。

孕早期生活起居宜忌

Q&A

孕期宜忌Yes or No

Q: 孕妇可以拔牙齿吗?

怀孕期间牙龈特别容易受刺激而发炎肿大。因此，建议孕妇在怀孕中期进行牙齿治疗，最好不拔齿。

Q: 孕期便秘该怎么办?

怀孕早期若有便秘症状，建议可多喝水、吃新鲜的蔬菜水果、喝优酪乳。不妨试试在坐式马桶两侧加个小凳子，让双脚踩在小凳子上，可适度改善蹲坐的姿势，也能调整施力角度，协助孕妇顺利排便。

Q: 每日使用电脑，会影响胎儿发育吗?

医师建议孕妇最好尽量少用电脑。假使无法避免长时间接触，可以利用孕妇专用电磁波防护衣，安全隔离电磁波。

Q: 长期吸二手烟，对胎儿发育有影响吗?

根据科学统计，抽烟的孕妇生下体重不足婴儿(出生体重低于2500克)的机会是不抽烟孕妇的2倍！怀孕期间抽烟或是经常吸入二手烟的话，胎儿将来也比较容易有学习障碍或是行为上的问题。

Q: 怀孕期间可以出国旅游吗?

短程的飞机旅行，大致上不会有问题；若怀孕早期有异常出血等流产症状，则不建议长途飞机旅行。一般孕妇若要出外旅行，在怀孕4～7个月期间是比较恰当的时机。出游期间最好有老公或友人相伴，搭机时座位最好选在走道旁，飞行期间能起来活动，改善孕妇的血液循环。

Q: 孕妇可以烫发、染发吗?

孕期烫发、染发，肯定会让发质受损更严重。一般来说，医师还是不建议孕妇在怀孕初期烫、染发,化学药品会对胎儿发育有影响。

Q: 孕妇可以开车吗?

孕期对于交通工具的选择要特别的谨慎小心。尤其平时自行开车或骑车上下班的女性，最好考虑搭乘公共交通工具。

Q: 孕妇可以泡温泉吗?

在怀孕的时候不适合泡温泉。一是因为怀孕时孕妇免疫力降低，加上阴道内酸碱度改变，致病细菌容易滋生；二是温度过高影响胎儿发育。

Q: 孕妇将手举过肩容易流产吗?

孕妇因体型改变，重心也比较不稳，因此应尽量避免拿高处的东西。最好能将家中常用的物品，放置在与孕妇肩膀同高的高度，避免发生重心不稳跌倒的意外。

Q: 不可以拍孕妇肩膀?

传统观念里，因为怕孕妇受到惊吓，导致流产，而有此一说。

Q: 孕妇晒衣服可造成流产吗?

孕妇因为体形改变，自然有许多行动上的限制，或旁人代劳，或调整晒衣架的高度。

Q&A

Q: 吃珍珠粉对胎宝宝的皮肤好?

珍珠粉的成分多以钙质为主，但市售珍珠粉的成分难以掌控，因此仍建议孕妇还是在合格医师的处方下，以钙质的药物来补充较为恰当。

Q: 孕妇可否喜欢吃辣?

辛辣的食物会使孕期便秘的情况加重，饮食还是以清淡为主较好。太过刺激性的食物及调味料（太辣、太咸、太酸），都容易刺激胃黏膜，加重怀孕末期的胃灼热感。

Q: 孕妇可以吃生鱼片?

孕妇要尽量避免食用生鱼片、螺肉等未经加热处理的食物。市场贩卖的熟食，买回家后最好再自行烹调加热一次，避免吃下遭细菌污染、不新鲜的食物。

辐射无所不在怎么防

辐射分为游离辐射与非游离辐射两种。游离辐射早已被证实会破坏细胞构造，例如核辐射造成的危机。非游离辐射指的是微波炉、无线电波等所产生的辐射，世界卫生组织将其归列为可能致癌物。孕妇、婴幼儿若长期暴露在非游离辐射下，要注意可能的危害。

高压电缆、高铁的辐射很吓人

高压电缆所产生的电磁场，会增加儿童罹患白血病的风险，因此，欧洲有些国家已对高压电缆，予以立法规定应保持安全距离。

此外，高铁每节车厢设有小型基地台，所以电磁波很强，特别是靠窗位置远比靠走道的电磁波来得强，本身比较敏感的人搭高铁就容易头痛。

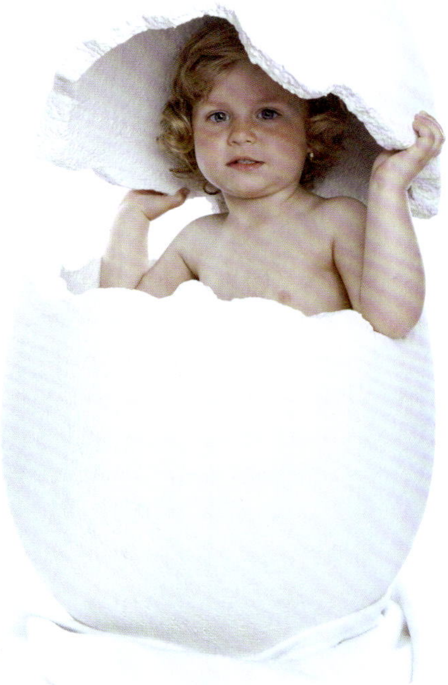

“无线”潜藏的危机

家中无线路由、无绳电话以及无线上网的手机，都会有辐射问题。尤其是无线路由，就算没在使用，还是会不断释出比背景值高出几十万倍的超强电磁波；手机只有在通话时才有电磁波，但是有无线上网功能的手机，和无绳电话一样有较大风险。

至于微波炉、吹风机、电磁炉等只有在使用时才有，所以只要保持距离，不会有什么大问题。

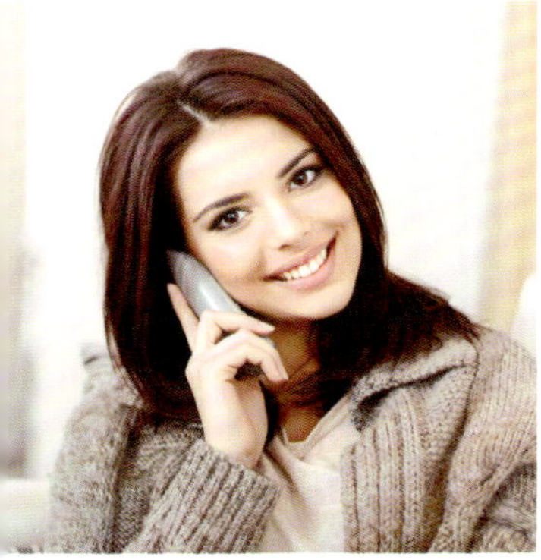

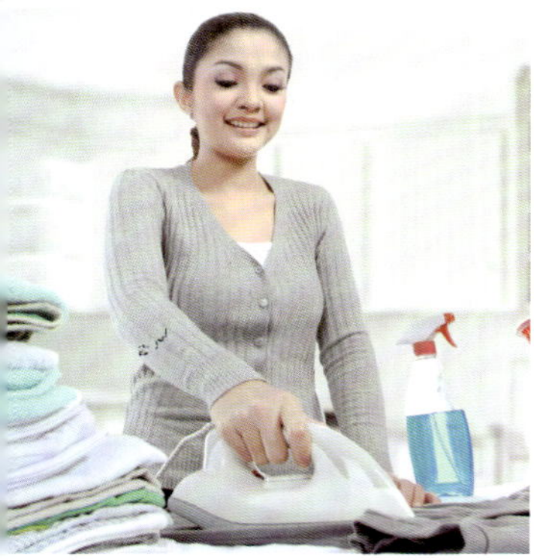

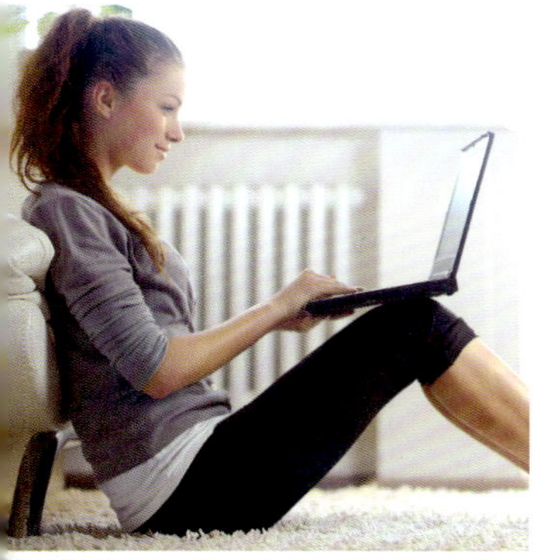

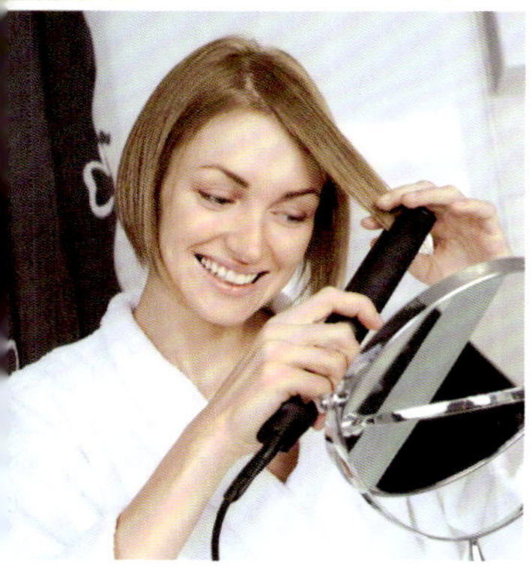

孕妇防辐射8招

1. 居家附近的高压电缆是最难避免的，建议不要居住在靠近高压电缆100米以内的房子，但是地下电缆究竟离我们有多近？谁也不清楚。假如已知处于高风险辐射环境中，可在窗户上加装防辐射窗帘。
2. 使用电器应保持距离。
3. 孕妇或家中小孩，应禁止使用无绳电话机。
4. 孕妇、婴幼儿应尽量避免搭高铁，搭乘时选择靠走道座位比较好。
5. 避免长途且经常性乘机，搭飞机也有暴露于高空辐射的问题，如果孕妇只是偶尔乘机旅行还是安全的，因为偶尔接触的辐射，对胎儿发育所造成的危险微乎其微，无须担心；但若是经常从事商务旅行或怀孕的空姐、领队或导游，可能会暴露于过量的辐射中，最好改变自己的工作行程，以免影响胎儿的发育。
6. 无线上网的可怕之处就是虽然未上网，但仍然持续在抓取信号，计算机会一直发出电磁波，无线上网手机也一样会不断执行搜寻讯号的动作。因此，经常使用无线上网的孕妇，应尽可能改用有线比较妥当，并且避免计算机靠近腹部、头部、胸部。
7. 孕妇最好还是避免长时间使用手机。长时间使用手机，也可能影响到女性乳房的健康。
8. 穿着防辐射衣：孕妇如果担心因为处于高风险辐射环境中，长期可能造成影响，可以穿经过检测确认的防辐射衣或背心裙。

家电辐射排行榜

一般来说，在相同的工作强度下，家电工作频率越高，对人体的辐射作用越明显。

超低频家电(额定50赫兹)：电动剃须刀、吸尘器、洗衣机、电熨斗、咖啡机、加湿器、电吹风、空调、电饭煲、电磁炉、搅拌器、电热毯、日光灯、电冰箱等。这些使用时间越短越好。

电动剃须刀、电吹风每次使用时间越短越好，开启和关闭电源时尽量离身体远一些。

吸尘器与身体距离保持70厘米以上，加湿器为1米以上。电熨斗最好把温度一次加热到位然后关掉，别一边加热一边熨衣服。

中频家电(3兆赫以下)：电视机、电脑。这些家电离得越远越好。液晶电视虽然比传统老式电视的辐射小很多，但建议看电视机时，至少离电视1米远。

微波频段(30~30000兆赫)：手机、微波炉，尽量少用。

孕妇的夏季生活

夏季天气炎热，孕妇安排好夏天的生活甚为重要。因为孕妇身体的代谢加快，皮肤的汗腺分泌增多，容易引起汗疹，甚至发生中暑。因此，在衣食住行上要多加注意。

1. 夏季高温常使人食欲减退，孕妇应多吃清凉爽口的食物，多吃蔬菜和水果，但要注意避免过冷伤胃。可多饮开水，不要贪吃冷饮。注意饮食的清洁，不吃变质食物及剩饭，以防痢疾和肠炎。
2. 要勤洗澡换衣，保持身体清洁卫生。最好每日洗澡，水温不要过冷或过热。勤换洗内衣裤，穿肥大、通气性好的棉织品衣裤，保持身体凉爽。
3. 避免中午天气热时外出，以免中暑。
4. 注意室内通风，用电风扇时不要直吹身体。
5. 尽量增加睡眠时间，坚持每日午睡。

孕妇的冬季生活

冬季气候寒冷，空气干燥，易患感冒。孕妇尤其要注意预防感冒，因为感冒对妊娠中的胎儿常会产生不良影响。

研究表明：气温在15℃时，人处于静止状态，不围头巾或者不戴帽子，从头部散发的热量为人体产热的1/3；在0℃时为1/2，−15℃时则为3/4。这说明气温越低，从头部散发的热量越多。所以，孕妇在冬季要注意头部保暖。

孕妇在冬季，无论在外面还是卧室都应保持一定温度，防止受寒。但是房间内切不可门窗紧闭，要注意在天暖的中午或早晨多开窗子，更换空气，以防室内空气污浊，氧气不足。屋子里通风通气不好，空气缺氧，就会使孕妇感到身体不舒服，这对胎儿发育也不利。

孕妇在冬季烤火、吃烤肉时要防止一氧化碳中毒。煤气中毒后会出现头昏、心悸、恶心，皮肤及黏膜呈樱桃红色，严重者发生昏迷、脑水肿等危及生命的症状。即使抢救过来，重要脏器受损也会留下后遗症。

在冬季，雪天或有冰冻，行动不便，孕妇在外出时要特别注意，防止摔跤，上下班最好有人陪伴。穿鞋也要格外注意，要穿防滑鞋，以防摔跤。

在冬季孕妇要少到人多拥挤的地方去，可能有感冒病毒传播，孕妇要尽量减少去人多的地方。

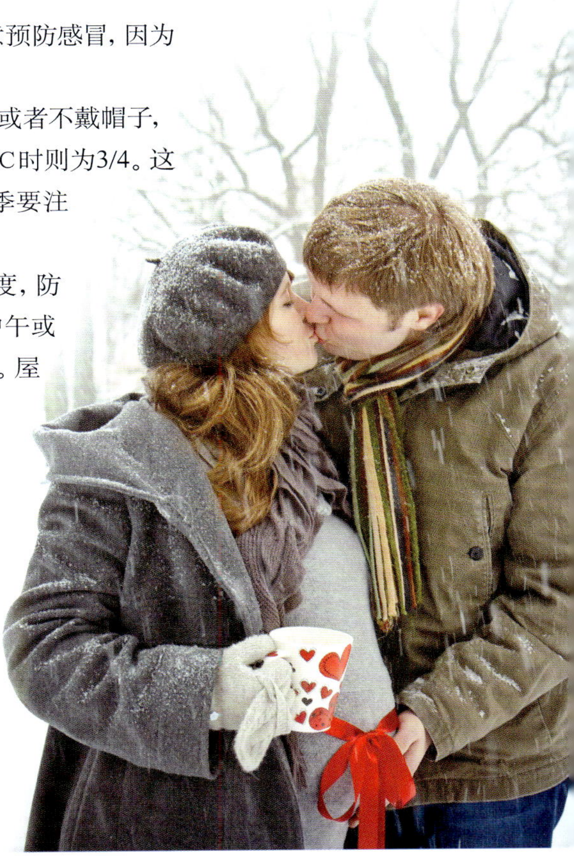

孕期健康性爱

孕期性爱的风险

孕中期因为胚胎着床顺利，腹围尚未太大，加上孕妇此时阴道容易充血，也较湿润，可以说是怀孕中最适合性爱的时期。

那么，怀孕前后期的性爱风险有哪些？

孕早期（前3个月）胚胎发育还不稳定，性爱的激烈撞击下，有时会造成孕妇有出血现象，容易造成流产。

孕后期（后3个月）进行性爱的时候，激烈撞击会容易导致子宫产生收缩，进而提高早产的概率。

哪种性爱姿势最恰当

答案是“孕妇觉得舒适、不压迫的都可以”。只要不压迫到孕妇的腹部就好。姿势方面，男位在上或女位在上都并非重点，不过，太过深入或压迫到孕妇的腹部就得小心。事实上，女性阴道最敏感的部位是阴道的前1/3段。

只要双方觉得舒适、享受性爱的快乐就是最重要的事。

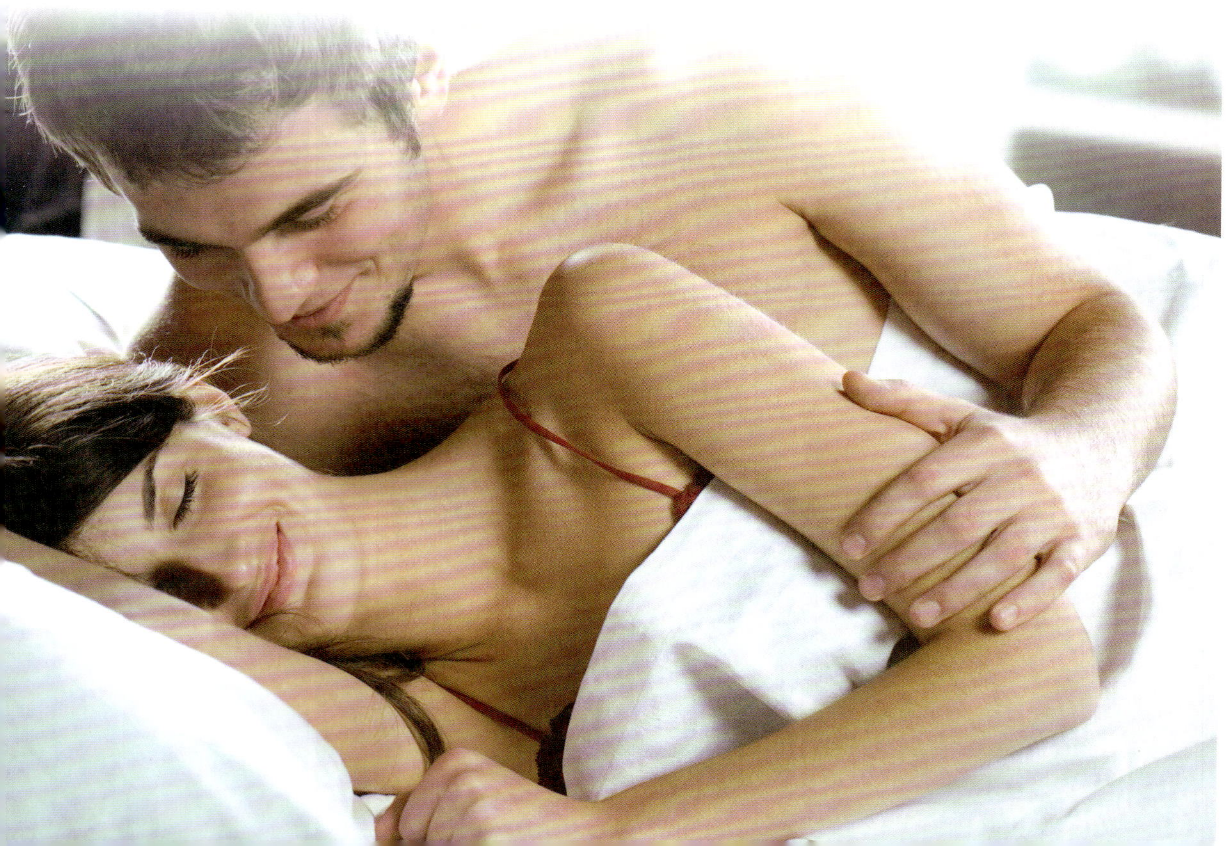

如何让彼此更愉悦

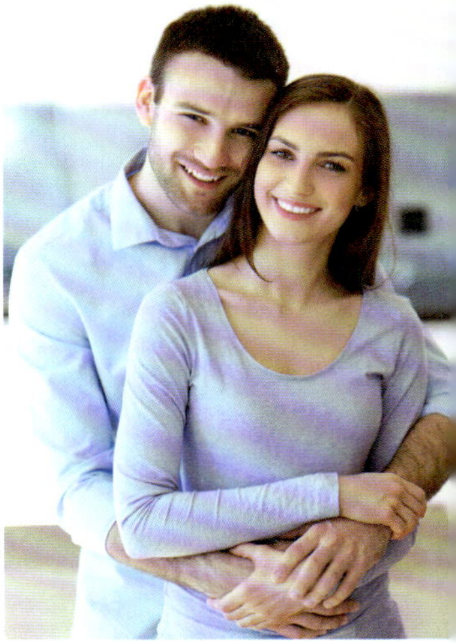

1 做好清洁工作：事前事后最好能冲洗一下身体（孕妇不可使用阴道冲洗液），让对方有舒服的感觉；良好的卫生习惯，也可以避免感染，让对方更觉备受尊重。

2 使用安全套：有人担心精液中的前列腺素会刺激子宫收缩，引发早产。孕期使用安全套，能避免细菌感染。

3 姿势轻巧省力：除了直接压迫腹部的姿势要避免之外，并没有一种姿势是被认定对孕妇有害。彼此最熟悉、最有安全感、最好变换，且愈轻巧、省力的姿势，就是所谓的“好姿势”。

4 适度使用情趣用品也无妨：原则上孕期使用情趣用品并不会有不良影响，不过仍要注意清洁，且不宜太过深入，避免造成羊膜破裂，增加细菌感染的机会。

什么时候要暂停性生活

下列几种状况下，孕妇需要特别节制或暂停性生活，以免造成自身健康和影响胎儿健康发育。

- 有习惯性流产病史的女性。
- 有子宫颈闭锁不全病史的女性。
- 有产前出血或前置胎盘情形的女性。此时可能要禁止较深入的性爱方式，避免造成大量出血的危险。
- 有早产病史或早期破水的女性。
- 有阴道炎或严重内科疾病的女性。有阴道炎的女性，怀孕时频繁的性生活容易引发早产，而重大内科疾病，如动脉不健全或心脏病，可能需要先会诊医生，评估是否可以进行较激烈的性生活。
- 性伴侣有性器官方面的疾病。

妊娠期间应避免的体位

在妊娠期间进行性生活必须坚持的原则有两点，一是不要给孕妇的腹部增加负担，二是不要给予子宫以直接的强烈刺激。

从这两点考虑出发，骑乘位和屈曲位是一定要避免的姿势。

女性骑在仰卧的男性身上的姿势是骑乘位。这种体位虽然不压迫腹部，但男性生殖器插入很深，并将子宫顶上去，应尽量避免。

屈曲位，即采取与正常位相同的姿势。女性把腿高高抬起的体位，对子宫的刺激性也很强，也应避免。

太太怀孕丈夫注意事项

Q&A

Q: 购买孕妇装时要注意什么？是否价位高的孕妇装就是好？

购买孕妇装不要只注重价位、品牌，最重要的是材质及款式。怀孕4个月后易流汗，因此选择吸汗、透气及轻柔的面料会比较好。款式建议穿吊带裙（背心裙），因为背心裙好搭配，而且流汗后只要换衣服就好。在购买裙子时，注意裙摆不能太长，否则上下楼梯容易被自己或别人踩到裙摆。

Q: 添购贴身衣物注意什么？

在购买内衣裤时，以吸汗、透气为原则。怀孕妇女不适合穿三角裤，最好以高腰、弹性好的较佳，可多买几件替换。而内衣不适合穿有硬钢圈的，因为容易压迫变大的乳房，造成不适，选择柔软一点的比较好。怀孕中后期就可以买哺乳胸罩，到产后哺乳时都方便，支撑效果也好。

另外，丈夫可帮太太添购托腹带，让孕妇变大的腹部能够得到支撑，预防腰酸背痛。

Q: 居家环境须注意什么？

家中空间摆设应尽量简化，以避免腹部受到碰撞；特别要注意浴室的地板是否湿滑，拖鞋要具止滑功能。而环

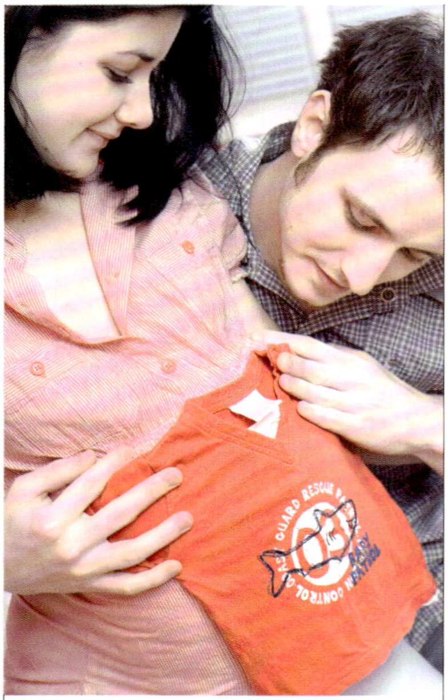

境要干爽，湿度不要太高、太燥热。有下厨习惯的孕妇，因腹部卡在前面，腰会愈来愈弯，且怕肚子碰到火源会越往后站，更容易腰酸背痛，建议有人帮忙或工作一阵子就休息一下，以减轻孕妇的负担。

不要购买太软的椅子或沙发，这会造成孕妇坐下时整个身体下沉，站起来时不方便。也不要坐会滑动的椅子，怕孕妇重心不稳而跌倒。

建议坐有扶手、不要太深的椅子，让孕妇的背容易靠到椅背，且比较好站起来。若不准备替换座椅，可用抱枕或靠背枕作为支撑腰部的工具。

Q: 丈夫在家里清扫卫生时要注意什么？

怀孕时因激素的关系，鼻黏膜会肿胀而有鼻塞的症状。丈夫打扫时灰尘大，孕妇须戴口罩或是远离打扫的地方，以避免灰尘引起更严重的鼻塞症状。

Q: 家中是否适合种植花草或养宠物？

对花粉过敏者，则尽量不要种植花草；卧室内不宜置放花草，以免夜间放出二氧化碳，影响孕妇及胎儿的健康。

在太太怀孕前，先将宠物带去作检查；太太怀孕之后，宠物的排泄物最好由他人处理，以免孕妇感染寄生虫。

弓形虫的传染途径为接触到猫粪、接触到园艺植物上的泥土、生吃肉类、生吃蔬菜。

孕初期的3个月里受弓形虫感染，发生胎儿感染的机会约1/7，胎儿可能眼睛、脑部受侵犯，造成失明及脑损伤钙化，甚至死亡；胎儿4个月后，被母亲感染的概率会提高到4/7，出生后学习障碍及脑病变的概率较高。

Q&A

Q: 太太怀孕时，床铺及睡姿该注意哪些事项?

床垫不要太软，但若不打算更换，孕妇睡觉时可在腰部加毛巾或小靠枕，在孕妇侧躺时可以支撑肚子，减少腹部张力增加所造成的不适。而睡姿以左侧躺较好，因为平躺或右侧躺容易压到下腔静脉，使血液不易回流，容易发生头晕、心跳加速、血压降低等的不舒服情况。

Q: 如何帮怀孕的太太选择好穿的鞋子?

常看到不少孕妇将运动鞋或休闲鞋当孕妇鞋穿，其实还有更多安全原则必须考量：

- 鞋子的高度宜在1.5~2厘米：不要太高，以免重心不稳；也不要完全平底，因稍微有点高度的鞋子可以修正孕妇后倾的姿势。
- 鞋子必须合脚、透气：若太太的脚有水肿的情形，最好带太太本人到现场采购。
- 选择平底设计：以免鞋跟不慎陷入坑洞或失去平衡。
- 鞋底要有防滑设计、耐磨度佳。
- 选择全包式或有鞋带的鞋子：不适宜穿拖鞋式的鞋子，以免走路时掉落或扭伤。

Q: 胎教为什么重要?

在怀孕中、后期时，母亲、父亲与胎儿的互动更为重要。在怀孕4、5个月开始，会有胎动的现象，这时抚摸肚子的动作，就像是接触与拥抱孩子一样；后期时因腹中空间缩小，胎儿的感受较强，使得三人之间的联系更为紧密。

Q: 丈夫可以帮孕妇按摩吗?

当孕妇腰背疲劳时，可以按摩腰部的脊椎骨两旁；若是下肢疲劳时，可以按摩小腿肚；孕妇头痛时，可以帮她按摩整个头部及太阳穴。不建议按摩肩膀，因为刺激肩膀的穴位，可能使子宫收缩，容易导致流产；不过如果肩膀酸痛，轻轻按揉肩膀及肩胛骨附近肌肉是无妨的。

Q: 是不是每次产检或课程，丈夫都要参与?

丈夫最好尽量参与，尤其在怀孕20周左右会做超声波，丈夫到场除表示对母子的关心外，也可以借由超声波画面看到胎儿，增加做父亲的具体感受。

Q: 哪些运动适合夫妻一起作?

有氧运动是最适合的，例如散步、游泳；避免从事无氧运动，因为会增加腹压，例如提重物等。运动的时间没有特别限定时段，可依照个人的习惯及看个人方便，也可利用午休时间把下肢抬高，做做伸展运动（例如扶着固定的椅子把脚向后伸展）也不错。

Q: 孕妇出现哪些症状必须立即就医?

- 出现宫缩，每10分钟痛一次，持续6次以上。
- 发热。
- 出血，量多量少都一样，可能为前置胎盘、胎盘早期剥离、流产或早产。
- 严重头痛、腹痛、呕吐、血压高、视力模糊、不明原因瘀血、黄疸（眼睛、皮肤）等，都可能是妊娠高血压综合征的症状。

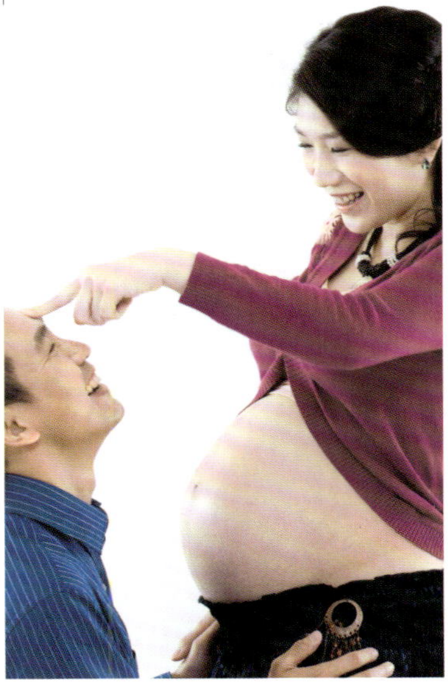

孕早期营养与饮食

孕早期饮食营养须知

清淡多变化的食物缓解不适

当怀孕前期食欲不振、食物摄取情形不良时，周围的亲朋好友会开始介绍许多的营养补给品，妈妈吃的、宝宝补的，反正一人吃两人补，就多吃些吧！原则上一人吃两人补是很好，但是不要过量，以免妨碍胎儿的发育或甚至造成畸形。其实，若家人多费点心力为孕妇准备一些清淡多变化的食物，怀孕初期的不适将会缓解许多。如果孕妇有时候真的食欲不佳，也不要太勉强进食，一段时间之后孕妇会为了要生下健康的宝宝而逐渐恢复食欲的，体重也将会随之增加。

孕早期所需的营养素

1 热量：主要来源是淀粉类食品，1克食物提供16.72千焦（4千卡）热量。所摄取的热量一定要足够，因为有足够的热量才能避免消耗蛋白质。

饮食平衡金字塔

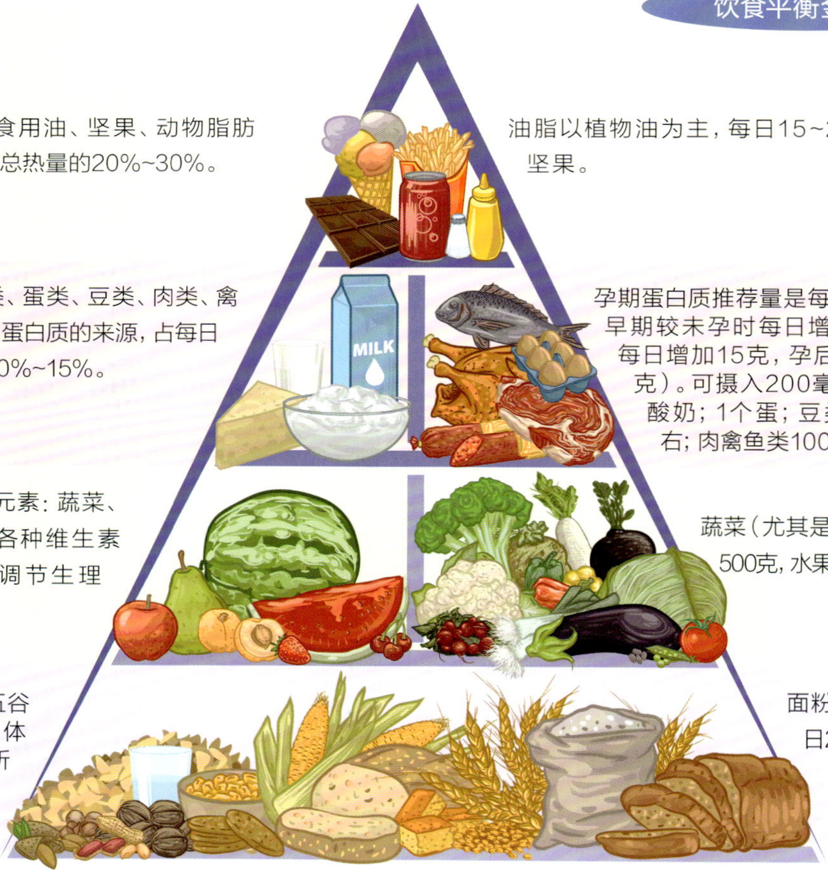

脂肪类：包括食用油、坚果、动物脂肪等，孕期脂肪占总热量的20%~30%。

油脂以植物油为主，每日15~25毫升，30克坚果。

蛋白质类：奶类、蛋类、豆类、肉类、禽类、鱼类是优质蛋白质的来源，占每日所需总热量的10%~15%。

孕期蛋白质推荐量是每日摄入80克（孕早期较未孕时每日增加5克，孕中期每日增加15克，孕后期每日增加20克）。可摄入200毫升奶，150毫升酸奶；1个蛋；豆类（干）50克左右；肉禽鱼类100~150克。

维生素和微量元素：蔬菜、水果供给人体各种维生素和微量元素，调节生理功能。

蔬菜（尤其是深色蔬菜）每日500克，水果每日150~250克。

碳水化合物：五谷根茎类供给人体热量，占每日所需总热量的55%~60%。

面粉、大米、杂粮每日250~400克。

2 蛋白质：主要来源包括鱼（海鲜品）、肉（家禽、家畜品）、蛋、豆（所有豆类制品）、奶类；1克蛋白质提供16.72千焦（4千卡）（1千卡=4.18千焦）热量。摄取的蛋白质是为了供给胎儿、胎盘、子宫、乳房的发育以及母体血容量增加的需要。

蛋白质缺乏地区所生下的婴儿体重较为不足，成长发育过程更为迟缓。蛋白质对于贫血的预防及治疗是很有帮助的。因此，总热量及蛋白质的足量摄取，对胎儿的生长发育是极为重要的。

3 铁：为避免贫血，足够的铁也是重要的营养素。在怀孕前期若有贫血或担心贫血，铁质来源最好由食物来补充，因为食用铁剂较容易引起恶心感，所以不建议服用铁剂。肝脏是很好的造血食物，但是有些人不喜欢吃肝脏是因为有股腥味，可利用烹饪酒来消除味道，或是与其他肉品一同烹煮，或是做成卤味。也可以与气味比较强的青菜一起烹调，像芹菜、洋葱、姜、葱、胡萝卜等。富含铁的食物：猪血、鸭血、瘦肉、深绿色蔬菜、蛋黄。

4 镁：骨骼的形成不是只有钙，镁、磷也都扮演着重要角色。富含镁的食物：各种干果类、深绿色蔬菜、玉米、葡萄柚、苹果。

5 碘：怀孕期若严重缺碘，会引起胎儿痴呆症，且目前食用盐中都有添加碘，缺碘的可能性较低，但不能因为这样而忽略对碘的摄取。富含碘的食物：海藻、海带、鱼类。

6 维生素D：此时期孕妇只要适当照射阳光即可获得需要量。

7 维生素E：缓解疲劳并可预防流产，食物就能有足够的摄取量，不需要额外补充。富含维生素E的食物：油脂、绿色蔬菜、强化食品、西蓝花等。

8 维生素B_1：对肌肉、心脏活动、精神组织都有正常化帮助。若有“害喜”现象可补充B族维生素营养剂，虽说B族维生素是水溶性的，但一定要注意剂量，毕竟多吃无益。富含维生素B_1的食物：酵母粉、麦片、花生、牛肉、牛奶、所有蔬果。

9 叶酸：叶酸的量一定要足够，否则容易影响正常细胞的分化与成长，尤其是胎儿神经导管。富含叶酸的食物：肝脏、瘦肉、蛋、深绿色蔬菜、胡萝卜、南瓜、香蕉、梨、全谷类、豆类。

10 钙：怀孕前期不需要特别增加，如果有抽筋或钙质缺乏现象时，最好选择纯粹的磷酸钙，为了避免其他营养素摄取过量，请教于医生或营养师则较为安全。

不管是平时或是怀孕期间，只要不偏食、不挑剔食物，即使是在难熬的“害喜”阶段，身体中所需要的营养素都不会有严重缺失的情况产生。

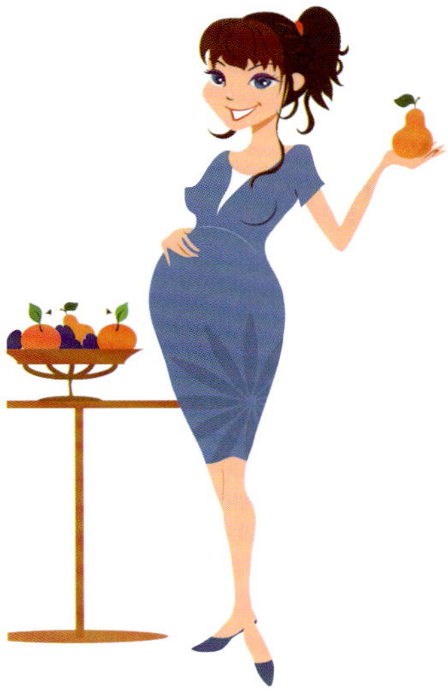

孕早期(0~12周)体重管理

饮食重点

在这个时期中，胎儿的五官、心脏与神经系统开始形成，均衡地从不同的食物中摄取到各种营养素有助宝宝成长，不过这个时期无须增加摄取的热量。

拒绝没营养、高热量食物

孕妇要吃得有营养，首先要做的事情就是拒绝没有营养的食物！准妈妈应避免摄取高热量、低营养的食物，包括油炸类食物、中西式糕点以及含糖饮料等，因为这些食物摄取过多容易使孕妇的体重快速上升，而且也没有提供适当的营养素给胎儿。

淀粉类食物三餐不可少

有些孕妇又过度极端，因为担心过胖而避免吃淀粉类食物，如米饭、面食等。淀粉类食物能提供身体活动时的热量，如果不吃饭或面，身体会以蛋白质当作热量的来源，这样浪费蛋白质。建议以杂粮类食物取代白米与白面条、面包来作为三餐的主食。

水果吃过多会发胖

孕妇每日只需吃两份或三份水果即可。水果应该什么时候吃？饭后吃水果是不错的选择，尤其若是吃含有维生素C的水果还能增加铁质的吸收率。对有糖尿病的妈妈来说，在两餐之间吃水果较合适。

怀孕前的BMI	怀孕中期及末期每周建议增加的体重（千克）	整个孕期建议增加的体重（千克）
<18.5（过轻）	0.5	12.5~18
18.5~22.9(正常)	0.4	10.0~15
23.0~29.9（过重）	0.3	7~11.5
>30（肥胖）	0.2	5~9

Q：孕妇体重失控的原因有哪些？

- “一人吃，两人补”，饮食过量。
- 不了解孕期体重管理的重要性，任其发展。
- 嗜睡，并缺乏运动。
- 不知道应该如何控制体重，努力了，但还没有控制住。
- 饮食习惯不好，喜欢吃高热量的食物。

Q：孕早期如何管理体重？

- 孕早期适当的体重增加数：1~2千克。
- 孕早期不需增加热量。
- 增加的营养素：叶酸、维生素D、维生素E、维生素B6、维生素B12、维生素C、碘。
- 孕早期适合的运动类型：走路。

Q&A

孕妇饮食的禁忌与常识

以下是孕期的饮食注意事项，孕妇及家人一定要注意：

忌食滑利食物

- 薏苡仁：能兴奋子宫肌，促使子宫收缩，易诱发流产。
- 马齿苋：是药食两用食物，性寒凉滑利，也能兴奋子宫，促使子宫收缩，造成流产。
- 杏仁：性滑，有滑胎作用，不利孕妇，而且杏仁含氢氰酸，孕妇亦不宜进食。

忌食部分中药

一般人都以为中药温和，可以随便服用，但有很多中药，孕妇千万不可以乱服，例如：红花、三棱、莪术、山楂、龙眼肉、仙茅、苏木、蛇虫、水蛭等。

不可盲目进补

- 人参：人参属大补元气之品，孕妇若久服或用量过大，易加重妊娠呕吐、水肿和高血压现象，也可促使阴道出血，导致流产或死胎。
- 桂圆：属甘温大热之物，孕妇食后易生内热，动血动胎引起流产。
- 温补助阳食品：鹿茸、鹿角胶、胎盘、胡桃肉等温补助阳之品也不宜服用。

忌食有堕胎作用的水产

- 螃蟹：性寒凉，善于活血化瘀。
- 鳖：又称甲鱼，性咸寒，活血、散淤、软坚效果很好，也有堕胎之弊，尤其鳖甲（即其壳）的堕胎力量更强。
- 海带：性咸寒，能化痰瘀、软坚、散结，孕妇亦不宜多食。

忌食易引起过敏的食物

有过敏体质的孕妇，发生食物过敏有可能妨碍胎儿生长发育。

- 以前吃了就会发生过敏的食物，怀孕期间应禁食。
- 动物肝、肾、蛋类、奶类等，应完全煮熟、煮透才食用。
- 不吃容易引起过敏的食物，例如不新鲜的鱼、花枝、乌贼、虾、蟹、贝壳类、核果类等。

忌吸烟及饮酒

孕妇应忌吸烟饮酒，药酒及含酒精饮料均不宜。

孕期水肿的饮食

怀孕时的水肿，一般都是身体静脉组织回流较差所致。只要不是病理性的浮肿（例如妊娠高血压），只要少吃盐、多喝红豆汤、晚上睡觉时把脚垫高、白天少站立、穿弹性袜等，即可消除水肿。千万不要随便吃药物来消肿。

忌食刺激及过咸食物

孕期忌食辣椒、胡椒等辛辣刺激食物，火锅也要少吃，调味太咸易引起浮肿。

少吃糖

尤其是白糖。

控制咖啡因

咖啡、茶、可乐都含有咖啡因，可能会影响胎儿中枢神经及智力发育。最好禁食。

不可随便服西药、中药或青草药

有很多药物会造成胎儿畸形，孕妇应避免误服，尤其是怀孕早期。如需服用中药或青草药，则必须请中医师诊断、开处方，才能减少遗憾与意外。

忌食其他可能导致流产的食物

酸食不宜过多，尤其是不宜吃山楂，吃山楂过多会引起子宫收缩，严重时会导致流产。此外，黑木耳有活血、化瘀的作用，孕妇只能微量服用。

忌食会影响凝血功能的食物

- 人参与黄芪：人参、黄芪属温热性质的中药，产前1周要停止服用。
- 银杏：又称白果，具有促进血液循环、抗凝血的功能，产前1周也要停止服用，以免影响分娩时的凝血功能。

怀孕36周之后要暂停服用鱼肝油，以免影响分娩时及产后的凝血功能。

Q&A

Q: 东西都吐光了，胎儿会不会长不大?

因为怀孕初期并不需要增加摄取的热量，一般来说并不需要担心“害喜”会影响胎儿成长，如果可能，可改为少量多餐。例如，把原本三餐的量分成五次进食，尽量不要让自己空腹超过3小时，以免饿过头!

孕早期不适怎么吃

轻度的早孕反应是正常的生理现象，一般不会把吃进的食物都吐出来，所以要尽量多吃一些。饮食以简单、容易消化为原则，每日可多吃几餐，每餐食量不要太多。油腻食物和汤容易引起呕吐，可在起床前吃一点较干的食物，如馒头片、咸饼干之类。吃饭时不要喝汤，在两餐之间喝些水。多数孕妇在午后稍舒服些，所以晚餐可丰富点，临睡前还可再吃些东西。不想吃不要勉强，想吃时多吃些，喜欢吃什么就吃什么。这样，可顺利度过早孕反应。有的孕妇早孕反应强烈，一点儿胃口没有，吐得浑身乏力，日渐消瘦，这是妊娠剧吐。对待妊娠剧吐、要注意以下问题：

1. 妊娠剧吐与精神因素有关，要坚强乐观。做母亲是一件很幸福的事情，但也很难，要有承受一切的勇气。
2. 争取多吃一点儿，不要因呕吐而拒食。孕妇为了自己也为了胎儿，想吃什么吃什么，能吃多少吃多少。自己可总结规律，吃什么吐，吃什么不吐，什么时候吐，什么时候好些。可多吃含钾多的食物，如香蕉、苹果、海产品、豆制品等。另外，有人吃薄荷糖感到舒服。也可以随身带一包苏打饼干，吃了反应不大。
3. 适当休息，适当活动。必要时应输液补充营养。要适当运动，以增加饥饿感。
4. 妊娠剧吐可引起所谓的酮体中毒，若小便中验出酮体，则需要住院补充水分和电解质。

Q&A

怎样给怀孕太太做饭

Q: 先生如何帮怀孕太太准备饮食?

孕妇的饮食，其实与一般人差不多，五谷根茎类、蛋豆鱼肉类、蔬菜类、水果、油脂、奶类六大类食物都要均衡摄取。特别是怀孕期间，孕妇对于蛋白质与钙质需求量增加，奶类的补充相对重要，建议每日喝2～3杯。一杯相当于240毫升鲜奶。

Q: 怀孕时是否有替代饮品?

理论上喝白开水最好，若一定要喝有味道的饮料，食用枸杞子、红枣等熬的汤汁是不错的选择。若想喝冰凉的饮品，不妨喝个鲜奶或酸奶；若担心热量太高，试试低脂或脱脂的奶类制品，就可以减少油脂的摄取了。

Q: 孕妇需要吃夜宵吗?

如果孕妇三正餐吃得好，分量足，就不用再补充夜宵了，以免发胖。如果孕妇习惯晚睡或是半夜突然醒来时，感觉肚子饿了想吃东西，这时可以吃点水果或喝点牛奶，让胃有点东西会比较舒服。

另一种情形为孕妇胃口不好，每餐只吃一点，那就要吃点心跟夜宵，不然母体跟胎儿会血糖过低。

Q: 孕妇不喜欢或不能喝牛奶时，是否可用酸奶及钙片来补充钙质?

酸奶虽然也是奶类制品，可是蛋白质与钙质的含量只有牛奶的1/3，而且热量也太高；不过酸奶含有益生菌，有助肠道健康，也是不错的选择。孕妇不喜欢或不能喝牛奶时，可借由食物补充钙质，除非觉得无法吃到这么多的钙质，就可以补充钙片。但必须注意，若水喝得不多，或家族体质是属于容易结石的，那么食用钙片一定要多补充水分，以免增加罹患结石的机会。

Q: 孕妇吃鱼要注意什么?

大多数鱼类都可以吃，而深海鱼类提供的DHA，有助胎儿脑部及视网膜的发育。孕妇一个星期可以食用340克的鱼。另外也可服用DHA胶囊，但要按照建议剂量服用为宜。

不过吃鱼有一项顾忌，就是鱼类若遭受环境的汞污染，可能会造成神经系统的病变。美国食品药物管理局（FDA）建议孕妇、可能怀孕的妇女和幼童，不要食用鲨鱼、剑鱼（sword fish）、青花鱼（mackerel）和马头鱼（tilefish），因为它们所含的汞可能损害胎儿和幼童的脑部，但对一般人不会有什么影响。

Q: 孕妇外食的注意事项?

外食族要吃得健康，口味不要太重，要把握低盐、低油、低糖、高纤维原则：

- 可以准备一碗开水，把食物过水之后再吃。
- 少吃油炸食物。
- 动物性油脂含量高的食品应节制。
- 尽量不要吃勾芡的食物。
- 选择低脂牛奶，以及无糖或低糖的豆浆或饮料。
- 多摄取蔬菜、水果，以补充不足的维生素、矿物质及纤维质。
- 可吃五谷饭、糙米饭。

Q: 素食孕妇要注意什么?

素食者要注意营养是否均衡。一般来说，素食者比较容易出现蛋白质吃得不够、维生素B_{12}不足，以及为了增加口感时，用了油炸的烹调方法等问题。

孕妇可以调整为蛋奶素，若孕妇是吃全素，就要靠综合维生素来补充。而豆类制品提供丰富的蛋白质来源，可以多加利用。

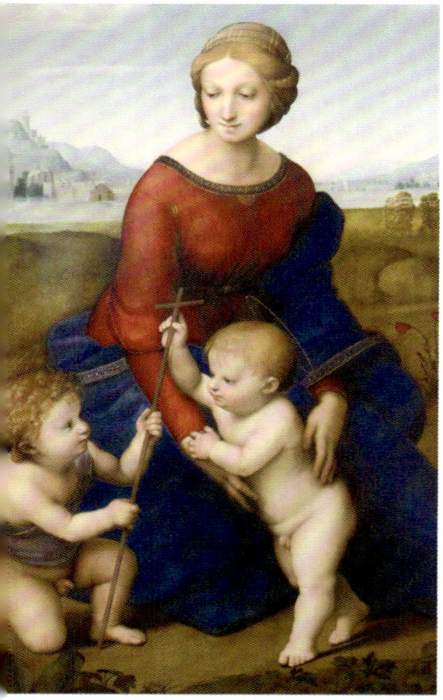

轻松胎教

胎教并不神秘

“有喜了！”这个消息给热切盼望中的父母带来无限的喜悦和希望，这些希望就是最朴素、最原始的胎教。“噢，这一定是一个最好的孩子。”“眼睛像你，嘴巴像我，啊，肯定是一个漂亮孩子。”沉溺在美好愿望中的孕妇兴高采烈，容光焕发，在盼望和等待中度过了280天的孕期生活。于是，她格外珍惜这次做母亲的机会，“慎起居、美环境、节饮食、戒酒浆”，以其博大的母爱关注着胎儿的变化，守护着胎儿成长。这就是一种极好的自然胎教。

相反，当一个未来的母亲不接受怀孕的情感需要，不欢迎即将到来的小生命，不愿意为此付出代价、承担责任，或者是对怀孕持模棱两可的态度时，妊娠期的10个月对她和她的丈夫来说无疑是一场痛苦的折磨。她的妊娠反应将十分剧烈，恶心呕吐，疲乏不适，焦躁不安。她将不停地指责她的丈夫，抱怨他造成的苦难，唠叨着自己的不幸。于是，这种心理上和生理上带来的恶性循环，也将作为一种自然胎教、一种不良的胎教传递给她的胎儿。

显然，我们需要的是前一种胎教，并且在其自然胎教的基础上加以升华，充实科学的胎教内容，使之成为父母能够送给孩子的最珍贵礼物。

由此可见，作为胎教的实践，任何人都能够做到，而且所有的人也都在有意和无意中自然地做着。胎教并不神秘，问题的关键在于每一个孕妇是否具有高度的责任感和美好的愿望；是否能注意身心修养，保持良好的情绪；是否以极大的爱心对待生活，从中寻找美的感受，静静地等待着孩子的出生。

宁静即是胎教

中国古代认为，宁静即是胎教。孕妇在外界条件影响下所产生的喜、怒、哀、乐等精神活动，不但能够直接影响机体的循环、消化、呼吸及内分泌等系统的功能，还能进而间接地影响子宫内胎儿的发育状况，因此，孕妇一定要做好精神上的保健。

医学研究表明，人的情绪是一种心理现象，在情绪活动的过程中，人体在生理与生化上会引起不同的反应。平和、愉悦的积极情绪可以使孕妇血液中增多有利于健康的化学物质，而在恐惧、愤怒、烦躁、哀怨等消极情绪状态下，孕妇身体的各种机能都会发生明显的变化，从而导致血液成分的改变，并通过胎盘进入胎儿体内，影响胎儿机体的正常代谢和发育。孕妇情绪不佳，在孕早期可能会造成胎儿畸形；孕中期会使子宫产生收缩，影响胚胎的继续发育而导致流产；孕末期会导致早产，分娩时会造成不协调的子宫收缩和产程延长，导致人为难产。

孕妇情绪稳定、波动较小或心态平和时，体内血压稳定正常，自主神经系统功能和内分泌系统活动协调，胎儿生活在稳定、良好的生长环境里，其神经系统和内分泌系统往往发育良好，功能健全。如果孕妇情绪波动，经常受到惊吓、痛苦、恐惧或烦恼的严重刺激时，体内神经内分泌系统必然变化波动明显、血压不稳定或持续升高，血中激素或多种代谢调节因子必然影响胎盘正常的活动与功能，使胎儿的生长、分化与发育等运动出现失调，被动地适应母体的变化，可表现为胎儿心跳加快、胎动增加或易激惹，体重偏低，严重时可使胎儿发育不良，甚至发育畸形。此类胎儿出生后，生性好动，情绪不稳，易哭闹，对外界适应力差。因此孕期，母亲务必保持心态平稳，心情愉悦，避免情绪的大波动，为胎儿的生长发育健康创造良好的环境和条件。同时孕妇也应学会调整自己的心态，善于控制和缓解不健康的情绪，加强自身修养，这样既有利于母体的健康与代谢，也有利于胎儿的生长与发育。

做个快乐的准妈妈

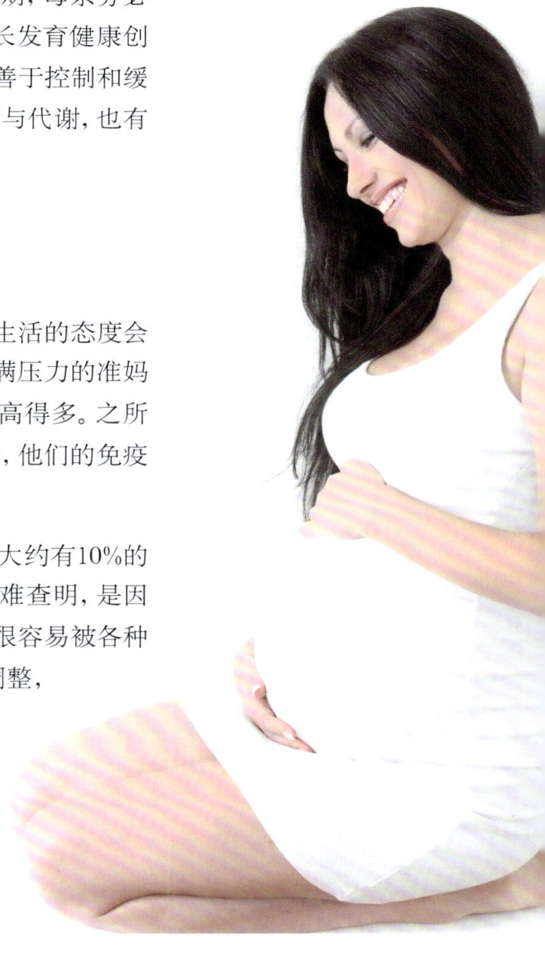

1 做一个乐观的准妈妈：纽约一项新的研究表明，女性对生活的态度会直接影响到她怀孕的状况。那些悲观的、认为自己的生活充满压力的准妈妈最终早产或者是生育低体重儿的比例比乐观的准妈妈要高得多。之所以出现这种情况，是因为乐观的人通常生活方式也更加健康，他们的免疫能力会比较强，而这些都对生育健康的宝宝大有帮助。

2 及时缓解坏心情：孕期抑郁症与产后抑郁症一样普遍。大约有10%的孕妇遭遇过不同程度的孕期抑郁症。这种抑郁症之所以很难查明，是因为它的很多症状，比如嗜睡、食欲的突然增加或者减少等，很容易被各种怀孕反应所掩盖。但是，如果孕期的抑郁情绪得不到及时调整，就很容易增加产后抑郁症的概率。所以，如果你感觉到情绪不对，应该及时向丈夫、亲密的朋友倾诉，或者是咨询医生。

3 让准爸爸清楚地知道你的需要：夫妻间常犯的一个错误是总希望对方能猜中自己的心思。但是，怀孕可是他根本无法体会的经历，所以，如果你不说，他绝对不可能知道你后背疼是怎样的一种难受，也不可能了解你为什么突然会不可遏止地想吃一个冰淇淋。准爸爸们其实都很乐意为你服务，关键是你首先要告诉他该怎么做。

4 每个日子都有色彩：在色彩疗法中，快乐的颜色是黄色，属于太阳的颜色。在心情有一些灰暗的日子里，花瓶中黄色的花朵，黄色的枕头、靠垫或者黄色的桌布——它们仿佛会施魔法！当你的眼睛饱览了欢快的颜色后，心情自然也调整到开心一挡。

5 与“宝宝”聊聊天：不用我们说，这也是很多准妈妈最愿意做的事。给他讲述你的心情，你的期待，你对未来的设计。也可以给他哼唱一首歌，或者与宝宝一同听音乐，与他讲你对音乐的感受。你会在随时随地的交流中感受到你与孩子息息相通。而且让母亲感到幸福的是，现在你就可以表达你的爱了，即便孩子还在孕育中。

6 帮脚放松：这个小练习可以让你疲劳的大腿“精神焕发”，同时放松你的静脉：慢慢摆动脚部，从脚踝到脚趾，然后再反过来。当你长时间站立时可以做这个动作，每只脚做30次最合适。

7 避开那些吓人的分娩故事：在妈妈们聚集的育儿网站上，这样的故事并不少见。不要相信你从别人那里听到的所有故事，它们除了让你更加紧张之外没有任何益处。

8 提前了解过程：在分娩到来之前，你最好能先熟悉将要经历的过程，并且学习和练习一些到时候可以让你感觉更舒服的方法(比如呼吸法)，这样可以帮助你减少对分娩的焦虑。现在有很多的准妈妈课堂可以选择。

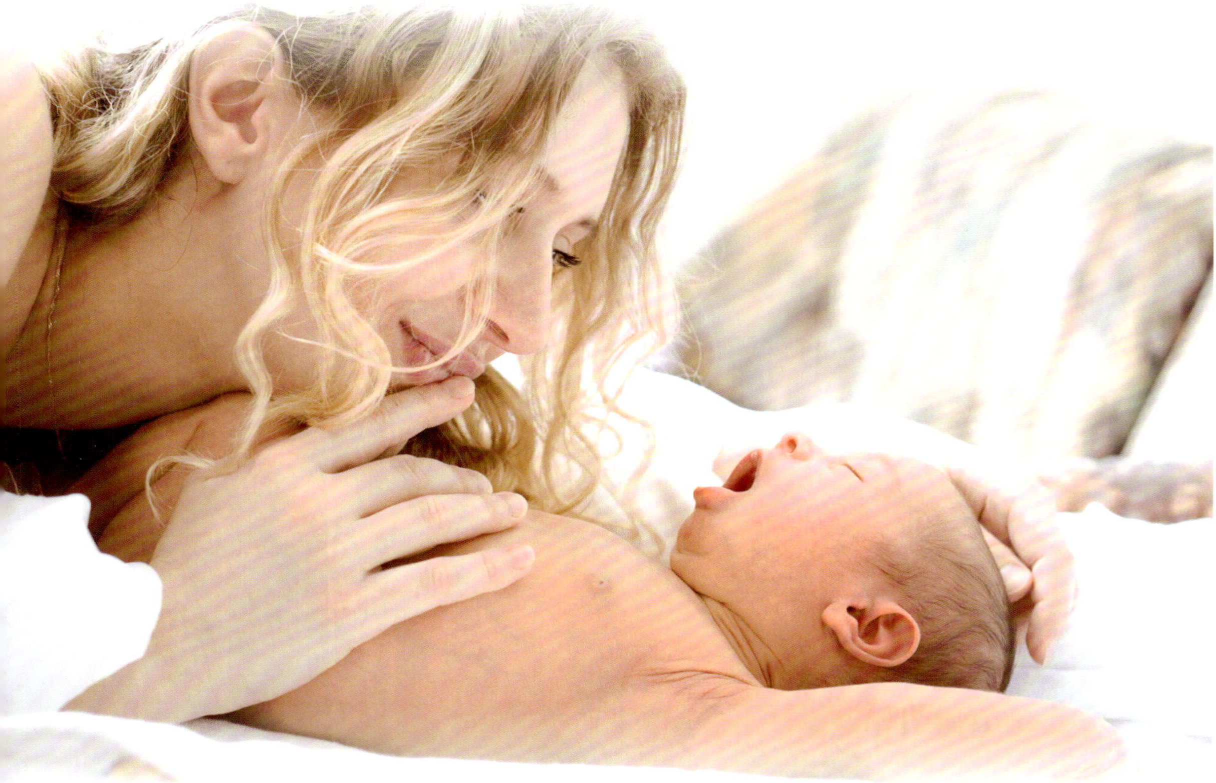

第3章

孕中期，快乐每一天

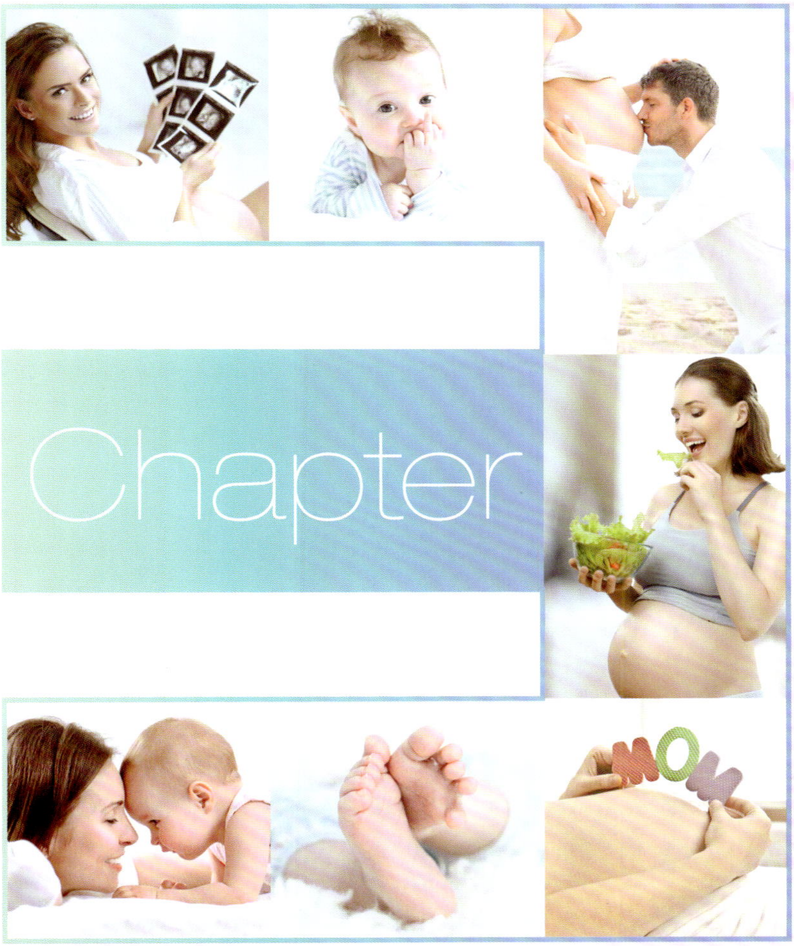

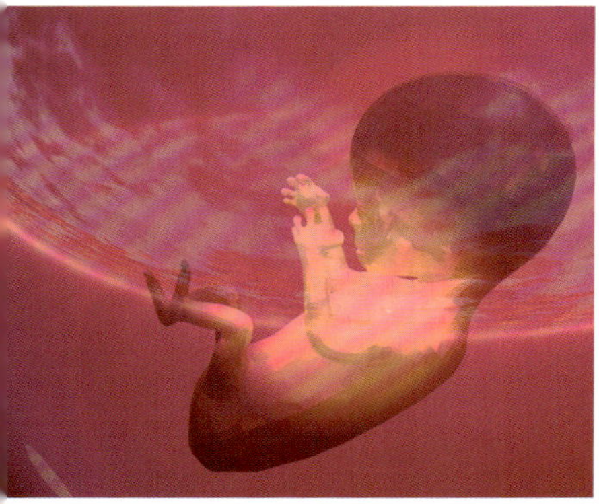
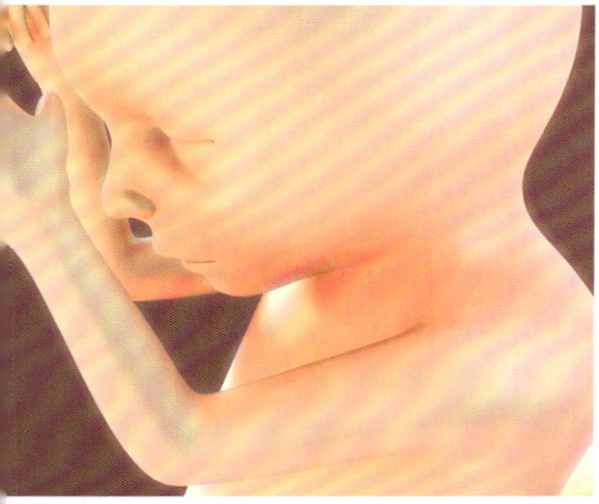
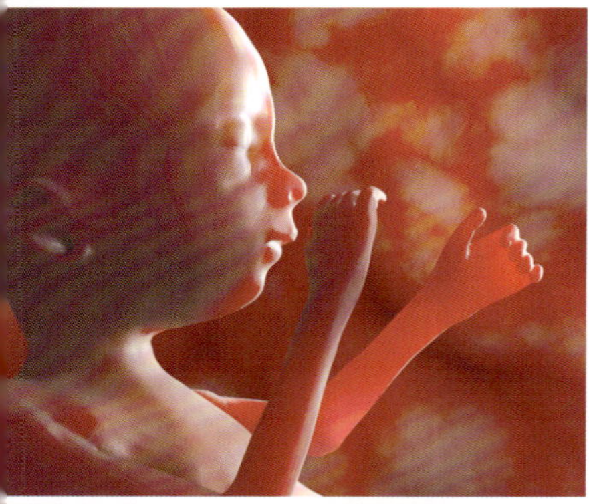
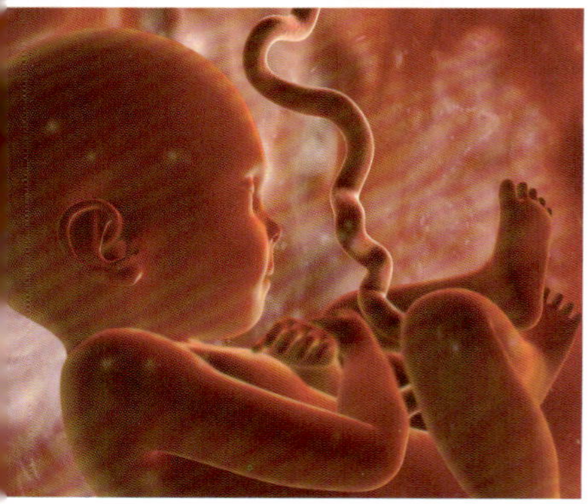

生命的成长

孕中期胎宝宝发育

你的胎宝宝4个月

1. 器官外表与构造已发育完成，但机能仍在发展当中。
2. 第12、13周时性器官已发育七成，超声波可辨别胎儿性别。
3. 四肢伸展自如。
4. 皮肤由透明变成透明的粉红色。
5. 长出稀疏的头发与眉毛。
6. 脑部开始有储存记忆的地方。
7. 耳朵开始可以听到外界的声音。
8. 开始有吞咽动作，会喝羊水，再排出代谢物质。

你的胎宝宝5个月

1. 长出手、脚指甲与胎毛。
2. 肌肉发达，四肢活动力强，可开始感觉到胎动。
3. 开始吸吮手指。
4. 肺部形成小肺泡。
5. 分泌胃液，消化吸收到的羊水。

你的胎宝宝6个月

1. 24周以上胎儿若早产，在医疗措施辅助下，已有存活概率。
2. 超声波可看到各部位大体上的构造。
3. 羊水增加、胎儿恰好可在子宫中自由活动。
4. 毛发变黑、骨骼组织完备。
5. 大脑持续发育。

你的胎宝宝7个月

1. 脑部有记忆、思考与感情等能力。
2. 眼睛可逐渐看到光，耳朵开始能听到声音，虽能睁开眼睛，但多数时间都在睡觉。
3. 随时都有呼吸运动。

孕中期孕妇变化

4个月时的孕妇

1. 第12周时，胎盘发育成熟，怀孕进入稳定期，流产死胎概率降低。
2. 害喜症状减轻。
3. 子宫位置上提，频尿或便秘现象减缓。
4. 胃口变大，体重明显上升。

5个月时的孕妇

1. 乳房肿胀越明显，甚至会痛。
2. 因子宫位置往上，尿频、便秘或痔疮现象可获得缓解。
3. 胸部明显增加约一个罩杯。
4. 明显感受到胎动。

6个月时的孕妇

1. 有少量乳汁分泌。
2. 久站时，下肢静脉可能会浮肿，造成静脉曲张，应避免久站。
3. 预防贫血。

7个月时的孕妇

1. 子宫持续变大，腰酸现象更明显。
2. 子宫位置往下，压迫下肢血流，便秘、痔疮、静脉曲张现象加重。
3. 血压较低者，容易头晕或晕倒。
4. 胎盘位置较低者，有可能会发生阴道出血现象。

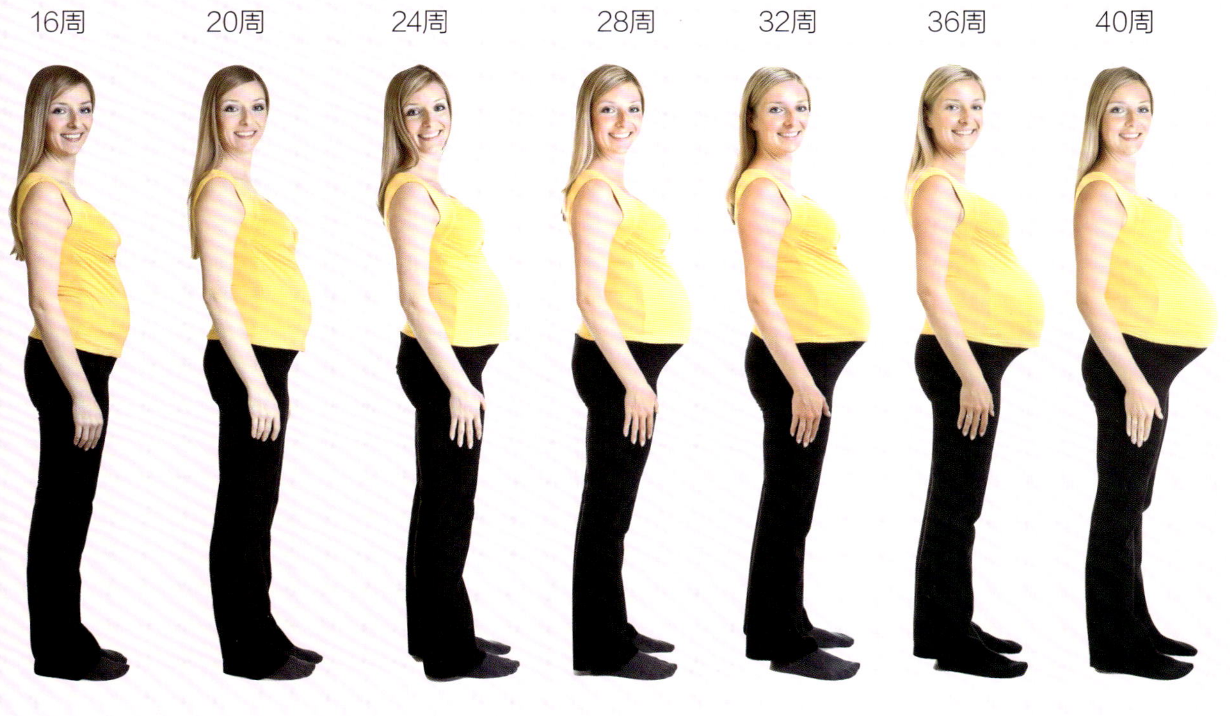

孕中期保健与生活

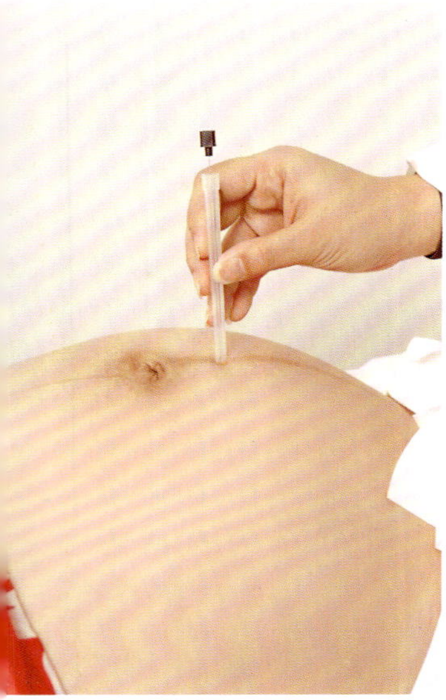

产前检查项目和时间

怀孕中期第16周、第20周、第24周、第28周各一次常规体检。

特殊产前检查项目：

母血唐氏综合征筛检

- 建议检查时间：怀孕16～18周。
- 重要性与优点：

1. 准确率可达约80%。
2. 只需抽血即可检查，简单风险低。
3. 能初步预测胎儿罹患唐氏综合征、爱德华症、神经管缺损的概率。

- 建议实施对象：不论孕妇是否满34岁，均建议检查。

羊膜穿刺

- 建议检查时间：怀孕16～18周（最晚21周）。
- 检查目的：诊断各种胎儿染色体构造或数目的异常，或是透过基因分析来知道胎儿是否有特定基因的疾病。
- 重要性与优点：对胎儿本身伤害极低，流产风险概率0.2%～0.5%，准确度几乎高达99.9%。
- 建议实施对象（即高危险群）：

1. 大于34岁的孕妇。
2. 曾生育过先天异常儿者。
3. 有家族遗传病史。
4. 胎儿有畸形之可能者。
5. 曾怀过染色体异常胎儿。
6. 母血唐氏综合征筛检为高危险群者。
7. 父母本身有染色体异常。

- 风险：羊膜穿刺对胎儿本身并无伤害，只会稍微提高破水及流产概率（约1/200）。

唐氏儿的外观特点

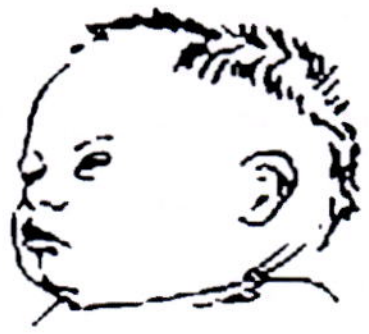
脸部扁平、睑裂斜外上、发少而直

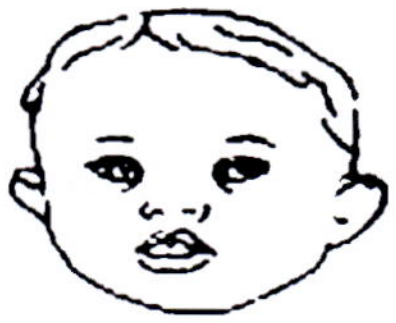
短颈、颈部赘皮、扁平头

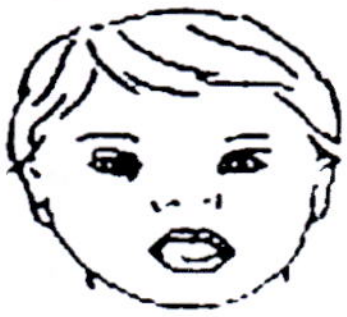
张口吐舌、耳在眼线下

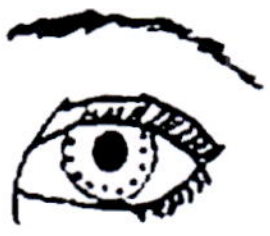
眼内眦赘皮、虹膜有布氏小点

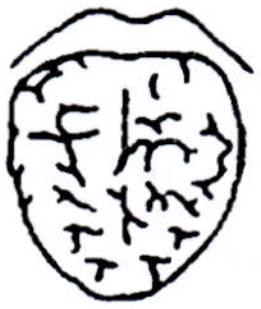
舌头有深裂痕

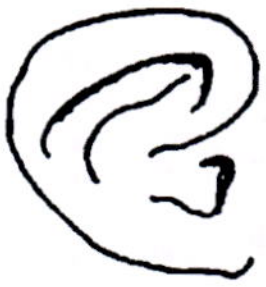
耳轮下折，呈扁状

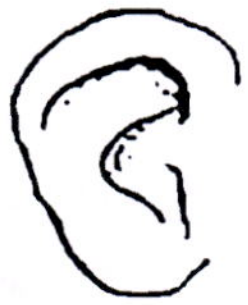
对耳轮突出，耳垂小

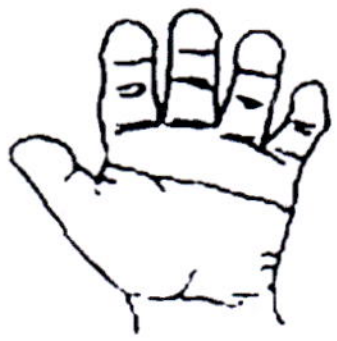
手指粗短，小指短而内弯，手纹断掌

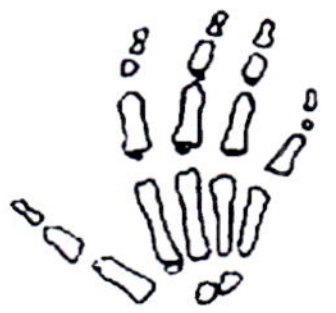
食指及小指的第二指节短小

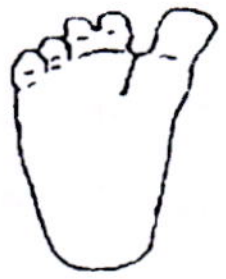
脚趾第二、三趾并指，第一二趾间距宽大且两趾间有裂纹

高层次超声波检查

• **建议检查时间：**怀孕20～24周。

• **检查目的：**

1. 使用更精良的超声波仪器，对胎儿状况做更仔细且完整的检测。
2. 若孕妇有遗传疾病，可针对相关器官或部位加以仔细检查。

• **重要性与优点：**

1. 高层次超声波提供较清楚且较多细节的胎儿影像，当怀疑胎儿有异常，但一般超声波影像又看不清楚的情况下，高层次超声波对确定诊断有很大的帮助。
2. 对胎儿没有伤害性。
3. 准确度达80%。

• **建议实施对象：**

1. 大于34岁的孕妇。
2. 曾生育过先天异常儿者。
3. 有家族遗传病史。
4. 胎儿有畸形之可能者。
5. 曾怀过染色体异常胎儿。
6. 父母本身有染色体异常。
7. 其他。

• **缺点及考虑：**有些疾病仍无法透过超声波检查出来，例如听障、智障、精神分裂、过于微小的缺陷等。

产检时使用超声波检查，只是一种筛检方式，而不是最终的诊断。有异常状况，可以被超声波筛检出来的概率也只有80%。其原因要归咎于超声波的特性，以及胎儿的成长状况。

妊娠糖尿病筛检

• 建议检查时间：可于第四次健保产检时实施（怀孕24~28周时）。

• 检查目的：检查是否有妊娠糖尿病的可能。以75克葡萄糖耐糖试验，一次检查完成筛检及确定诊断。

• 重要性：4%~7%的孕妇有妊娠糖尿病，妊娠糖尿病会产生许多并发症，例如胎儿过大，导致难产或剖宫产、子痫前兆、胎死腹中等，出生后宝宝可能产生低血糖、低血钙、黄疸等。此外，孕妇及新生儿将来罹患糖尿病的机会也比较高。因此，妊娠糖尿病的筛检非常重要。

• 建议实施对象：

1. 建议孕妇最好都能筛检。
2. 怀孕期间体重增加太多、有胎死腹中病史，或是每次产检尿糖检测皆呈阳性者。
3. 有家族糖尿病史者更须检查。

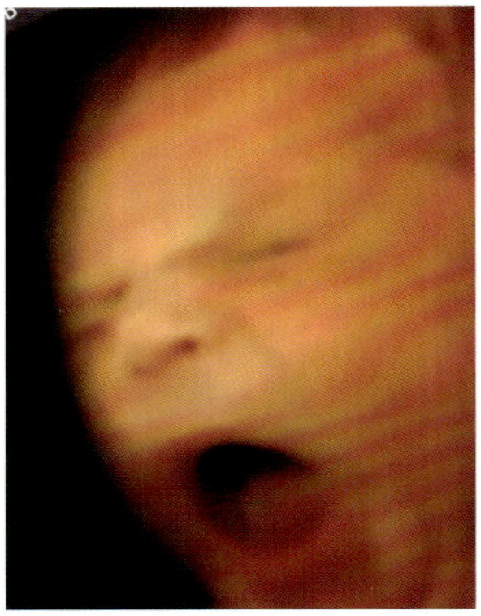

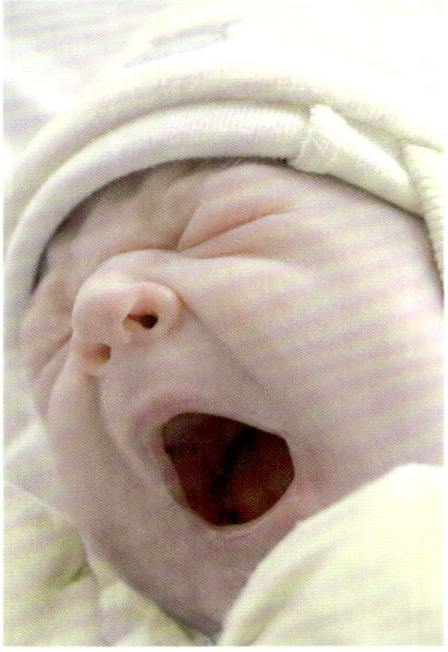

高层次超声波与一般超声波

什么是“高层次超声波”

目前孕期产检做的超声波，是在怀孕20~22周时所做的检查，这是属于“常规胎儿检查”，主要看胎儿大小、胎盘位置、羊水量多寡等简单项目。而所谓“高层次超声波”，是做胎儿的器官检查，包含头颈、胸廓、胃肠道、肾脏、四肢等部位，在怀孕20~24周时做。

产科超声波的目的，用意在于尽早发现可治疗的胎儿异常，给予适当的产前咨询；或会同小儿科、心脏科或小儿外科参与治疗计划，让新生儿可在一出生即获得最好的照顾。

依照美国超声波医学会（American Institute of Ultrasound in Medicine，简称AIUM）2003年所制定的准则，产科超声波的使用约可分为以下四种：

1. 孕早期（12周前）超声波：检查是否有子宫外孕、子宫或卵巢肿瘤，确定胎儿心跳及推定怀孕周数、判断是否为多胞妊娠等。并可测量胚胎头臀径而换算出实际周数及预产期。

2. 孕中期（12~24周）或孕后期（24周以后）超声波：除延续孕早期胎儿的生长评估外，尚包含羊水量测量、确认胎盘位置及胎位。其中最重要的是所谓的fetal anatomy survey（胎儿解剖构造检视），其细项包含a.头颈部：脑室、脉络丛、透明中隔；b.胸廓：心脏的四腔室图；c.腹部：胃、肾、膀胱、脐带与腹壁联结处；d.脊椎；e.肢体：手臂与小腿是否存在；f.性别：为非必要之检查。

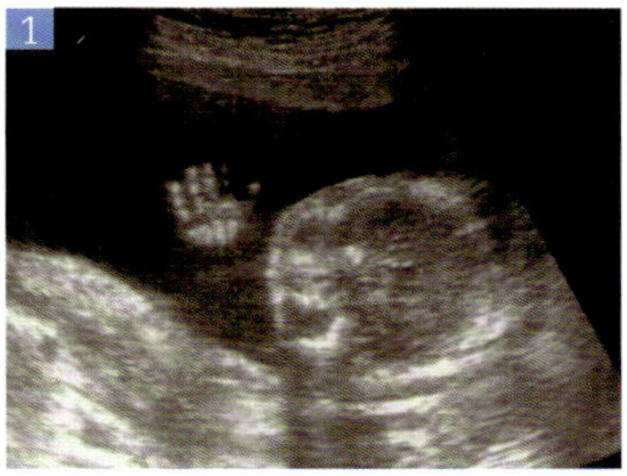
23周胎儿的手

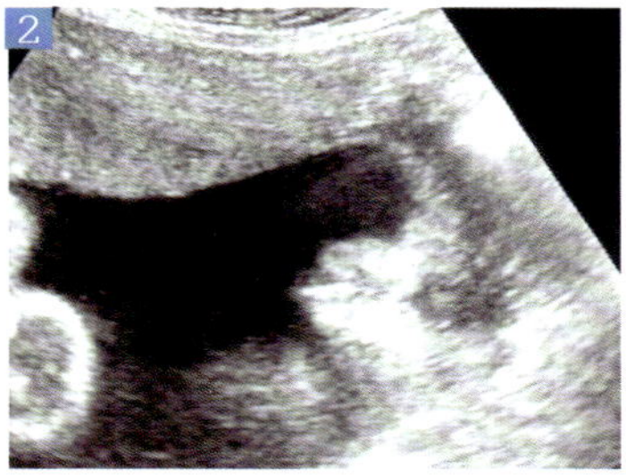
30周宝宝的性器官

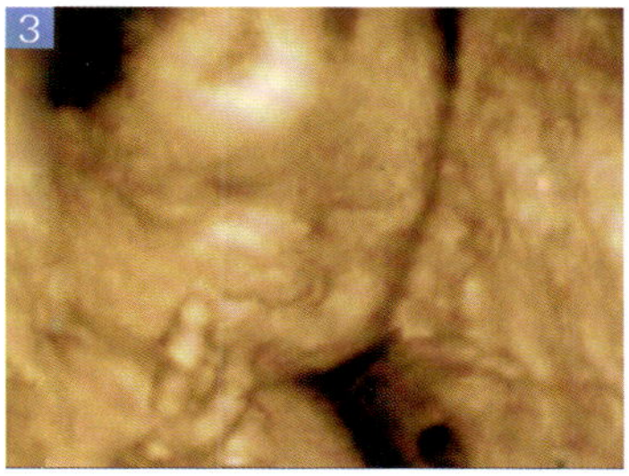
宝宝吸吮手指

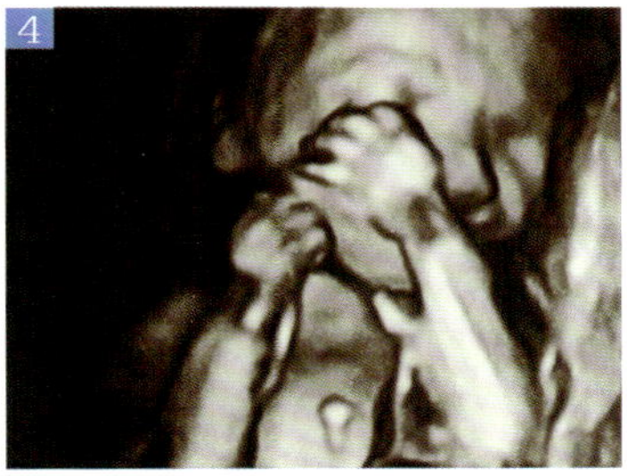
宝宝用手挡住了脸

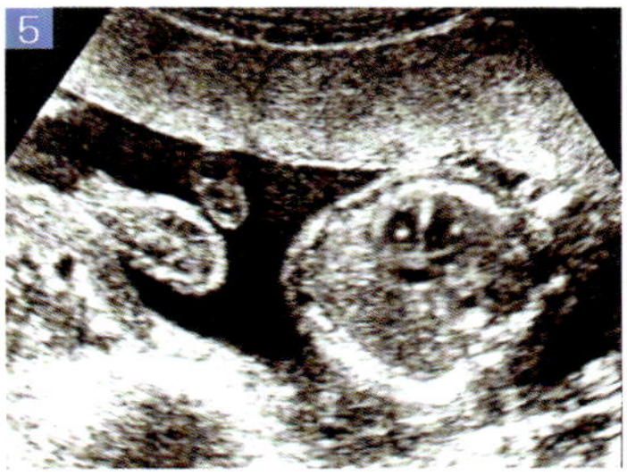
高层次超声波的胎儿心脏图

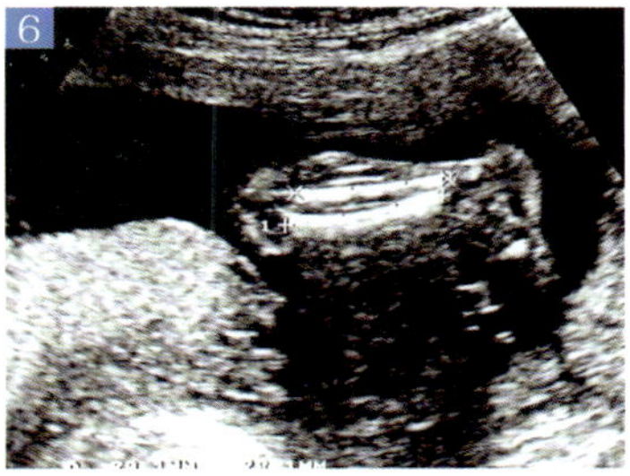
高层次超声波的胎儿小腿图

③ 限定作用的检查：如在急诊时，产妇阴道出血，妇产科医师即可以超声波断定是否为流产或其他原因；或疑似胎位不正，以超声波鉴定胎儿的先露部位。

④ 特别的检查：如孕早期的颈后透明区带量测，或当基本的检查有疑虑时，而实施特别的心脏扫描、高阶扫描、多普勒血流检查或生理物理评分项目。

上述的第二项就是所谓的“高层次超声波”检查。哪些孕妇尤其建议做高层次超声波检查呢？

① 前胎生过异常胎儿，或有胎儿先天异常的家族史。

② 孕期中曾接触可能致畸胎物质，例如抗癫痫药物、沙利度胺（thalidomide）、过量维生素A酸、多氯联苯、二噁英等。

③ 产前检查筛检异常，如：颈部透明带增加，或抽血结果为高危险群。

④ 常规超声波检查中有异常发现，如：羊水过多或过少、胎儿生长迟滞。

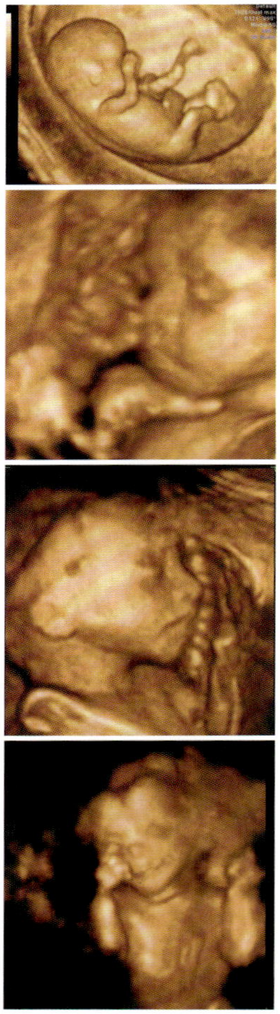
胎儿B超图

5 怀孕期间合并内科疾病，如：糖尿病、自身免疫病。

6 足月时胎位异常。

7 母血胎儿甲型球蛋白过低或过高。

8 高龄产妇绝对适应证，但孕妇可考虑加选。

高层次超声波也有局限

“高层次超声波”虽然检查的项目非常多，但受到诸多因素影响，仍无法检查出所有的异常或缺陷，兹举例如下：

1 唇裂一般诊断率虽高，但仍有罕见位置的唇裂产前不易看出。

2 仍有死角无法照到，例如手指头（因胎儿大部分均在握拳状态）、无肛症。

3 目前超声波的分辨率对于小于1~2毫米的病灶也不易侦测到，例如：微小的心室中隔缺损。

4 基本的心脏四腔室图检查并无法检查出多数的心脏异常。一般来说，产前可诊断出约50%左右的心脏病。

5 胎儿是一个成长的生命体，因此有些异常可能是在妊娠后期或是出生后才会出现，因此也无法早期诊断。

6 胎儿先天听障无法在子宫内诊断。

7 胎儿在子宫内不会睁开眼睛，因此先天全盲或小眼症在子宫内无法诊断。

8 绝大部分的生化代谢异常疾病，都要到出生后进食，才会逐渐发病，在产前并无法辨认。

3D/4D比较好吗

2D扫描只能将声波转绘成二度空间的图像，显示胎儿的长度与宽度。虽然这些信息对医疗专业人员颇有帮助，一般人却看不出个所以然。相对的，3D（三维）超声波扫描却能将同一组声波数字化，转绘成栩栩如生的图片，指出胎儿的长度、宽度、深度。借由这种较为清楚的图像，医生可以看得更清楚，发现胎儿可能有的不正常缺陷，例如兔唇。

3D超声波只能显示出某个时间点上的长度、宽度、深度，4D（四度空间）扫描却能显示出某段时间内多张影像上的长度、深度、宽度，因此可以转为胎儿的动画影像。如今我们可以看到胎儿的活动，了解他们在子宫内的举动。4D扫描显示，胎儿在怀孕中期之前就会打哈欠、眨眼、吞咽。某些医疗专家相信，这些实时画面可以加强父母与宝宝的情感。

从胎动看胎儿健康

胎动是胎儿健康的重要指标

胎动是指胎儿的主动性活动。通常第一胎在怀孕18~20周就会感觉有胎动；第二胎更早，16~18周开始可感觉到胎动。而从超声波可发现，胎儿其实在6~8周就开始有活动，只是妈妈感觉不到。

胎动是胎儿健康的重要指标，医学研究认为，胎动与子宫内环境、胎儿生长状况以及健康情形有关联性。正常健康的胎儿在子宫内一定会有适度的胎动，有时候一天可能高达几百次胎动，只是妈妈没有感觉那么频繁。

借由胎动能感觉胎儿健康是否良好，妈妈在心理层面可以比较安心。假如胎动太少，有可能是一种提示，包括胎儿缺氧、窘迫、出生异常，所以注意胎动可及早发现问题，并妥善处理。

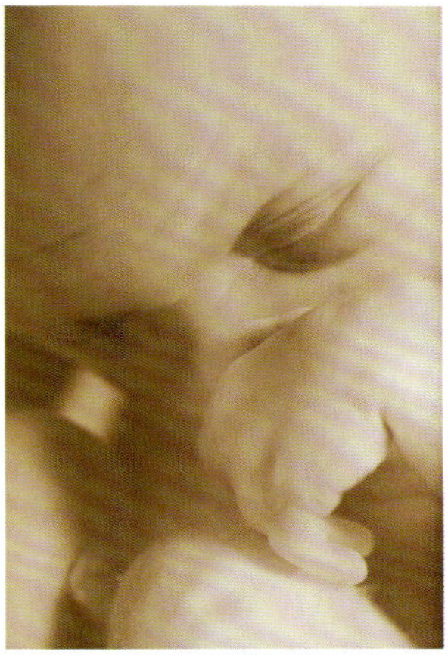

怀孕后期，胎动逐渐减少

越到怀孕后期，胎动会逐渐减少，这是正常现象，主要因为怀孕后期羊水变少、胎儿变大，子宫内空间有限所造成。很多孕妇在此情况下，自觉胎动减少而就医；有些则是主观上认为胎动过少，检查结果其实是正常的；当然，少部分是真的有异常，必须进一步检查。

胎动多，宝宝出生后较活泼

目前并无研究证实胎动和宝宝出生后的好动程度有相关。不过出生后发展较良好的孩童，胎儿期有较频繁的胎动。所以有好的胎动，宝宝出生后发展比较好；相反的，胎动异常的少，宝宝未来出生后可能有潜在性问题。

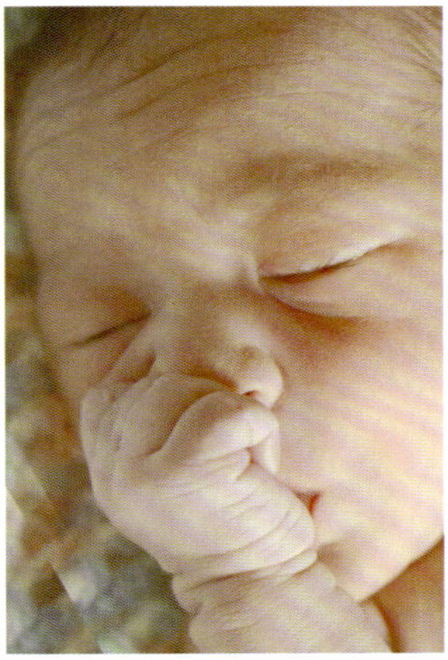

不是动得越厉害越好

并非胎儿动得越厉害越好，如果胎儿一直都是特别好动，当然属于良性胎动；但如果突然动得特别频繁，就要注意可能是其他问题，例如受外力撞击，或胎盘剥离，这时候胎儿会有暂时性激烈的活动，没多久便安静下来，胎动很明显减少，甚至没有胎动，这种情形应该立即就医！

若是胎动过少，可能因为子宫内环境不好，胎儿缺氧或营养受到压抑所致。不过孕妇本身若属于肥胖、羊水太多，或是胎盘在前方，都会使妈妈对胎动感觉不明显，当这些因素被排除后，确定胎动太少才需做进一步的检查。

胎动的种类

胎动的种类大约有以下3种：

1. 简单运动：为单一的胎儿四肢运动，如拳打、脚踢。其动作强，时间短，为1～15秒。孕妇可有踢、猛动、跳动的感觉。
2. 翻身运动：指胎儿躯干的左右转动。平均持续3～30秒，动作强。孕妇可有翻滚、牵拉的感觉。
3. 短促的高频率运动：为单纯肢体或胸壁的活动。其力量弱、时间短，通常都在1秒以内，孕妇可感到胎儿颤动、弱的蠕动或打嗝。打嗝是一种胸壁运动，每日1～4次，每次持续1～3秒。

胎儿怎么动有差别吗

有些胎儿超爱动，转身、滚动等大动作都可能发生，无论怎么动都属正常，而且这些自主性活动并不具特别意义。此外，有些胎儿会把背鼓起，将子宫撑紧，妈妈误以为是宫缩，其实是胎儿在运动啦！

一天当中哪个时间胎动最频繁并不一定，不过大部分妈妈感觉晚餐后、睡觉前胎动较多，早上反而不明显，可能因为妈妈下班回家休息时比较会注意到胎动，而且晚餐后血糖升高，胎动也会增加。

如何测量胎动

- 最常被使用的方式，就是白天一整天下来，胎动超过10次就算正常，妈妈可以从早上开始数，或固定在早上某个时间开始数。

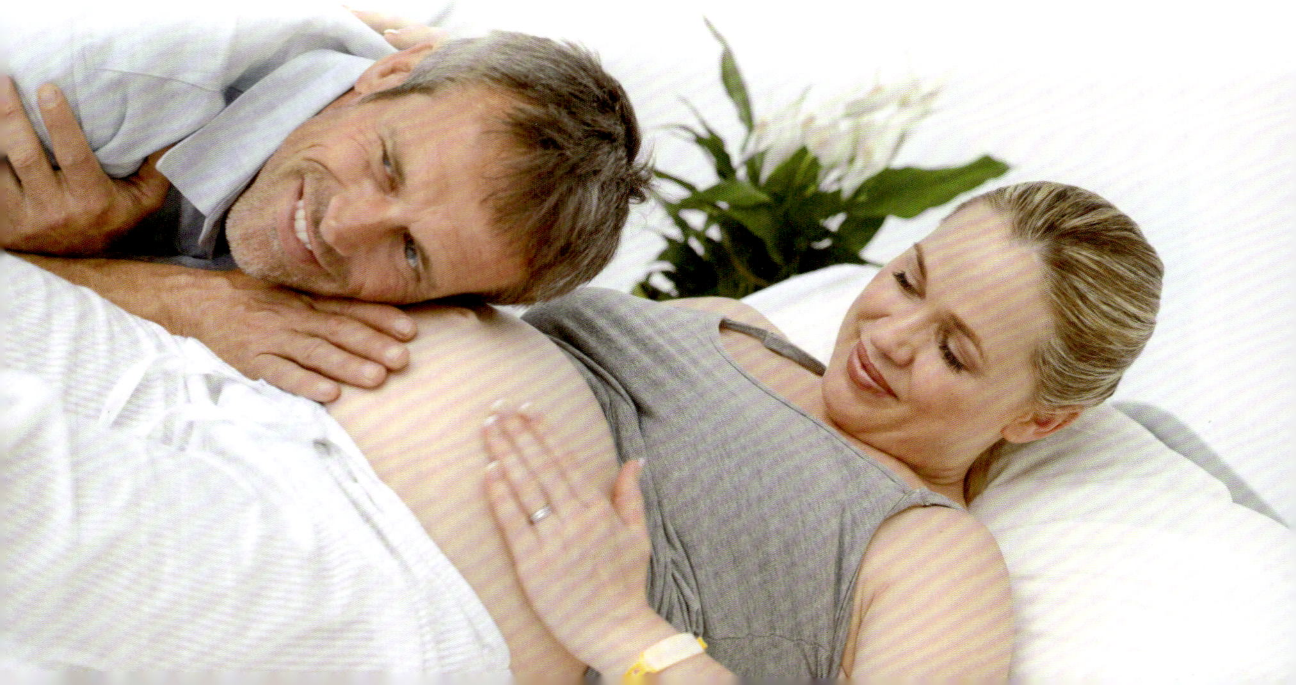

- 随机取3小时的时间测量，每小时有3次以上胎动，或3小时加起来有10次以上胎动皆属正常。
- 选择晚餐后开始计算，在2小时内达到10次胎动就算正常，如果3小时都未达到10次，就需要接受检查。

孕妇不一定要每日做胎动记录，但如果有疑虑，还是建议每日做记录，原则上今天的胎动若超过昨天的一半以上，大致是没问题的。

胎动异常的原因

孕妇或胎儿有问题，都会使胎动异常：

- 孕妇问题包括：妊娠高血压、妊娠糖尿病、红斑性狼疮、心肺方面疾病等，如果孕妇身体条件不理想，会影响胎盘功能，血流供给受阻，造成胎儿缺氧、营养不足，胎动会特别少。
- 胎儿问题包括：畸形、先天异常等，都会呈现胎动异常的情形。

胎动异常怎么办

孕妇采用任何一种胎动测量方式，发现胎动太少时，可以推推肚子，或喝杯果汁让血糖升高，观察胎动是否正常；假如胎儿仍旧不太动，且持续3天皆如此，就要接受检查。

医师会采用无压力性测试（Non-Stress Test；NST），让孕妇躺下，经过20分钟，看胎动是否达到2次以上，而且胎儿心率会随着每次胎动增加，而每分钟增快15次（bpm）以上，就表示没有问题。另外也会通过超声波看胎儿姿势和位置，观察是否有脐带绕颈、子宫动脉血流是否正常、羊水是否减少，或胎儿是否有活动等。

如果只是孕妇自己感受不灵敏，测试结果都正常，就不需太担心。假使检查确实有异常，要看孕妇本身是否属高危险群，血压控制是否不好。若发现胎儿心跳已经很不好，医师会建议提早让宝宝出生，若有特殊状况及时采用剖宫产。

宝宝胎动示意图

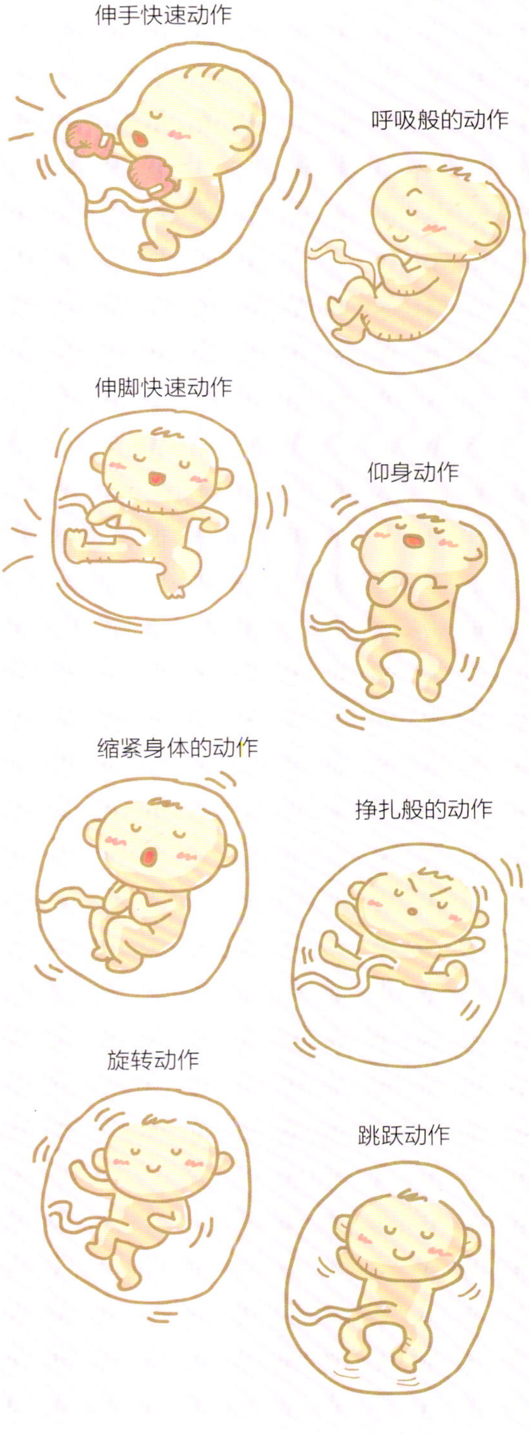

自我监测——听胎心

听胎心即听胎儿心脏跳动的声音，是产前检查的重要内容之一。胎心与胎动一样，是胎儿存活的客观标志，产前检查听胎心，可了解胎儿在宫内的安危情况。利用仪器在胎儿10周或12周的时候，便可以听到胎心音。如果采用一般的听诊器，要到17~18周才能追踪到。妊娠初期，由于胎儿的位置关系或其他种种干扰因素，如母体的脂肪过厚等原因，即使用精密的仪器也无法听到心音。如果到了第18周还未听到胎心音，而准妈妈又非常担忧时，可到医院请医师进行超声波检查。如果基于某些原因，听诊器难以听到胎心音时，超声波可以探查到。

宝宝心脏刚刚形成时，心率的速度和周期还不稳定，到9周时心率每分钟大约160次。这是大人的两倍以上。随着发育心率逐渐减少，到出生时会变成140次/分左右。

正常胎心率为120~160次/分，低于120次/分和高于160次/分都是胎儿宫内缺氧的表现，胎心音的第一、二心音，强弱相差不大，胎心音呈滴答的钟摆律。胎心音强弱的变化或节律不规则，也是胎儿缺氧的表现。因此听胎心是监测胎儿和胎盘功能的简便而重要的方法。

胎心音听诊部位

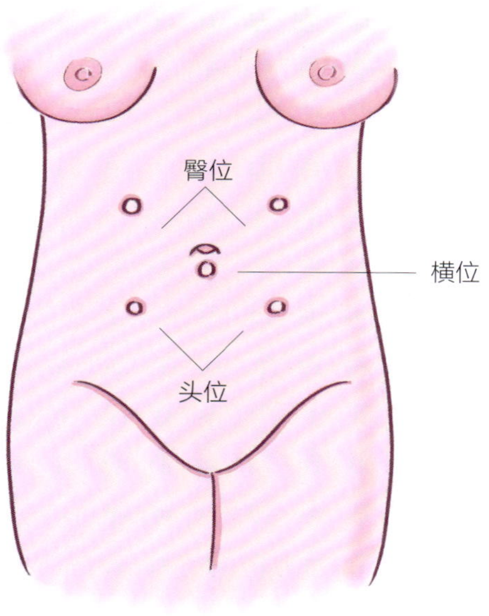

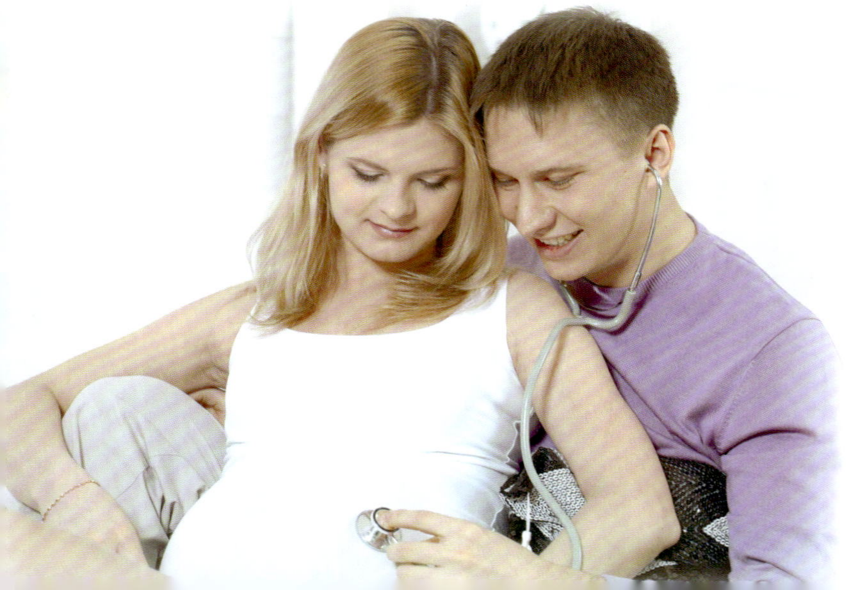

夫妻俩听胎心音时，妻子取仰卧位，两腿伸直，丈夫可直接用耳朵或木听筒贴在妻子腹壁上听胎心音，其声响是滴答、滴答的跳动。过快、过慢或不规则，均属异常现象。听胎心要注意辨别孕妇心跳声、腹鸣音和胎儿心音。现在也有胎心监测仪供准爸妈使用。

自我监测——测量宫底

通过测量子宫高度，可间接得知胎儿生长发育是否正常以及羊水情况。正常20～26孕周内，子宫底高度每周上升1厘米；36周后因胎头下降或已入骨盆，子宫底高度上升缓慢甚至下降。测量方法为孕妇排尿后取仰卧位，双腿蜷曲，左手摸到耻骨联合上缘，右手触摸子宫底部，然后由家人测量耻骨联合上缘到子宫底的距离，正常情况为：

胎儿5个月末时	子宫底高度在脐下一横指；
胎儿6个月末时	子宫底高度在脐上一横指；
胎儿7个月末时	子宫底高度在脐上三横指；
胎儿8个月末时	子宫底高度在脐与剑突（胸骨下端）之间；
胎儿9个月末时	子宫底高度在剑突下二横指；
胎儿10个月末时	子宫底高度上升缓慢，在脐与剑突之间。

宫底升高的速度，反映了胎儿生长和羊水等情况，如宫底高度升高过快或过慢，都应请医生检查。由于宫底高度对应的是孕月，所以孕妇一定要搞清楚准确的胎龄。

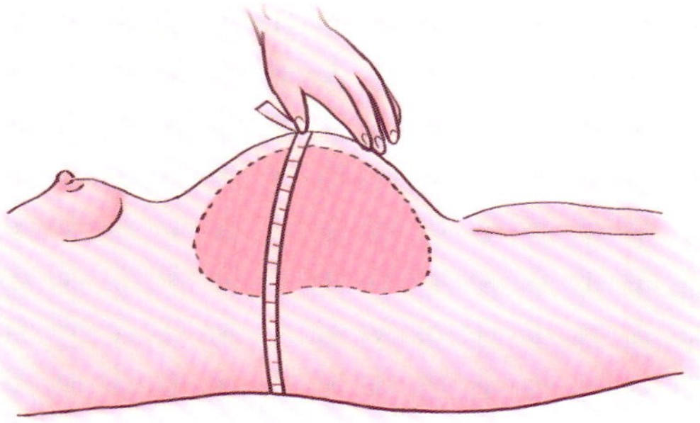

腹围
测量方法

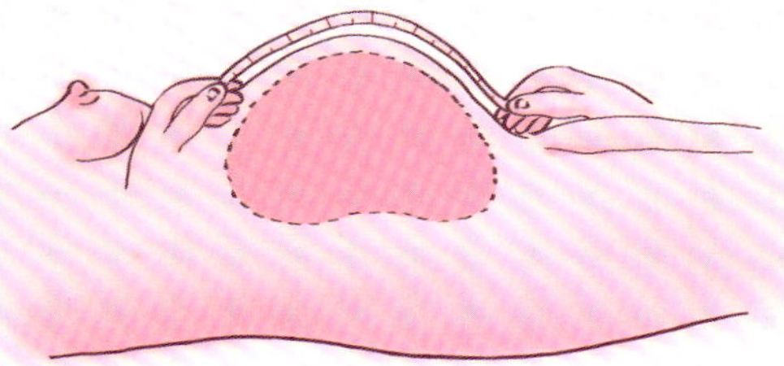

子宫底高度
测量方法

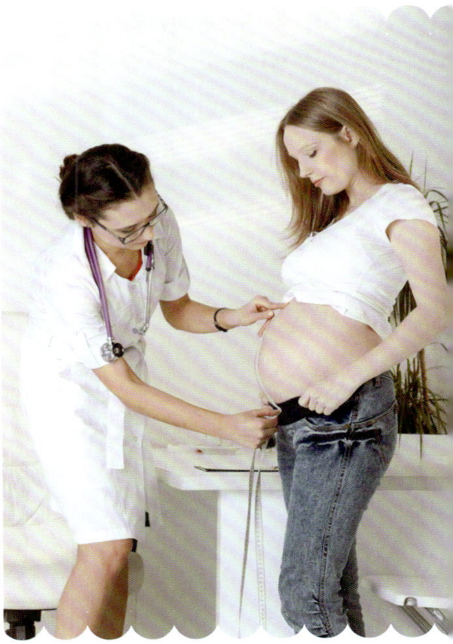

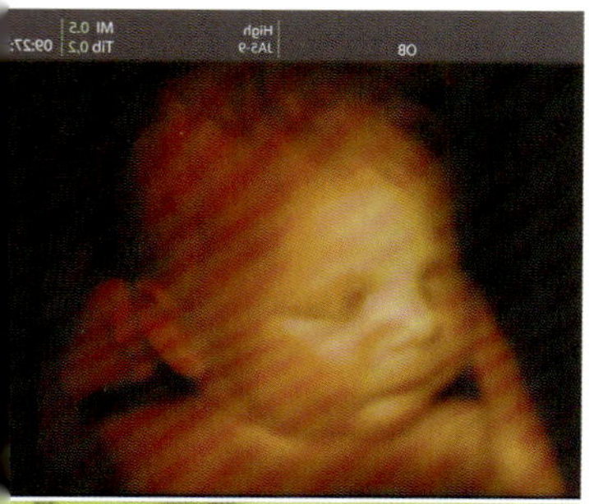

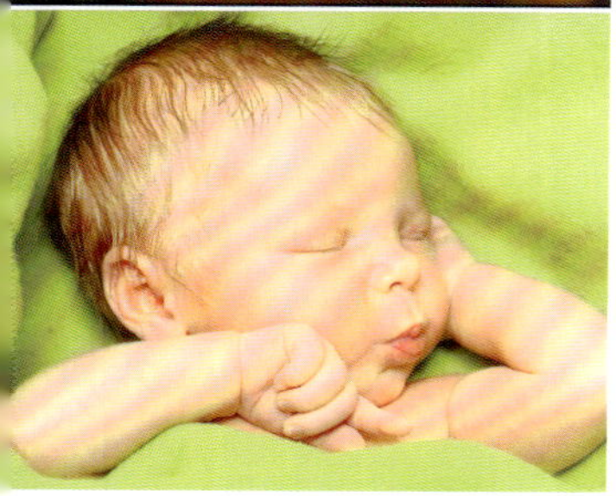

孕期腹痛不要慌

孕期腹痛不一定是胎宝宝出了问题,以下常见病也是腹痛的原因:

胃肠炎

胃肠炎的主要症状为呕吐、腹泻、腹痛、胃肠痉挛,有时会发热及身体酸痛,甚至脱水、全身无力,这是因为吃下了受病毒或细菌(或分泌的毒素)污染的食物,或手、餐具不洁而引起。孕妇在不舒服的状况下容易宫缩,除了针对胃肠炎做支持性的治疗外,也需安胎。孕妇患了胃肠炎后可先空腹1~2餐,饮食清淡,像是吐司、稀饭等,并补充一些电解质液,如严重才能在医师建议处方下吃些药物,或者静脉滴注补充水分。

急性阑尾炎

症状一开始是上腹部闷痛,接着会出现呕吐、食欲不振的状况,腹痛的位置转至肚脐周围,甚至在右下腹部发现有压痛。阑尾炎发生在一般人身上较为轻微,但发生在孕妇身上,死亡率和患病率提高,因此要特别小心。此外,因为子宫内有胎儿,会将盲肠的位置推到右上方,因此痛点偏右中腹。若不手术反而危险,而这类的手术危险性也不高,会采用半身脊椎麻醉,手术过程由外科医师执行。

卵巢肿瘤

可分为良性和恶性,必须照超声波观察,若肿瘤不断变大,最常见的并发症包括肿瘤扭转、肿瘤破裂,必须使用腹腔镜手术,接着进行安胎。若为良性肿瘤,如卵巢囊肿、黄体瘤等,可待产后再处理,但若有扭转、破裂(内出血)的可能,才考虑手术。若为恶性肿瘤,则必须直接考虑开刀,在不影响治疗的状况下,保留孩子。

泌尿系统炎症

尿频、尿急、尿中带血、解尿疼痛,都可能是泌尿系统炎症的征兆,严重可能会导致败血病,引发子宫不正常的收缩,甚至早产,且任何孕期都可能发生。此外,有妊娠尿糖的妈妈也较容易诱发膀胱炎。如果有泌尿系统炎症症状,务必寻求医师协助用药治疗。此外,妈妈要保持多喝水的习惯,不要因为怕多尿就减少喝水量,尽量少穿牛仔裤,并注意如厕的卫生清洁习惯。

尿道结石

结石会引发腹部疼痛感，不过常常会伴随着恶心与呕吐，若在孕期发生，常常被误以为是消化系统的疾病，如胃肠炎等。平日生活务必要多喝水，并记得如厕，才是预防尿道结石的方法。

胃食管反流

胃食管反流造成“火烧心”等胸口灼热、胸骨后疼痛症状。此时应采取少量多餐，可吃一点苏打饼干缓解，如必要时可由医师处方吃一些制酸剂。睡前尽量减少饮食，日常生活饮食也不要吃过度油腻，以及含有咖啡因和刺激性的食物。

圆韧带疼痛

孕中后期妈妈子宫明显变大，腹部逐渐膨胀，加上胎儿、羊水、胎盘的重量，腰酸背痛的状况会加剧，有时会感觉下腹两侧到耻骨的位置有一点疼痛，这都是因为圆韧带受到牵扯的影响，不过改变姿势可获得改善，妈妈也务必不要久站或久坐。

什么是高危险妊娠

简单地说，就是当一个怀孕的妇女在怀孕期间，同时合并有其他足以影响母体健康或胎儿发育的异常身体疾病，都可以视为高危妊娠。若是胎儿有先天性异常或发育上的迟缓，也必须以高危妊娠来看待！

总的来说，高危妊娠包括以下几类问题：

- 准妈妈或准爸爸有特殊遗传性的家族疾病。
- 母亲本身有特殊疾病，例如心脏病、自身免疫病（如系统性红斑狼疮）、骨骼和肢体异常、精神问题等。
- 怀孕期间出现妊娠高血压、妊娠糖尿病等。
- 前胎曾发生早产、流产或其他特殊孕产状况。
- 不适当的生活习惯，例如长期吸烟、酗酒、夜生活，或是高压力下的生活或工作。
- 母亲怀孕年龄为18岁以下或40岁以上。
- 母亲体重过度超重或过轻。
- 怀孕期间曾感染或出现特殊疾病，如麻疹、水痘、淋病、癌症。

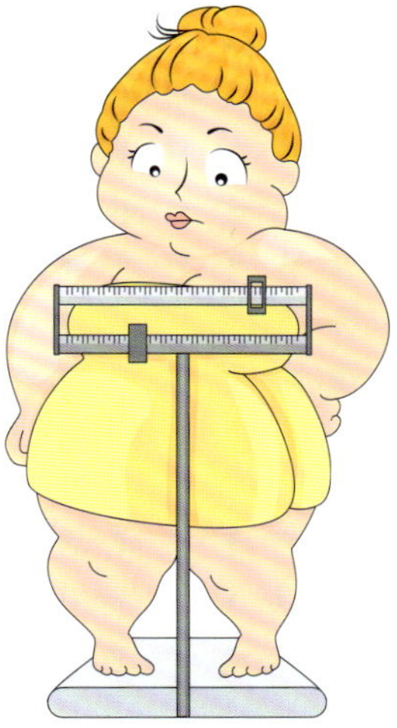

高龄孕妇全方位克服妊娠糖尿病

每次产检都要做尿糖检查，就是要早一点筛检出妊娠糖尿病（Gestational Diabetes Mellitus；GDM），其发生率为1%～4%，不过高龄产妇发生率更高，可达10倍之多。

妊娠糖尿病的处置

• 严格控制母体血糖：母体空腹血糖＞5.8mmol/L和饭后血糖＞6.6mmol/L，胎儿死亡率高。因此怀孕间血糖控制目标，饭前血糖应在3.8～5.2mmol/L。

• 体重及饮食控制：轻微妊娠糖尿病可先以饮食控制，以未怀孕前的理想体重为计算基础，方法如下：

理想体重＝（身高－70）×0.6
妊娠早期一日饮食增加418千焦（100千卡）
妊娠中期一日饮食增加836千焦（200千卡）
妊娠后期一日饮食增加1254千焦（300千卡）

• 考虑胰岛素治疗：孕妇进行饮食控制2周后，若不能将空腹血糖控制在5.2mmol/L内，或饭后2小时血糖不能控制在6.6mmol/L以内，应考虑使用胰岛素治疗。孕妇应先使用高纯度非牛源性的短效胰岛素来稳定情况，再与中/长效制剂合用。

• 禁忌：妊娠糖尿病绝不能口服降血糖药物，因有致畸性，或引起胎儿胰岛素分泌过多而造成胎儿低血糖。

妊娠糖尿病十二大注意事项

1. 美国糖尿病协会（ADA）建议，高危险群应马上测定，如显著肥胖、有妊娠糖尿病病史、尿糖阳性、明确糖尿病家族史。

2. 怀孕胰岛素用量较难控制，早期由于妊娠呕吐，可能产生低血糖，因而胰岛素用量会减少；而随着孕期进展，胰岛素拮抗激素分泌增加及体重增加，胰岛素用量会不断增加。

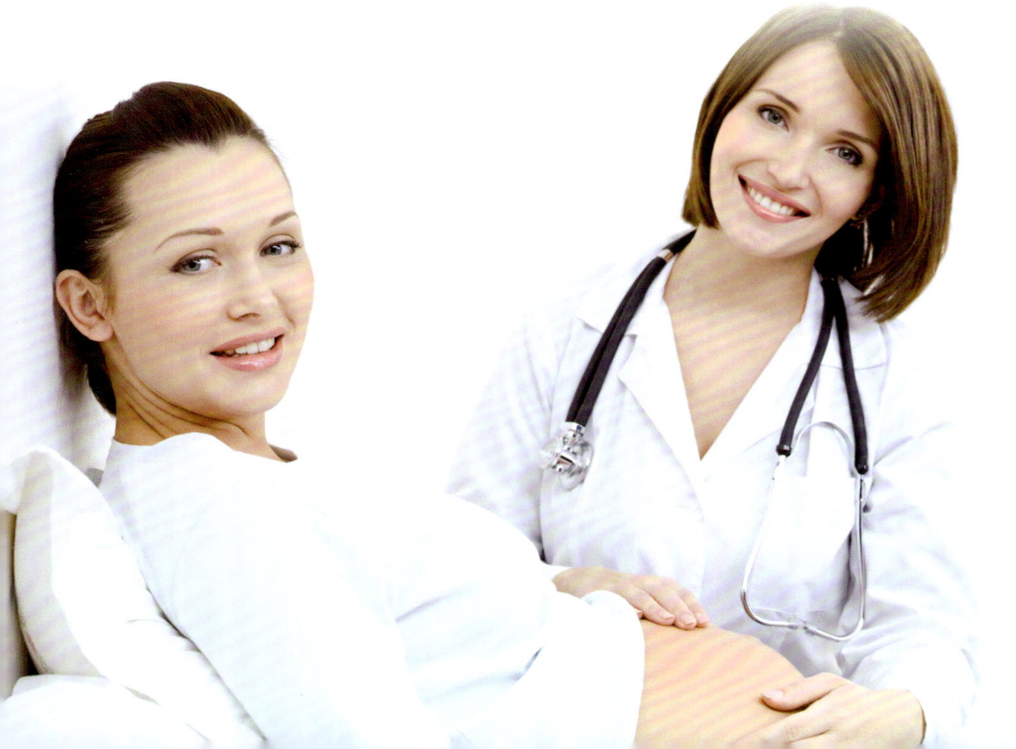

Q&A

Q: 妊娠糖尿病高危人群有哪些?

- 曾患有妊娠糖尿病史或有糖尿病家族史。
- 肥胖症（超过标准体重20%）。
- 曾分娩过巨大儿（巨大儿为出生体重大于4千克）。
- 羊水过多或胎儿过大。
- 本身已有高血压的女性。

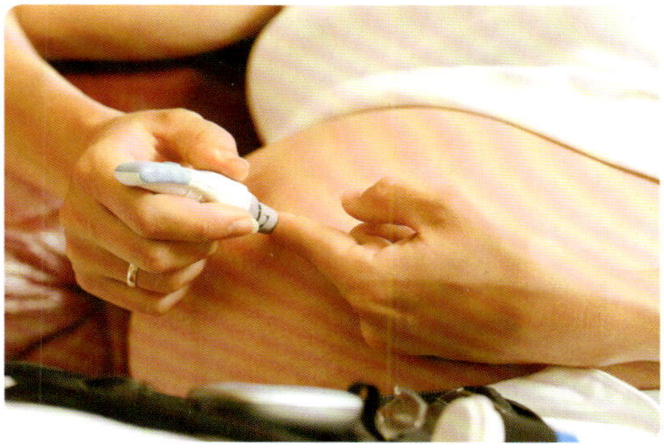

3 胰岛素过量会致使血糖过低，出现饥饿、脉搏加快、出汗，甚至低血糖休克，应补充葡萄糖。

4 极少数会产生胰岛素耐受性，应更换不同制剂。

5 注射部位会有皮肤发红、皮下结节、皮下脂肪萎缩等局部反应，须更换注射部位。

6 血糖控制良好，胎儿监视正常，无其他产科或内科并发症，应等到足月再分娩；若有胎儿窘迫或严重并发症，应尽快中止妊娠。

7 分娩当日所有中长效胰岛素应暂停，改用短效胰岛素，并补充足够糖分，防止母体及新生儿发生低血糖。

8 产程中，孕妇体力消耗大，进食量偏少，容易引起低血糖；而分娩时疼痛及精神紧张，可导致血糖过高，将导致胎儿宫内耗氧增加，发生窘迫，故产程中停用所有皮下注射胰岛素，改为静脉注射胰岛素。

9 随着胎盘排出，体内拮抗胰岛素分泌的激素骤减，所需胰岛素量减至孕期用量的1/3～1/2，以后根据空腹血糖调整。在明显糖尿病产妇，胰岛素需求量突然降低，但很快血糖又会上升至难以控制，特别要小心监视血糖。

10 糖尿病产妇之新生儿容易发生一些诸如低血糖、低血钙、新生儿黄疸、巨大儿、呼吸窘迫等症状，也是肩难产的主因。

11 产后每2小时严格监视血糖，以调整胰岛素及葡萄糖。即使血糖也恢复正常，产后回诊应做口服75克葡萄糖2小时糖耐量试验。

12 以运动来维持正常体重是绝对重要的!

在妇产科医生的许可下，轻微的妊娠糖尿病妈妈最好能有每日散步的习惯，状况较严重者，也建议能在原地作一些简单伸展或原地走动的运动。不过，如果感到宫缩的迹象，则必须马上停止运动。

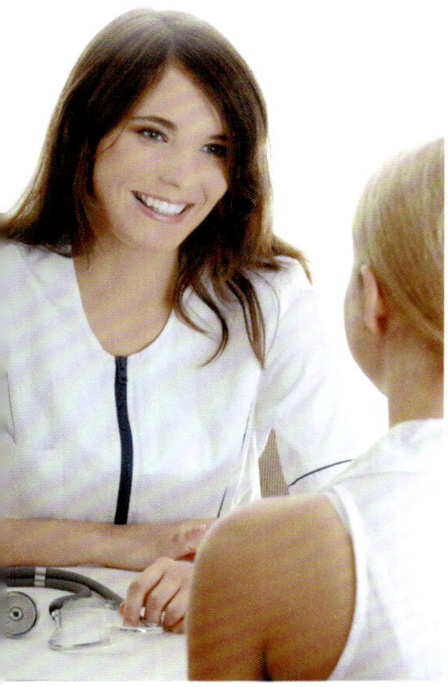

高龄孕妇预防妊娠高血压综合征

正常人的收缩血压介于100～120mmHg（正常值应低于140mmHg），而舒张压则是60～80mmHg（正常值应低于90mmHg），通常怀孕时血压会稍微高出10%～15%，但原则上仍不会超过正常标准。因此，若是怀孕期间血压随着孕期增加而缓步升高，就必须注意。

若是比怀孕前明显提高超过15%以上时，也要注意。

如果孕妇平常的血压都正常，但若是比较累、紧张或是来到医院产检的时候就出现血压升高的情形，往往是妊娠高血压的前兆了！

危险的子痫症

妊娠高血压约占孕妇的5%，妊娠高血压综合征则是更可怕的一种怀孕并发症，它通常发生在孕中期末与孕后期初，若是发生在20～25周，则孕妇与胎儿健康的预后就更加不乐观了！

妊娠高血压综合征的典型特征就是高血压加上蛋白尿（24小时尿蛋白总量超过300mg才比较有意义），可以观察到孕妇的脸经常是涨红的，四肢水肿波及关节而使活动变得很不方便。若是病情没有获得控制而加重的话，则孕妇会进一步出现剧烈头痛、上腹痛、视力模糊甚至全身抽搐（子痫症）的并发症。

妊娠高血压综合征与子痫症

- 妊娠高血压综合征：指怀孕20周以后，才发现有高血压及蛋白尿和（或）水肿。
- 子痫症：如果有上述症状再加上有全身抽筋现象，则称为子痫症。

预防胜于治疗

产检时告知医师自己的家族史以及过去病史，父母及自己是否有高血压的情况，若是有则建议密切追踪及自我监控，例如每日不定时由家人为自己测血压。

冗长工时及强度高的工作尽量不做。这类工作会使母体的升压素分泌上升，而引发高血压。另一方面，早期怀孕时若压力太大、久站或经常走动，也会使胎盘较不稳固，进一步导致胎儿血流供应不顺畅。

高龄怀孕或双胞胎以上则发生高血压问题的机会将大幅提高。

过度肥胖（孕前BMI>26）或是初期怀孕体重增加过多都是高血压的风险因子。

怀孕期间少工作、多休息，琴棋书画优胎教，以降低高压力所产生的高血压。

尽量避免高龄怀孕（或年龄低于18岁），或因人工生殖技术协助而怀双胞胎以上。

体重要有合宜的控制。针对一般中等身材的女性，建议怀孕20周之前体重增加应该在2千克以内，而之后每个月增加也不要超过2千克，最后分娩前约增加12千克的标准身材（2+2×5=12）。

三大对策

减少手边的工作，给自己较多的休息与卧床来稳定血压。同时注意营养的均衡，不要吃糖分高以及盐分重的食物；多摄取蛋白质。

建议每周一次产检，产检时必须测量血压、蛋白尿、胎心音、胎盘功能以及胎儿多普勒超声波，以确认母亲的身体依然能够承受怀孕所带来的压力，而胎儿依旧持续健康地生长。若是有异常，应及时与医生沟通。

住院接受血压控制、安胎以及更严密的胎儿监控。然后尽可能等到胎儿器官发育成熟（34周以后），平安地将孩子生下来。通常妈妈的血压及蛋白尿在分娩后就会渐渐地改善。

妊娠高血压综合征

	轻度时	重度时
浮肿	用手指压小腿时形成凹下的状态且不会弹回。体重在1周内增加500克以上。	全身水肿。
血压	1.收缩压140毫米汞柱以上，未满160毫米汞柱。 2.收缩压比怀孕前上升30毫米汞柱以上。 3.舒张压90毫米汞柱以上，未满110毫米汞柱。 4.舒张压比怀孕前上升15毫米汞柱以上。	1.收缩压160毫米汞柱以上。 2.舒张压110毫米汞柱以上。
蛋白尿	有下列情形之一时： 1.在尿检时验出尿蛋白“+”。 2.在一般产检进行尿液试纸测验，连续两次以上出现阳性反应。	有下列情形之一时： 1.在尿检时验出尿蛋白“++～++++”。 2.在一般产检进行尿液试纸测验，尿比重连续两次以上超过1.020的数值。
治疗	住院静养，实施饮食疗法。症状改善为轻度时出院，在家中静养、继续实施饮食疗法。避免激烈运动和盐分多的饮食。	从住院到分娩要绝对卧床休息，实施控制热量和盐分的饮食法，视需要使用降压剂。
分娩	多数为能经阴道分娩。	需剖宫产的情形很多。

安胎，避免流产或早产

卧床休息意味着必须减少活动，或者整天躺在床上，以避免子宫及胎儿的重量直接对子宫颈造成压迫和引发宫缩；同时，卧床休息可以减少能量的消耗，增加静脉回流，使心输出量增加，改善子宫内的血液循环，进而改善胎儿的养分及氧气的供应，尤其对胎儿生长发育迟滞是相当有帮助的。怀孕期间医师常常会鼓励孕妇左侧卧位，以改善静脉回流，减少头晕、虚弱无力的现象，也有助于胎儿的生长发育。

卧床安胎要多久

1. 症状轻微：只要稍作休息即可，如偶发的头晕、心悸、下腹痛或小腹闷坠，这些症状大多是因为被撑大的子宫压迫下腔静脉引起静脉回流不足所致，只要休息减少压迫症状，即可消除，并无危险性。

2. 有流产或早产之虞：可能要休息数天或数周至症状消失为止，如先兆流产、早发性宫缩（即早产）、胁迫性早产。若有出血症状，则需休息至出血停止为止；有宫缩则休息至宫缩受控制为止，平日尚可从事一些简单的工作，对日常生活的影响不大。

3. 症状严重：要休息至分娩为止，常见的有前置胎盘、未经手术的子宫颈闭锁不全、先兆子痫、早期破水、子宫内胎儿生长发育迟滞等。

各种需要卧床安胎的状况

1. 早期怀孕出血：一般常见的是先兆性流产，只要稍事休息即可，卧床休息并不需要受到太大的限制，除非往后有其他的并发症，否则并不需要长期的卧床休息。

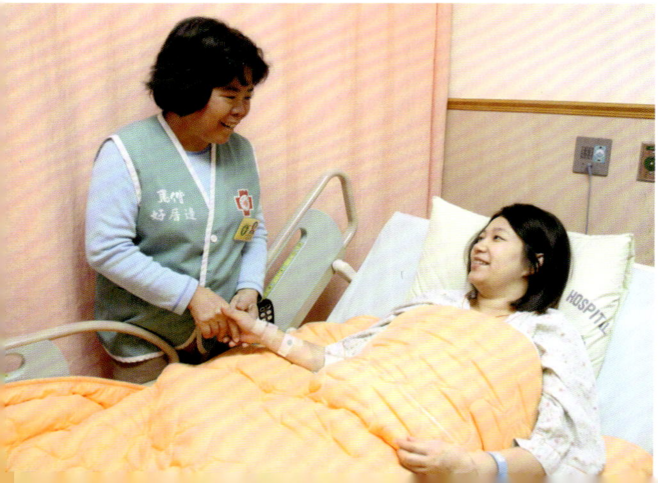

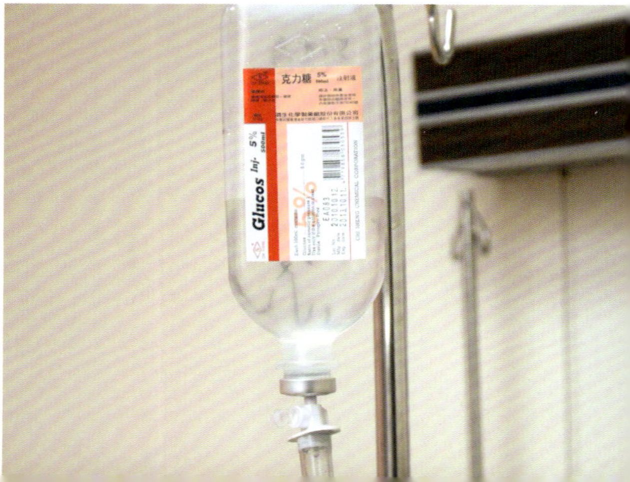

② 前置胎盘：常发生于怀孕中后期的无痛性出血，而且每次出血大多没有预警而且量多，为避免失去抢救的先机，没有出血的时候，尽可能在家休息，避免无端的意外如撞击，跌倒和性行为。一旦出现出血状况，医师常会嘱咐要绝对卧床休息，甚至要住院一直到分娩为止，因为一旦发生出血以后，常会反复性出血，甚至造成母体和胎儿的缺氧窘迫现象，增加临床处理上的困难和复杂度，所以卧床休息是避免这些困扰的可行方式之一。

③ 宫颈闭锁不全：常发生在怀孕中期以后，因子宫颈承受不了增大子宫的压力而发生流产或早产，如果能及早发现，经过手术缝合之后，一般而言尚可从事一些简单的工作，平常生活起居上不至于受太大的限制，但须避免提重物以免增加腹部的压力。如果未经手术缝合，子宫颈因为无法承受子宫及胎儿的重量，可能引起早产或流产，而且一旦子宫颈口已经自行扩张到3厘米以上，或羊膜囊已经突出于阴道内，会增加手术的困难度，而使成功率下降，就有必要绝对卧床休息一直到分娩为止。

④ 妊娠高血压综合征：常发生于怀孕的中后期，需要让身心尽量保持平和，以避免刺激造成血压上升，甚至引发颅内出血（俗称中风）、抽搐和癫痫。除了卧床休息之外，还要避免过强的光线和噪声的刺激。无论是外来或内在的刺激都会引发高血压，而且，此时卧床休息对胎儿成长有相当的正面效果。由于这类患者的病情会随着怀孕周数增加而使病情更加恶化，必须等到分娩后、胎儿离开子宫，才有痊愈的机会。因此，孕妇常常无法出院，必须在医院卧床休息至分娩后、血压恢复正常才可出院。

⑤ 早破水：由于胎儿尚未到达足月，分娩之后可能会因为胎儿的肺脏尚未成熟，产生呼吸窘迫而造成缺氧，所以处理的目标就是避免引起早产，而避免引起早产的方法就是卧床休息和控制感染。卧床休息虽然对减少羊水流出没有特别的帮助，但可减少因为不当的活动，造成脐带的压迫，甚至发生脐带脱垂的危险，所以尽量卧床休息直到分娩时机成熟，以减少对脐带的压迫，并维持脐带适当的胎儿供氧能力是有必要的。

⑥ 胎儿生长发育迟滞：有时常常找不到胎儿过小的原因，孕妇的饮食和生活也都正常，此时医师可能会建议孕妇辞去工作，在家卧床休息养胎，甚至连家事也不要做，完全放松，减少热量的消耗，增加胎盘的血流，对胎儿成长常常有意想不到的效果。

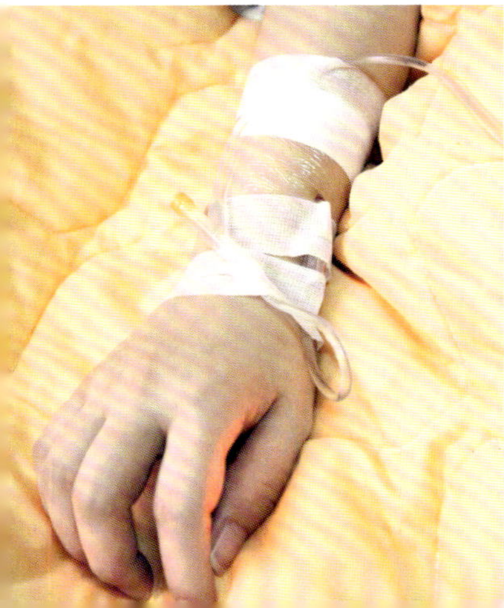

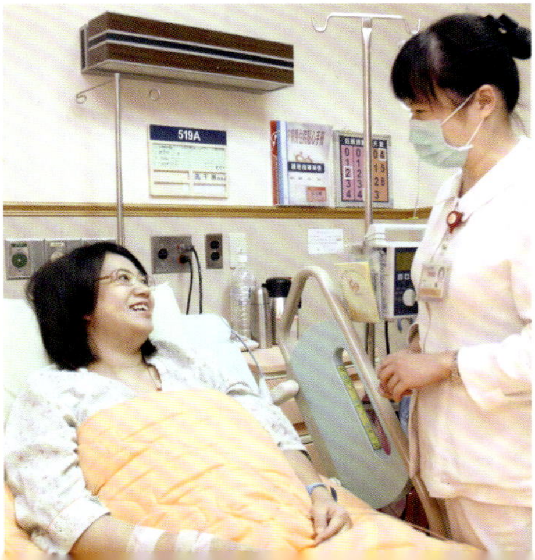

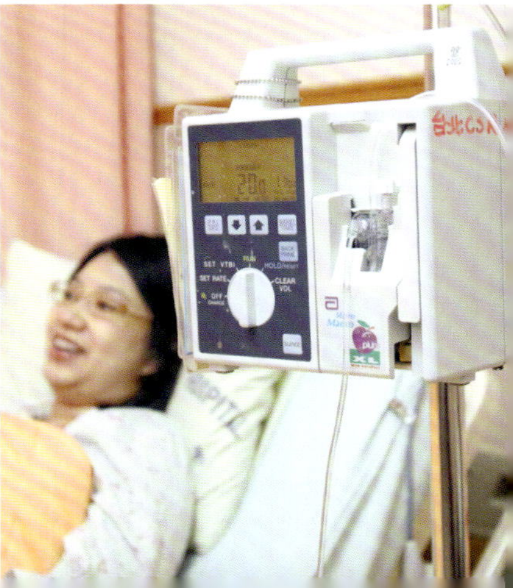

轻松度过卧床安胎期

卧床休息除了可以改善孕妇的静脉回流、减少下肢水肿，还可让肌肉松弛，避免肌肉过度紧绷而引起的酸痛。但是卧床要适当变换姿势，或在床上做一些关节伸缩的活动。此外，长期卧床还可能加速骨质流失，造成骨质疏松，所以要注意钙质的摄取。

在家的环境固然比较舒适，可是在医院医疗资源比较多而且比较方便。为了要轻松度过长期卧床的日子，孕妇可能要面临生活作息上的改变，尤其是对需要绝对卧床休息的孕妇，必须做好相应的准备。例如，必须在床上盥洗，擦澡。可安排适当的消遣，如听音乐、看书报或电视、操作计算机等，但必须要在随手可得的地方。卫生问题需要考虑到可能无法上厕所，必须使用便盆，这时就要更注重局部的卫生和清洁。由于这类患者要避免过度的使用腹压，所以尽量养成定时排便的习惯，避免造成便秘；这时就必须多喝水，摄取富含纤维质的食物。必要的话可以使用软便药或缓泻剂，以期保持大便通畅。

医师的建议：

卧床安胎的日子很辛苦，也很苦闷，对于因病情需要而必须长期卧床的孕妇而言。除了医疗资源和物质需求以外，更需要家人与朋友的协助和关怀，自己也要设法找到适当的消遣，利用电话、书信以及计算机和亲朋好友保持互动，可以抒发情绪、解除内心的郁闷。

家务负担重的孕妇要在医院休息，或许是脱离烦琐家务的一个好方法，要取得家人的谅解，安心养胎。

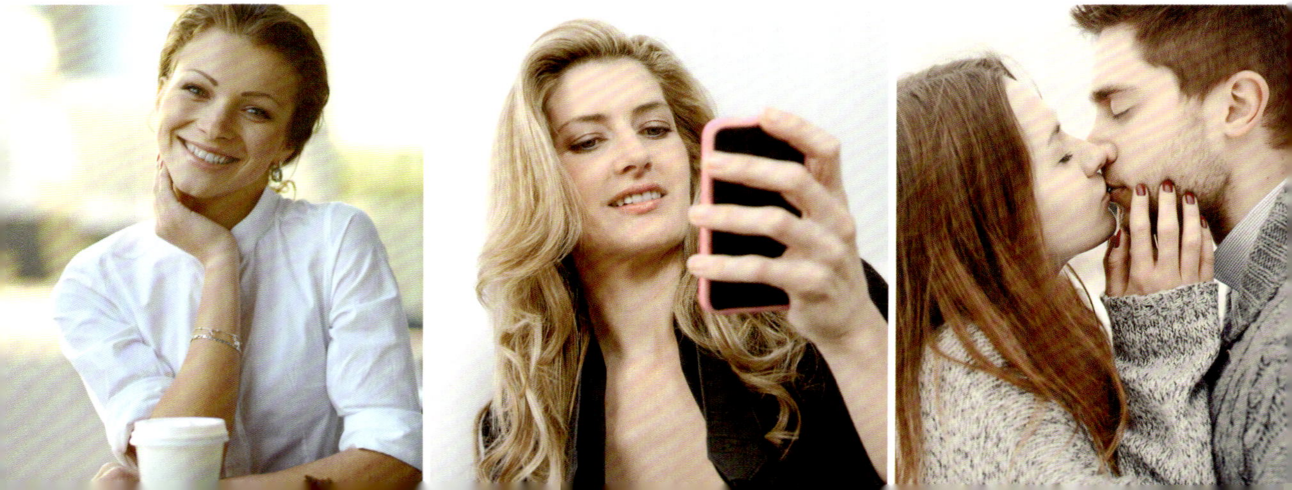

羊水过多或过少

正常足月时，羊水量1000毫升左右，羊水量超过2000毫升就为羊水过多。羊水过多的原因尚不明确，羊水过多者常造成胎儿畸形，其中以无脑儿、脊柱裂等神经畸形为多。多胎妊娠，患糖尿病、妊娠高血压综合征、肾功能不全的孕妇常合并有羊水过多。

一般羊水超过3000毫升，孕妇会有不适感。急性羊水过多会引起孕妇腹痛、腹胀、气短、不能平卧等不适，也会出现下肢、外阴水肿及腹水。慢性羊水过多由于羊水量逐渐增加，孕妇一般能适应。但羊水过多也会引起宫缩乏力，致难产、胎位不正、胎膜早破、早产、胎盘早期剥离、脐带脱垂、产后出血等。

一旦发现孕妇腹部增大过于明显，应到医院就诊，若确认为胎儿畸形，要及早引产中止妊娠，并检查有无如双胎、妊高征等其他并发症。若胎儿无畸形，症状不重，则可以继续妊娠，并给予临床监测，酌情治疗，同时也要注意防止胎膜早破。

羊水量少于300毫升就是羊水过少，最少的只有几十毫升或数毫升。

羊水过少常跟胎儿泌尿系统畸形同时存在，如先天性肾缺陷、肾发育不全等。孕晚期常与过期妊娠、胎盘功能不全并存。

羊水过少对孕妇影响较小，对胎儿的威胁较大，围产儿的死亡率比正常妊娠高5倍。羊水过少的产妇临床多见于宫缩疼痛剧烈，收缩不协调，宫口扩张缓慢，产程延长。

妊娠足月时如确诊为羊水过少，应终止妊娠，并借助B超诊断胎儿是否畸形。如果查出是畸形胎儿，必要时可做剖宫产，尽早结束妊娠。

羊水量的测量，是评估怀孕正常与否的重要指标。但我们实在很难正确地去评估羊水的多少。

医院大多是通过B超来了解羊水量的状况，采取“羊水指数法”来确定羊水量是否正常。方法是：将子宫分为四个象限，分别测量每个象限中羊水的最大深度，再相加求其总和。总和值在8~24厘米的范围之内属于正常状态，小于8厘米为羊水过少，大于24厘米则为羊水过多。

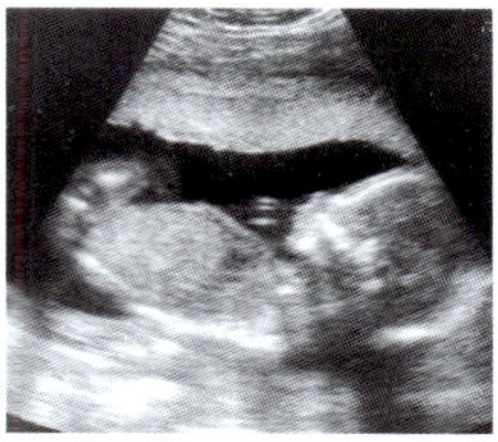

正常的羊水量（黑色影像代表羊水）

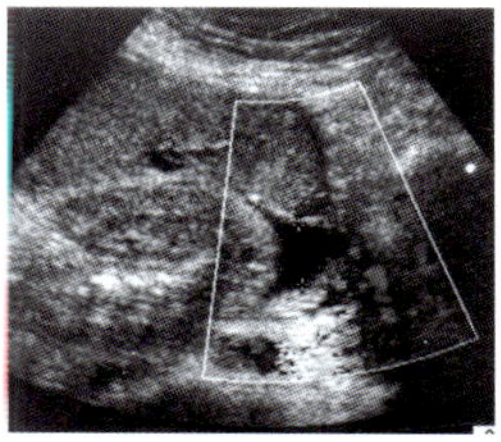

胎儿先天肾脏发育不良合并羊水过少，羊水最大垂直距离为1厘米（小于正常2厘米）

羊水指数标准

羊水深度	B超检查表示最大羊水池的垂直深度，小于3cm表示羊水过少，大于8cm表示羊水过多。 它是判断羊水多少的一个重要指标。
羊水指数	是将子宫分成左上，右上，左下和右下四个象限，四个象限的最大羊水暗区垂直深度之和为羊水指数，若AFL大于24cm诊断为羊水过多，若AFL在18~24cm之间时为可疑羊水过多或羊水偏多。小于8为羊水过少。

双胞胎宝贝健康发育

双胞胎分为同卵双胞胎与异卵双胞胎。异卵双胞胎就是两个不同的受精卵分别在子宫着床，各自拥有不同的基因，性别可能相同或不同，当性别不同时，就是俗称的“龙凤胎”。

同卵双胞胎是指两人源自同一个受精卵，两个婴儿的基因来源相同、性别也必定相同。母亲若怀上双胞胎必须多小心，因为双胞胎流产的概率为单胞胎的2倍。

容易发生妊娠疾病

妊娠高血压：怀双胞胎也会提高罹患妊娠高血压综合征的概率。

贫血：容易产生缺铁性贫血，也可能缺钙与缺电解质。

产后大出血：因为怀了双胞胎，子宫会被撑得比较大，也容易收缩不良，造成产后大出血的概率是单胞胎的2倍。

产后抑郁症的率增加：由于同时需要照顾两个婴儿，妈妈的困难加大，得产后抑郁症的概率也随之增加。

羊水过多：双胞胎的羊水通常比单胞胎来得多。双胞胎羊水过多的概率约为25%，若持续羊水过多，胎儿异常的概率相对较高。

本身负担变大：因子宫容量变大，容易压迫到肺部，妈妈易喘、也会不爱动，也会影响到心肺功能。除了以上各种问题以外，孕妇羊水早破的概率也比较高。

给孕妇的各种建议

- 平时要注意多补充铁质；蛋白质也别忘了要多摄取；每日也要多摄取一些热量[建议约1254千焦（300千卡）左右]。
- 如果羊水过多，平躺较困难，建议孕妇睡觉时可以朝左方躺，让子宫往左边倾斜会比较舒服。
- 若因为子宫压到肺部易喘，则建议睡觉时枕头可以垫高一点，这样比较不容易喘。

胎儿会产生各种问题

怀双胞胎容易早产：双胞胎会提高早产的概率。

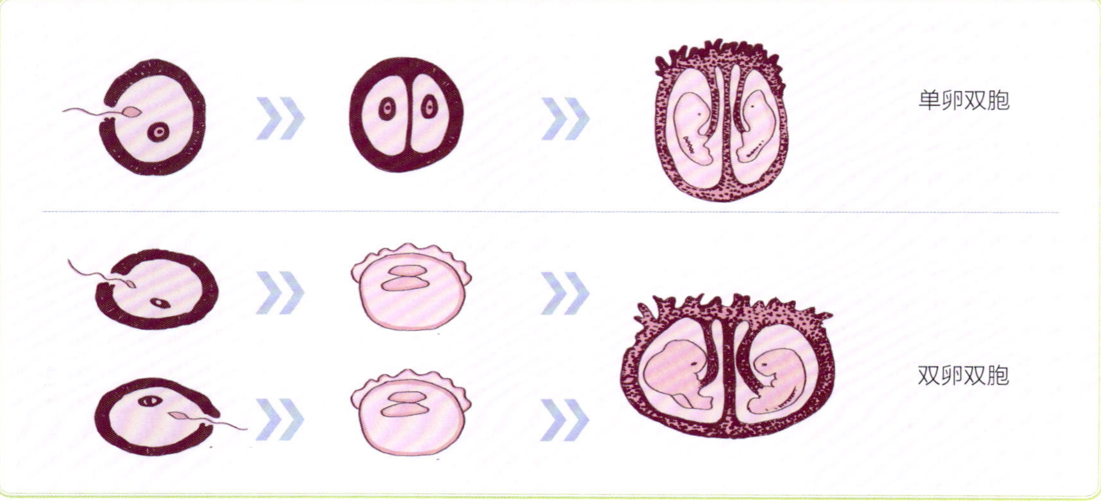

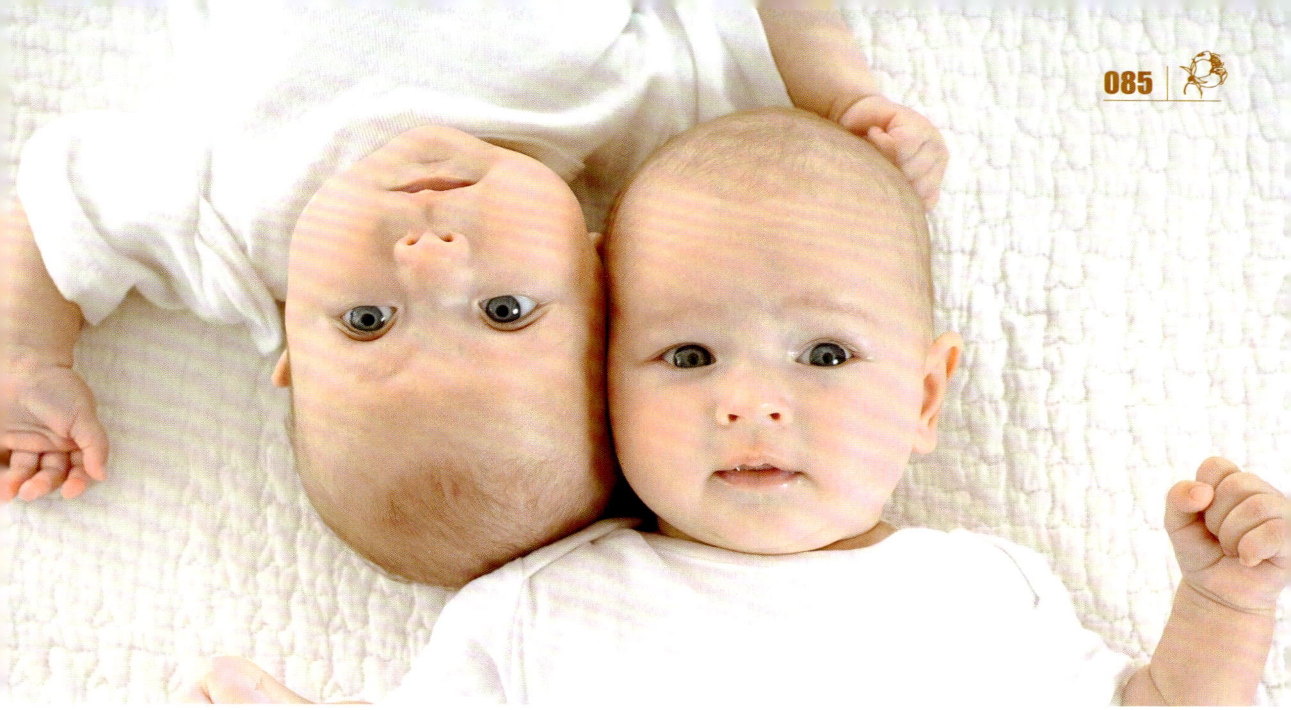

胎儿容易异常：同卵受精后若分裂不完全，导致胎儿的神经管开放性缺损、无脑儿，夭折概率提高。

低体重概率高：若在怀孕第28周时分娩，单胞胎与双胞胎的体重差不多；若在第34、35周时分娩，双胞胎个人的重量就会比单胞胎轻。对异卵双胞胎而言，异卵双胞胎两人各有一个胎盘组织、在子宫内的附着点不同、获得的营养也不均衡，更因两人基因不同而可能一人体形较大、一人体形较小；同卵双胞胎虽由同一个受精卵分裂，但并不一定是平均分裂为1/2，可能有人分到比较多、有人分到比较少。所以无论是同卵双胞胎或是异卵双胞胎体重都可能不相同，低出生体重儿产生的概率也会比较高。

脚掌内翻或先天性髋关节脱臼：子宫内部空间有限，也会因为空间拥挤而易导致胎儿脚掌内翻或先天性髋关节脱臼，不过这些问题在出生后都可以加以治疗。

血液交换问题：因为部分同卵双胞胎的血管连通，胎儿也会产生血液交换的问题。

关于胎儿的各种建议

- 由于胎儿血管连通会造成许多问题，如果检查出来双胞胎的血管连通，建议妈妈可做胎儿镜，用激光的方式将连通的血管阻断。
- 为了尽量避免早产，怀双胞胎的妈妈应多卧床休息。阴道超声波时若发现子宫颈有变短的现象，更需多卧床休息。具体来说，怀孕24周时若子宫颈长度短于2.5厘米，胎儿早产的概率就相当高，所以定期产检与充分休息为保住胎儿的必备条件。
- 由于双胞胎胎儿的异常概率较高，所以必须要做高层次超声波，先行了解婴儿生理的形态与构造。
- 双胞胎剖宫产比较安全。这是因为第一个宝宝出生后，第二个宝宝在妈妈子宫内的位置可能会改变；若胎位不正，医师在协助转动胎儿的过程中，严重可能导致子宫破裂或胎盘剥离，恐怕会危害到第二个出生的宝宝及母体安全，所以建议剖宫产。

孕妇明眸照护原则

为什么视力变模糊

有些妈妈怀孕后觉得视力变模糊，很多是因为近视度数改变所造成；也有因血糖及血压控制不好所导致。如果原本就有青光眼，怀孕后会使眼压改变，也应该要请医师检查再决定是否需要调整用药。

更多孕妇的眼睛不适是因为怀孕造成角膜弧度改变，加上配戴隐形眼镜，使弧度变大而引起眼睛干涩、视力模糊；尤其是目前上班族的孕妇长时间使用计算机，都会加重眼睛干涩及视力模糊的程度。

眼睛不适要立刻就医

由于很难自我判断，因此，无论任何原因造成眼睛干涩、视力模糊，都应该请眼科医师诊断以找出原因，才是最保险的做法。

我们都知道戴隐形眼镜容易引起干眼症，而怀孕后激素的改变，会改变角膜弧度而加重干眼症的程度；如果只是单纯干眼症，治疗后就不会有问题，通常分娩后激素会逐渐恢复正常，等到第一次月经来的时候，视力会恢复大部分，不过产妇若因为照顾宝宝睡眠不好，会使干眼症更严重，因此妈妈更要注意自己的双眼健康。

糖尿病患者也一样，孕妇有可能会因怀孕使视力恶化，依据医师建议决定后续是否要再追踪检查，例如糖尿病患者一年要检查一次眼睛，但是糖尿病孕妇就医次数可能要更频繁。

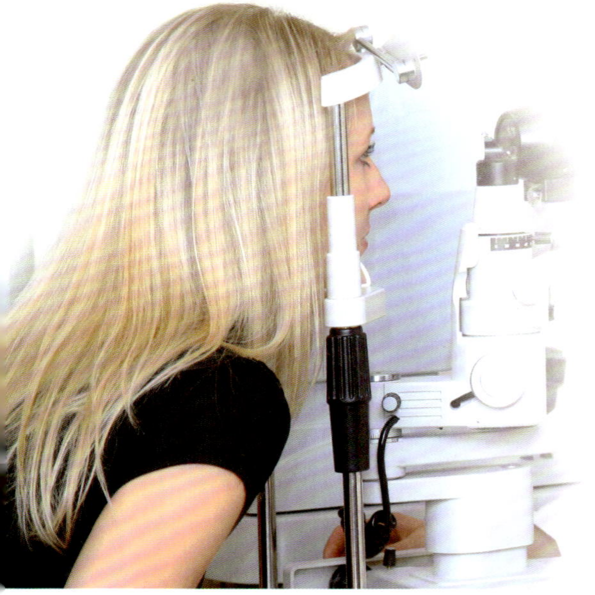

孕期尽量远离危险因子

因怀孕激素改变影响到视力无法预防，不过建议孕妇可远离一些危险因子，主要原则包括：

1. 减少配戴隐形眼镜。隐形眼镜容易使角膜弧度改变，是孕期中影响视力的主要危险因子之一。
2. 少用计算机。计算机会加重近视、干眼的程度，使孕妇感到不适。
3. 预防糖尿病、高血压。

孕妇视力的恢复多要等到产后第一次月经来的时候，不过也有少数人因疏于照顾而无法恢复到以往的视力，例如孕妇因为角膜弧度改变，又配戴隐形眼镜，进而产生不适，最后出现角膜溃疡，很可能导致视力方面永久性的伤害。

又如糖尿病控制不好，导致视网膜病变，甚至玻璃体出血，将使视力严重受影响；或高血压未得到好的控制，也可能造成视网膜剥离。所以对于眼睛的问题，孕妇千万不可忽视或隐忍。

避免配戴隐形眼镜

对于最常见的干眼症，医师先给予人工泪液，如果未见改善，建议孕妇避免戴隐形眼镜，或减少配戴次数，至于是否要完全禁止配戴，或每日可戴多久时间，还是要由医师给予专业的建议。

孕妇常因身体不适、睡眠不佳而特别容易疲累，这时候眼睛也比较干，所以建议这段时间最好配戴一般眼镜。

来做眼睛保健操

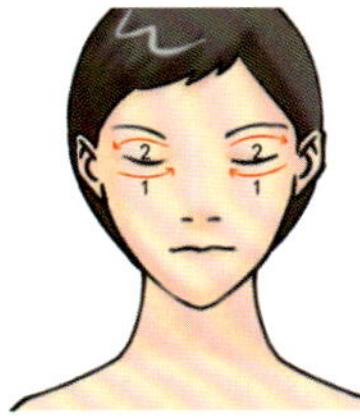

步骤一：手指蘸取适量眼霜（或将手搓热也可以），顺着1的方向，于眼部下方由外向内轻点，再顺着2的方向，由内向外轻轻滑开，连续动作3次。

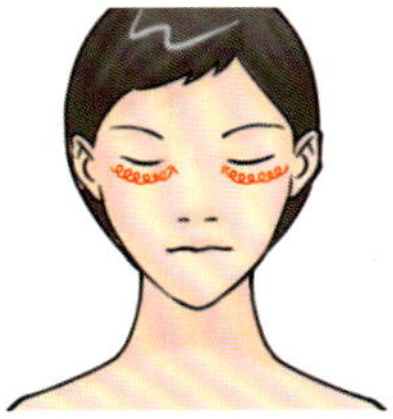

步骤二：用中指的指腹，顺着眼尾往眼头的方向，以打小圈圈的方式，慢慢地按摩至眉头。

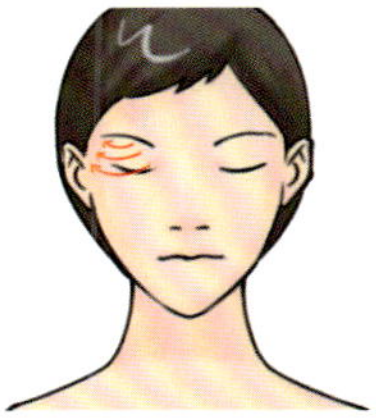

步骤三：用拇指的指腹在眉攒竹穴点处按压3~5秒。

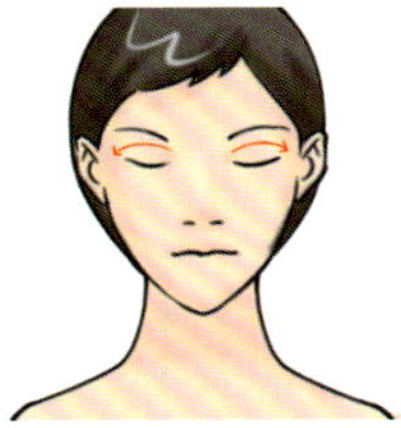

步骤四：由眉头至眉尾，用拇指轻轻压滑。

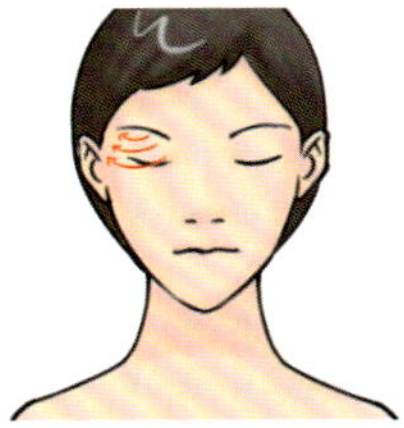

步骤五：将双手搓热，利用双手四指，先轻轻敷盖在右眼头处，慢慢地滑向眼尾位置。左右手轮流交互动作，可以舒缓眼压。

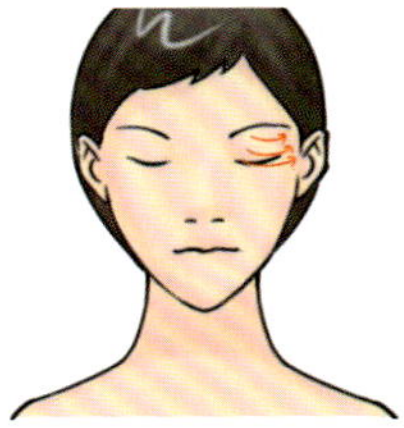

步骤六：同样利用双手四指，为左眼做舒缓推滑的动作，左右各做3次。

眼部穴位名称（依序为步骤七中的数字，以及代表的穴位名称）

1.外球后穴：眼眶下缘外侧1/4处。
2.承泣穴：眼睛平视时，瞳孔的正下方（下眼睑中央）。
3.内球后穴：眼眶下缘内侧1/4处。
4.睛明穴：眼睛内角眶骨凹陷处（攒竹穴下方）。
5.攒竹穴：眉头的凹陷处。
6.丝竹空穴：眉头中央内侧的凹陷处。
7.外明穴：眉头末端内侧1/3处。

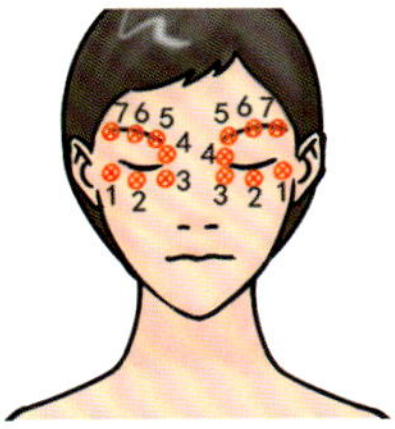

步骤七：用双手中指同时按压两眼眼周的穴点（依序1~7），每个穴点按压时，要停留3~4秒。

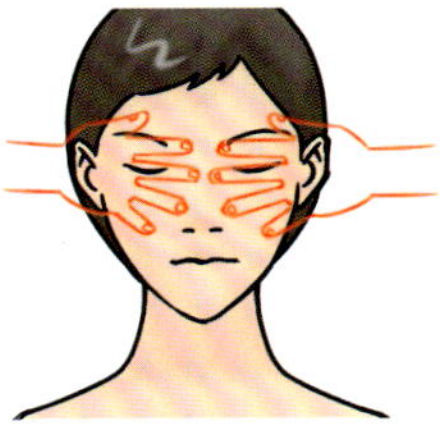

步骤八：将双手搓热，双手合并服帖敷盖在双眼眼球上方，轻压眼球3~4秒，重复动作3次。

当心孕中期牙疾

怀孕与牙齿疾病虽没有直接的因果关系，但是准妈妈在身体与饮食习惯的变化下，如果不注重口腔卫生，面临蛀牙、牙齿敏感等牙齿疾病的概率可就变高了！

牙龈炎

由于激素变化，孕妇的血管会充血，反映在口腔就会变成牙龈充血。在这样的情形下，如果牙齿没有清洁干净、东西嵌在牙齿中，牙龈会比平常容易肿胀、出血，当牙龈有红、肿、热、痛现象时，就代表牙龈发炎了。

牙齿敏感、蛀牙

孕妇在怀孕初期容易恶心、呕吐，因此，胃部的食物有可能反流入口腔中。除了呕吐物之外，酸梅、柠檬等吃起来酸酸的食物都会侵蚀牙齿表面的牙本质，如果呕吐完或是吃东西后没有刷牙，久而久之，牙齿容易脱钙、变软，导致牙齿变得较敏感。另外，当牙本质被侵蚀后，牙齿表面变得不平，食物容易填塞进去，或是附着在牙齿表面，也容易产生蛀牙。

牙周病

牙周病包括牙龈炎与牙周炎。牙龈炎会有牙龈红肿、疼痛的症状，刷牙时也常会流血；而牙周炎则会侵蚀牙龈下方的齿槽骨与牙周韧带组织，严重时则会使牙齿摇晃、脱落。

牙菌斑是牙周病的主要致病原因。牙菌斑是由附着在牙齿表面的食物与细菌所形成，通常人们在进食两三分钟之后，牙齿就会产生牙菌斑，牙菌斑多了之后就会变成牙结石。

Q&A

Q: 为什么妊娠期不宜拔牙?

大量临床事实表明，孕妇在怀孕最初的两个月内拔牙可能引起流产；在怀孕8个月以后拔牙可能引起早产；只有在妊娠3~7个月时拔牙，才相对安全一些。因此，孕妇除非遇到必须拔牙的情况，一般整个孕期以不拔牙为宜。这是因为，妇女妊娠期间身体产生了一系列的生理变化，口腔常常出现牙龈出血、水肿以及牙龈乳头明显增生，如果再拔牙，很容易大量出血。更为严重的是，妇女妊娠期对各种刺激的敏感性大为增强，即使轻微的不良刺激也有可能导致流产或早产。尤其有习惯性流产、早产史的妇女，如果拔牙，更易引起流产或早产。

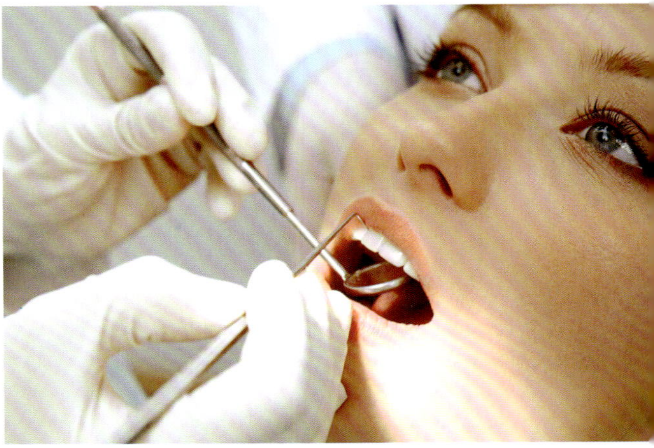

患有严重牙周疾病的孕妇，生出体重过轻的宝宝或早产的状况，比口腔健康的孕妇高。严重的牙周病会导致体内前列腺素分泌增加，进而引发宫缩，才会有早产的现象发生。不过，在怀孕时如发现患有牙周病，在进行适当的治疗后，临床证明可以减少早产儿和低体重儿的发生率。

何时治疗牙齿疾病较好

对于已怀孕的准妈妈，怀孕中期是最安全的治疗期，也就是4～6个月的时候。牙医会对孕妇采取保守性治疗，也就是说，通常会优先解决孕妇急性的红、肿、热、痛现象，并且尽量采用简单的治疗方法。而其他疾病则建议妈妈产后再做治疗。

如果妈妈需要拔牙，或做其他治疗，通常需要照射口腔X线，来确定牙根管与神经的状况，拔牙的时候也必须注射麻醉药，拔完牙之后为了避免感染，还会再请患者服用抗生素和止痛药。

照射口腔X线时，只要穿上保护腹部的铅衣阻绝X线，并且在胎儿状况稳定的中期进行，理论上对胎儿不会有影响。而拔牙时注射的麻醉剂是对口腔进行局部麻醉，且麻醉药的剂量低，因此对胎儿的影响极低。至于孕妇拔牙后服用的抗生素与止痛药，也在安全的用药范围内。

尽管如此，如果不是在最必要的情形下，医生会尽量避免拔牙等治疗，因为不少前来诊所看牙齿的妈妈仍然会担心胎儿的健康是否受影响，治疗时多半会紧张，如此一来，不免增加了孕期看牙齿的压力，也会让就医治疗的过程增添更多变量。

预防胜于治疗

无论是在孕前、孕期或是产后，妈妈们都应该每半年做一次口腔检查，同时只要牙齿有问题就马上就医治疗；若是有计划生宝宝，更应该在怀孕前再做检查，并进行治疗，以免在怀孕时口腔问题恶化，却又因担心胎儿安全而使治疗情形更复杂。

除了定期检查牙齿之外，要维持牙齿的健康，最重要的就是保持牙齿清洁。

孕妇应在平日就注意牙齿保健，怀孕之后，更要保持良好的洁牙习惯，以免提高蛀牙或加重牙痛的可能性！毕竟，牙痛可不一定比产痛轻！

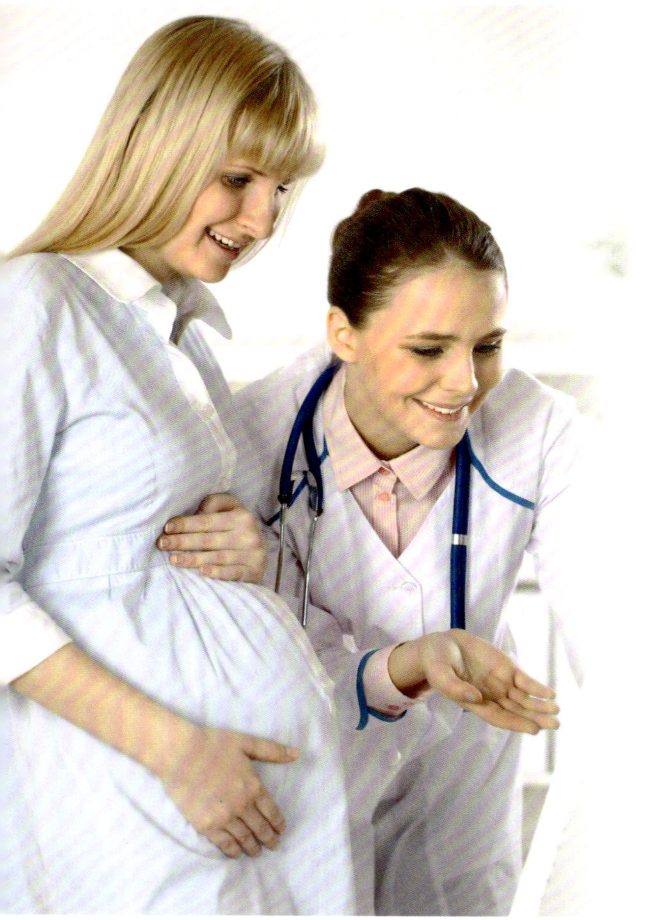

孕期小心过敏

遵守四原则，有效控制过敏

“及早诊断、找对医师、循序渐进、规则返诊”是过敏患者应遵循的四大原则。首先寻求过敏专科医师诊断，确定是否过敏引起；并找出过敏原并尽量避免；已经有明显症状且影响到工作生活，则必须适当使用抗炎药物。

掌握四大要素，降低过敏发生

1. 避开过敏原：不要因为无症状而忽视，大家多半会注意食物方面的过敏原，其实食物过敏的影响程度要比吸入性过敏原来得小，过敏患者应特别重视家中尘螨、蟑螂等过敏原，做好居家清洁，保持湿度在60%以下，因为湿度太高会加重过敏的不适症状，所以必要时应使用除湿机。
2. 有症状要用药：无论是用喷剂或吸入剂，有症状应该在医师评估下，依指示按时使用抗炎药，而且不可症状消失而自行停药。
3. 保持适当运动。
4. 适当使用保健食品：如益生菌、鱼油等，都能提高身体抵抗力的效果。

利用中药材，有效改善过敏

中医有很多药材对过敏的改善和预防有不错功效，依不同部位的过敏，可在平时使用简单中药材熬煮饮用，例如：

1. 皮肤容易过敏的患者，可取土茯苓、红枣加水熬煮喝，能达到抑制发炎的效果，孕妇也可饮用。
2. 鼻子过敏可用葛根、黑枣加水煮。
3. 气管过敏建议用杏仁、百合、红枣加水熬煮，能缓解咳嗽。
4. 肠道过敏则用藿香、山药、红枣加水炖煮饮用。

孕妇过敏要诊治

孕妇对于过敏要比一般人更加注意，由于怀孕后免疫系统会改变，有1/3过敏可得到改善，1/3没有差别，1/3怀孕后反而加重。有些孕妇出现过敏症状，却一直拖延不愿吃药。其实孕妇过敏，容易增加宝宝将来过敏的机会，所以要提醒孕妇，不要担心药物影响胎儿，只要在医师指导下使用合乎安全等级的药物，对胎儿不会有伤害。

孕妇积极防过敏

过敏妈妈最晚在怀孕第4个月就要开始防范过敏，做法包括：

1. 调整饮食，尽量避免摄取容易过敏的食物，例如草莓、巧克力、带壳海鲜等，并尽量避免吃加工食品。
2. 居家环境应保持清洁，避免蟑螂、尘螨滋生，必要时室内可使用空气清净机；并且要远离二手烟的危害。
3. 怀孕期间应尽量食用平时已习惯的食物，饮食习惯不要有太大改变。
4. 平时也可适当饮用以下两种药膳：I黄芪、防风、白术煮水喝；II紫苏、冰糖煮水饮用。以降低过敏发生的机会。

早上喷嚏不断怎么办

过敏体质者在换季季节，应少吃白萝卜、梨等寒性食物。如果清晨特别容易打喷嚏、眼睛痒，可在起床后用冷水洗脸，经过一段时间，体质会慢慢适应外面环境，降低过敏程度；孕妇则建议用温水洗脸，而在洗脸后，可用吹风机微风、维持一段距离往大椎、百会两处穴位吹到有温热感，就能减少起床后的过敏症状。

穴位按摩可增加免疫力

可以针对几个穴位做按压，以调节免疫力，降低过敏发生，包括：足三里、合谷、曲池、三阴交、大椎、百会等，以针灸或按压都能达到效果，不过孕妇在按压时记得手法要轻。

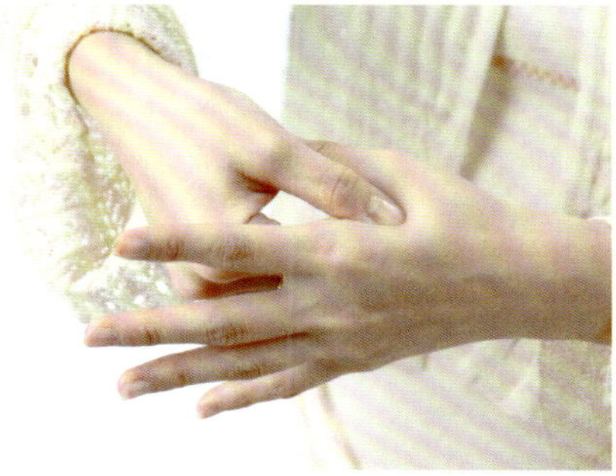

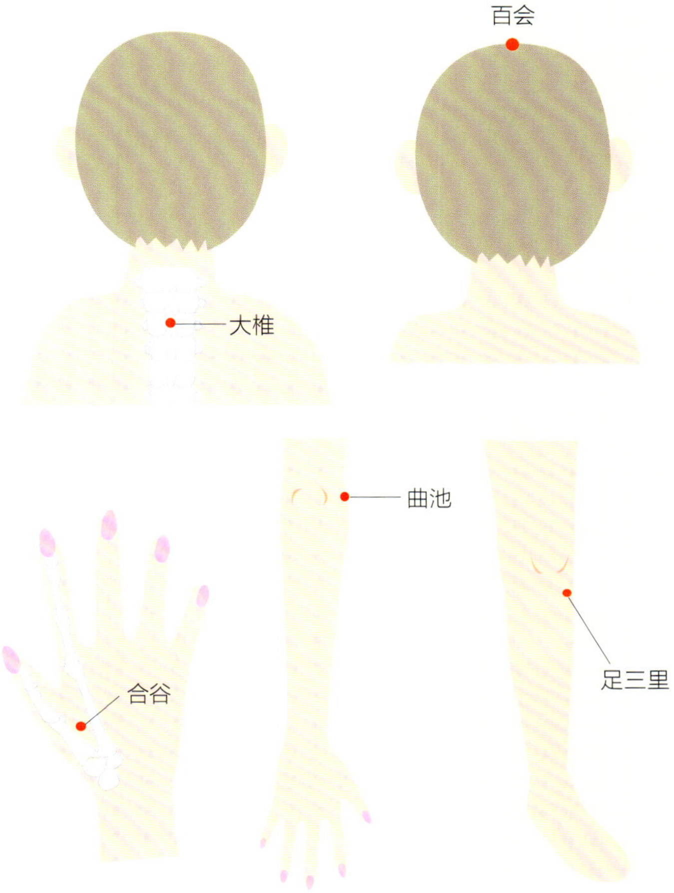

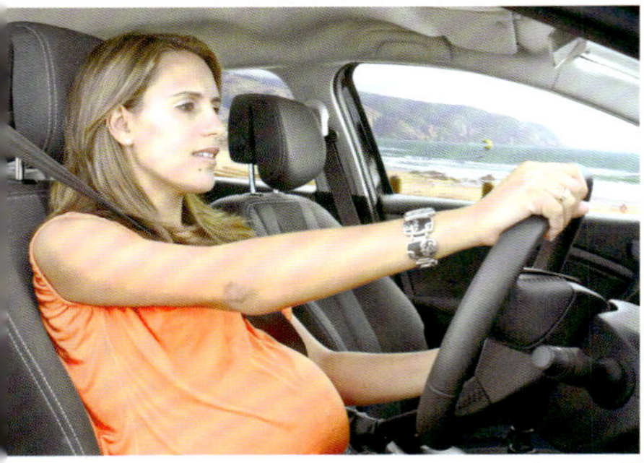

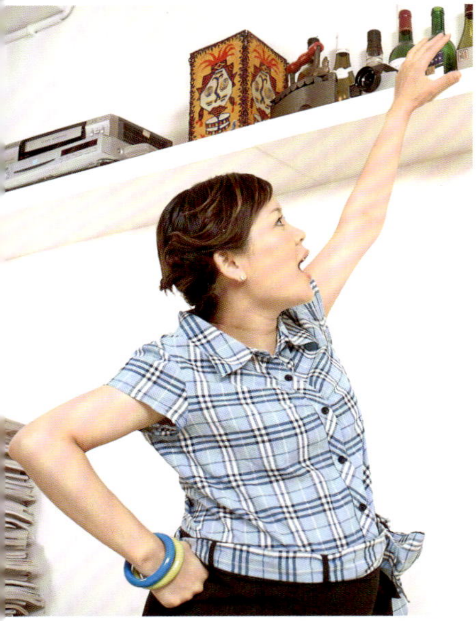

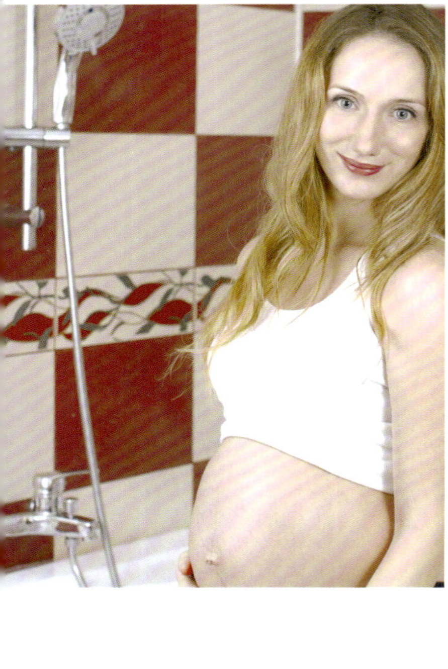

孕中后期安全很重要

进入怀孕中期，孕妇挺着大肚子，行动实在不方便，因此需要格外注意家中家具摆放上的便利性及安全性。

采光照明很重要

尤其是夜间照明上，在通往洗手间的走道上，或是在厨房、客厅、卧室，最好都加装小夜灯，保持适当的夜间照明，让孕妇行动更安全。

主要通道保持足够宽敞

随着怀孕周数的增加，以及孕妇体型的明显改变，家中家具的摆放，诸如各厅室间的走道、门口的鞋柜，都请尽量避免堆放杂物；原本放置在主要通道上的储物柜，也请尽量移往别的房间。此外，也应该避免将脚踏车、电瓶车停放在大门口，导致出入通道过于狭窄，对孕妇行动造成困扰。

浴室铺上防滑垫、扶手

家中有孕妇者，最好在浴室里铺上防滑垫。习惯使用淋浴的孕妇，可以在莲蓬头下方贴上防滑垫；站在浴缸里面淋浴或是泡澡者，最好在浴缸里也贴上防滑垫，以免肥皂泡沫导致孕妇不小心滑倒。浴室中也可以加装扶手，加强孕妇的支撑力，提升浴室安全性。

物品收纳高度要调整

家中有孕妇者，物品收纳的习惯也必须调整。因为孕妇重心不稳，加上挺着大肚子，无论是踮起脚尖、蹲下，都非常困难。因此，经常使用的物品，收纳高度不应超过肩膀以上、膝盖以下。

请贴上防滑贴条

譬如在楼梯最后一阶与地板交接处、浴室地板与室内地板之间的落差，应贴上防滑贴条，避免孕妇因重心不稳而摔倒。另外，床铺下地板上可以适当铺小地毯，有些家中浴室门口会铺上踏垫，但是这些地垫底下，最好都能再使用防滑贴条固定，避免滑倒。

肌肤的呵护

孕妇常见的皮肤困扰有以下几种：

1 色素沉淀、色素斑：在体内激素的改变之下，色素沉淀是孕妇身上最明显的变化，通常在颈部、腋下、乳晕、腹部中线、腹股沟以及手脚的关节部位等，会有变黑的现象。当黑色素集中在面部两颊、额头或上唇时，就称为孕斑或黑斑。另一方面，原有的斑点也有可能会加深，例如雀斑或是晒斑等。

2 小垂疣：小垂疣是一些小小、约1毫米左右突起的小东西，颜色多半是深肤色、咖啡色或是黑色，常发生在颈部、胸、腹、乳晕，或是眼皮的皱折部分。

3 其他皮肤疾病：孕妇尚有青春痘、皮肤瘙痒等皮肤问题，尤其在后期睡眠不足的情形下，可能更容易发生。另外，在怀孕之前，就有异位性皮肤炎、脂溢性皮炎、皮癣、湿疹等皮肤疾病的准妈妈，可能会担心。这些疾病在上述的皮肤状况都来自于身体内部的变化，但是孕妇如能做好基本的保养与防护，可以避免或减轻这些症状。

- 防晒：有些脸上的斑点在日晒之后，颜色会加深，所以防晒是一定要做好的，包括擦防晒品、撑伞、戴帽子、穿长袖外套等。
- 基础保养：可使用含有乳糖酸、乳酸、胶原蛋白、尿素霜等高效保湿成分的产品。尽量不要染头发，以免对宝宝造成不良影响，尤其是妈妈有喂母乳时。

产后体内激素恢复原有状态，有些皮肤问题也会随着消失，但孕斑消失的情形仍然因人而异。假使过了一段时间仍未消退，可以再考虑使用医学美容的方式做治疗。

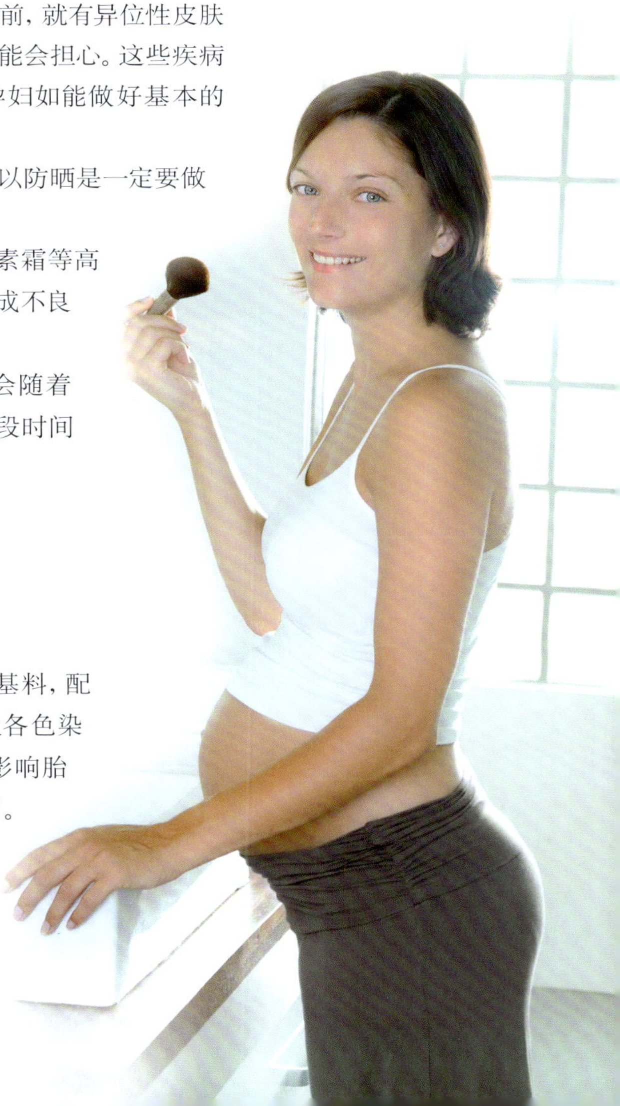

慎重使用化妆品

不宜涂抹指甲油

目前市场上销售的指甲油大多是以硝化纤维为基料，配以丙酮、乙酯、丁酯、苯二甲酸等化学溶剂和增塑及各色染料制成。这些化学物质对人体有一定的毒害作用，影响胎儿健康。即使是孕妇专用指甲油也不安全，慎重使用。还有，孕妇涂指甲油，掩盖了指甲的本来颜色，医生在诊断是否有缺血现象和有无心脏病时很难做参考依据。

孕妇不宜涂口红

口红具有较强的黏合性，可以吸附空气中飞扬的尘埃、各种金属分子、细菌和病毒，经过口腔进入体内，一旦抵抗力下降就会染病。其中有毒、有害物质以及细菌和病毒还能够通过胎盘影响胎儿。

假如孕妇经常涂着口红到医院做产前检查，就会掩盖嘴唇的真实色泽，致使一些疾病不能早发现、早治疗。

还有，国内外多采用一种叫作酸性曙红的红色粉末作口红中的颜料，其本身就是一种对人体有害的色素，它能损害遗传物质——脱氧核糖核酸（DNA），引起胎儿畸变。

孕期运动好处多

传统观念认为怀孕妇应该少做活动，以免动了胎气，但这个观念是错误的。适度的运动不仅可以改善诸多孕期不适、控制脂肪的增加，还能让分娩更顺利。别以为运动又麻烦又累人，其实“孕动”也可以简单轻松。

改善孕期不适

1 头晕、疲倦与易喘：运动可增强心脏的功能，使得血液循环较佳，身体代谢好，改善孕期因为心肺功能不佳产生的头晕、疲倦或是易喘等现象。

另外，运动能使肌肉摄氧的能力较佳，这表示肌肉的效能较高，那么相对地也会减轻心脏的负荷量。

2 水肿：当血液循环良好，也可以减缓下肢静脉回流不佳造成的水肿现象。这是因为静脉本身没有帮助血液回流的机制，必须依靠肌肉的力量把血液往上输送，因此运动可以改善下肢静脉血液回流不佳现象，进而预防水肿与静脉曲张的情形。

3 胃肠不适、便秘：怀孕时在激素的作用之下，孕妇的胃肠道蠕动会减慢，容易产生便秘，而便秘状况也会加重痔疮症状，运动可以促进胃肠道蠕动，改善便秘。

4 腰酸背痛、关节损伤：怀孕时会分泌某种激素，使得孕妇全身的韧带变得较松，如此，分娩时骨盆才能够扩张。但当韧带变松时，孕妇若是姿势不良或是在活动的过程中都很容易损伤关节。因此如果能锻炼肌肉，让肌肉有效支撑骨头，较能避免关节损伤。

5 失眠、心情烦躁：运动时，大脑会释放脑内啡肽，这种物质能使人的心情愉快；同样，运动也能适度减轻身心压力，解除心情烦躁现象，帮助孕妇夜晚有个好睡眠。

6 控制体脂肪的增加、预防妊娠纹。孕妇不能减肥，不过，在运动时会消耗热量，燃烧体脂肪，所以孕妇的体脂肪会增加得较少，避免体重

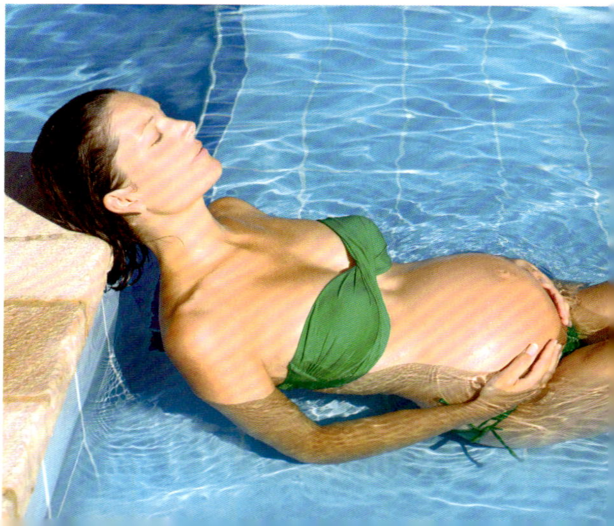

增加过多；另一方面，还可以预防妊娠纹产生。因为体脂肪快速地增加，容易产生妊娠纹。

7 控制妊娠糖尿病：运动时，身体增加血糖的利用率，刺激胰岛素分泌，可降低妊娠糖尿病的发生率，对有妊娠糖尿病的孕妇，有控制血糖之功效。

8 了解自己的身体：怀孕时，孕妇的身体变化很大，有些孕妇甚至对自己的身体感到陌生。在孕期时多做运动，例如简单的有氧运动与轻度瑜伽，可以帮助孕妇更了解自己的身体，并进而掌控身体，进而增加自己的自信心。

自然分娩概率高、产程短

孕期多运动可增加自然分娩的概率，减少不必要的开刀。再者，运动使得孕妇的心肺功能好、体力好，不易疲倦，且肌肉有力量，耐痛度提高，再加上运动孕妇熟悉如何调整呼吸，因此，整体来说能使得产程较顺利，并缩短产程。有研究显示，65%有运动习惯的女性，平均只花了4小时就生出宝宝。

产后恢复快

1 胎儿成长养分充足、胎儿窘迫概率降低：孕期运动可让孕妇的血液循环顺畅、新陈代谢功能良好，进而使得胎盘功能健全，能输送充足的氧气给宝宝，而胎儿的代谢物的速度也较快，甚至可减少发生胎儿窘迫的概率（胎儿窘迫指的是胎儿心跳不正常，发生缺氧现象，此现象在孕期28周后就可能会发生）。

2 胎儿体脂肪较少：爱运动的妈妈肚里的宝宝活动力较好，依据经验，运动孕妇的宝宝不易有体重超重现象。

Q&A

Q：哪些孕妇不宜运动？

尽管运动能给孕妇和胎儿带来很多好处，但若是孕妇因为生理方面的原因不适宜进行锻炼就不必勉强自己。因为勉强自己锻炼时可能会有意想不到的问题出现。

- 有习惯性流产史者不宜进行锻炼。
- 有心血管疾病者如高血压、妊娠高血压综合征、子痫等不宜进行锻炼。
- 多胎妊娠者不宜锻炼。
- 胎动不好者不宜锻炼。
- 贫血孕妇不宜锻炼。
- 有前置胎盘者不宜进行锻炼。
- 宫颈关闭不全者不宜进行锻炼。

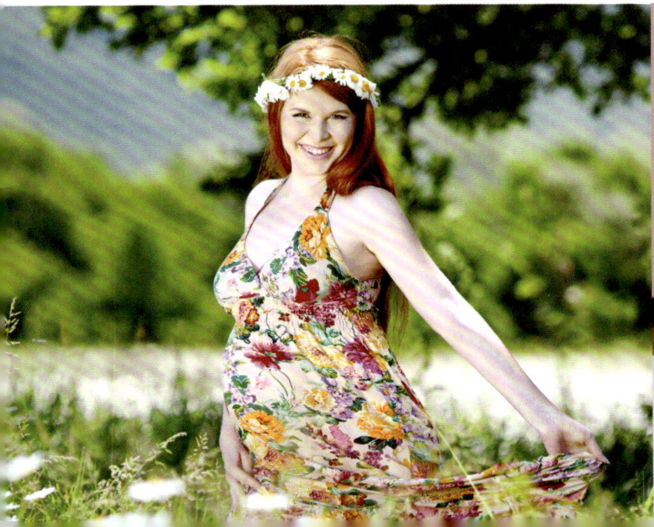

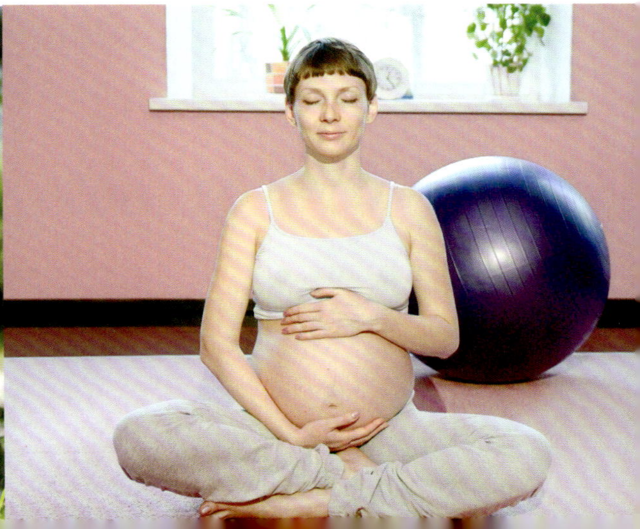

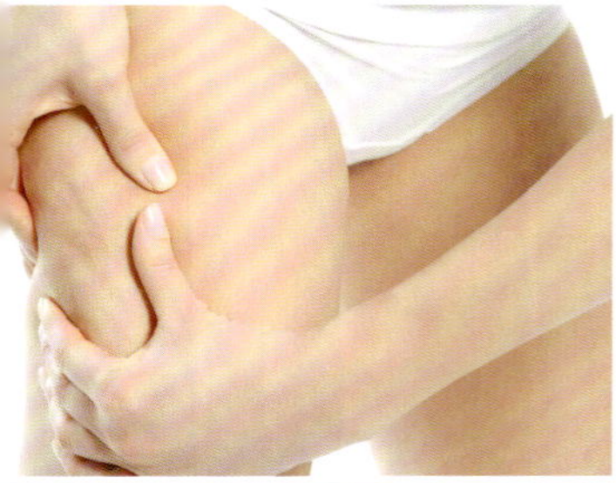

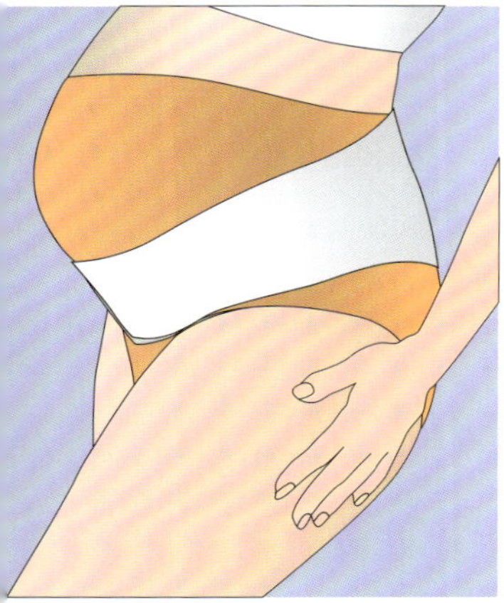

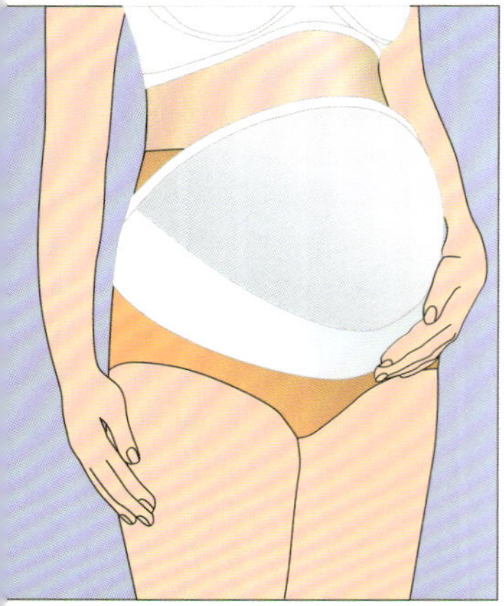

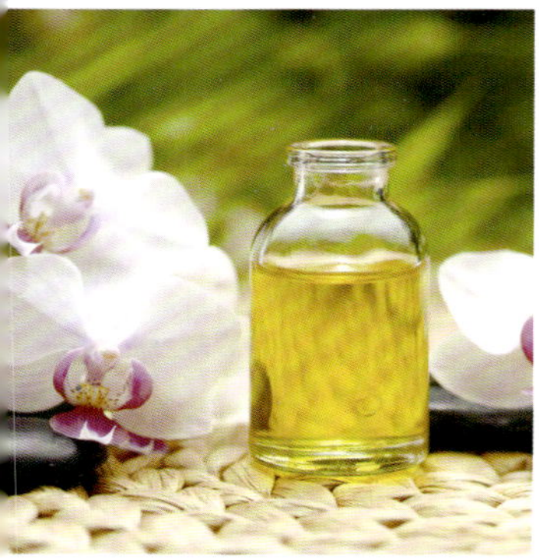

赶走妊娠纹

妊娠纹其实是扩张纹，除了腹部之外，臀部、大腿、手臂内侧，甚至是乳房都可能会有妊娠纹产生。

妊娠纹的生长，大约可分为两期，初期呈现红色或紫红色的纹路，摸起来甚至有点凸凸的感觉，妈妈可能感到有点痒不太舒服，通常都发生在怀孕后期肚子被撑大时；过一段时间后，纹路会萎缩，变成白色，就像瘢痕一样，摸起来会有一点凹下去的感觉，凹下去的部位代表皮肤变薄了。

怀孕时适度地使用妊娠霜按摩胸部与腹部(怀孕前3个月应避免刺激乳头，以免造成宫缩而有流产)，可帮助血液循环较顺畅，皮肤的延展性也会比较好，多少可降低皮肤被快速撑开的程度。按摩方式是从外往中心部位按摩，而腹部则是由中央(肚脐)往两侧推，腹背的部分则是由后背部中央往两侧推。

下列几种成分通常会被应用在妊娠霜中，试图减少妊娠纹的产生：

- 维生素B_5、硅胶：减少瘢痕形成。
- 椰子油、不饱和脂肪酸：滋润皮肤，使之更健康。

孕期使用托腹带，不仅可以协助支撑腹部，减轻腰酸背痛现象，同时也可以避免腹部的皮肤被往下拉扯的程度，多少可减少产后肚皮松弛现象；但最重要的还是体重勿增加太多，胎儿不要太大，肚子才不会撑得过大。

去除妊娠纹的方法

鸡蛋清去妊娠纹法

腹部洗净后按摩10分钟，把蛋清敷在肚子上，10分钟左右擦掉，再做一下腹部按摩，这样可以让皮肤吸收更好一些。还可以在蛋清中加入一些橄榄油。

橄榄油去妊娠纹法

预防妊娠纹最普遍的是使用精油，各大超市均有销售，能舒缓皮肤，增强皮肤韧性，但对已形成的妊娠纹作用甚微。

猕猴桃酸奶去妊娠纹法

猕猴桃1个、酸奶1杯，猕猴桃清洗干净，切成两半，用勺子挖出中间的果肉，放入酸奶杯中即可。可使皮肤中深色氧化型色素转化为还原型浅色素，干扰黑素的形成，预防色素沉淀，保持皮肤白皙。改善皮肤细胞活性，延缓皮肤衰老，增强皮肤张力，刺激皮肤新陈代谢、保持皮肤润泽细嫩的作用。

乳房的护理

随着孕周的增加，乳房逐渐增大，这主要是由于受垂体泌乳素、胎盘泌乳素、雌激素、孕激素的刺激，使乳腺管和乳腺泡增多。初产妇每侧乳房的体积由早孕时的平均565毫升增到足月时的平均775毫升，双乳房重量的增加约为400克，乳头增大并着色（变黑），乳晕着色，乳晕上有很多散在的、结节样的凸起。在妊娠晚期，挤压乳房可有数滴稀薄的黄色液体渗出（称为初乳），但泌乳功能需要在产后数天才出现。

正常的乳头为圆柱状，凸出在乳房表面，表皮不平呈小结节样，容易藏污垢。怀孕4个月后，乳头可有少量黄色分泌物，乳晕的皮脂腺也增加了分泌，这些分泌及灰尘在乳头上形成乳痂，不易除掉。在妊娠4、5个月后要常用温肥皂水擦洗乳头，除掉乳痂，涂以无水羊毛脂或5%维生素B_2油膏；每日用干燥软毛巾轻擦乳头，以增加表皮的坚韧性，防止哺乳时乳头皲裂。对内翻或凹陷的乳头，每日应用手向外牵拉，内陷程度重不易纠正的，往往使婴儿吸吮困难，可以考虑停喂母乳，在分娩后就喂牛奶。

孕期要经常洗澡，保持乳房清洁，洗净手后再接触乳头。乳房过大或下垂应使用乳罩托起，但不能过紧。

孕妇对乳头要加强护理，但不可过多刺激乳房。特别是妊娠末期，刺激乳房可以诱发宫缩，有引产和催产作用。这是因为刺激乳房，尤其乳头，通过神经内分泌通路的传导，可以促使孕妇体内的内源性催产素物质分泌增多，作用于子宫肌产生宫缩。因此，凡孕期子宫敏感性偏高，或曾有过流产、早产、习惯性流产史，曾发生过胎膜早破、死胎，有过多次人工流产、引产史且合并有宫颈内口功能不全的孕妇，孕期均不宜过多地刺激乳房和乳头。

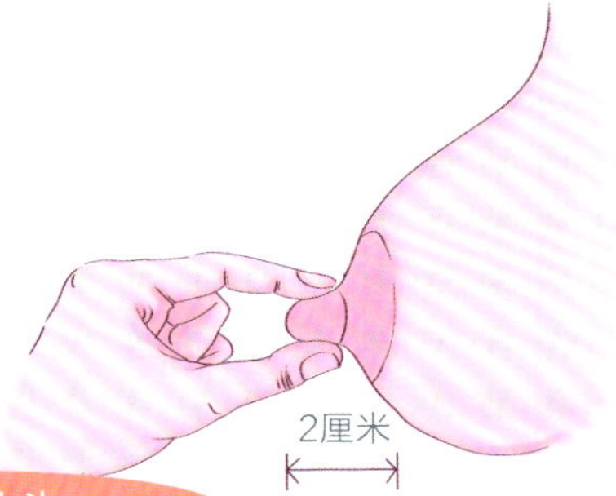

理想的乳头

婴儿容易吸吮的乳头是稍微隆起，根部略凹的形状，从乳晕部分到乳头尖端，有2厘米以上就合格

有问题的乳头

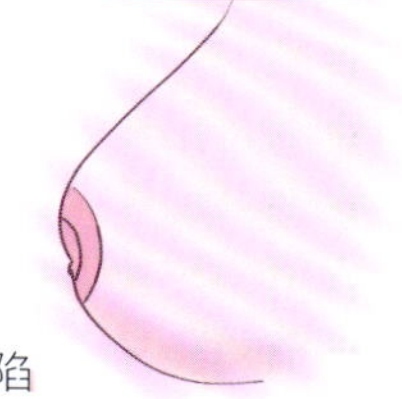

凹陷

乳头陷入乳晕。在怀孕中将乳晕部分的皮肤上下、左右拉，揪出里面的乳头，做乳管疏通护理，就能让婴儿吸到母乳

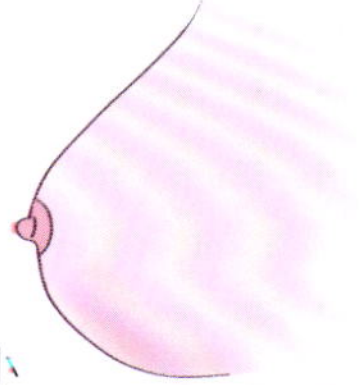

太小

乳头太小，婴儿无法用舌头含住乳头来吸吮。怀孕中以乳管疏通术按摩乳头，使乳头变大。靠着自己的努力和婴儿的熟悉，就能成功哺乳

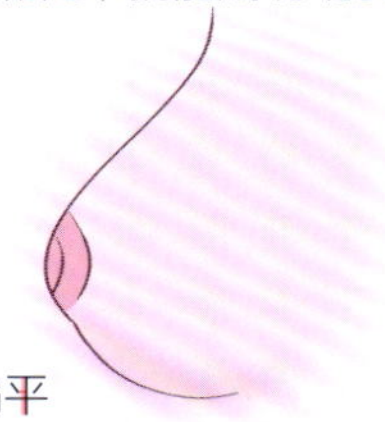

扁平

从乳晕部分到乳头没有长度，呈扁平的状态。在怀孕时要比平时更持续地多做乳管疏通术，使乳头和乳晕部分变得柔软，婴儿就能顺利吸吮

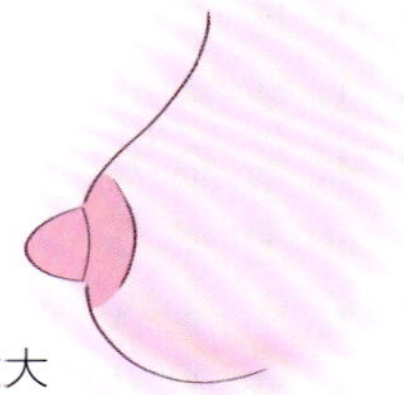

太大

太大的乳头可能使婴儿的嘴巴含不住，怀孕中应该搓揉使其变软。即使太大的乳头，如果变软也能顺利吸吮

孕妇根据前文检查自己的乳头后开始做“乳头疏通术”的按摩。有人在怀孕中就分泌少量乳汁，体内已经开始制造母乳。这种分泌会阻塞乳管，按摩的首要目的 就是使输乳管通畅。

此外经常受到内衣保护的乳头很敏感脆弱。如果突然让婴儿咬着吸吮，可能会有皮肤裂开的情形。按摩可逐渐使乳头变结实，而且能使乳头变软，被吸吮时也有伸展的效果。

按摩应在洗澡和就寝前等轻松时刻做。为了让手直接碰触皮肤，一定要 脱下胸罩。乳头扁平、凹陷的要多按摩。如果腹部觉得胀硬就要立刻停止。刺激乳头、乳房会促进宫缩，可能引起流产或早产。

乳管疏通按摩示意图

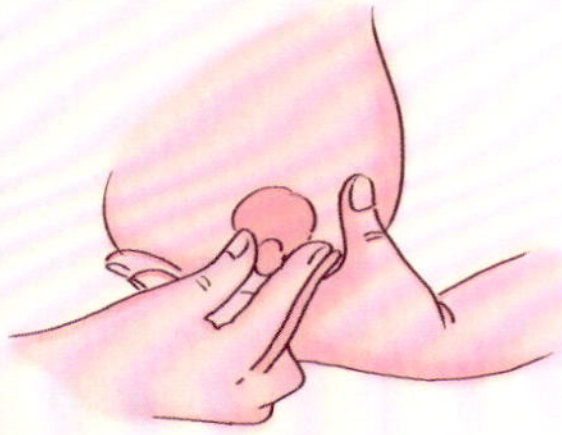

① 按摩乳头
用一手支撑乳晕的根部。然后以另一手拉起乳头。如果将指腹合起来做，乳头就会变软

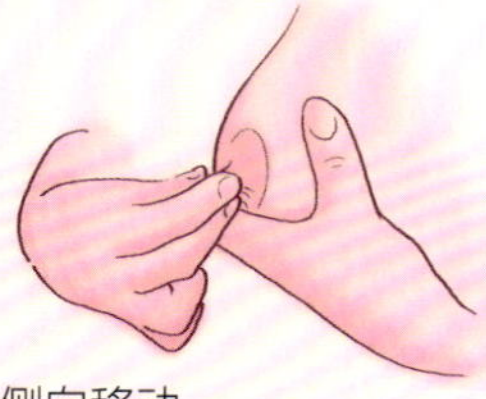

② 侧向移动
手指抓住乳头的方法同上。左右交互扭拧搓揉。此时注意不要勉强扭拧乳头。在洗浴时做能促进血液循环

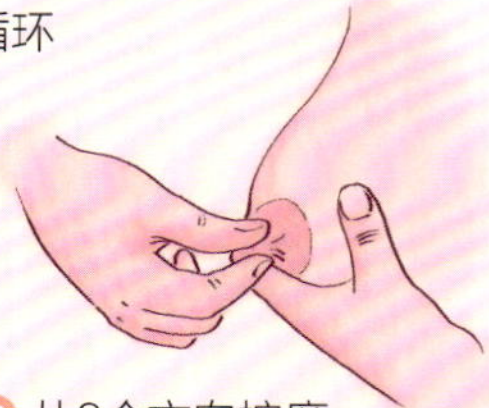

③ 从8个方向按摩
将1~2的按摩从纵、横、斜向等8个方向做。乳头变软后就不必再做。按摩时如果觉得腹胀要立刻中止。一天一次即可

运动促进胸部血液循环

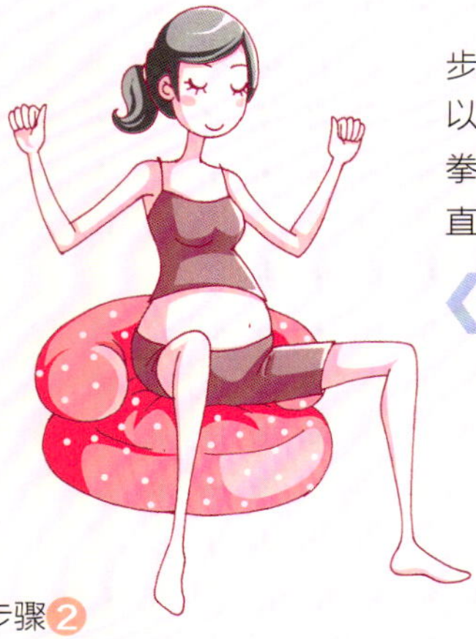

步骤①
以靠着椅背的姿势坐下，轻轻握拳。使上臂和地板平行，将手臂成直角上举，挺胸双手慢慢向后拉

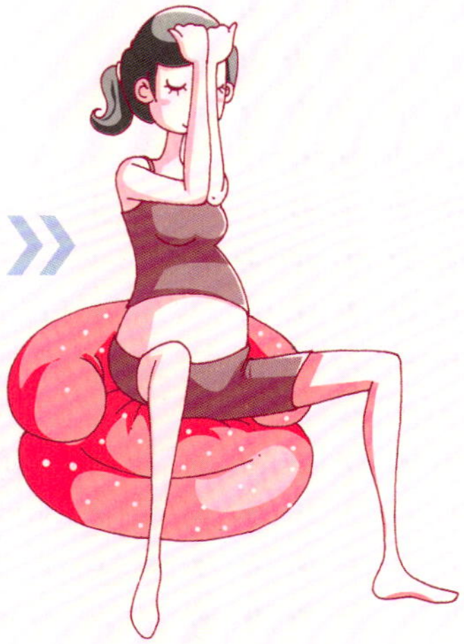

步骤②
用手肘画圆圈，慢慢地将手臂靠到身体前面。一边有意识地将胸部肌肉紧缩，一边吐气10次。反复做10次。仰卧在床上做也一样有效

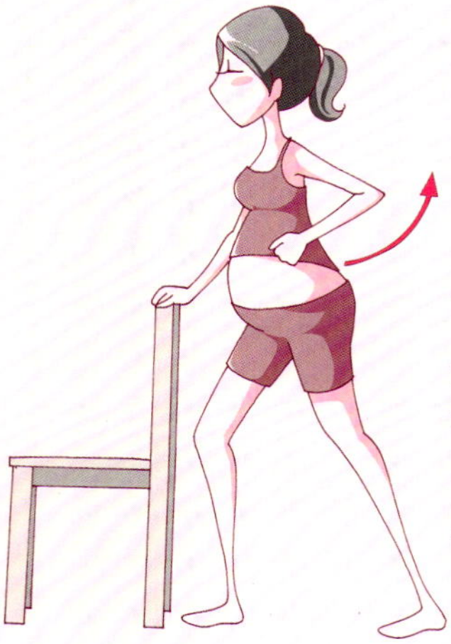

步骤③
意识着下垂的手的重量，弯曲手肘向后拉。此时吐气，注意不要提起腋下。做10次后换手再做

孕中期营养与饮食

孕中期(13~28周)体重管理

适当的体重增加数：5千克

建议增加的热量：1254千焦（300千卡）

建议增加的营养素：蛋白质、维生素B_1、维生素B_2、烟碱酸。

适合的运动类型：游泳、固定式脚踏车、快走、温和的有氧运动、孕妇瑜伽。

饮食重点

胎儿的器官在怀孕中期持续地成长，而孕妇主要是在这个时期与后期增加体重，摄取的总热量每日应增加1254千焦（300千卡）。

每日应有钙质1000毫克

钙质向来是孕期营养摄取的重点之一，牛奶与乳制品是一般公认含有丰富钙质的食物(一杯牛奶含有270毫克的钙质)，黄豆制品(如豆腐、豆干等)与绿色蔬菜中也含有钙质。肉类的骨头中存在着丰富的钙质，同时钙质在酸性的环境下比较容易从骨头中游离出来，因此进食连着骨头的小鱼或小鱼干，或是带骨鸡汤、排骨汤的时候，若能再加上醋来烹煮，就能从这些食物中摄取到钙质。

要提醒妈妈的是，不要将牛奶当作白开水喝，因为牛奶中含有磷，过度的磷容易使孕妇抽筋，也会抑制钙质吸收状况。另外，过多的蛋白质，纤维质，含有草酸、植酸的食物(如菠菜、苋菜、竹笋等)，茶与咖啡都会影响钙质的吸收率。

尽管鱼的钙含量不如牛奶，但鱼不仅含钙，还含有丰富的磷，这对强健胎宝宝的骨骼和牙胚发育很有帮助。但注意不要吃鲭鱼、方头鱼、金枪鱼，生鱼肉和贝壳类食物也不要吃。

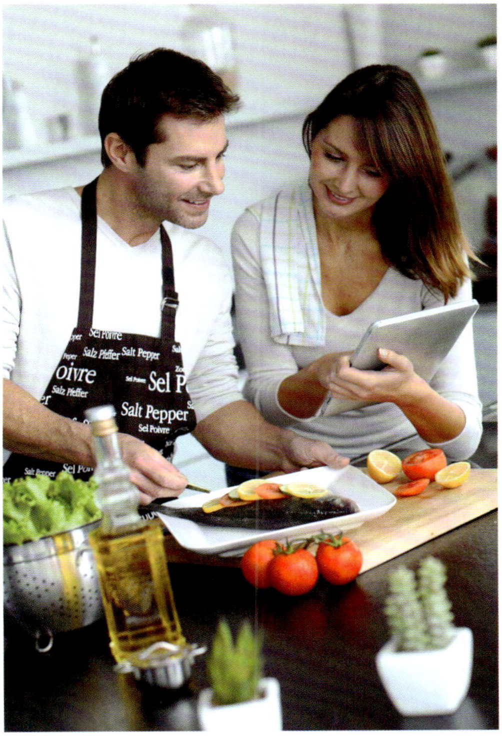

胖孕妈风险高

孕期增重多少才适当

一般来说，怀孕初期因为“害喜”呕吐的关系，体重的增加往往不大，甚至还会有体重下降的现象。进入到怀孕中期以后，体重增加的幅度建议以每周0.4千克为宜。所以整个怀孕期间体重的增加最好为9～12千克。

孕期应摄取的热量及营养

怀孕初期建议维持怀孕前摄取量即可，怀孕中后期则以每日增加1254千焦（300千卡）的热量，也就是约一碗饭的分量为限。

孕妇不要擅自节食

孕前体重就已达肥胖的孕妇，则建议孕期每日的热量宜控制在3344～8360千焦（1800～2000千卡），碳水化合物的摄取量应该控制在150～180克。若要保持适当的体重增加，建议适度运动搭配均衡饮食，千万不要进行激烈的运动或节食计划，以免影响母体及胎儿的健康。

胖孕妈分娩风险增高

体重过重的孕妇，在怀孕的过程中要特别小心心脏病、血栓、肺部疾病、妊娠高血压综合征、妊娠糖尿病，以及睡眠呼吸暂停综合征的发生。在一般常规的产前检查，也要格外注意血压、血糖、尿蛋白及妊娠糖尿病的筛检结果。

胎儿太大不好生

宝宝在怀孕过程中可因为妈妈的体重过重，而增加胎死腹中或先天性异常的风险。若是胎儿本身的体重也超重，则会让分娩时肩难产及产程迟滞的风险大幅增加；也往往使得孕妇的剖宫产比率随之增加，而且会提高施术时的难度及风险。

产后慢性病风险增加

一般而言，在怀孕期间所增加的体重越多，产后减肥就越困难。而妊娠高血压及妊娠糖尿病的患者在分娩后，变成慢性高血压及糖尿病的风险比一般孕妇高出许多。

如果孕期体重增加过多，分娩后就必须好好地进行减重计划。坐月子期间应避免大鱼大肉，并搭配适当的运动来减重。在中药调理方面，也只需使用强调恢复元气及清血化瘀的中药方，不需要额外进补，以免造成身体负担过量。母乳哺育对于产后瘦身有一定的加分效果。

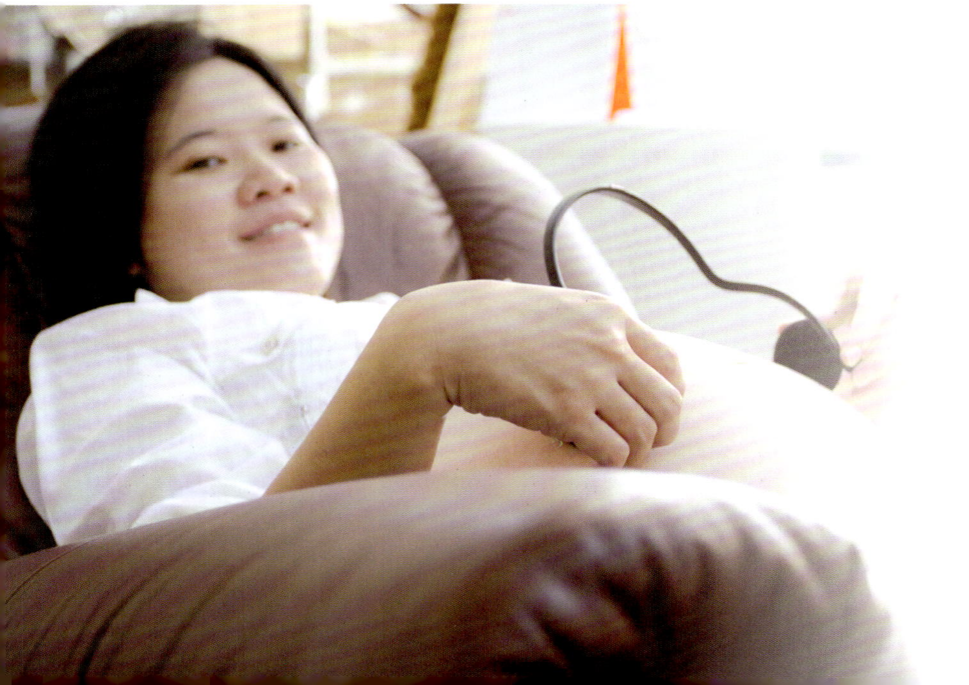

孕妇营养新主张

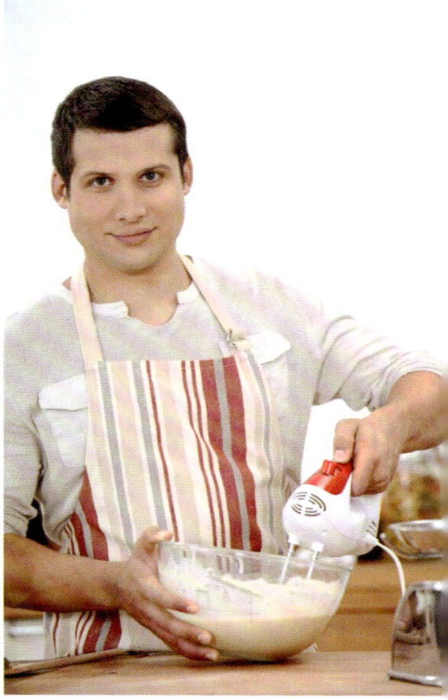

小心糖分摄取过量

怀孕后味觉可能会变得较迟钝，进食时对糖分容易失去警觉，所以即使不喝饮料，也可能摄取过多糖类，例如糖分较高的水果，或果汁中添加太多糖，过量一样会有害，这是孕妇要特别小心的。

多吃全谷根茎类

建议每日最少要有一餐改吃糙米、杂粮或全麦食物，补充B族维生素，尤其是全谷米类，因为三餐如果都以面或面包当主食，其实很容易额外摄取过多油脂和糖。

优先选择植物性蛋白质

摄取植物性蛋白质豆类排在第一位，以降低热量和胆固醇，尤其黄豆、黑豆、毛豆不含胆固醇，可增加摄取比率；鱼类因为含有不饱和脂肪酸，也是孕妇很好的选择；肉类当中以鸡肉的脂肪最低；至于蛋类会排在最后，主要还是考虑胆固醇普遍偏高。

每日一茶匙坚果

坚果类包括芝麻、花生、腰果等，也都是非常好的食物，建议每日可摄取1茶匙，但是绝不能将坚果类视为额外增加的食物。三餐中可以有一餐以坚果类取代其他油脂类，例如一天要摄取8360千焦（2000千卡）热量，其中6份油脂中，有1份建议以坚果取代；所以，如果下午点心吃了坚果，晚餐就要减少油脂的摄取。

孕妇如果有妊娠糖尿病，吃东西更要懂得从营养成分表中算出各类营养的摄取量，并学习如何换算。此外，油脂部分要避免反式脂肪酸，很多女性爱吃的巧克力，其实都有反式脂肪酸。

每日一餐或每周一日改吃素

由于饮食普遍太油、太咸，蔬果摄取太少，所以建议每日能有一餐，或每周有一日改吃素食，以植物性蛋白质取代动物性蛋白质。

有些孕妇怕胖而选择素食，这时候要特别注意很多素食常用到椰子油或棕榈油。它们其实含有大量饱和脂肪酸，容易使胆固醇升高，所以被称为“植物中的猪油”，孕妇在吃素的时候要注意避免过量，而且要有变化，最好选择蛋奶素，比较能够有均衡的营养摄取。

词汇解读

到底什么是“全谷”？全谷是含有胚乳、胚芽和麸皮的完整谷粒，包括：糙米、紫米、全荞麦、全大麦等等，市面上很多标榜天然、养生的全谷制品，谷类部分比率偏低，谷类成分应该占总重量的51%以上才能标示为“全谷”制品。

妊娠糖尿病饮食五要点

妊娠糖尿病患者和一般糖尿病患者一样会有“三多”的症状：吃多、喝多、尿多；有些妊娠糖尿病患者在怀孕中后期时，甚至会有呕吐害喜的现象，这是因为血糖代谢有问题而造成，和一般“害喜”的原因不同。

孕妇一旦罹患妊娠糖尿病，饮食上就要格外注意糖的摄取，以免血糖过高而危害母体及胎儿的健康。

从饮食控制血糖

大致上来说，妊娠糖尿病的孕妇只要在饮食上注意以下事项，就比较能将血糖控制在正常范围：

1. 少量多餐、定时定量：因为孕妇饥饿时，脂肪代谢会变快，体内会产生酮体，对胎儿造成不良影响，所以妊娠糖尿病孕妇一定要少量多餐，不要饿了才吃。此外，每日一定要摄取足够的淀粉（五谷和根茎类食物），以免血糖过低。
2. 睡觉前吃点心：为了避免孕妇在半夜感到饥饿而血糖过低，建议妊娠糖尿病的孕妇最好能在睡觉前吃一些点心（例如：一杯牛奶或是一片吐司），但记住不要吃太多。
3. 水果可在饭后2小时吃：一般人习惯在饭后马上吃水果，但妊娠糖尿病的孕妇最好在饭后2小时再吃水果，以免血糖一下子升得太快。饭后2小时吃水果也可以当作一餐点心，才不会肚子饿。不可用果汁来代替水果，因为这样容易摄取过多的水果及糖分。妊娠糖尿病患者一天只能吃2份水果，一次吃1份（1份约等于一个女性的拳头大小，如：一个橙子、一个小苹果），可在餐与餐之间吃，才不会造成血糖过高。
4. 饭后轻度运动：营养师建议妊娠糖尿病的孕妇最好在饭后能做点简单运动，例如：散步30分钟，可以帮助餐后血糖下降。
5. 忌甜食、吃高纤维食物：因为甜食容易使血糖升高，因此妊娠糖尿病孕妇务必对甜食忌口。另外，要多摄取高纤维的食物（例如：糙米、五谷米、蔬菜）；蔬菜建议每餐吃半碗以上。高纤维的食物可有助于延缓餐后血糖上升。

推荐降糖餐

蔬菜蛋饼烧（一人份）

原料 面粉30克、鸡蛋1枚、圆白菜40克、蘑菇10克、四季豆20克、胡萝卜20克、水240毫升。

调料 盐、大蒜酱油、色拉油少许。

做法 ①圆白菜洗净切丝、四季豆洗净切丁、胡萝卜洗净切丁、蘑菇洗净后切片备用。②面粉和清水混合拌匀，加入鸡蛋打散，再将圆白菜丝、四季豆丁、胡萝卜丁、蘑菇和盐放入拌匀。③取平底锅放入少许油烧热，倒入调匀之蔬菜面糊，以小火煎至金黄色后，翻面煎透，即可取出。④蔬菜蛋饼烧可沾少许大蒜酱油食用，再搭配一杯无糖豆浆。

小叮咛 简易的蔬菜蛋饼烧，再搭配一杯无糖豆浆，不但脂肪含量低，且豆浆属于蛋白质类的食物，具有高纤维的优点（豆渣最好不要丢弃，纤维量会更高），可增加纤维质摄取，帮助餐后血糖的控制。

孕期贫血补铁守则

孕妇若铁质摄取不足，出现早产、新生儿体重偏低的相关性就会增加，严重的还会影响宝宝的智力、语言与运动发展。另外，研究也发现，缺铁会增加铅中毒的危险。

什么影响铁的吸收

肠道健康状况与人体需求量：在肠道中吸收铁的部位主要是十二指肠与空肠前段，所以当肠道的状况不好时，会减少铁的吸收。

饮食因素：铁可以分为血铁质与非血铁质两种：

- 血铁质：主要存在于动物性食品当中，吸收率不受其他食物影响，平均吸收率约为25%，是非血铁质的3倍。当长时间高温烹调时，会使血中铁质分解成非血铁质。
- 非血铁质：存在于各种植物性食品中，吸收率不比血铁质佳，虽然如此，我们仍然可以借由增加摄取量与利用饮食搭配技巧，来增加铁的吸收量。

帮助铁质吸收的因子

维生素C	可以有效增加非血铁质的吸收率。
禽、畜、鱼等肉类	肉类含有的蛋白质在消化后分解的产物，能帮助非血铁质的溶解而促进吸收，本身含有的血铁质更有良好的利用率。
酸性物质	在酸性环境中有助于非血铁质的吸收，例如柠檬酸、苹果酸等。

抑制铁质吸收的因子

植酸、草酸	存在于植物中，会和铁结合而影响铁的吸收率。
鞣酸、多酚类	对于铁的吸收有强力抑制作用。
钙质	饮食中同时存在大量钙质时，会使铁的吸收率下降。

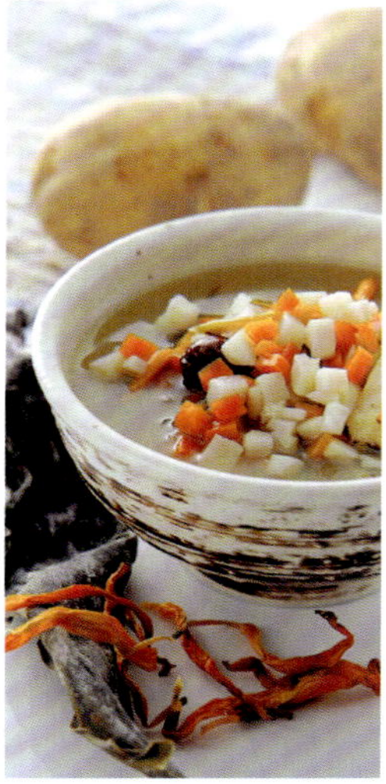

饮食中铁的来源

肝脏、猪血、鸭血	含血铁质,利用率高,红色越深,铁含量越高。
牛肉、猪肉、鸡肉、鸭肉	
海鲜鱼贝类	
全谷类、加铁强化的谷类制品	利用率虽低,但因铁含量高,可补不足。
豆类如黄豆、红豆	
核果、种子类如黑芝麻	

补锌好办法

锌是人体内微量元素中最重要的一种,在体内具有十分重要的生理和营养作用。

专家做过这样的对比研究:将宫缩好、产程短、产时出血少的产妇组同宫缩无力、强度差、产程长、出血多的孕妇组两者进行比较,发现两组间血清中锌含量有明显差异。前者锌含量正常,后者血清中锌含量过低。说明锌对维持正常肌肉功能起着重要作用。另外,锌促进胶原纤维形成,胶原纤维是创口愈合不可缺少的物质。剖宫产的产妇创口愈合不良,其锌含量低;愈合不良的创口周围锌含量明显低于愈合良好的创口周围锌含量。说明,锌在创口愈合中发挥不可忽视的重要作用。

人体锌平时都储存在肝脏中。当人体遇到某些特殊情况如手术、分娩时则需增加锌的供给量,而平时运动等都在消耗锌。如果锌消耗量超过肝脏储存量,身体将会缺锌,如不及时补充,将越缺越多。正常成人每日锌需要量为10~15毫克,妊娠期每日锌需要量为25~30毫克,哺乳期每日需要量为30~40毫克。妊娠期母体内锌含量随妊娠进展而下降,可能是胎儿需要量增加的缘故。临床研究表明,缺锌地区孕妇分娩的新生儿的中枢神经系统的损害相当普遍,是造成胎儿畸形的主要原因,即使没有畸形其记忆力也不好。

植物性食物中锌含量很少,且含有很多植酸,当与锌结合后,肠道也难以吸收和利用。食物以粗制为好,精制的食品会丢失大量锌,如精制大米、精制白面等,不宜长期食用。动物性食物中含锌量较高,吸收也好。其中以海产品中的牡蛎含锌最多,其次还有瘦肉、肝脏、鲜蛋、牛奶、鱼虾类。另外,银耳、海带、花生米中锌含量也较高。

目前研制的含锌类药物也很多,如葡萄糖酸锌、氧化锌、硫酸锌等,但是人体对药物中锌的吸收率很低,仅为10%左右。由于药品中除锌外,还含有其他成分,所以服用锌类药物时,最好按照药品说明书服用。

综上所述，补锌的最好办法是食补，它优于药补，动物性食品补锌优于植物性食品，孕妇可参考以上介绍，自由选择。

必读小叮咛

海带洗法：食用海带清洗干净后，用水浸泡24小时，并不断换水，一般用清水换7遍以上，以消除海带上的近海污染物和沉积的重金属。

补锌营养菜品

为了配合胎儿骨骼发育和胎教的需要，孕妇应多吃鸡蛋、胡萝卜、菠菜、海带、牛奶等营养品。

金针菇海带卷

原料 金针菇、海带各200克，猪肉馅150克。

调料 胡椒粉、精盐、味精各适量。

做法 ①金针菇洗净；猪肉馅加精盐、味精、胡椒粉拌匀；海带洗净。②将猪肉馅摊在海带上面，铺上金针菇，把海带卷起，用线捆紧，入蒸锅蒸熟取出，切成段即可。

做法支招 海带应选择颜色翠绿，叶片坚韧厚实的。

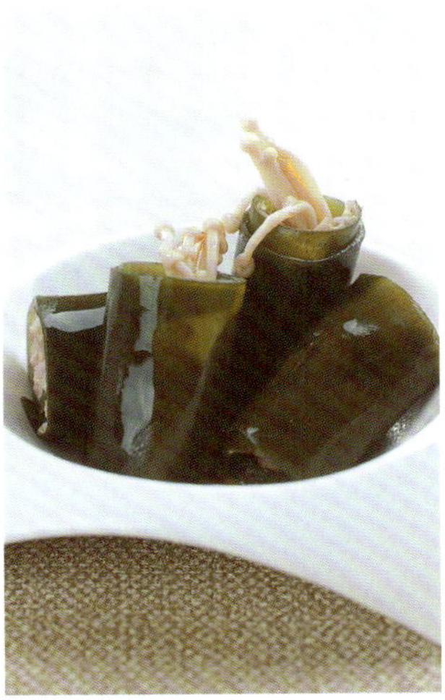

海带炖肉

原料 带皮五花肉500克，水发海带200克。

调料 油、酱油、白糖、葱段、姜片、花椒、八角、精盐、味精、鲜汤各适量。

做法 ①五花肉刮洗干净，切块；海带洗净，切片。②锅内加油烧热，放入肉块煸炒至变色，放入酱油、白糖、葱段、姜片、花椒、八角、鲜汤烧沸，转小火炖至八成熟，放入海带炖20分钟，调入精盐、味精即可。

特点 色泽红润，鲜香酥烂。

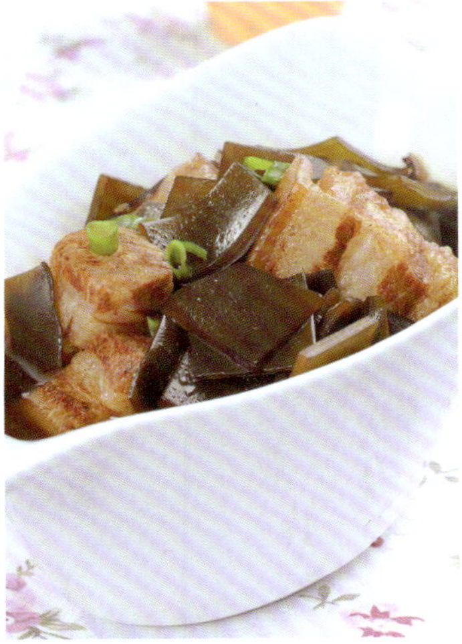

醋煮海带蔬菜

原料 泡发海带、莲藕各100克，胡萝卜25克，熟芝麻10克。

调料 料酒、酱油、醋、盐、油各适量。

做法 ①将泡发海带清洗干净，切块；莲藕切成块，放入醋水中浸泡；胡萝卜切片。②锅中倒油烧热，放入莲藕、胡萝卜煸炒片刻，放入海带继续翻炒，放入调料煮10分钟，加入醋拌匀，撒上熟芝麻即可。

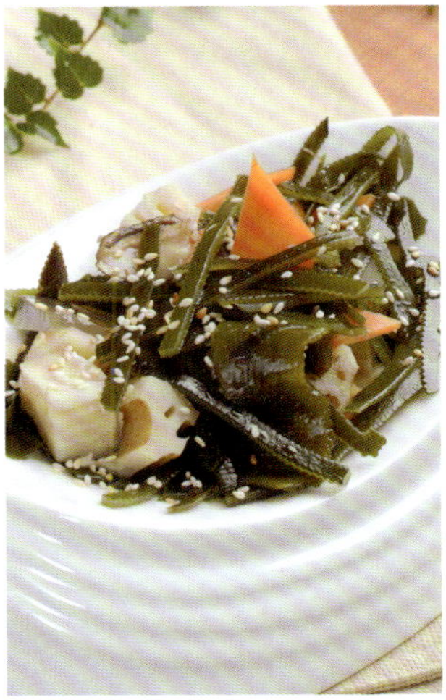

孕期补钙母子皆壮

孕期补钙要适量

对于钙质的摄取，孕期应该高于平时的补充，所以调高为每日1000毫克。怀孕期间母体对于钙质的吸收要比正常情况有效，以便应付胎儿的大量需求，只要摄取富含钙质的食物，应该很容易达到。

怀孕、哺乳期的每日饮食建议

- 五谷根茎类2.5~5碗
- 豆蛋鱼肉类2~4份
- 水果类2~3个
- 蔬菜类3~5碟
- 奶类1~3杯

常见食物的钙含量

食物名	100克食物中钙含量（毫克）	日常食用量之钙含量	
		食用量	钙含量（毫克）
奶酪	574	2片（45克）	258
全脂鲜奶	111	1杯（240毫升）	257
小鱼干	2213	10克	221
五香豆干	273	2片（80克）	218
酸奶（原味）	63	1杯（240毫升）	151
传统豆腐	140	3格（80克）	112
虾米	1075	10克	108
虾仁（中）	104	6只（30克）	31
豆浆	11	1杯（240毫升）	26
芥蓝	238	1碟（100克）	238
红苋菜	191	1碟（100克）	191
绿豆芽	147	1碟（100克）	147
腰果	112	7粒（11克）	12
葡萄干	55	33个（20克）	11

从上表发现，喜欢喝牛奶的人每日2～3杯，就摄取了514～771毫克的钙质；每日2～4份的肉类，选择1份五香豆干或传统豆腐就接近建议量（1000毫克）了！

对于不喜喝牛奶者，也可选择高钙菜肴，提供几道高钙食谱，让您可以轻轻松松做出高钙菜肴：

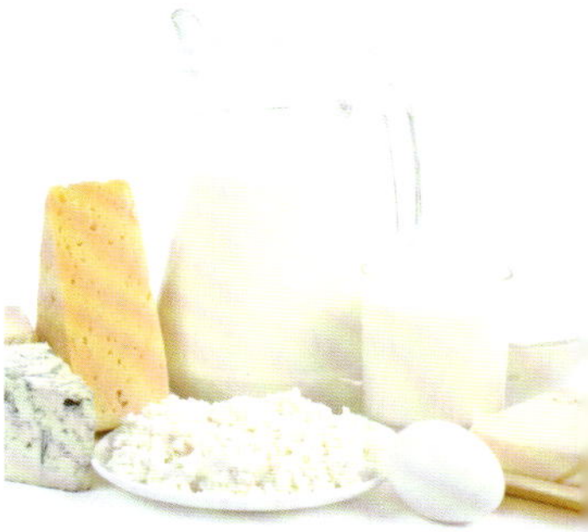

- 低脂高汤：大骨熬煮高汤，加些许醋，促进钙质析出，冷却后，去除浮油。有专家认为骨头汤补钙微乎其微，但如果喝汤的话，骨头汤含钙量总比其他汤水要多。
- 牛奶蒸蛋：同时吃到钙质与维生素D。
- 香酥小鱼：鱼骨钙质高，连骨一起吃。
- 虾米白菜、虾米胡瓜：多用小虾米、金勾虾。
- 苋菜吻仔鱼羹：以高钙吻仔鱼入菜。
- 蚝油芥蓝、炒地瓜叶：使用高钙深绿色蔬菜。
- 豆渣饼、红烧豆腐：黄豆制品菜肴，钙质一级棒。
- 中药类：枸杞子、红枣、黑枣钙不低，养生又固本。

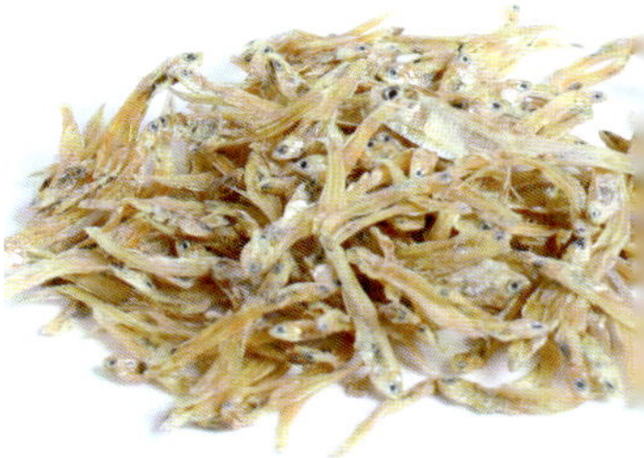

造成钙质流失的因素

有些饮食习惯会造成钙质流失，怀孕的准妈妈们要注意：

1. 磷酸：磷在碳酸饮料中会快速吸收，所以过量饮用茶或咖啡也不好，喜欢喝汽水、咖啡、茶的孕妇，以果汁或白开水替代。
2. 过多的蛋白质：也会造成钙质流失，所以不是肉类吃得越多越好。
3. 仅由蔬菜摄取钙质是不够的：蔬菜含有植酸及纤维，会干扰钙质吸收，人体对于蔬菜中的钙质吸收率较差。

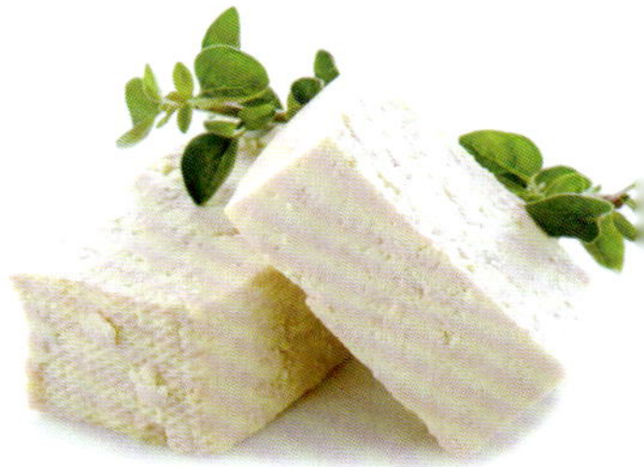

怀孕40周时，胎儿体内的钙已增至30克左右，大约只有母体所需量的2.5%，只要孕妇多注意一下饮食，除了本身的钙充足外，也能提供胎儿所需。

高钙食材前15名：沙丁鱼干、牛奶、豆腐、油菜、酸奶、吻仔鱼、低脂干酪、带壳干虾、芝麻酱、芥蓝、雪里蕻、萝卜叶、纳豆、脱脂奶粉。

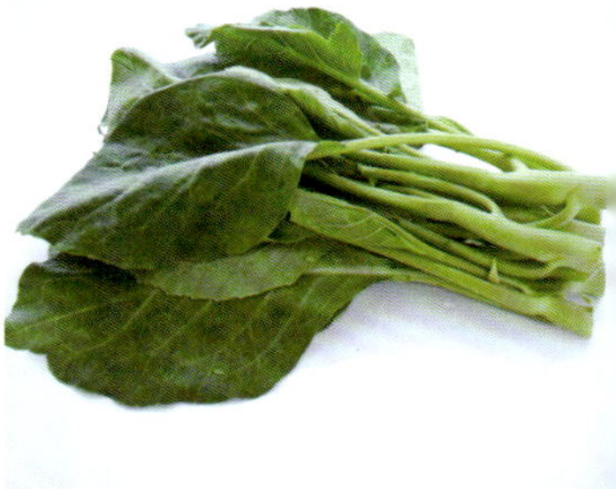

补钙并非越多越好

孕妇过度补钙，会使钙质沉淀在胎盘血管壁中，引起胎盘老化、钙化，分泌的羊水减少，胎宝宝头颅过硬。这样一来，宝宝无法得到母体提供的充分营养和氧气，过硬的头颅也会也会使产程延长，宝宝健康受到威胁。因此补钙要科学，千万不要盲目过于补钙。

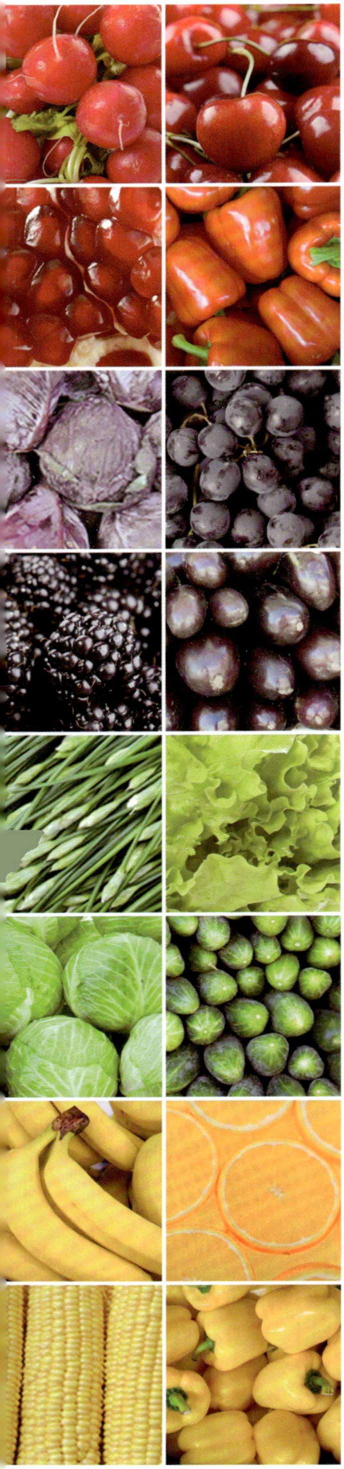

提升免疫力的七大营养物质

孕妇最容易罹患的疾病为上呼吸道及泌尿道感染，要保证一定的免疫力，适度的运动、均衡的营养、充足的睡眠、正常作息等为不二法门。

提升免疫力的营养成分与食物

建议孕妇需每日至少要摄取5～7份蔬果，蔬果含有萜烯、酚类、硫醇、木质、果寡糖，除了增加免疫力外，更维护肠道完整，使身体更健康。分别说明如下：

1 萜烯（terpenes）：拥有很强的抗氧化能力，它包含α胡萝卜素、β胡萝卜素、β玉米黄素、番茄红素、黄体素、玉米黄素等，它们具有黄、红、橙的色素。

类胡萝卜素的食物来源	杏子、木瓜、地瓜、芒果、玉米、南瓜、胡萝卜、番茄、橘子、葡萄柚、菠菜、番茄酱。
番茄红素	为食用番茄及其制品，可降低前列腺癌、肺癌及胃癌。
类柠檬素	主存在于柠檬酸水果，如葡萄柚、柑橘类。

2 酚类（phenols）：可清除自由基，预防慢性病，具有蓝色、蓝红色、紫色的色素，包括：

花青素的食物来源	蓝莓、樱桃、葡萄、蔓越莓、红醋栗。
四烃黄酮醇	存在于苹果、洋葱中。
异黄酮	存在于黄豆、黄豆制品、豆子、荚豆类中。
植物雌激素（phytoestrogen）	存于黄豆制品中。

3 硫醇（thiols）：为含硫的植物化学物质，会将异物祛除，主要存在于十字花科蔬菜中，如青花菜、芥蓝、包心菜、抱子甘蓝（甘蓝菜芽）。

有机硫化合物的食物来源	青葱、洋葱、蒜。可抵抗入侵病原。

④ 木质素(lignose):它是一种植物雌激素,可干扰体内性激素的制造,减少乳腺癌罹患率。

食物来源	亚麻子、麦麸、裸麦、荞麦、燕麦。

⑤ 果寡糖(fructooligosaccharides, FOS):食物中的纤维质及果寡糖提供肠中有益菌种的营养。

食物来源	蜂蜜、洋葱、牛蒡、芦笋、香蕉、燕麦、裸麦、青葱。

⑥ 维生素C、维生素E及β胡萝卜素:这些维生素广泛存在于各类蔬果中。

⑦ 各类矿物质:

硅的食物来源	海产、腰子、肝脏、蛋、五谷类、种子类。
锌的食物来源	红色肉、牛奶及其制品。
铜的食物来源	肝脏、腰子、海产、坚果、种子类、全谷类。
锰的食物来源	全谷类、坚果、蔬菜、水果。
铁的食物来源	家禽家畜肉、鱼、绿叶菜、荚豆类、全谷类。

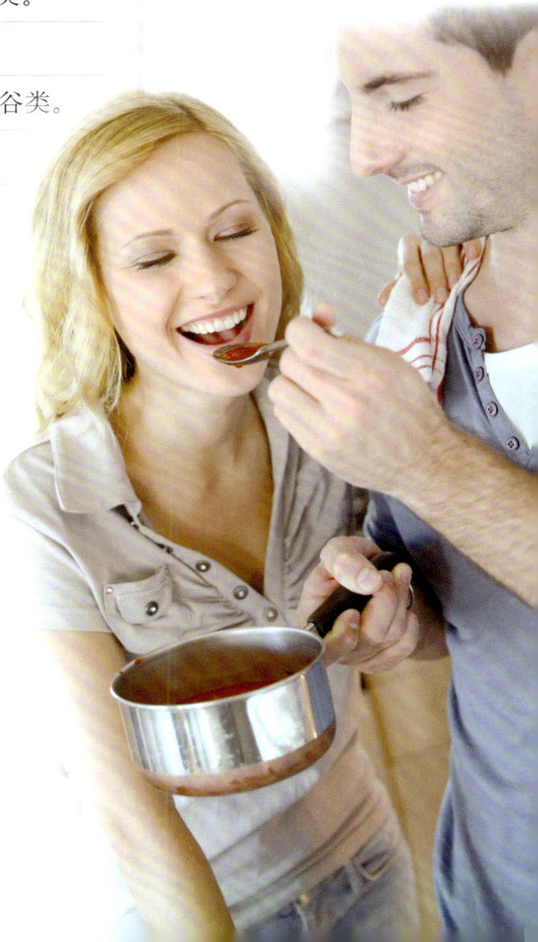

摄取各种颜色的饮食

广泛选择来自天然的食物,尤其是各种颜色的蔬菜水果,不仅视觉上赏心悦目,味觉上也多变化,加上肉鱼豆蛋奶、坚果、荚豆的适量摄取,这就是所谓的均衡饮食,还可以增强免疫力。

鼓励由天然的食物中摄取抗氧化营养素,而且食物所含的营养物质除了目前已知的成分及作用外,尚有好多对身体有益但目前科技及医疗无法理解或发现的物质存在。

孕妇在外就餐注意事项

把握“三低一高”原则

上班族孕妇常常在外吃饭，要把握“三低一高”原则，也就是“低盐、低油、低糖、高纤维”，实际做法如下：

- 有的餐馆调味很重，烹调用油很多，多吃会增加身体的负担。可以准备一碗汤或开水，把食物放在汤里面过一下再吃。
- 油炸食物不要吃得太频繁。
- 肥肉、香肠等动物性油脂含量高的食品应节制。
- 饮料应选择牛奶、豆浆及无糖或低糖饮料。
- 应当设法多摄取蔬菜、水果。
- 可吃五谷饭、糙米饭来代替白饭。

各类餐点的选择技巧

- 中式套餐：一般的排骨或鸡腿套餐，能提供充足的热量及蛋白质，但蔬菜的分量通常不足，不适合天天吃。

- 西式快餐：汉堡、炸鸡、薯条都是油炸食品，汽水、可乐只提供热量，是空热量食物。

- 便利店：面条、包子、米粉等也有蔬菜不足的问题，而且蛋白质含量不够，最好加一个茶叶蛋及蔬菜色拉。

- 自助餐：吃自助餐可以选不同的主菜及蔬菜，营养较均衡。多选以蒸、炖、卤调理的食物。不妨多选鱼肉，多选一些绿色青菜及黄豆制品。

食物的卫生安全应注意

选择餐厅时，要观察用餐场所是否清洁且卫生习惯良好。尽量不选择凉茶、生食；如果是有包装的食品，应选择有食品检验认证、包装完整、保存期限标示清楚的食品。

健脑食品吃出聪明宝宝

1. 鱼类：各种鱼都对人的大脑功能有促进作用。生活在水中的鱼和贝类，含有较多的不饱和脂肪酸，这些不饱和脂肪酸能够营养脑细胞。而且蛋白质、维生素、钙和微量元素的含量也很高，可促进智力的活动。鱼类中的深海鱼对胎儿脑的发育具有巨大的促进作用，有条件者可多吃些深海鱼。

2. 鸡肉：鸡肉富含多种营养素，且有温中益气，填精益髓，补虚益智的作用。《神农本草经》上说常吃鸡肉能“通神”，后世医家大多认为鸡肉“食之令人聪慧”。总之，鸡肉所含营养成分是胎儿大脑发育必不可少的。对于益智来说，山鸡（即野鸡）最好，草鸡（即家鸡）次之。

3. 鸡蛋：鸡蛋中含有大量的卵磷脂、三酰甘油、胆固醇和胆黄素。卵磷脂被消化后，可释放出胆碱，很快进入大脑，对增强人的记忆力有重要作用。鸡蛋是理想的健脑益智食物，孕妇应经常食用，以利于胎儿的脑发育。鹌鹑蛋也是营养价值高、健脑功效不错的禽蛋。

4. 大豆：大豆对人的大脑、神经系统发育具有重要意义。大豆含B类维生素，其中维生素B_1含量较高，也有利于健脑益智。

5. 黑芝麻：黑芝麻在油料作物中为高钙、高铁、高蛋白质食物，这三种物质对胎儿、婴儿的大脑发育都是必不可少的。

6. 核桃仁：核桃仁有补精益血及健脑之功能。其所含有的丰富的优质蛋白质和不饱和脂肪酸，是构成脑细胞的物质。常吃核桃仁对大脑神经、自主神经系统有益。

7. 木耳：木耳的益智作用，在《神农本草经》中就有记载，称它能“益气不饥，轻身强智”。

轻松胎教

触摸胎教

约20周左右，胎儿有明显的胎动之后，对外界的刺激会比较有感觉，这时去抚摸肚子，胎儿也会感觉妈妈或别人的碰触。轻微的摸肚子其实对胎儿来说是没有感觉的，要施加压力或震动到某个程度，胎儿才会感受到。但假如胎儿当时是在熟睡状态，对轻微的压力或刺激也不会有任何动静。基本上，胎儿隔着妈妈的肚皮、皮下脂肪、子宫及羊水等多层保护，经常用这种方式胎教不会对胎儿带来危害，但假如孕妇有异常情况或需要安胎等，就不适合做。

每日对胎儿规律性地触摸，触摸的力道以孕妇舒服为主即可，一天3～4次，一次约5分钟。常做触摸这个动作是很好的。研究显示，孕妇在肚子上进行触摸动作，胎儿会感受到被疼爱，对胎儿的发育也会有正面影响。当胎儿活动较剧烈时，可用无添加化学药剂的天然油或植物油在肚子上做环状式按摩，让胎儿缓和下来。在进行触摸胎教前，要先评估个人体质问题，有些体质比较敏感的妈妈，在肚子上稍为重度的施压可能就会引起宫缩、甚至引起出血。对于有前置胎盘或早产现象的孕妇来说，就要格外小心。另外，可借由全身按摩来帮助孕妇放松心情、减少酸痛、转移不适的注意力以及提高睡眠质量。不过要注意的是，避免按摩孕妇的腹部、背部、小腿后侧肌和足踝等部位，因其可能会导致宫缩或早产等现象。按摩的力道以孕妇的主观感受为重要，假如感到身体不适，应立即停止动作。

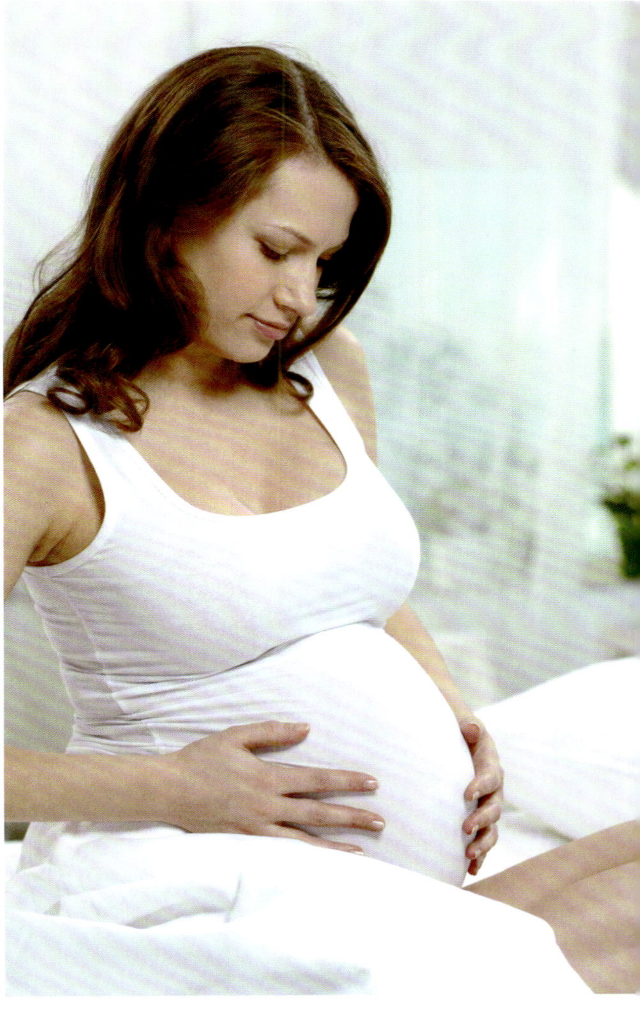

必读小叮咛

按摩禁忌穴位：

1. 腰、腹部穴位。
2. 合谷穴（手背第一、二掌骨间）。
3. 三阴交（足内踝上三寸）。
4. 昆仑穴（足外踝后方与跟腱之间的凹陷处）。
5. 至阴穴（足小指末节外侧）。

音乐胎教

有音乐家认为音乐胎教与其说是给肚子中的胎儿听，倒不如说是给孕妇听。孕妇听了心情放松、心跳稳定，胎儿自然就有安稳的环境和成长空间。

听音乐真的可以让胎儿变聪明？这种说法实在有点夸大不实，不过可以确定的是，听音乐本来就不是坏事，音乐是个很棒的、美好的事物。但有一个前提，一定要孕妇本身喜欢听，很享受着听音乐的时光，这样才会真正有效果。建议孕妇听的音乐旋律不要太猛烈，过于刺激、兴奋对于妈妈和胎儿也不好。

某著名大提琴家说，自己的女儿不会排斥古典音乐，可能和生长环境也有很大的关联。因为女儿从小就生长在充满着音乐的环境中，夫妻之间讨论的话题也常是关于音乐的事情，家中的CD也都是古典音乐居多。从胎儿在妈妈肚子中到出生都是这样的生活，可能在无形之中也有潜移默化的效果。张正杰鼓励孕妇和胎儿多听音乐，因为听音乐是静态的，除了心情平静、放松沉淀，还能转移注意力，所以无时无刻都可以听音乐，且建议音量不要太大（无须怕胎儿听不到），以妈妈所认为最舒服的音量即可。

听音乐建议

大提琴家表示可多听古典音乐，旋律柔和、有规律性，多以两个或四个小节为一单位，比较规律且内敛。听音乐能使孕妇情绪安定，且胎儿对于外界的刺激和学习的接受度都会比较高，对孕妇和胎儿都有很好的帮助。除了过度嘈杂的音乐（例如摇滚乐、重金属或振幅太强）不适合孕妇听之外，其他任何性质的音乐或旋律，只要是孕妇喜欢的都可以听。

听音乐方式

市面上有一种专用耳机，是孕妇专用给胎儿听的耳机，透过在妈妈腹壁放置专用耳机将音乐播放给胎儿听。这种耳机对胎儿来说其实没有很大的作用，应该只是一种孕妇、胎儿和准爸爸间的互动乐趣。其实不必拘泥于听音乐的方式，主要关键还是在于孕妇精神上的感受。

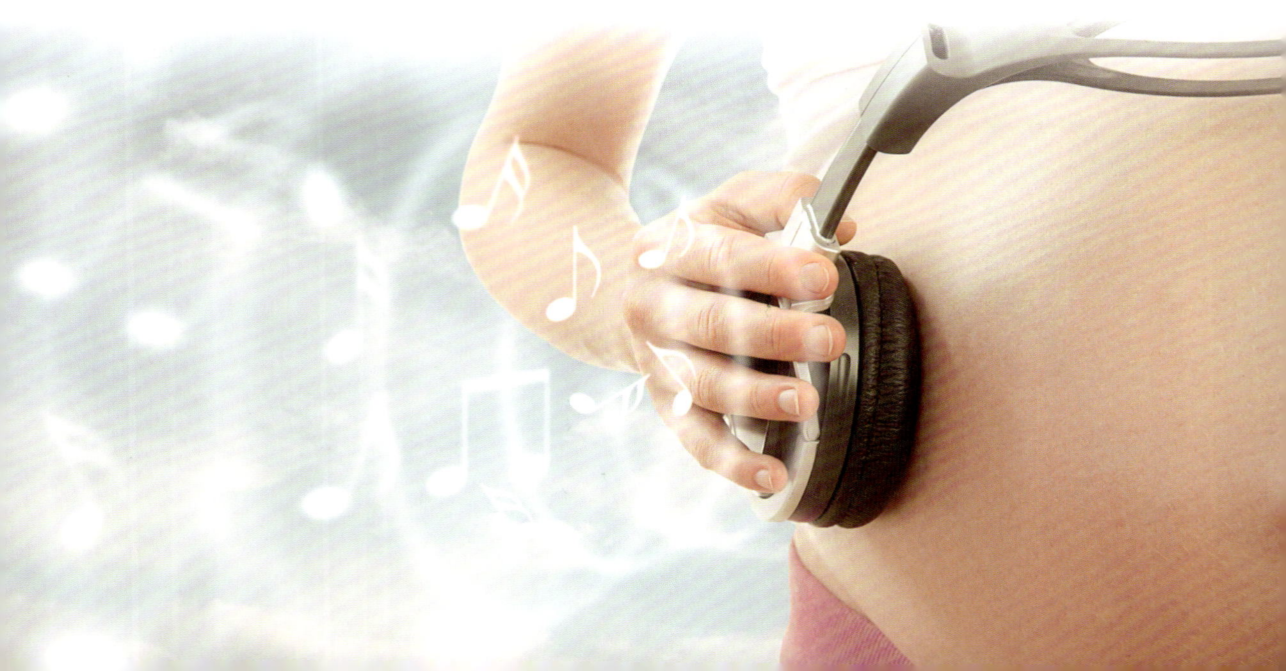

胎宝宝最喜欢听父母的歌声

有专家将微型话筒放入孕妇子宫内录音，可听到母亲的心跳和说话声。因此认为，母亲对未出生的孩子唱歌比单纯给胎儿放音乐唱片或录音带效果更好。因此，在进行音乐胎教时，母亲应更多地为即将出生的胎儿唱歌，这样更易于刺激胎儿的听力，促进胎儿神经系统的发育。

孕妇平时要经常给胎儿唱欢快的歌曲。在做饭的时候，在打扫的时候，在公交车上……只要有时间就可以哼唱一些欢快流畅的歌曲。

胎儿的音乐素养及各方面的综合素质会得到更好的提高，因为孕妇唱歌时身心会处在比被动听音乐更活泼、愉悦的状态，歌唱会使她肺活量增加、全身气血更顺畅、细胞更活跃，这对胎儿是极有好处的。

父亲对胎儿唱歌，虽然其声音传给胎儿不如母亲那样直接，但也有良好的作用。做父亲的不妨利用晚上入睡前的时间，轻轻地为胎儿哼唱一些歌曲，使胎儿熟悉父亲的声音，这对于培养父亲与孩子的亲密关系是大有益处的。

有的妈妈认为，自己歌唱得不好，怎能唱给孩子听呢？这是一种错误认识，要知道，胎儿不是苛刻的音乐权威，他是母亲肚子里孕育着的小宝宝，母亲的声音对他来说是最动听的声音。所以，孕妇要尽量亲自给胎儿唱歌，这样可起到很好的效果。

孕妇唱歌时咬字要清晰，声音要甜美，尽量选择欢快的歌曲，让美妙宁静的歌声洋溢在生活的每一个角落。唱得是否好并不重要，只要倾注自己的一片爱心，孩子一定会很喜欢。

适合的胎教音乐教材

适合的胎教音乐一般有以下一些：

音质柔和的、优美的、带磁性的如抒情歌曲、摇篮曲、中国除打击乐以外的传统音乐，及

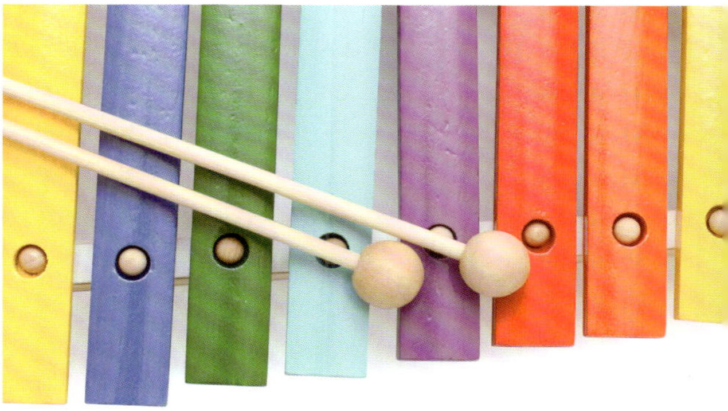

男低音、男中音哼唱的歌曲等，比如《大海啊，故乡》《草原之夜》《美丽的哈瓦那》《睡吧，宝贝》《小路》《春江花月夜》《雨打芭蕉》《江南丝竹》《再见吧，妈妈》《啊，克拉玛依》等。

节奏明快或舒缓的如听起来很舒畅的小步舞曲、进行曲、儿歌和儿童舞曲、民族歌舞曲，以及表现美丽风光的田园曲等，比如施特劳斯的《春之声圆舞曲》《蓝色的多瑙河》《运动员进行曲》《小蘑菇》等大部分儿童歌曲以及目前市面上有售的长短笛、排箫、芦笙、小提琴、萨克斯管等乐器演奏的轻音乐曲子等。

频率适中的一般不超过70分贝或C调的曲子比较合适。

在放音乐前，孕妇最好先熟悉一下歌曲的背景，找不到背景资料的，可以先听一下曲子，熟悉曲子后凭感觉体味一下其中所表达的意境和情调。然后放音乐时让自己完全沉浸到音乐所演示的意境中去，边听边感受音乐的美妙。孕妇能从音乐中感受到愉悦，说明音乐对她起了作用，从而也会对胎儿起良好的刺激作用。

为了预防高频声音损伤胎儿的听力，在进行音乐胎教时，请注意以下几点：

1. 尽量降低噪声或不使用传声器。
2. 最好请专业人员帮助选购音乐，以确保音乐的质量。
3. 每次听音乐时间不宜过长。

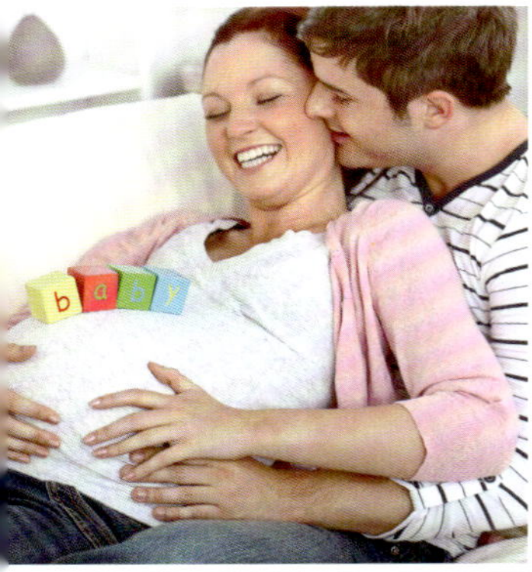

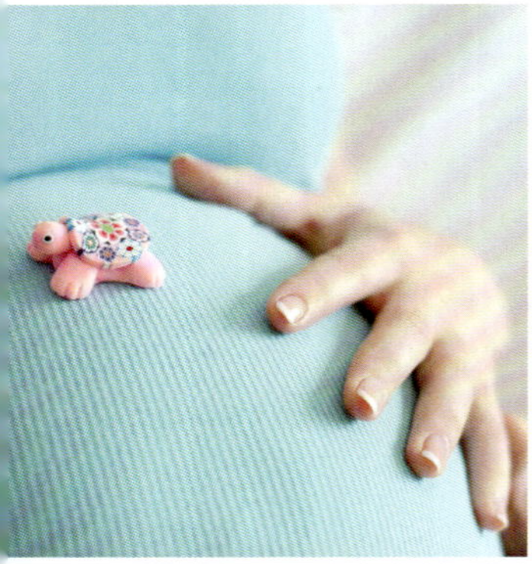

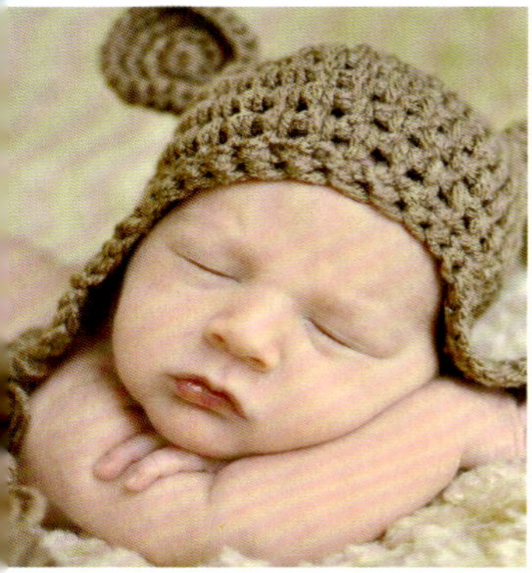

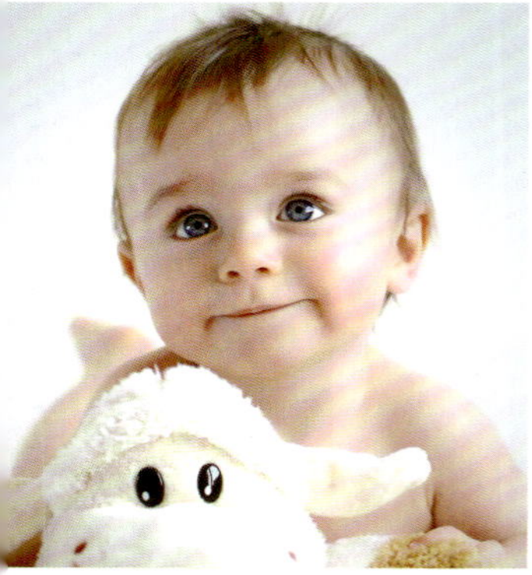

语言胎教

说话

和宝宝说话是相当有意义的，是一种最简而易做的胎教。建议任何时间都可以和宝宝说话，也可以借由观察宝宝的胎动和宝宝互动回应。孕妇对胎儿说话，声波会经由羊水传导，胎儿会感受到音频的振动。说话胎教主要是让胎儿熟悉频率，经常对胎儿说话能让他对声音的震动和声调有熟悉感，出生之后对环境熟悉，比较不容易受到惊吓。孕妇和准爸爸可以每日抽空和胎儿说话，将自己对胎儿的爱，直接表达出来。例如可以告诉胎儿："妈妈、爸爸好爱你！很期待和你见面。"或是将日常生活中所发生的事情以及自己的感受和胎儿分享。用浅显易懂的词汇及温柔而真诚的语气和胎儿说话，传达爱的信息，相信胎儿也会感受到妈妈、爸爸所付出的关心。

讲故事

可选择长度比较短、简单易懂的故事，每日重复将相同的故事讲给肚子里的胎儿听，观察胎儿对哪些词句比较有反应。也许胎儿不了解词句的意义，但可能会对不同音调有不同感受。重复对胎儿说故事，除了可以让胎儿熟悉妈妈、爸爸的说话音频，还可以增加对外界事物的好奇心以及了解周围人对他的关爱。在临床研究中观察到许多幼儿对同样的故事都有百听不厌的高度兴趣，说明在成长过程中对于互动的兴趣远胜于故事的内容。因此，在说故事的过程中，假使宝宝没有反应也不用太在意，重要的是借由妈妈、爸爸对宝宝说故事时的音频，让胎儿熟悉声音、感觉被重视、关心。

不建议光照胎教

光照胎教是以手电筒作为光源，对着妈妈的肚皮照射，连续开、关手电筒，让胎儿感受光亮的变化，认为能刺激胎儿脑部和视觉的发展。子宫中是一个黑暗且安静的环境，虽然胎儿在母体内25~28周视觉才会有所感受，但其实胎儿并不需要这种刺激，这种做法反而会伤害胎儿的视神经。当用光源对着胎儿照射时，大家会误以为胎儿是在跟着光移动，但其实胎儿可能是在避光（身体在左边、眼睛在右边）。过去有研究认为，早产儿的视力不好是由于氧气浓度太高所致，不过近期有些研究显示，真正的问题是太早接触光线，造成视网膜病变。光照对胎儿来说其实没有意义，胎儿的视觉发育本来就比较晚，甚至到出生之后都尚未发育完全。

第4章 孕后期，拥有自信

Chapter

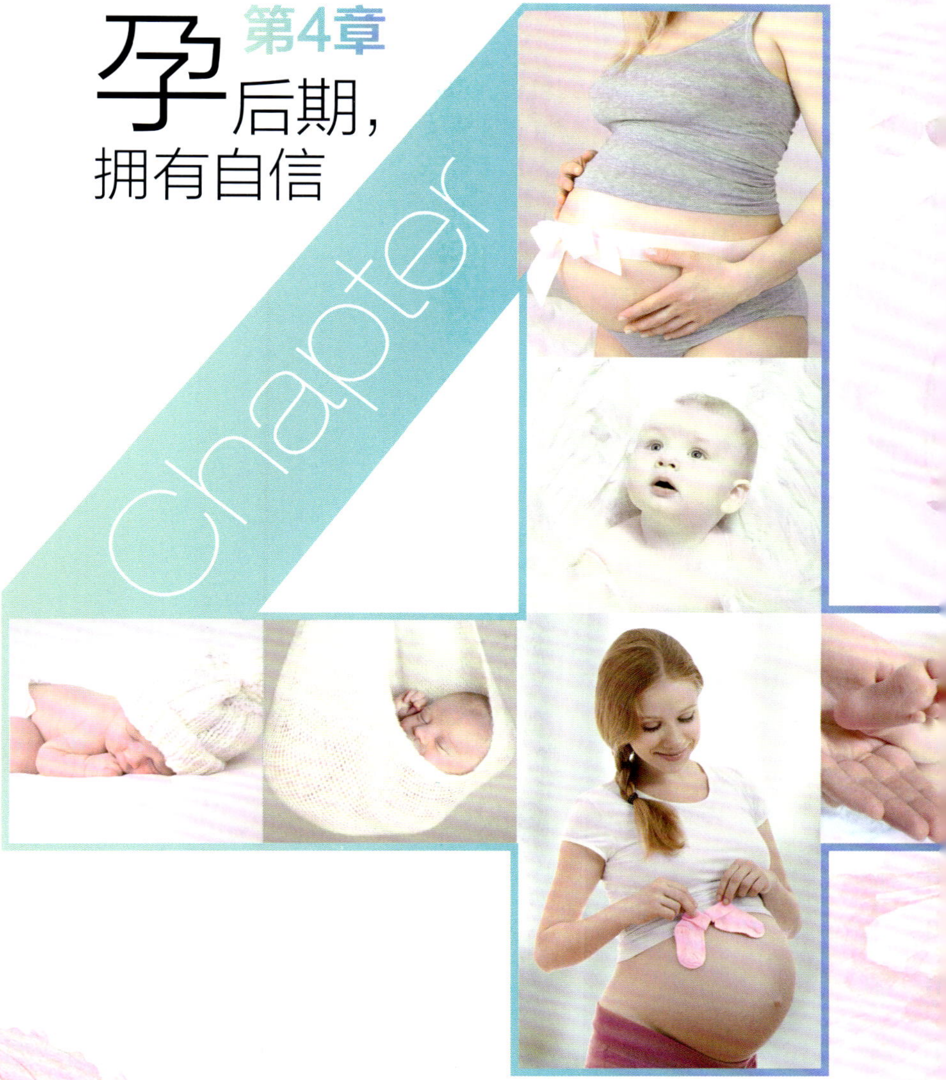

生命的开始

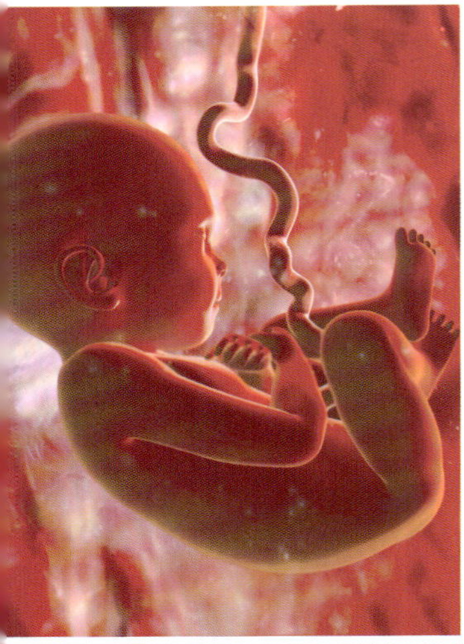

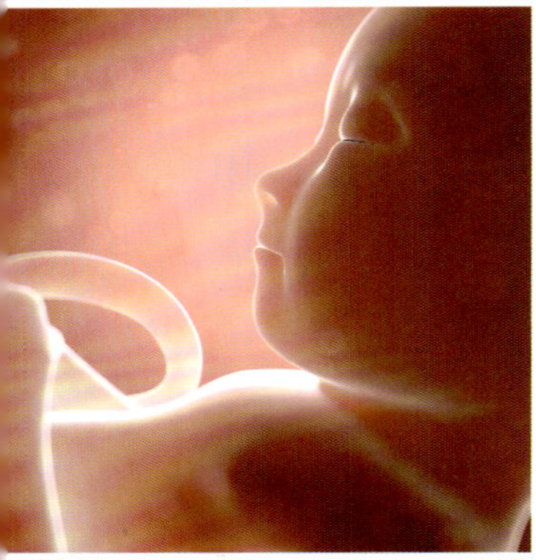

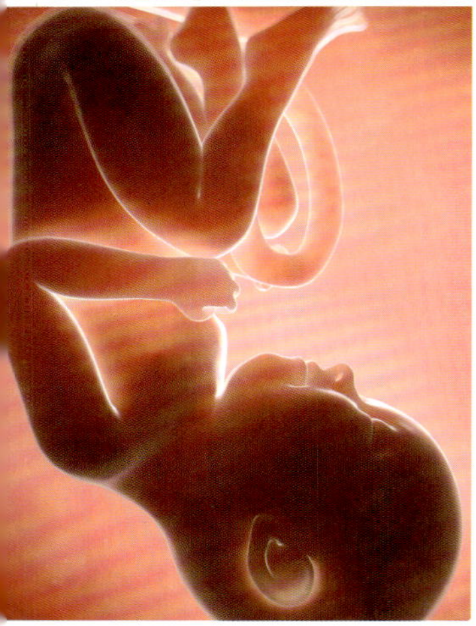

孕后期胎宝宝发育

你的胎宝宝8个月

此时5种感觉器官已经完全具备。听觉在26周时大致完成，能听取各种声音。虽然出生后5～6个月时才能分辨、理解声音。触觉在24～25周时发育，能感受冷热，26周有痛觉。28周时有味觉，在羊水里加糖水，胎儿特别喜欢喝。24周时具备感受光的能力，但此时只是感到光耀眼，真正能够视物，则要到出生后3个月了。

男孩的睾丸正从肾脏附近的腹腔沿腹股沟向阴囊下降。女孩阴蒂已显现。

1. 胎儿较大，无法在羊水中自由转动。
2. 皮肤红润，长满了胎毛。
3. 能眨眼、四肢伸展。
4. 胎儿的位置固定为头下脚上。
5. 胎儿身高约为38厘米，体重约为1500克。

你的胎宝宝9个月

胎儿身体部分的骨骼变得结实，头骨还很柔软，这是为了分娩时头能顺利通过产道。宝宝已经有了睡眠和觉醒的区别。

1. 胎毛逐渐减少，但头发长得更多、指甲快速变长。
2. 胎位固定并下降。
3. 胎儿所有器官发育成熟，耐受力增强。
4. 胎儿身长约为44厘米，坐高约为31厘米，体重约2200克。

你的胎宝宝10个月

胎儿各部分器官已发育完成，肺部是最后成熟的一个器官。胎儿继续在储备着脂肪。胎儿已成熟为足月儿，他（她）随时准备出生。

1. 羊水开始递减。
2. 胎头进入骨盆，胎儿以头下脚上姿势缩起来，膝盖靠着鼻子，大腿贴着身体准备出生。
3. 胎动减少，胎毛消失。
4. 胎儿体重约为3200克，身长约为52厘米。

孕后期孕妇变化

怀孕后期是一个非常关键的时期。孕妇必须时刻注意自己的身体健康，保持有规律的生活，使胎儿在经过10个月安适的腹内生活后，顺利地降临人世。孕妇在妊娠晚期一般每周增重350克，到妊娠末期，胎儿体重3～3.6千克。

8个月时的孕妇

孕妇在这段时间的变化也非常大。宫底可以在脐耻之间触到，高度为24～27厘米，这段时间孕妇会感到肚子增大得特别快，身子变笨了，轻轻触动子宫时，常可以感到子宫一阵阵变硬，但并不觉得疼痛，这就是过敏性宫缩。这种宫缩是生理性的，对胎儿有一定的好处。

羊水不再增加，经常滚动的胎儿此时位置和姿势逐渐稳定，多数头朝下，处于正常胎位。

9个月时的孕妇

随着胎儿的增大，子宫已经占据大部分腹腔，压迫胃、膈肌，使它们上移，并压迫心脏，使心脏向左上移，引起心悸、气喘、胃胀，没有食欲，排尿次数也更加频繁。同时还可清楚地感到子宫的收缩，但并不一定感到疼痛。

子宫底的高度为28～30厘米。宫底达剑突下，位置最高。

10个月时的孕妇

十月怀胎，一朝分娩，所有的辛苦等待即将结束，期待已久的小生命很快就要投入你温暖的怀抱中。医生将根据胎儿和孕妇的身体情况确定分娩方式，大多数孕妇都能自己生下宝宝，这是最自然、最健康的分娩方式，也有利于宝宝的身心健康。不要因为怕疼或为保持体形而选择剖宫产。特殊产妇应听从医生的建议，选择更为合适的分娩方式。大多数的胎儿都将在40周诞生，但真正能准确地在预产日期出生的婴儿只有5%，因为在计算预产期时已包括了合理误差，提前2周或推迟2周都是正常的，不必过于着急。但如果推迟2周后还没有临产迹象，特别是胎动明显减少时，就应该尽快去医院，医生会尽快使胎儿娩出。孕期的最后阶段一定要避免性生活，避免对子宫的任何压力。

词汇解读

空热量：所谓的空热量食物，就是含有高热量，却少量（或缺乏）基本维生素、矿物质和蛋白质的食物。

胎儿发育需要热量，但这些热量一定要含有身体所需的蛋白质、维生素、矿物质和有益的脂肪。如果吃进的食物只能摄取热量，缺少营养素，那么孕妇就会发胖。

例如一罐汽水含有585.2千焦（140千卡）的空热量（38毫克的糖、70毫克的钠、添加咖啡因、各种防腐剂，完全缺乏蛋白质、维生素和矿物质）。一份标准快餐的热量高达4180千焦（1000千卡）以上，而只有微量的维生素或矿物质。一份薯条含有961.4千焦（230千卡）的空热量和270毫克的钠。

许多空热量食品最糟的还不是缺少什么，而是多加了什么，大多数空热量食品为了更美味可口而添加大量的添加剂。

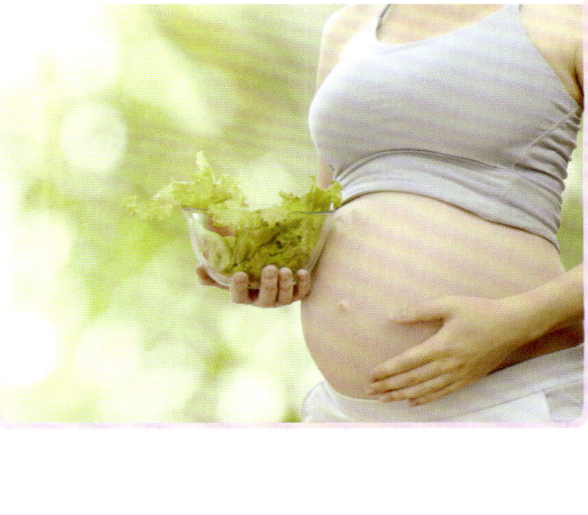

孕后期保健与生活

剖宫产也要做
乙型链球菌筛检

很多人认为，剖宫产时胎儿没有经过产道，所以是否就不需要做乙型链球菌筛检了？答案是一样要做筛检。因为若在预计剖宫之前就破水，细菌会逆行性感染到胎儿，所以若筛检呈阳性就要使用抗生素。但若是要剖宫时还没有阵痛或破水，即使筛检是阳性，也可不用抗生素。

产前检查项目和时间

怀孕后期产检在第32、34、36、38、39、40周各一次。

特殊产前检查项目：乙型链球菌。

- 建议检查时间：怀孕35～37周时。
- 检查目的：预计自然分娩的孕妇，检查在阴道口及肛门口是否有乙型链球菌，以免传染给新生儿。
- 重要性：新生儿的乙型链球菌感染病情常来势凶猛，大多在出生的第一天就发病，根据统计，15%～40%的孕妇，产道里会出现乙型链球菌，其中30%～50%将传给新生儿，使得1%～2%的小宝宝感染。

一旦新生儿感染，如果在出生7天内发病，通常会出现败血症，其发生率约占新生儿的千分之一，但其死亡率为10%～25%；7天后发病的晚发型病例则以脑膜炎最为常见，死亡率为2%～6%。

对于产前乙型链球菌感染的孕妇，若在待产中预防性给予抗生素，则新生儿发生乙型链球杆菌感染率可降低75%。

- 建议实施对象：建议孕妇（尤其是自然分娩）最好都能筛检。

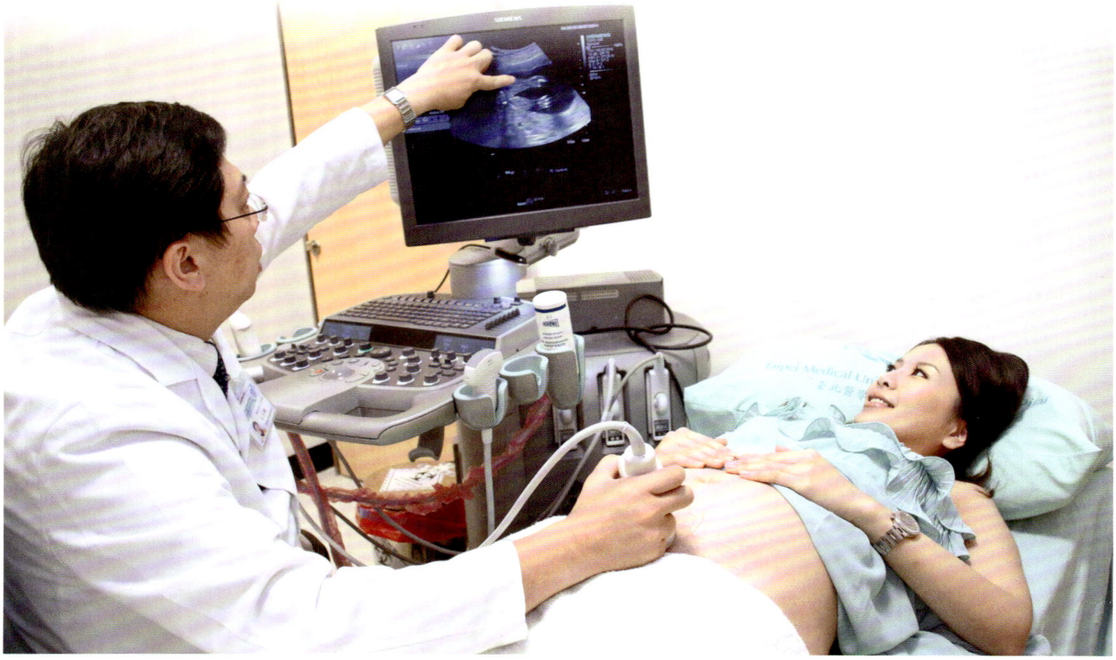

怀孕后期的出血

引起孕期出血的一般因素

怀孕后期（一般指怀孕28周以后）的出血，比较麻烦的是“前置胎盘”和“胎盘早期剥离”。

1 前置胎盘：“前置胎盘”是指胎盘挡在胎儿的先露部（胎儿身体离子宫颈最近的地方，一般是胎头）和子宫颈中间，如此在分娩时胎儿就过不去了，而且胎盘受到挤压时会流血，这样的孕妇常在产前或分娩阵痛时会发生大量的出血。前置胎盘常常在产检中的超声波发现，因此定期产检是非常重要的。

2 胎盘早期剥离：“胎盘早期剥离”则是指胎盘在胎儿尚未出生前就已经从子宫内壁上脱落了。孕妇一般除了腹部会剧烈疼痛以外，一样常有大量的出血。这两种状况都是非常危险的，必须尽速实施剖宫产，以挽救孕妇和胎儿的生命。

现已知妊娠高血压或子痫、高龄产妇、抽烟、饮酒和多胎次分娩都是胎盘早期剥离的危险因素，因此需避免并定期产检。

3 子宫破裂：此外，待产时若宫缩太强或频率太密，造成子宫破裂，也会有大量出血或休克的现象，必须立刻手术抢救胎儿并止血。子宫破裂很少发生，但却不容易预防，只能靠分娩中严密的监视。若不幸发生，正确诊断并及早处理是母子平安的成功关键。

引起孕期出血的其他因素

许多其他的因素也会造成孕妇怀孕中出血，包括：子宫颈疾病、阴道外伤或静脉破裂、凝血功能失调等。

1 凝血功能失调：所引起的流血，必须先矫治其潜在原因，有时需配合输液或凝血因子治疗。

2 “静脉曲张破裂”或“阴道外伤”：如果出血量不是很多，可以靠局部压迫止血，并密切追踪观察即可，多量的出血则需手术缝合。

3 子宫颈疾病：包括炎症、息肉及肿瘤，在出血时可请妇产科医生内诊来判断。

- 炎症：可施行局部治疗，例如抗菌塞剂或电烧，也可口服抗生素治疗（需由医生开具安全的抗生素或塞剂）。
- 息肉：小的子宫颈息肉可靠压迫止血或电烧；息肉过大或出血持续不断，则需进行息肉摘除。
- 肿瘤：这是比较麻烦的，子宫颈癌时常引发多量且不易停止的出血，处理上常需根据癌症的分期，并考虑怀孕的周数做判断。一般而言，若疾病为良性的子宫颈上皮内肿瘤、原位癌症和侵犯癌，可以等待，等胎儿发育成熟再处理。但较后期、侵犯性强的癌症，若延误处理会影响孕妇的生命，多需尽快手术。若是早期怀孕，除低度恶性的肿瘤可以等到足月分娩以外，医生大多会建议手术切除肿瘤，并同时终止妊娠。若怀孕到较大周数，胎儿已有存活能力时，手术切除与分娩常同时进行。

若有出血现象，尽速就医检查。切勿道听途说、胡乱服药或接受非正式的医疗，否则延误就医时机，将会影响母亲和胎儿的预后。

缓解孕后期不适

快要分娩了，越到怀孕后期，生理不适的状况越明显。一般而言，怀孕后期的症状包含了尿频、腰腹酸痛、失眠、抽筋、便秘等。

尿频

若是初产妇，37~38周胎头位置即会开始下降，子宫变大压迫膀胱，会出现尿频症状。若尿频伴随解尿时疼痛、灼热感，那么就有可能是尿道发炎，严重会导致肾脏发炎，须特别留意。此外，孕妇常见的漏尿、夜尿多状况在后期会更加明显，分娩前3个星期下腹压迫感觉加剧，但胸部压迫明显减少，是因为胎头逐渐下降，最重要的是不要因此而减少饮水量，或者憋尿，反而会引起发炎。

腰腹酸痛

因为子宫撑大，关节软化松弛，因此常出现肌肉酸痛，下腹部疼痛，右腰或大腿痛，甚至是外阴部充血肿痛，此时可做一些热敷按摩舒缓。在日常生活中，无论走路或者坐、站，都要保持正确姿势，背挺直，避免背肌和腹肌用力。务必穿平底鞋行走，也不要提重物；如果要拿地上的东西必须蹲下并将物品靠近身体再提起。

穴位按摩

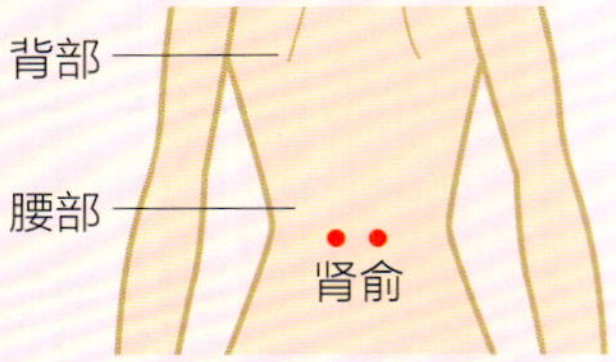

腰背酸痛穴位按摩
——肾俞穴

穴位：在腰部，与腹部肚脐高度相同，在第二与第三腰椎之间凹陷处的外侧1.5寸（2指幅宽度），按穴时手叉腰，虎口张开搭在骨盆侧边上缘，大拇指按住之处即是。

功效：滋补肾气、强筋健骨、利腰脊。

预防腰酸背痛的简单运动

脊柱伸展运动

做法：平躺仰卧，双膝弯曲，双手抱住膝关节下缘，颈部与上肢向前伸展，使脊柱、背部至臀部肌肉呈弓字形，将头与下巴贴近胸口，然后回复原来姿势。怀孕4个月后可开始做，一天2次，一次3回合。

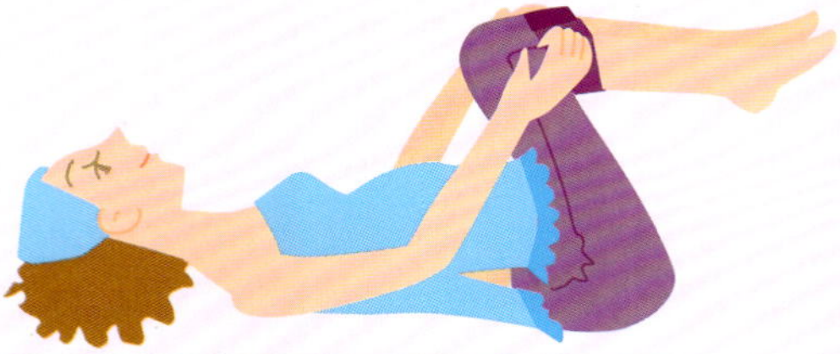

腰部运动

做法：手扶椅背慢慢吸气，同时手臂用力，使身体重心集中于椅背上，脚尖立起使身体抬高，腰部托直后使下腹部紧靠椅背，然后慢慢呼气，手臂放松，脚还原。怀孕早期就可以开始做，一天3次，一次5回合。

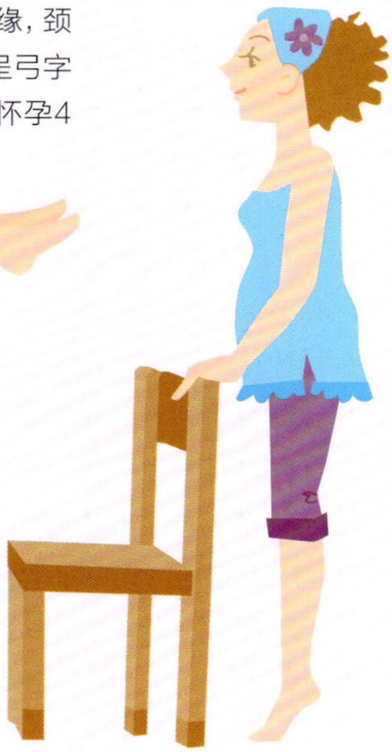

失眠

腹部变大，不容易调整舒服的睡姿，甚至夜间明显的胎动，也可能让孕妇不易入睡。有部分妈妈也会因为临盆而感到特别焦虑，心理压力引起失眠，因此可侧躺（若平躺的话会压迫下腔静脉，造成心跳加速），或是腰部垫个枕头，或换个软硬适中的床垫，又或是白天尽量不要睡午觉，让自己晚间感到疲惫等，都有助于改善失眠状况。

穴位按摩

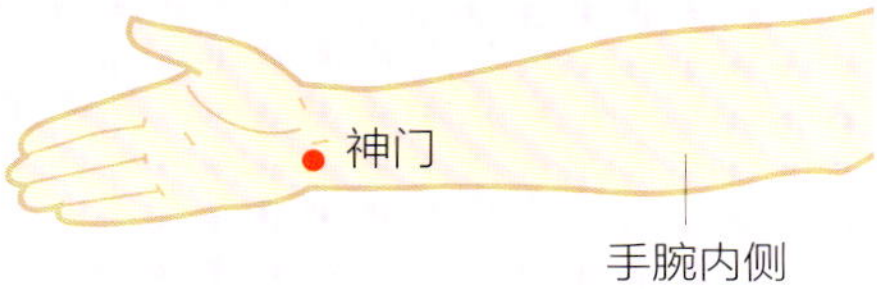

失眠按摩穴位按摩——神门

穴位：在手腕内侧手腕横纹尺侧（小指侧）1/3段的中点处。

功效：此穴为心经的腧穴及原穴，有镇静、安神、宁心、通络作用。

抽筋

血液循环变差，加上钙质缺乏，会使孕期的抽筋状况频频发生，孕妇可摄取一些富含钙质的天然食物，避免久站。必要时补充钙片，晚上睡觉注意脚部保暖。

穴位按摩

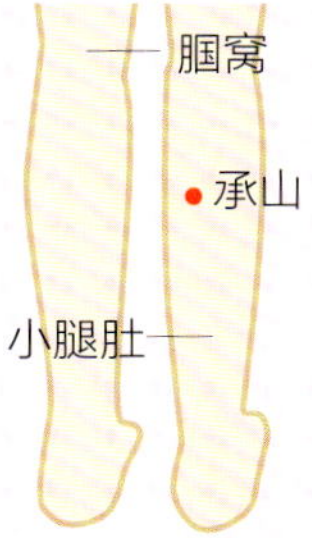

小腿抽筋穴位按摩——承山

穴位：在小腿后面正中间，当站直踮起脚尖时，小腿腓肠肌肌腹下出现的尖角凹陷处。

功效：本穴有舒筋、解痉、止痛的功能，为治疗腿痛痉挛的有效穴。

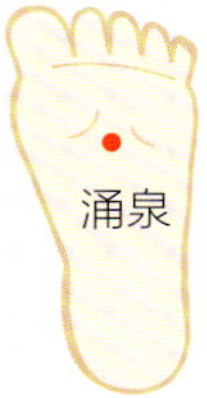

大脚趾抽筋穴位按摩——涌泉

穴位：在足底部，约当足底第2、3趾趾缝纹头，与足跟连线前1/3与后2/3交点上。

功效：缓解脚趾痉挛。

尿失禁

孕后期尿失禁的状况很常见，建议小便的时候往前倾，有助于将尿液排干净；若孕期体重过重的话也容易尿失禁，因此体重控制很重要。至于产后这种状况不一定能完全恢复，不过可做骨盆运动训练骨盆肌底力量；若状况严重可前往妇产科门诊做骨盆底肌肉刺激，完成疗程后，通常可获得良好的改善。

高龄孕妇有小毛病也要看“双科”

有些孕妇常见的小毛病，像感冒、拉肚子、疼痛等，高龄孕妇不要大意，自己按摩或食疗不一定妥当。看病时除了看相关科室，如呼吸科、消化科外，同时要看妇产科。因为和年轻的孕妇相比，高龄孕妇的像拉肚子这种小病，也可能引起宫缩，导致妊娠前功尽弃。

胎位不正别紧张

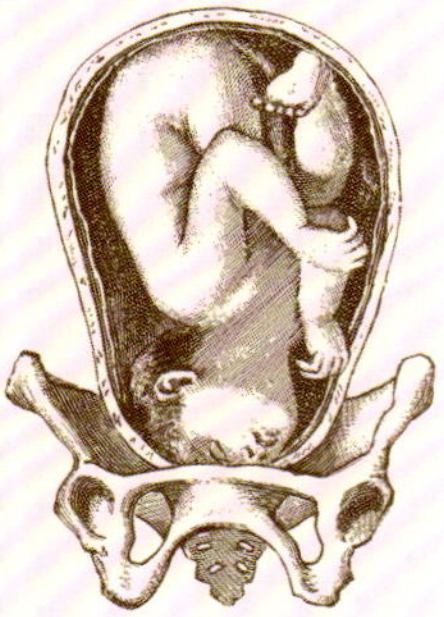

什么是胎位不正

胎位是指胎儿在母体子宫最接近子宫颈的部位。在怀孕初期，因为羊水很多，胎儿在子宫内动来动去，姿势和位置都会改变，此时并没有固定胎位。到了约7个月时，子宫渐渐成为长椭圆形，胎儿的位置慢慢固定下来，通常是胎头朝下接近子宫颈的位置，而脚部向上在活动空间较大的子宫底部，这种头下脚上的姿势是正常“头先露”的胎位。

胎位也是胎儿出生时最先露出的部位。先露是胎儿的臀位、肩膀或手及颜面位和额位，都属于胎位不正的情形。

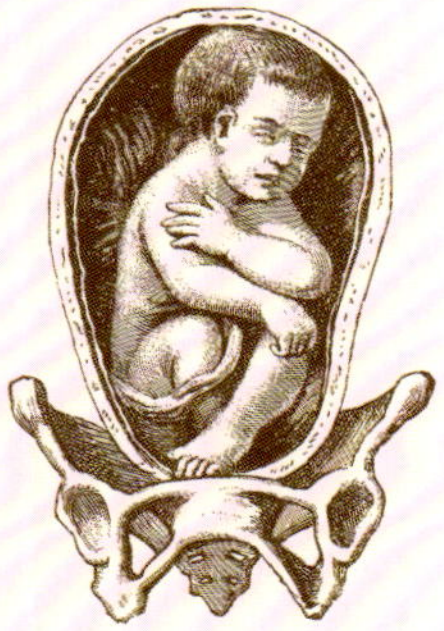

胎位不正的检查方法

在孕妇怀孕20周左右做超声波检查，可以得知胎位的情形。通常在此时期约有1/3的孕妇出现胎位不正，当孕妇怀孕至8个月时，胎儿不正的比例已下降到10%；等到足月分娩时，胎儿不正的比例仅有5%左右。

在怀孕后期，检查胎位主要是靠腹部触诊，靠超声波检查来得知胎儿靠近子宫颈口的部位。

如何让胎位转正

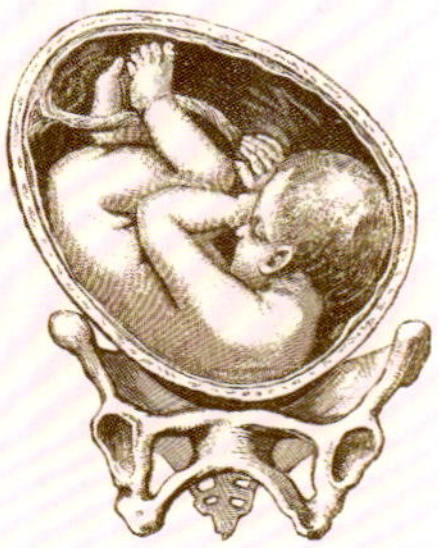

• 膝胸卧式

在怀孕7个月时，可以做“膝胸卧式”的姿势来让胎位转正，但这种姿势对孕妇来说不太舒服。笔者认为，到了怀孕32周时再来做也不迟。不过，对这种方法，也有许多医师持保留态度。

膝胸卧式的做法：双膝跪在软垫上，脸和肩膀贴在垫上，胸部渐渐向膝部靠近，然后将臀部抬高，起初先维持这样的姿势约2分钟，待习惯后渐渐增加到10分钟。

纠正胎位不正体操

转正胎位的体操，是以抬高臀部，使胎儿从骨盆挪动容易旋转为目的。在怀孕30周以后，晚上就寝前做，感觉腹胀时立刻停止。必须先和主治医师讨论再做，有早产的症状时不能做这个体操。

胎位不正的危害

在胎位不正的情况下，产妇分娩时依不同的胎位情况可能会产生几种不同的并发症：

纠正胎位不正体操

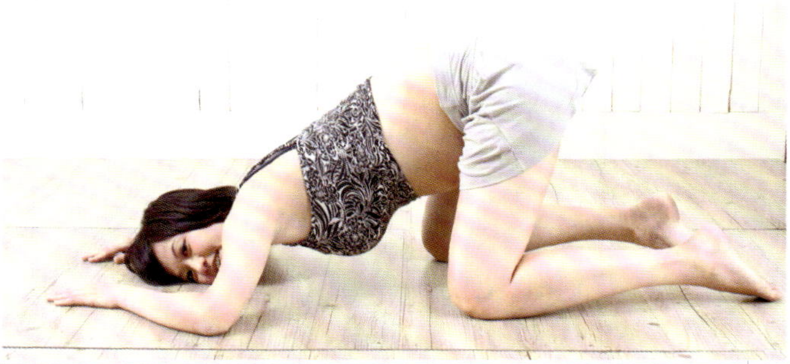

胸膝法

放松腹部，双膝着地把臀部尽可能提高。注意不要抬高头部，15~20分钟后，以此姿势转成侧卧位睡觉。

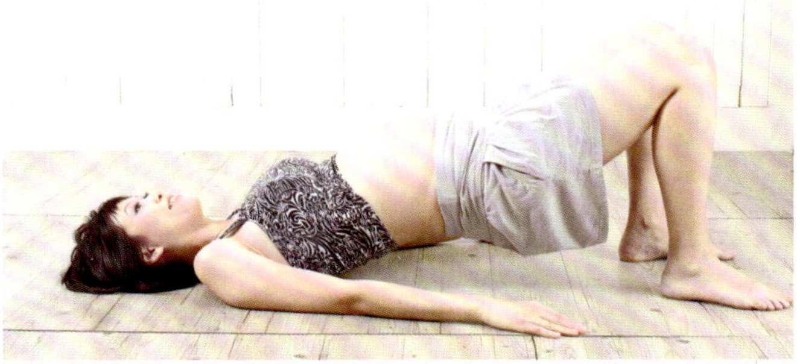

桥梁体位

仰卧，在臀部下面放枕头或被子，使其高度为30~35厘米。一次10分钟，一天做两次这种姿势。

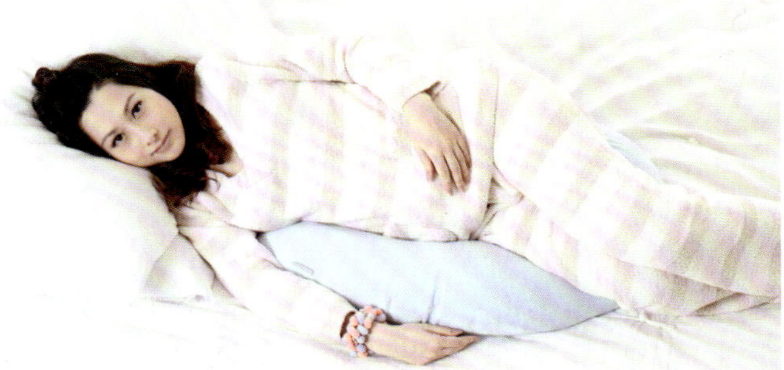

侧卧位

用上面的脚向前，膝盖轻轻弯曲的姿势慢慢休息30分钟。建议睡觉时也采取这种姿势。

• 头位：若是有枕骨横位或枕骨后位的情形，胎儿的头部可能无法顺利通过骨盆，因此胎儿可能面临拉伤或窒息死亡的危险，母亲则可能发生产道裂伤及产程延长的情形。

• 臀位：自然分娩时可能发生胎儿在肩膀出来后，胎头仍然卡在阴道内，因而引发胎儿脑内损伤、缺氧甚至窒息而亡，还要慎防产前脐带脱垂的情形。

• 横位：自然分娩时要慎防产前脐带脱垂的情形。

• 颜面位和额位：分娩的过程会较长，因此产道受伤、难产和胎儿窘迫的危险性也较大。

怎么生才安全

• 臀位：如果胎儿大小正常且前胎曾经自然分娩，则可以考虑自然分娩；但若是初产，则要考虑在怀孕38周时剖宫产。

• 横位：接近产期时一有阵痛就应立即到医院，一定要剖宫产才安全。

- **头位：**等到分娩前子宫颈开全、胎头下降时再由医师将胎头转成正常的枕骨前位，使其容易顺利自然分娩。
- **颜面位：**大多是在子宫颈口开了2~3厘米时内诊才被察觉，只要产程进展顺利，也可能自然分娩，但若产程拖得过久，就要进行剖宫产。
- **额位：**也是在子宫颈口开了2~3厘米时内诊才被察觉，如果子宫颈口开全1小时仍持续停留在额位姿势没有改变，就应立即进行剖宫产。

只要事前做好详细的检查及评估，尽管胎位不正，仍可借由自然分娩、产钳辅助及剖宫产方式让母子均安，顺利产下健康的宝宝。

必读小叮咛

妇产科医师的建议：

首先，若是在怀孕26周前发现胎位不正的情形先别太紧张，如果一切没有异常，就可以安心静待胎儿自然转正。

在怀孕7~8个月时可考虑做膝胸卧式的姿势来让胎位转正，但若不舒服也无须勉强。32周起，每两星期检查一次胎位是否转正；到了36周，若仍是胎位不正就应和医师讨论，在考虑母亲和胎儿安全的前提下选择最适合的分娩方式。

外旋转术

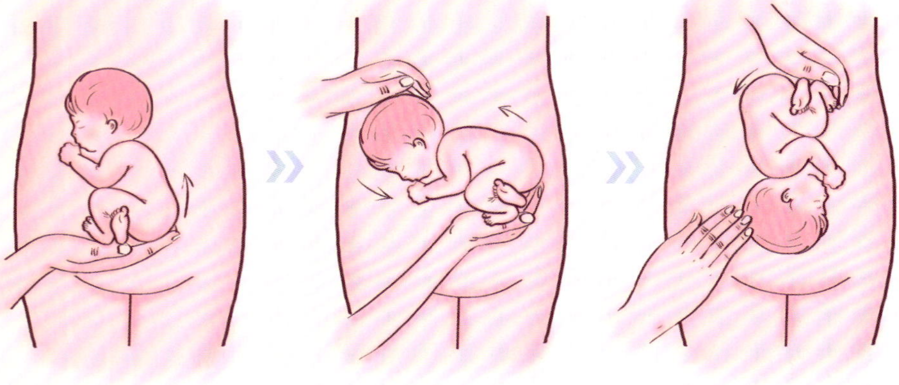

外旋转术

医生或护士在孕妇的腹部上方旋转胎儿，就是所谓的外旋转术。在36周以后，只要胎盘正常，没有早产等状况时，可以采用。由熟练的医生来做成功率很高。

针灸法

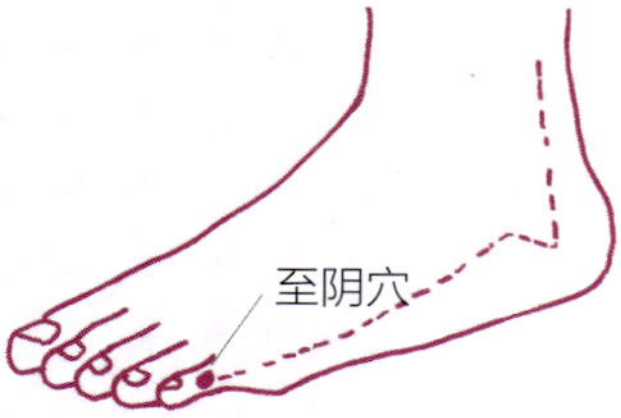

“三阴交”是矫正胎位不正所使用的穴位。在足内侧，脚踝上方3横指的位置。

“至阴”位于足小趾外侧、脚趾甲边缘。以灸或针、指压等刺激穴位，改善血液循环，促进胎儿的旋转。

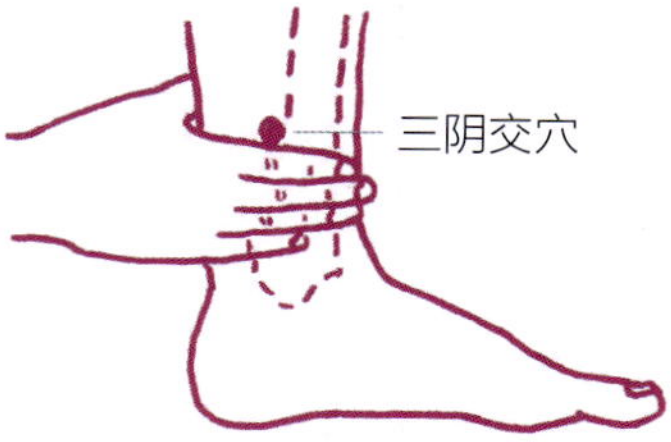

孕期“五多”要诀请记牢

有时生理会影响心理，心理的压力也会影响生理。不过孕妈妈们多做一些准备，即可降低紧张感：

1. 多参与孕妇课堂，学习正确知识，还可与其他孕妇交流。
2. 多阅读怀孕分娩的相关书籍和杂志，做好功课减少忧虑。
3. 多与产检医师沟通，定期产检，了解目前胎儿的状况，以及询问疑虑。
4. 多去了解医院环境，接近分娩时去产房走动一下，熟悉情况。
5. 多做分娩前的准备工作，如交通、陪同人员的电话、妈妈分娩包等。

当然在这之前选对一位可信任的医师，多与医师讨论，家人也要多关心陪伴，这样妈妈才可安心度过孕期，平安生下宝宝。

把握顺利分娩重要环节

怀孕这件事，在现在似乎更加弥足珍贵。孕育下一代，绝对不是一件简单的事，许多人从烦恼不能受孕，度过初期怀孕的种种不适，不安地等待各项产检的结果，直到看到新生的宝宝暖乎乎地躺在自己怀里，一颗心才能稍稍放下。

以下关于顺利分娩的六大环节，环环相扣，您一定要知道！

充实怀孕分娩知识

在现今医疗信息畅通的社会里，如果您能具有一定的产科知识，相信不论是在选择医生，或是遇到问题时，都会有一定的帮助。

时至今日，分娩仍然充满着许多潜在的危险，高血压、出血、感染、羊水栓塞造成产妇、胎儿死亡的情况时有所闻，胎儿在分娩过程中受到伤害的疑虑，也一直存在

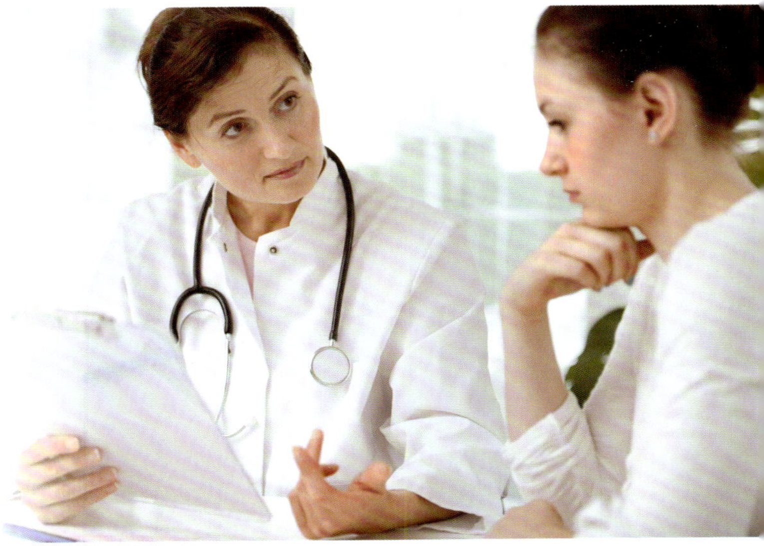

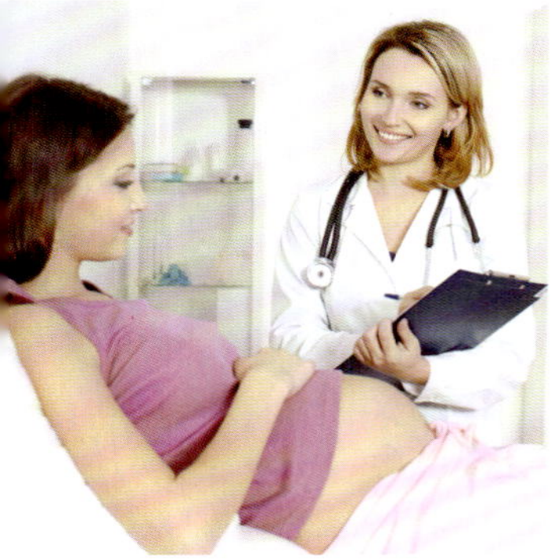
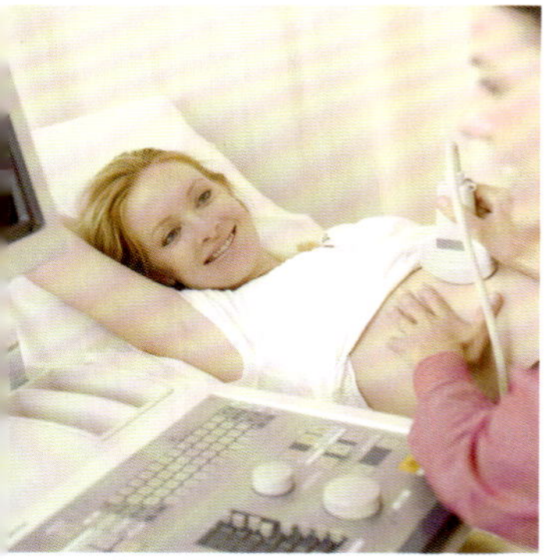
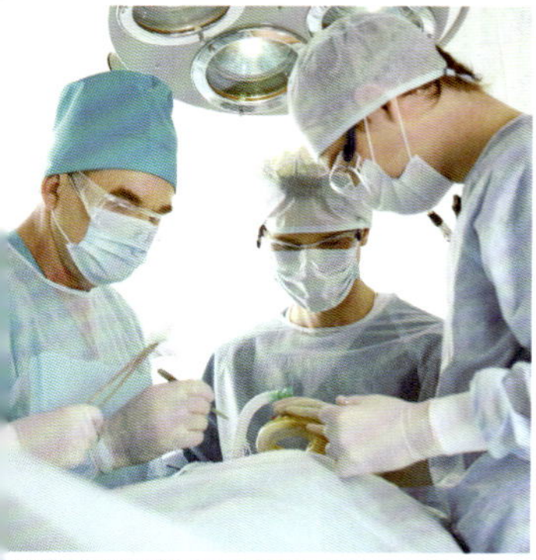
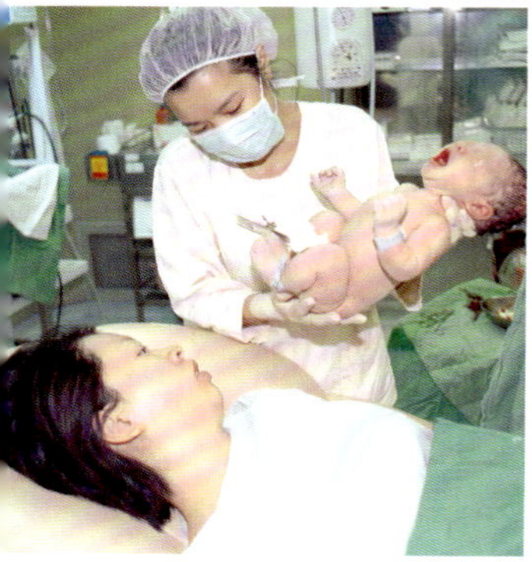

准妈妈心中。根据统计，造成胎儿死亡的原因中，难以避免的因素占了40%~50%，医生处理不当的因素占30%，重要的是，在死产的个案里，胎儿到医院之前就已死亡的比率高达75%！因此，准妈妈平常就要了解胎儿的活动及不正常的提示，如果发现不对劲，不要等待，不要怕麻烦，更不要怕被医护人员念叨，及早到医院检查才能够确保胎儿不出事。

选择好的医院及医生

确定怀孕之后，第一个大问题就是医生以及医院的选择。以都市来说，虽然妇产科不少，可是到大医院很麻烦，小医院又怕设备不足，或是担心医生是不是技术够好、够细心。

其实，做产检在大医院或是诊所都没关系，在大医院检查的项目不见得比诊所多，而且小医院或诊所的方便性及隐秘性通常是大医院无法提供的。但是分娩的时候，如果宝宝出现问题，通常大医院小儿科的设备会比较齐全，不必再把婴儿转诊出去。所以如果您觉得到大医院产检没有什么不方便，当然也是很好的选择。现在许多诊所都有在大医院固定转诊的管道，或是合作的医生，也就是产检在诊所，分娩时到大医院，您就能同时拥有诊所的方便以及大医院的完整设备。不过，最重要的是医生看诊的细心程度以及对患者的态度。

分娩时间的考虑

历经10个月的辛苦等待，最后的关卡，就是平平安安地把宝宝生下来。什么时候会生、什么时候该生、分娩要用什么方式，以及分娩时医生的临场处理，每个环节都非常重要。

分娩时间的选择在医疗上的考虑很简单，就是胎儿生出来会比留在腹中来得安全时，也就是该分娩的时候了！所以在怀孕37周以前，有频繁的宫缩等早产现象时，如果没有母体或胎儿的并发症，会尽量安胎，因为过了这个时期，胎儿肺部发育成熟的比例才与40周时是相同的。但是许多造成胎儿潜在伤害的早产原因，是相当不容易找出来的，例如宫内感染、胎儿发育异常等，这些就有赖于医生仔细的评估。

分娩方式的选择

很多人因为害怕产痛而选择剖宫产，您也可以选择无痛分娩，大幅降低分娩的痛苦。但是有许多人不敢做无痛分娩，是因为怕有酸痛等后遗症。如果在技术良好的麻醉医生操作下，发生后遗症的概率很低。

需要剖宫产，应该都有临床上的指征，例如产程进展迟缓、胎儿缺氧、胎位不正等。在分娩过程中，有胎儿监视器随时监控宝宝的状况，只要有不正常，医生就必须告诉患者可能的风险，所以，剖宫产的机会自然就增加了。要避免不必要的剖宫产，除了医生要做好判断外，孕妇自己也要多充实知识，当医生在做解释时，才能够真正地互相沟通，做出对母子最好的选择。

彻底了解怀孕并发症

分娩时所发生问题的处理，例如产妇有高血压、气喘、心脏病、内分泌疾病、糖尿病或是产后出血的问题，这些情况当然要交给医生治疗，不过准妈妈自己还是要多了解这些问题对分娩会造成什么冲击，在产检的过程中千万记得问清楚医生，有这些问题时，该注意哪些事情，哪些是胎儿有问题的危险征兆，是否需要适度的增加产检次数等。

注意分娩时的风险

尽管怀孕期间没有任何并发症，在分娩的过程中也潜藏风险。胎儿平时可能一点问题都没有，但是当子宫强力收缩，压迫胎儿进入产道时，宝宝可能就会无法承受，而分娩时妈妈的生理变化也很剧烈，有经验的医生会对这些问题给予明确的处理，将意外发生的概率降到最低。

怀孕、分娩，是产妇、家人与医生互动的过程，每一个人都要扮好自己的角色，共同分担生命的喜悦与风险。

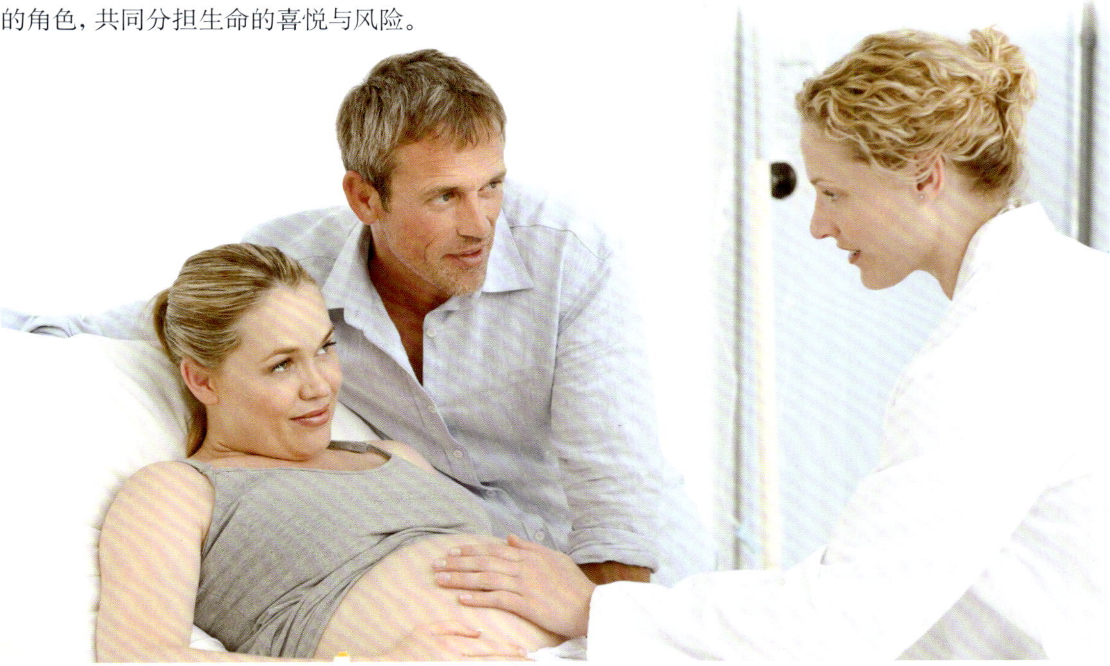

胎儿太大或太小怎么办

怀孕12周之前一定要确定周数，这样才会有依据。如果出生体重超过4000克，就属于医学定义的巨大儿；而出生体重低于2500克，则属于低体重儿。

肚子大小不代表胎儿大小

有些孕妇的肚子依周数看起来比较小，但并不代表胎儿也太小，因为可能这位孕妇比较“藏肚”，或是羊水太少。

孕妇肚子大，跟羊水量有关，也跟胎儿大、孕妇腹部脂肪多有关，只要看超声波就可以很清楚是否真的胎儿过大。

确定胎儿大小的方法

一般来说，妈妈的体形对宝宝的影响比爸爸来的大，若是妈妈比较娇小，宝宝也可能比较小。外国人的体形比较大，所以依国外的标准，胎儿过大是指超过4500克；国内胎儿过大的标准则是指超过4000克。一般来说，胎儿体重有10%以内的误差，估计越大的宝宝，误差会越大。

自己就可以测量

有一个传统的方法可以很快地知道胎儿大小是否符合周数，而且还比较准，就是以量尺量从耻骨联合上方到子宫底（子宫的最上方）的高度，几厘米就是几周大，例如20厘米就是20周，若和实际周数相差超过3厘米，就有可能有胎儿过大或过小的问题。

超声波测量最准确

以超声波测量胎儿大小，可量3种长度，即双顶径（BPD）、腹围（AC）、大腿骨长度（FL），由计算机依公式来计算，不同医院的计算机可能有不同的公式。不过没关系，看胎儿有没有持续长大就可以知道正不正常。若胎儿头尾特别大，或腹围特别大，那么预估胎儿体重（EFW）会有误差，头的误差会比较小，身体的误差会比较大。

孕妇到了快生的时候，若以超声波测量，胎儿腹围超过37厘米、腹围脂肪层超过0.5厘米，宝宝几乎都会超过4000克。但预测胎儿大小有5%的误差。

为何胎儿太大

胎儿太大的原因，可能是先天体质（孕妇个子高大，胎儿会比较大），或妈妈有妊娠糖尿病，但这两种胎儿的大法不一样，若胎儿是先天体质就比较大，会整体大、脚也长；若是孕妇有妊娠糖尿病，则胎儿会肩膀较宽、腹围比较大。

此外，孕妇营养吸收太好也会造成胎儿太大，这可以经由饮食来控制。一般来说，胎儿预测体重低于10%，称为过小，高于10%称为过大。

巨大儿能不能自然生

若是妊娠糖尿病，则胎儿肩膀会比较宽，容易锁骨骨折、臂丛神经受损。胎儿太大容易肩难产，若超过4000克，可考虑选择剖宫产。

胎儿太大少吃有用吗

若胎儿是先天体质关系而过大，少吃帮助不大；若是妊娠糖尿病的孕妇，控制饮食就有差别，因此医师会要孕妇去作妊娠糖尿病筛检，不然胎儿的并发症会比较多。

孕妇多吃的后果

孕妇吃多了，结果胎儿没变胖，反而胖到自己；不过一旦胎儿到六七个月大之后，妈妈身体储存的能量多、能给宝宝的也多，胎儿就会开始变大。

胎儿过小比较危险

若胎儿太小、羊水少，要赶快生，不然胎死腹中的机会很高！而羊水少，可能是孕妇供应胎儿营养出问题，可能是孕妇吃不够，或胎盘根本无法传送养分给胎儿，原因可能是胎盘发炎等，但最常见是不明原因。

胎儿过小，染色体异常的机会比较高；营养问题造成的胎儿过小通常在24周之后，头一般不会小，但肚子会特别小，出生后会很快追上。

早、晚期发生有差别

假如胎儿太小是早期发生的（怀孕24周之前），是染色体的问题，预后会比较差。晚期发生，则是营养传送不过去。可以看生长速度，假如生长速度正常，那么问题比较少；假如原本正常成长，后来开始减缓，问题就比较大。

胎儿太小出生时机很重要

胎儿太小，胎死腹中的机会增加。孕妇不需要频繁做超声波，至少2周做一次，才能看出差别。然而偏小的胎儿，若怀孕周数足够，生出来大多没有肺部不成熟的问题。

所以胎儿太小，何时把他生出来很重要，因为怕胎死腹中，但又怕出现早产后夭折。若这胎胎儿太小，下一胎再发率高达30%。

低体重儿生出来之后，只要健康跟营养条件正常了，身高跟体重会追的很快，所以对以后长大后的身高、体重影响不大。不过发生黄疸的机会大。

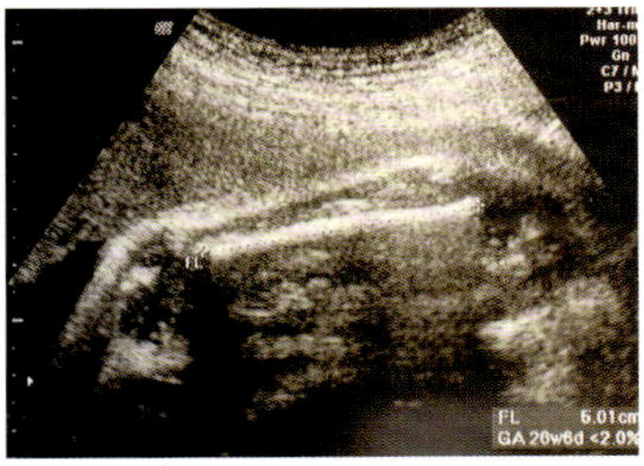

胎儿的大腿骨长度（FL）

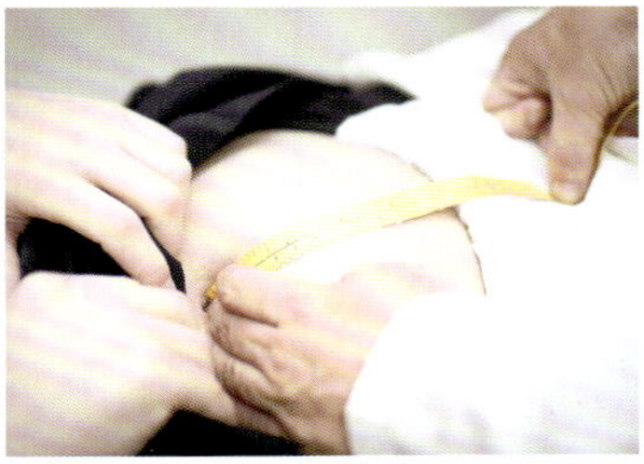

以量尺量从耻骨联合上方到子宫底（子宫最上方）的高度，几厘米就是几周大，例如20厘米就是20周

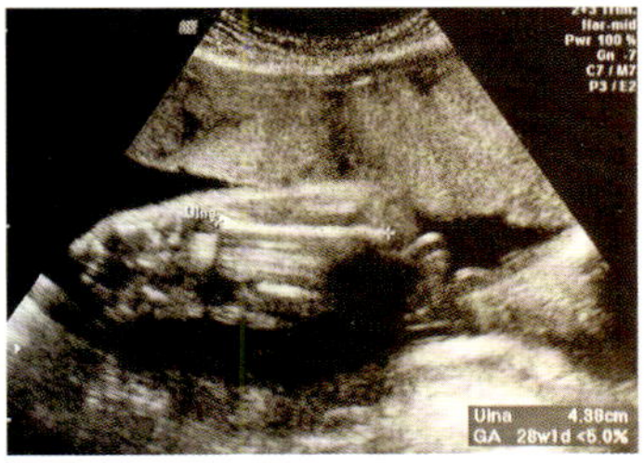

除了大腿骨长度（FL）之外，手的尺骨Ulan也能预测胎儿周数

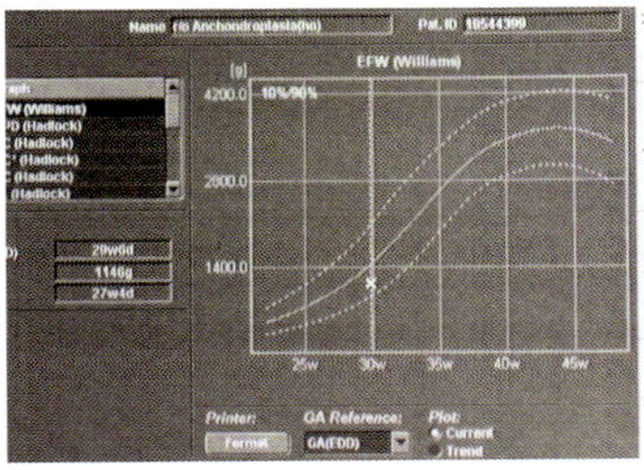

胎儿的生长曲线

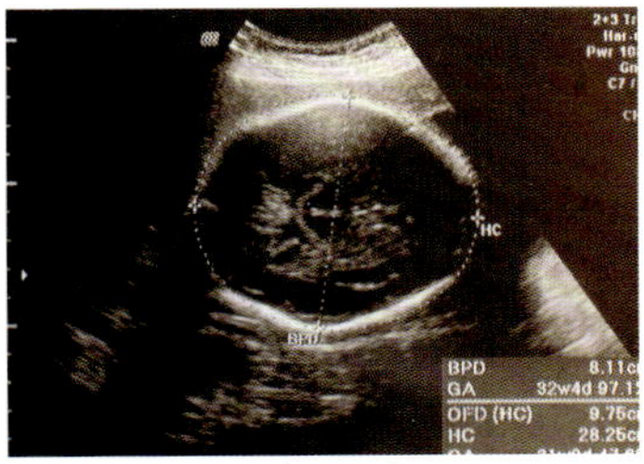

胎儿的双顶径（BPD）

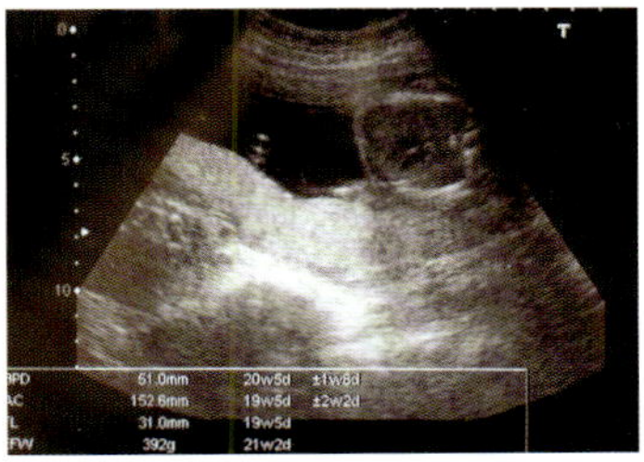

秀出双顶径（BPD）、腹围（AC）、大腿骨长度（FL）、预估胎儿体重（EFW）的超声波照片

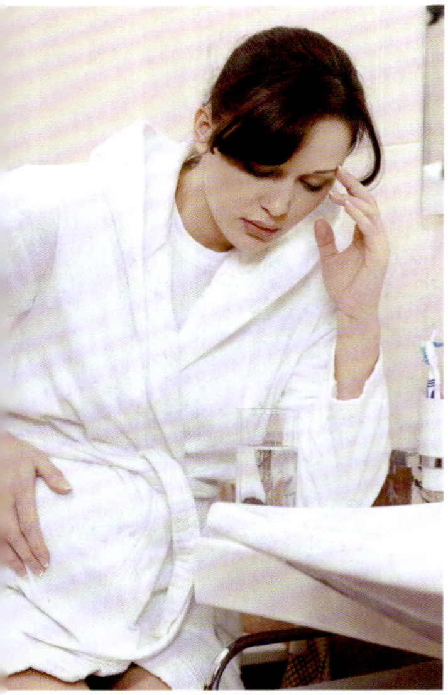

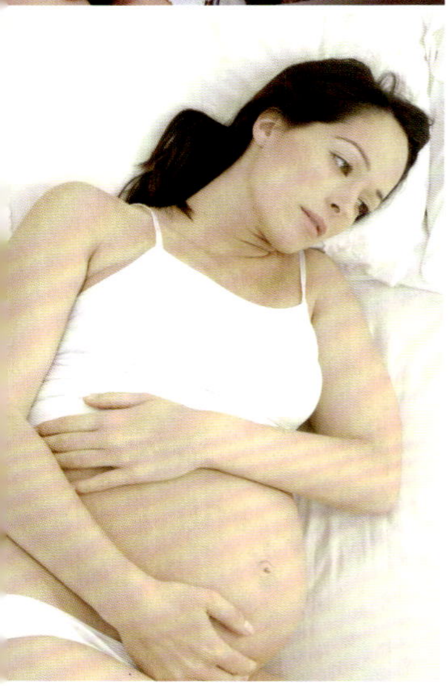

什么情况应立即去医院

1. 孕妇阴道突然出现血性分泌物，俗称“见红”或“血先露”，属分娩先兆，一般将在24～48小时内分娩，所以应尽早到医院就医。
2. 出现阵发性规律性宫缩，至少10分钟一次，每次约30秒钟，历时1小时缓解，此时无论是否临产属临产期均应立即去医院就医。
3. 阴道突然大量液体流出，似尿液，可能是羊膜早破，有引起上行感染的可能，有脐带脱垂危害胎儿的可能，此时，孕妇应平卧，由他人用担架或救护车立即送往医院。
4. 头痛、头晕、血压突然升高；阴道流血但无腹痛，可能有胎盘位置异常。若有腹痛，可能胎盘早剥的情况应立即到医院。
5. 胎动次数逐渐减少。若胎动次数减少或12小时未感胎动，这提示胎儿在宫内有缺氧的表现，需立即入院做吸氧等处理。
6. 胎儿心率每分钟>160次或每分钟<120次或胎心减弱、不规则，都说明胎儿有危急情况需立即送医院。

以上情况也是做丈夫的日常需要观察的主要内容，同时要安排好妻子去医院的车辆、衣物。

早期破水，生或安胎

羊水除了保护胎儿，也提供了让胎儿肺部成熟的物质。发生早期破水，羊膜破损的地方会让细菌入侵造成感染。此外，破水以后羊水减少，可能造成胎儿窘迫、肺脏发育不全、肢体缺损、颜面压迫，甚至死亡！

早期破水的定义

早期破水（简称PROM）是指孕妇还没有征兆前，羊膜就出现破洞而导致羊水的流出。如果这时候还没有足月，也就是怀孕不满37周时，就称为“早产早期破水”。如果已经足月了（怀孕满37周），就称为“足月的早期破水”。

早期破水的原因

早期破水通常和感染有关。其他原因还包括：孕妇抽烟、母体子宫畸形、羊水过多或多胞胎造成的子宫过度扩张、子宫早期收缩或出血、子宫颈手术；其他少见的原因还包括：孕妇患有结缔组织疾病、营养素缺乏。曾经发生过早产早期破水的妈妈，下一胎再发生的机会为16%～32%。

早期破水的处理

确定破水以后，处理的方式主要是依据怀孕周数而定：

1. 足月的早期破水就准备分娩了。如果宫缩不好，可能会加上催产素。一般来说，羊水是很好的催产素，大约一半的妈妈都会在5小时内生出宝宝，而28小时内，95%的胎儿可以生出来。

但是足月破水时，有两件事一定要注意：

- 脐带脱垂，如果在胎头还没下降至骨盆腔内，当破水时，脐带可能滑脱到阴道里，此时就要马上进行剖宫产。
- 新生儿感染，特别是乙型链球菌的感染，所以通常都会使用一线抗生素来预防破水后的感染。

2. 早产早期破水是指不到37周就破水的情况，通常会伴随着早产，大部分的胎儿有可能在一星期内分娩。处置方式主要依据怀孕周数、胎儿成熟度与感染程度而定：

- 如果是34～37周：因为胎儿肺部较为成熟，可以以保守的方式先安胎，如果已经进入产程，就直接分娩。
- 如果是小于34周：因为胎儿肺部不成熟，除了安胎药之外，会给予产前激素、抗生素预防乙型链球菌的感染。但是随着胎儿的周数越小预后越不好。而此时的早产会有新生儿呼吸窘迫、新生儿感染、脑室内出血、坏死性肠炎等后遗症。在安胎过程中也可能有子宫内感染、产后子宫感染、胎盘早期剥离、胎位不正等状况。

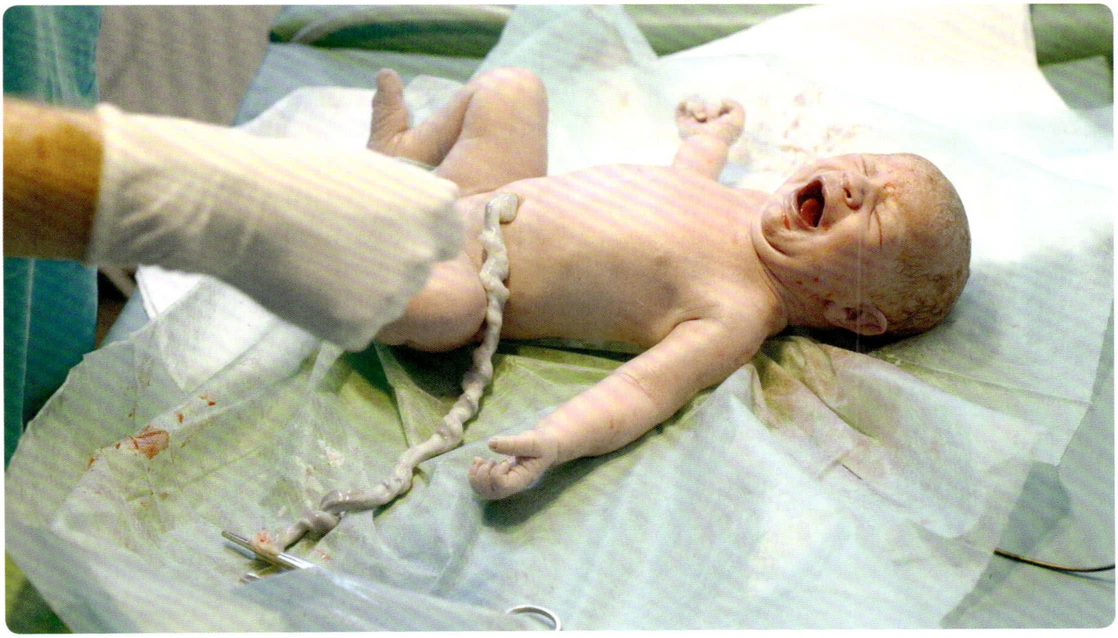

羊水中有胎便危险吗

胎便的形成

随着胎儿在子宫内成长，胃肠道内的分泌物、掉落的表皮细胞、胆色素等，在肠道逐渐累积，形成胎儿的大便。当胎儿足月时，胎便已非常靠近胎儿肛门。胎便的形成是胎儿成熟的表现，32周以前的胎儿，很少会在子宫内解胎便；98%羊水有胎便都发生在妊娠37周以后的胎儿；而过期妊娠的胎儿，高达30%会发现有胎便解在羊水中。

胎便吸入综合征，顾名思义是指胎儿在子宫内解出大便于羊水中，而胎儿将含胎便的羊水吸进肺部，引起肺部的发炎及破坏。

胎宝宝解便的原因

绝大多数健康的胎儿会在出生两天内解大便，而造成胎儿提早在子宫内解便的原因有二：一是成熟表现，二是胎儿窘迫。

1. 正常解便：胎儿越成熟，胎便量越大，越靠近肛门口，神经内分泌发育越成熟，因此有越高的概率会有排便动作，而将胎便解在羊水中。
2. 不正常“拉屎”：当胎儿在子宫内不舒服，可能会引发胎儿解便，同时降低胎儿吞噬羊水、清除胎便的能力，造成羊水中含浓稠的胎便。

造成提早解便的危险因素

当孕妇或胎儿有下表的情况时，较易引起胎儿于子宫内解胎便，也就是造成胎儿解胎便于羊水中的危险因子。

造成胎儿解胎便于羊水中的危险因子

过期妊娠	Post-term pregnancy	胎盘功能不足	Placental insufficiency
孕妇高血压	Maternal hypertension and preeclampsia	孕妇糖尿病	Maternal diabetes
胎心音异常	Fetal heart rate abnormalities	胎儿生长迟滞	IUGR
胎儿生物物理评估异常	Poor biophysical profile	孕妇抽烟	Smoking
羊水过少	Oligohydramnios	药物滥用	Cocaine abuse

羊水中含胎便的危害

胎儿浸泡在含胎便的羊水中，是否会造成不良影响？取决于胎便的浓度、浸泡时间的长短，以及是否同时存在有胎儿窘迫或子宫内感染等因子。可能造成的不良影响包括：

含胎便的羊水，可能会造成脐带血管收缩，影响胎儿血液循环。

羊水中含胎便，会降低羊水的抗菌能力，因此较容易有绒毛膜羊膜炎。

最严重的，胎儿在子宫内缺氧，会产生气喘，将胎便吸入肺部，造成出生后“胎便吸入综合征”。

羊水中有胎便，3种应对方法

英国NICE机构对待产中发现羊水中有胎便的孕妇，提供下列建议：

1. 有较浓稠胎便的羊水，必须持续监测胎心音状况。
2. 有较轻微胎便的羊水，视情况评估使用持续胎心音监测。
3. 当胎心音监测出现胎儿窘迫时，必要时紧急剖宫产。

胎便吸入综合征的危险性

在所有有胎便羊水的新生儿中，约有5%会有胎便吸入综合征，而这些新生儿中，有3%～5%会因此死亡。胎便吸到肺部会经由下列管道来伤害肺功能：①呼吸道阻塞；②引起炎症反应；③抑制肺泡扩张。依胎儿吸入胎便的多少、浓度及时间长短，会有不同程度的影响。

常见症状有呼吸急促、呼吸困难、缺氧、轻微发绀、胸凹、活力差等，轻则几天痊愈，不留有后遗症；严重者则可能引起气胸、肺炎、肺动脉高压等并发症。

避免吸入胎便&因应对策

当羊膜破裂，羊水流出，发现羊水中有胎便，依胎便吸入的时间，可有下列做法：

待产前或安胎中：可选择将生理食盐水灌注入羊膜腔，借由稀释胎便浓度来减低或避免胎便吸入综合征的发生。

分娩中胎头娩出时：在胎头生出的第一瞬间，立即进行口鼻咽的胎便抽吸，避免之后婴儿自己将胎便吸入肺部。

出生后：利用气管插管技术，将气管内的胎便抽吸掉，避免胎便被吸入肺泡。

针对有浓稠胎便的新生儿，若出生后活动力好、心跳正常且呼吸顺畅，最需要做的是出生后的前12小时，密切观察，因为大部分的胎便吸入综合征都在出生后12小时内发生。如果新生儿有胎便吸入综合征，就必须请儿科医师做加护照顾，避免死亡或长期并发症产生。

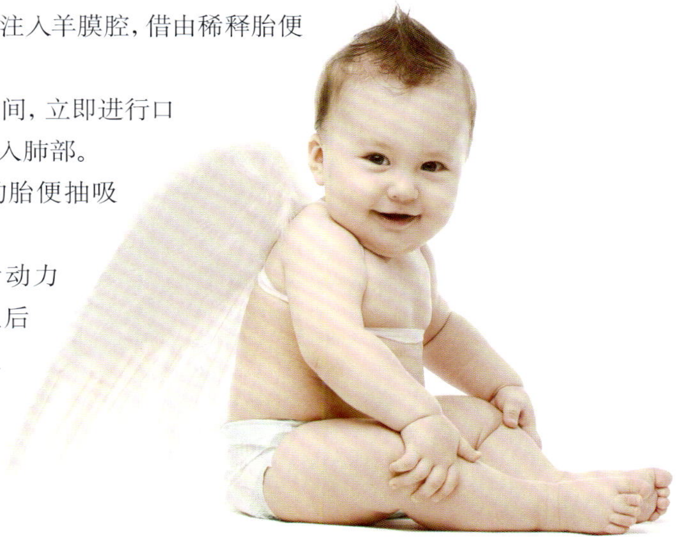

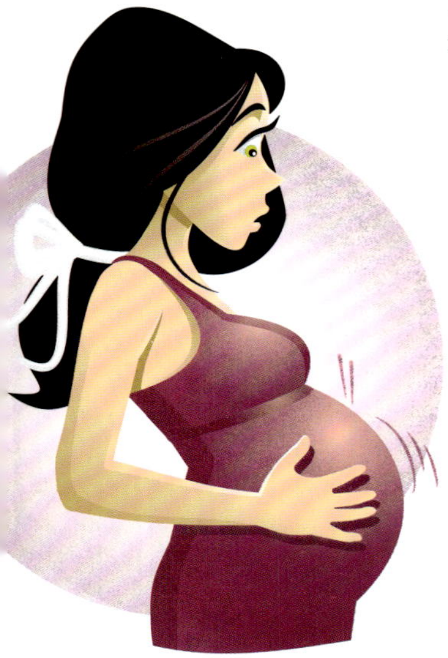

真阵痛还是假阵痛

当怀孕后期的准妈妈感觉下腹疼痛时，最常见的问题是“这是真的阵痛还是假的阵痛？”，“我是不是快要生了？”，“现在到底要不要马上去医院待产？”，这些问题让准爸妈很担心与困扰，因为不知道是否该入院待产？

案例A 假阵痛状况：

张女士怀孕37周时开始偶尔会出现频率不规则、强度不固定的下腹部一阵阵的紧绷、酸痛的感觉。大多在晚上发生，往往在睡了一觉之后，到早晨就又慢慢消失。

有时强度会增强，也可能有规则性的10～15分钟出现一次次收缩。但是持续一阵子，或是稍微走动、歇息后，疼痛的强度及频率又会改善。

其实这就是所谓的“假阵痛”。假性阵痛时，子宫颈的厚度不会改变，而且子宫颈没有持续扩张的迹象。所以这种情形只要先待在家中休息并观察阵痛的发展即可，并不需要马上到医院求诊。

案例B 真阵痛状况：

陈女士快到预产期了。她感觉到子宫的位置好像变低，呼吸因此更顺畅、胃部感觉比较轻松。

下午，肚子突然疼痛起来，她想到大概是假性阵痛，所以也不以为意；可是当每5～10分钟出现规律性收缩的时候，她开始觉得不对劲。正要准备拿待产包，突然一阵水状液体无法控制地由阴道流出，另外还有少量红色黏稠状的分泌物掺杂少量血液的黏液状白带出现。她警觉到其实她已经有分娩先兆了，匆匆忙忙地通知先生赶快送她到医院！

“真阵痛”时，规则的宫缩会使子宫颈厚度变薄，而且会持续扩张，因而进入产程。所以这种情形当然必须要立即到医院求诊，以免延误就医。

如何区别真假阵痛

假阵痛，就像防空演习一样，过了就没事了；但是真阵痛则表示即将进入产程，如果疏忽了，甚至有可能生在不该生的地方。两种情形的后续处理大不相同，如何区别两者的差异呢？以下提供一些准则：

假痛V.S.真痛

区别方式	假痛	真痛
宫缩时间及频率	不规则	频率越来越快，强度越来越强，收缩时间越来越长整个子宫都会感到收缩痛，不痛时渐渐变软。
疼痛部位	下腹部	整个腹部。
疼痛感	无痛或轻微酸痛	腹部会变硬。
子宫颈扩张	不会	子宫颈会扩张及变薄。
因休息、走动而减轻疼痛	会	不会。

真假阵痛的应对措施

① 假阵痛的应对：对待假性阵痛准妈妈要放松心情、注意观察，及早准备待产，可用下列方式来减轻假性阵痛所引起的不适：

- 改变姿势，试着走动或坐着、躺着休息。
- 利用产前运动所练习的呼吸法，有时候也能得到不错的效果。
- 尝试在特别疼痛或酸的部位进行按摩。

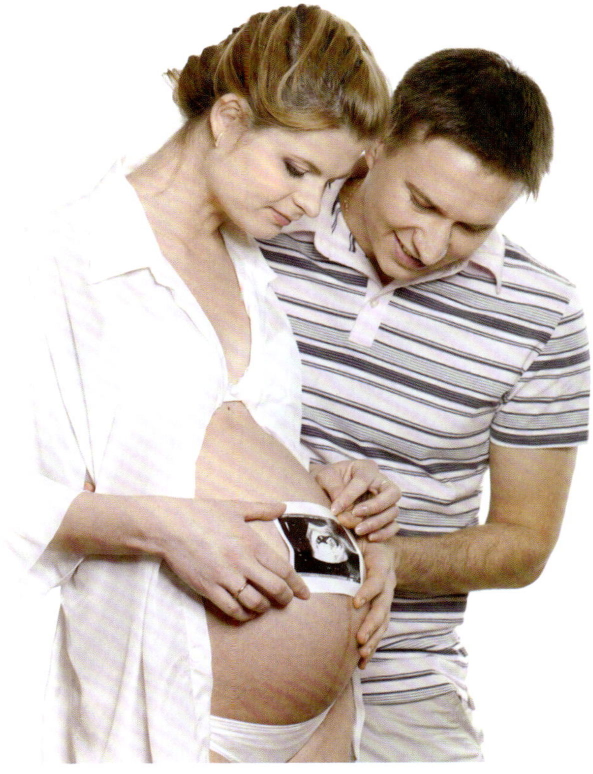

② 真性阵痛的应对：至于真性阵痛，因为是进入产程后的宫缩，所以要缓解并不容易。但还是可以透过以下方法来改善产痛：

- 亲人或医护人员给予心理上的支持，以减轻孕妇的情绪压力。
- 使用拉梅兹呼吸法，借由呼吸来分散注意力，并且调整肌肉的紧张度来减低疼痛感。
- 无痛分娩可以有效地控制宫缩所引起难以承受的疼痛。

假性阵痛除了是造成孕妇焦虑和提早住院的常见原因之外，通常没有意义。

但是真性阵痛，规则的宫缩、间隔变短、频率变快及强度变大，伴随着子宫颈的扩张和变薄，却是表示进入产程的开始。

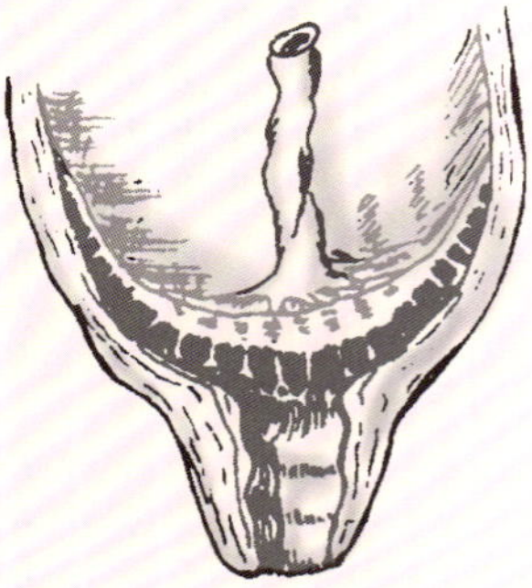

完全性前置胎盘

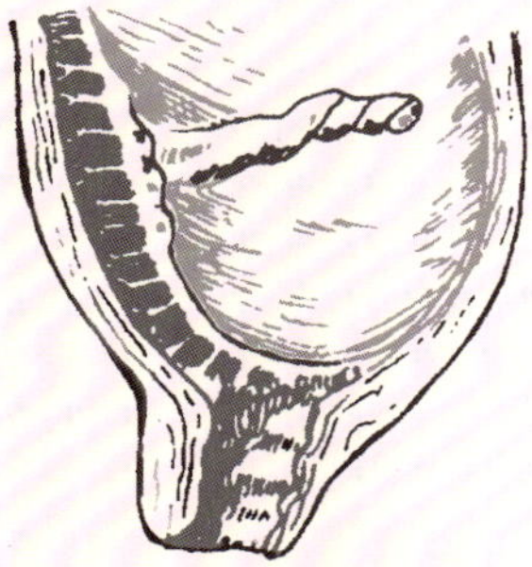

部分性前置胎盘

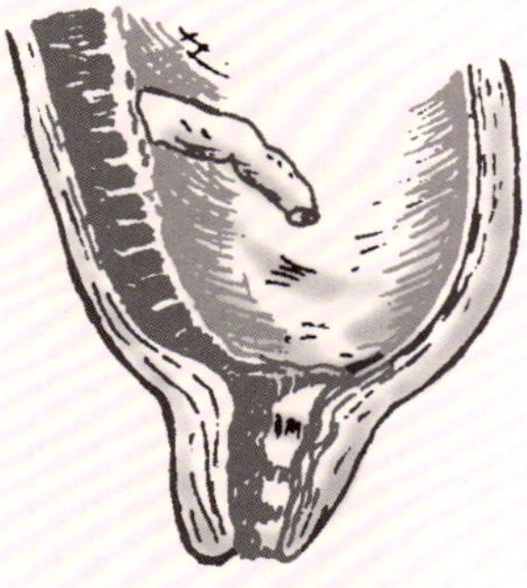

低置胎盘

什么是前置胎盘

在正常情况下，受孕后胎盘便开始生长发育，附着在子宫体上部的前壁或两侧壁。如果胎盘附着在子宫的下部，将子宫内口全部或部分遮盖住，就叫作前置胎盘。

前置胎盘是引起晚期妊娠出血的主要原因，也是妊娠期严重并发症的一种，如果不能及时处理或处理不当，往往威胁孕妇及胎儿的生命。

前置胎盘分完全性前置胎盘（中央性前置胎盘），即子宫颈内口全部为胎盘组织所遮盖；部分性前置胎盘，即子宫颈内口的一部分为胎盘组织所覆盖，而另一部分为胎膜所覆盖；低置胎盘（边缘性前置胎盘），即胎盘下缘不超越子宫颈内口或在其边缘。在临产时，子宫颈口开大，低置胎盘可变为部分性前置胎盘。

前置胎盘的原因至今尚不明确，可能与曾发生过产褥感染、产后子宫内膜炎以及再次妊娠时子宫体部的蜕膜发育不良，胎盘血液供应不足等有关。当受精卵种植在这种蜕膜中时，为摄取足够的营养，部分胎盘扩大附着面，使原种植在子宫体部的胎盘向下延伸，逐渐占据子宫下段，接近子宫口，部分或完全遮盖子宫口，形成前置胎盘。有些妇女没有采取有效避孕措施，多次人工流产，结果使子宫内膜受到损伤，增加了发生前置胎盘的可能性。

在妊娠晚期，胎先露下降，子宫下段逐渐扩张，而种植在子宫下部的胎盘不能随子宫相应地扩张，小部分胎盘附着处与子宫分离，于是小血管被撕裂而引起阴道流血。这种无痛性阴道流血是前置胎盘的唯一症状。初起时，出血不十分多，剥离处血液凝固，流血可暂时停止。倘若子宫继续收缩，则流血反复发生，而且一次比一次量多，这种出血，往往发生在不知不觉中，有时患者半夜醒来，已卧于血泊之中。

在分娩中，前置胎盘也可引起严重出血，婴儿娩出后，继续出血的危险依然存在，而且发生各种并发症的可能性也较大。

因而，孕妇要加强产前检查，初次出血以后，应立即做出诊断。现在主要是依靠超声波或同位素扫描进行胎盘定位。这两种方法对母胎都没有危险，诊断的准确率也较高。

在明确诊断以后，孕妇要卧床休息，尽量减少活动。如果贫血，还需要输血，尽量维持到妊娠36周，然后由医生选择分娩方式，提前分娩。

当心危急的胎盘早期剥离

胎盘早期剥离是造成胎死腹中的元凶！而且其征兆和症状的变异很大，从大量产前出血、休克，到毫无任何明显征兆都有可能。

危害母体及胎儿健康

胎盘和脐带是胎儿与母亲间联系的桥梁。胎儿经由胎盘和脐带获取生长和发育所需的养分；同时亦经由此管道将其新陈代谢所产生的废物经由母体排出体外。因此，胎盘功能的健全与否，关系着胎儿的成长与健康。

胎盘早期剥离顾名思义，是指在胎儿出生之前，胎盘就和子宫从其着床处分离。如此一来，胎盘和子宫间的紧密联系被破坏，母亲会因此出现产前出血，而胎儿也因此而减少了正常来自母亲的养分供给，以致危害胎儿的健康。

"胎盘早期剥离"的高危险群

造成胎盘早期剥离的原因目前仍不清楚，但有些情况可能是危险因素，包括：

- 高龄及高产次的产妇
- 子痫症产妇
- 产妇本身有慢性高血压
- 早期破水
- 吸烟的产妇
- 使用可卡因毒品的产妇
- 血栓形成体质的产妇
- 之前曾经发生胎盘早期剥离的产妇
- 有子宫肌瘤的产妇

留意危险征兆

胎盘早期剥离的征兆和症状变异性很大。从产妇大量产前出血、甚至休克，到没有任何明显征兆，而只是在分娩中无意发现都有可能。其常见的征兆与症状包括：

- 阴道出血
- 子宫压痛或背痛
- 胎儿窘迫
- 高频率而密集的宫缩
- 子宫剧烈收缩
- 肌张力过高
- 不明原因的早产
- 胎儿死亡（胎死腹中）

孕后期安全很重要

1 采光照明：夜间在通往洗手间的走道上，或是在厨房、客厅、卧室，最好都加装小夜灯。

2 主要通道保持足够宽敞：走道、门口尽量避免堆放杂物；避免将脚踏车、电瓶车乱放。

3 浴室里：在浴室里铺上防滑垫，特别是在莲蓬头下，或是浴缸里。浴室中要加装扶手，提升浴室安全性。

4 取放物品在孕妇肩膀及膝盖间的高度：不要踮起脚尖或蹲低。

5 有小地毯、踏垫、地垫使用防滑贴条固定，避免滑倒。

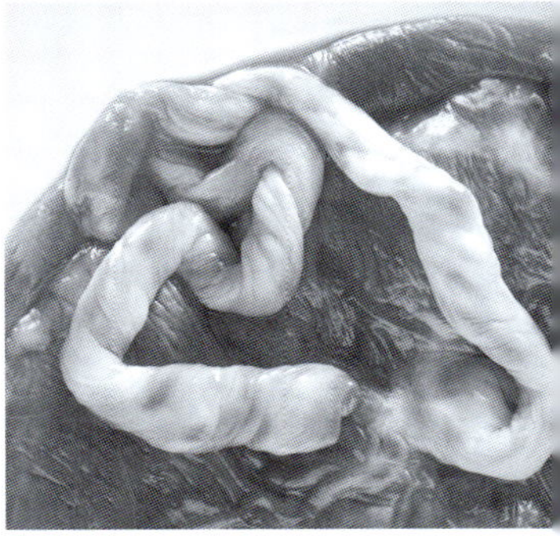

可能导致严重并发症

若发生严重的胎盘早期剥离而导致严重出血，且没有察觉并紧急处理时，则可能产生产妇凝血机制被破坏而加速出血现象，进而导致产妇休克、肾脏衰竭及胎死腹中等严重的并发症。

如何治疗与处理

这主要需考虑妊娠周数以及产妇和胎儿的状况来决定：

1. 若此时胎儿是足月且存活：紧急剖宫产是最佳选择。
2. 若产妇有大量出血、甚至休克：紧急输血并尽快手术是控制其进一步出血，以挽救产妇及新生儿的唯一希望。
3. 若胎盘早期剥离的诊断并未非常确认，且胎儿仍存活、没有胎儿窘迫的状况发生：应给予非常密切的观察，同时做好一切准备，以便有任何不良情况发生时，能立刻采取必要的措施。

胎盘早期剥离是产科医学上一种严重而紧急的病症，它可能威胁到产妇及胎儿的生命及健康。此外，其症状表现变异性极大，有时又不易察觉。因此，对产妇而言，最重要的是随时注意各种可疑的征兆及定时产检，尤其是具有危险因子的产妇，只要有任何怀疑就应立刻就医，以便尽早诊断出胎盘早期剥离及采取必要措施，将其对产妇及胎儿的影响降至最低。

三种出血类型

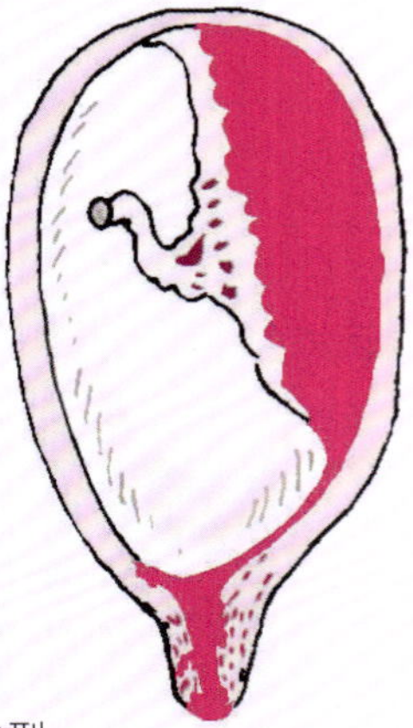

内出血型
出血多积于宫腔或胎盘后，面积较大

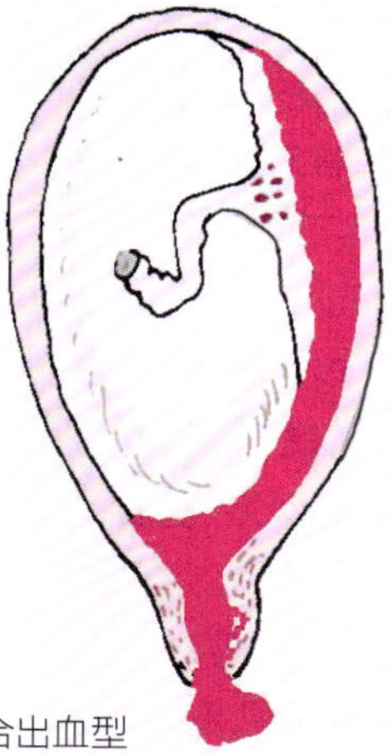

混合出血型
出血较多，血液冲开胎盘边缘外流

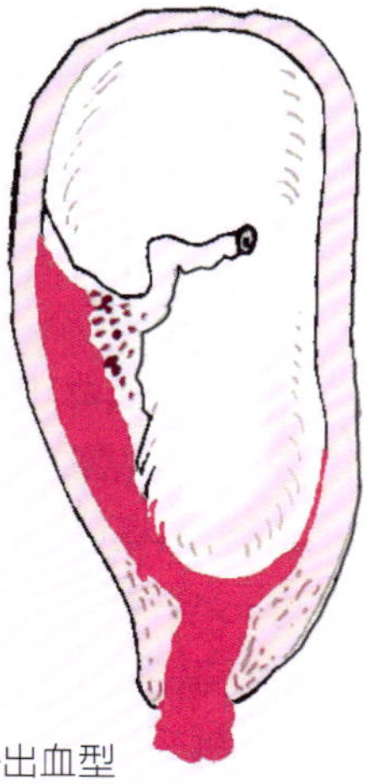

外出血型
一般为部分早剥，并发症少

摆脱孕期水肿须知

Q&A

Q: 什么时候会出现水肿现象?

八成的孕妇在怀孕第8~9个月时开始，会有这种生理现象出现，有一些孕妇则会提早一点出现。

Q: 什么样的肿胀是不正常的?

- 当肿胀部位在脸部及眼周围时。
- 当脚底、脚踝、手指或手背肿胀程度很严重时。
- 当肿胀的发生很突然，且短时间内形成时。
- 当一只脚肿胀比另一只脚明显严重，尤其是伴有小腿或大腿的触痛感时。有这些情况时都要立即咨询妇产科医生。

Q: 如何减少肿胀?

- 坐着工作时，在脚下垫一个矮凳。
- 躺着时，尽量平躺或左侧卧。
- 平常坐着时，不要跷二郎腿，要常常伸展腿部，动动脚跟、脚趾、旋转脚踝关节，以伸展小腿肌肉。
- 不要长时间坐或站，常常走一走、动一动，以增加下肢血流。
- 穿着舒适的鞋子，不要穿会压迫到脚踝及小腿的附有松紧带的袜子。
- 如想穿可预防或治疗水肿的弹性袜，应选择高腰式，并在早晨醒来离开床之前先穿好。
- 避免食用高盐、腌渍或罐头食物。
- 在水中做有氧运动30分钟，也可以达到消肿的效果。具体方法为：在深及腋窝的水中走路5分钟先暖身，随后上肢用救生圈，下肢在水中跑10分钟，接着双脚夹着圆筒漂浮10分钟，最后5分钟缓缓停下来。

Q: 盐分要限制多少量?

- 即使不加调味料，天然食材中亦含有钠，牛奶240毫升含120毫克、蛋1个含70毫克、鱼或家禽家畜或肉50克含25毫克、贝类50克含50毫克、鲜蔬菜半碗含40毫克、水果半碗含2毫克。
- 正常人对盐的需求，一般建议摄取量为每日6克以下。

Q: 市售标示低盐或无盐的产品，如何区分?

- 无钠（sodium free）：每份含钠少于5毫克。
- 极低钠（very low sodium）：每份含钠少于或等于35毫克。
- 低钠（low sodium）：每份含钠少于或等于140毫克。
- 少钠（reduced sodium）：比一般相同产品每份少25%的钠。
- 微钠（lightly sodium）：比一般相同产品每份至少少50%的钠。
- 不加盐（unsalted）：加工过程中没有加盐。
- 微咸（lightly salted）：比一般相同产品每份少加50%的钠。

Q: 市售代盐的真相如何?

“市售代盐”是以氯化钾、氯化钙、氯化氨取代氯化钠，所以产品中不含钠；并非每一位有水肿的人都可以食用，应在营养师的指导下选用这类产品。

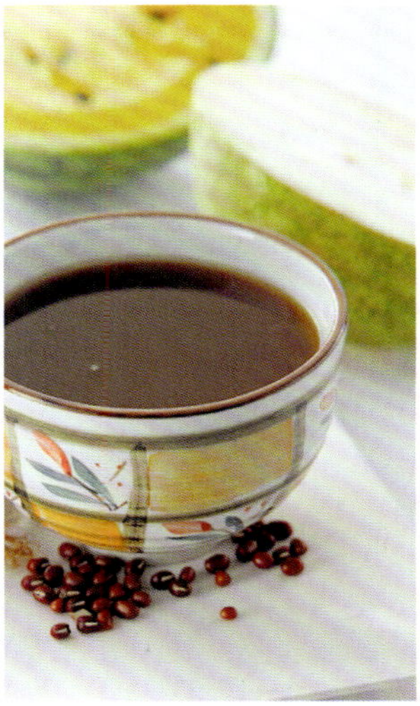

9种远离孕期便秘的方法

什么是便秘

没有便意、排便次数太少，3天以上才排便1次或每周少于3次，就可算是便秘。反之，即便是一天排便3次或是1周排便3次，只要是没有腹部胀痛或其他相关临床症状，例如食欲不振、身体虚弱等，都算排便正常。

影响排便的原因

1 精神过度紧张：生活节奏太快、工作过度劳累和精神紧张是主要原因。

2 缺乏适度运动：身体缺乏适度活动，粪便在肠道积存过久，水分一直不断被吸收变成硬便。

3 饮食不均衡：不规律进食，没有摄取足量的新鲜蔬菜、水果。

4 长期不良的排便习惯：有了便意常常忍住，最后导致当直肠里再度有粪便时，感觉神经却早已经变得迟钝，而造成习惯性便秘。

5 水分摄取不足。

远离便秘轻松做

1 少吃辛辣刺激的食物。

2 每日4杯水（500毫升/杯），豆浆、蜂蜜水都可，尤其是起床后喝1杯温开水或无糖热豆浆有助于排便。

3 定时到厕所专心排便。

4 冥想法让自己在固定时间培养便意。

5 爬楼梯刺激胃肠道蠕动。下楼时再改搭电梯。

6 糙米饭、五谷米、黑枣及葡萄干有助排便。

7 每日固定运动30分钟。

8 一有便意就上厕所，千万不要忍耐。

9 蜂蜜水有助排便。

适合孕妇的食疗粥品

胡桃粥

做法 取胡核仁4个，粳米100克。将胡桃仁捣烂同粳米一起煮成粥。

功效 适用于体虚肠燥的便秘孕妇食用。

芝麻粥

做法 先取黑芝麻适量，淘洗干净晒干后炒热研碎，每次取30克，同粳米100克煮粥。

功效 适用于身体虚弱、头晕耳鸣的孕妇便秘患者食用。

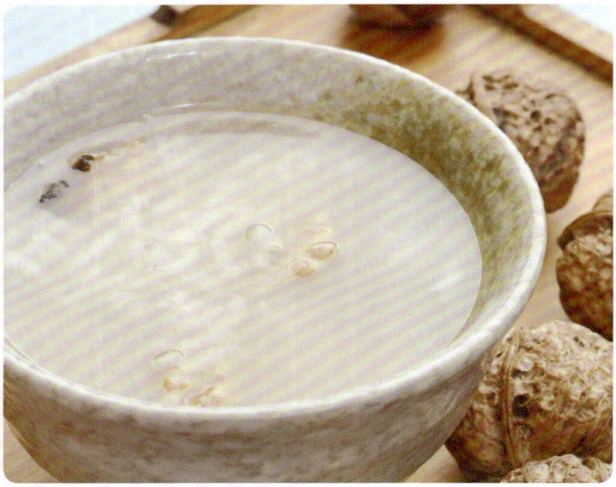

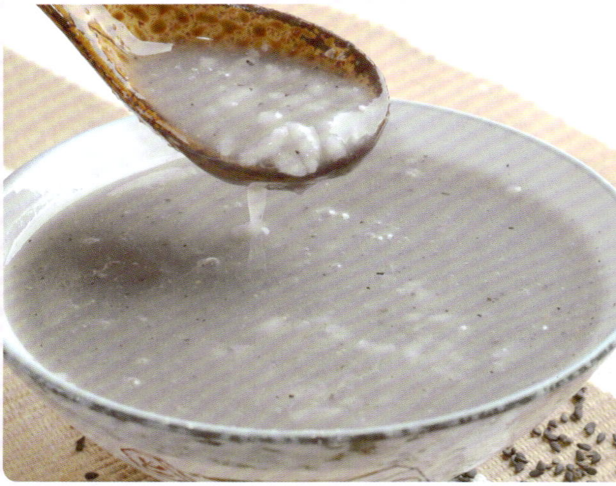

学习拉梅兹呼吸法

拉梅兹呼吸法目的在于训练产妇利用放松技巧和各种呼吸技巧，来应付宫缩时的痛楚。也就是目前使用广泛的“拉梅兹呼吸减痛法”。

孕妇在怀孕7个月后就可以和老公一起接受呼吸技巧训练。

拉梅兹呼吸法的注意事项

1. 胎位正常，无任何危险妊娠征兆，可以自然分娩，并请教过产科医生的同意。
2. 建立基本分娩过程（包括分娩征兆）概念，以配合呼吸技巧之应用。
3. 怀孕满7个月后开始练习呼吸技巧，需反复练习至技巧熟练。
4. 需先生一起陪同接受训练及练习。

了解分娩过程

在介绍拉梅兹呼吸法之前，准爸妈应该要先了解产程，孕妇共需面对四个产程：

第1产程：子宫规则收缩扩张到子宫颈完全扩张，初产妇12~14小时，经产妇6~8小时。

第2产程：子宫颈完全扩张到胎儿娩出，初产妇1~2小时，经产妇0.5~1小时。

第3产程：胎儿娩出到胎盘娩出，平均时间15~20分钟。

第4产程：胎盘娩出到产后2小时。

在四个产程中，第一产程的时间最长，也是拉梅兹呼吸法派上用场的时刻，第一产程约可分为三个阶段：

第一阶段(初步阶段)：子宫颈由0厘米扩张至4厘米左右，此时宫缩强度不高，初产妇约需10小时。

第二阶段(加速阶段)：子宫颈开4~8厘米，子宫2~4分钟收缩一次，每次45~60秒，强度较强、每次阵痛的间隔较短，初产妇3~5小时。

第三阶段(转变阶段)：子宫颈开8~10厘米，宫缩很强，间隔密集。此时产妇最不舒服，初产妇需1~2小时。

开始做运动

练习前的原则：

1. 选择坚固的硬板床或地板做练习，避免在软床上练习；
2. 运动前先排空膀胱；
3. 需穿着宽松的衣服；
4. 空腹或饭后2小时做；
5. 次数由少逐渐增多，并配合个人身体状况，避免太过疲倦；
6. 练习环境保持温暖。

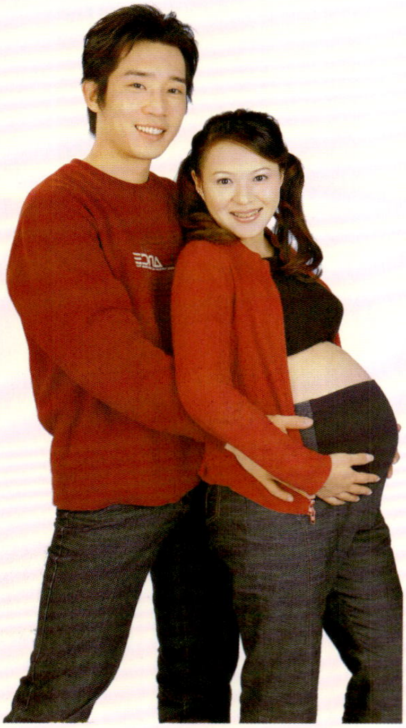

廓清式呼吸法

适用时间 在所有的运动开始及结束前，需做一次廓清式呼吸。

方法 鼻子慢慢深吸一口气，再以口缓慢吐出，并全身放松。

练习姿势 孕妇如果上了产台，通常身体会呈现半躺的姿势，不过在家中练习运动时，可采取坐姿练习，最重要的是熟悉控制身体与呼吸的方式。

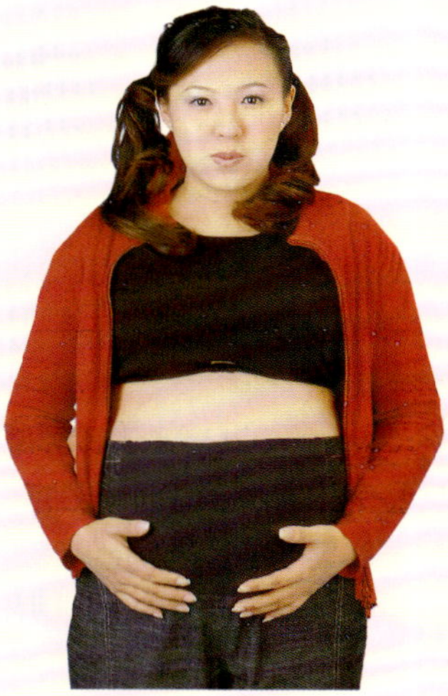

产前运动

1.盘腿运动

目的 增加骨盆底的可动性和肌肉的韧性。

方法 坐在地上，背部靠在墙壁或是沙发上，两脚盘腿，每日可进行5~10次。

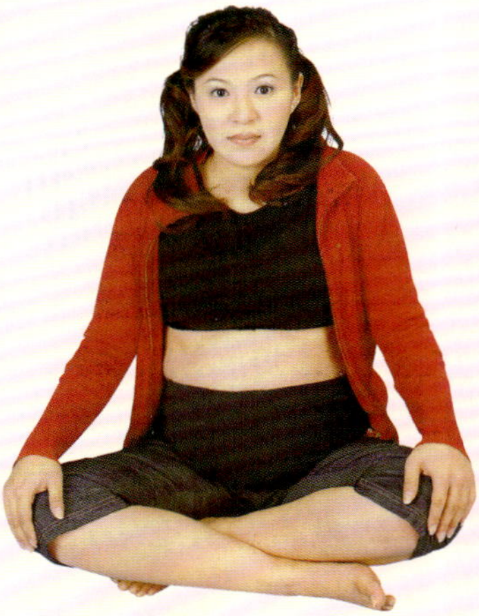

2.压膝运动

目的 增加骨盆底的可动性和肌肉的韧性。

方法 两脚底合在一起，将两脚与膝盖尽量靠近身体，双手放在膝盖上，温和地向下压，再轻放。每日可进行5~10次。

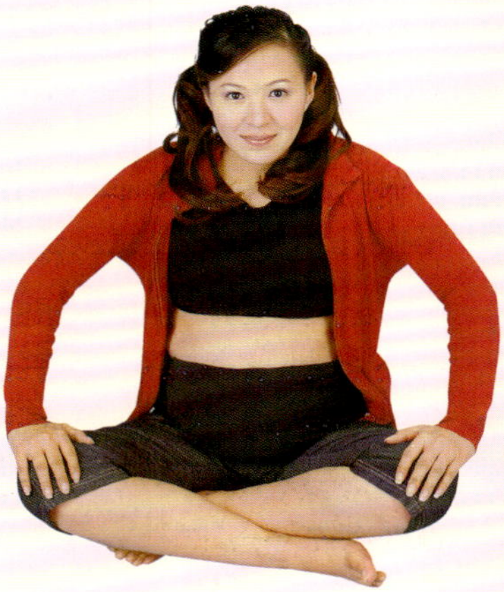

3.待产按摩法

目的 要分娩时利用按摩可减轻不适。

方法 弯曲大拇指的第一个关节，并露出关节，以此关节按住酸痛的地方即可。

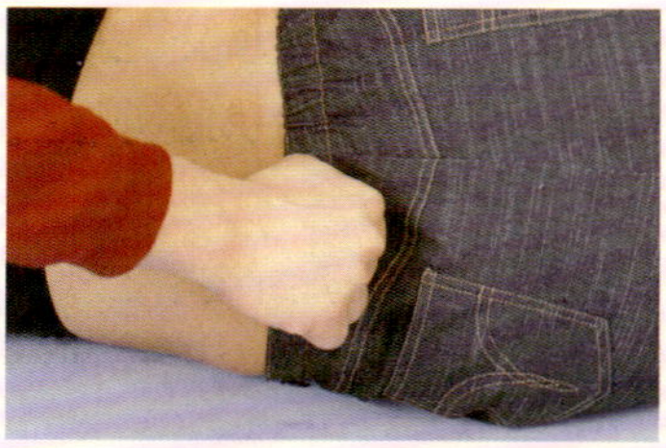

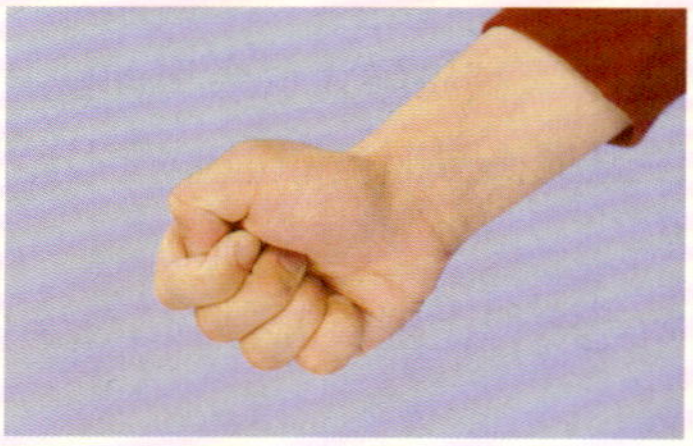

呼吸运动

1.胸式呼吸

适用时间 第一产程初步阶段。

1 当孕妇开始有不规则阵痛（有时伴随腰酸）的现象，但是每次阵痛的时间间隔较久，且阵痛的程度较低时，便可进行。

2 此时子宫颈变薄扩张开2～3厘米，宫缩30～50秒，收缩间隔（两次阵痛的间隔时间）5～20分钟（持续8～9小时）。

方法

1 身体完全放松，眼睛选定一个定点凝视。

2 进行廓清式呼吸。

3 鼻子吸气5秒，再以口缓慢吐气5秒，腹部保持放松。

4 一次吸气、吐气过程约10秒，并进行6～9次胸式呼吸，直到子宫变软、不痛为止，结束后再做一次廓清式呼吸。

5 每日进行5次，每次约60秒。

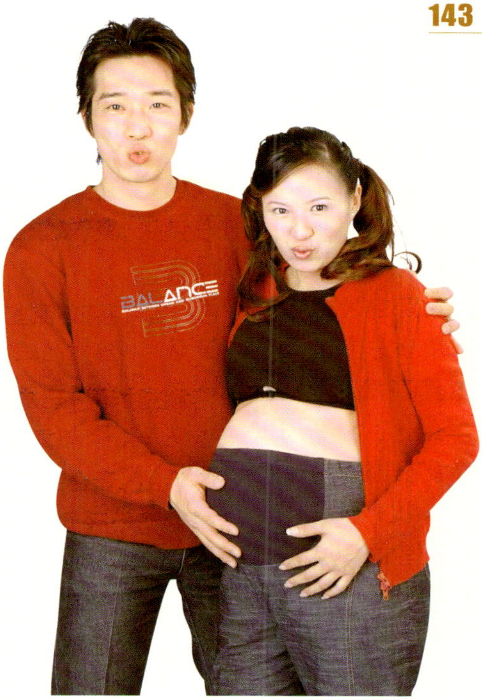

口令 “收缩开始”“廓清式呼吸”“吸二……三……四，吐二……三……四(进行6～9次后)”“收缩结束”。

2.浅而慢加速呼吸：

适用时间 第一产程加速阶段

1 此时进入规则阵痛，宫缩压力大，孕妇感受到的阵痛更强，孕妇的脾气会变坏。

2 子宫颈变薄扩张开4～8厘米，宫缩60秒，收缩间隔2～4分钟（3～4小时）。

方法

1 完全放松，眼睛选定一个固定点凝视。

2 先做廓清式呼吸。

3 鼻子吸气，再从口中缓慢吐出，腹部一直保持放松。

4 配合宫缩的强弱，来决定呼吸的快慢，宫缩增强则加速呼吸速度，宫缩减缓则减慢呼吸速度。由于宫缩程度会由弱至强，再由强至弱，因此，呼吸的速度应由慢而快，再由快而慢。

5 吸气吐气过程配合宫缩持续时间，为45～60秒，最后以廓清式呼吸结束。

6 每日5次每次以60秒为计。

口令 “收缩开始”“廓清式呼吸”

“吸二……三……四，吐二……三……四。”

“吸二……三，吐二……三。”

“吸……二，吐……二。”

“吸……吐，吸……吐(再逐渐减缓呼吸速度至吸二……三……四，吐二……三……四)。”

“收缩结束”。

3.浅的呼吸：

适用时间 第一产程转变阶段

1 孕妇阵痛最剧烈的时刻，会感觉到产道有东西，或有想大便的感觉。

2 宫缩最强烈，子宫颈变薄扩张约开8～10厘米，宫缩60～90秒，收缩间隔30～90秒。

方法 这个时候因为产妇已痛到无法吸满一口气，因此要分段吸气，再一次吐完气，确保胎儿拥有足够的氧气。这个阶段无论宫缩程度大小，均维持快速吸吐的速度。

1 完全放松，眼睛选定一个固定点凝视。

2 进行廓清式呼吸。

3 微张开嘴巴吸吐发出“嘻嘻嘻”的声音。

4 连续“4～6个”快速吸气，再吐一次气，以吸吐为一个循环，并反复进行，直到宫缩结束。

5 随宫缩的强度调整速度。

6 吸及吐的气量须一样(即分段将气吸饱，再一次将吸饱的气吐完)，避免换气过度，因为母亲若换气过度，会将体内二氧化碳过度排出体外，造成手脚发麻的不适状况。

7 再以廓清式呼吸做结束。

口令 “收缩开始”、“廓清式呼吸”、“吸吸吸吐、吸吸吸吐……吸吸吸吐”、“廓清式呼吸”、“收缩结束”。

4.闭气用力运动：

适用时间 子宫颈全开，胎儿随时娩出。产妇是否能正确地用力会决定此时期的时间长短，正确方式是在宫缩时用力，宫缩结束时停止用力，并完全放松以便获得力量继续分娩。

方法

1 孕妇平躺在地板上，或坐在地板上，两腿跷高贴放在椅子或沙发上，两膝屈曲，两腿分开，臀部移近椅子边缘，手握住椅子的脚。坐在地上，双腿张开的姿势亦可。

2 大口吸气后憋气、感觉将力用在肛门上，像排解较硬的大便一样。

3 头抬高看肚脐，下巴向前缩。

4 憋气20～30秒，吐气后马上再憋气用力直到收缩结束。

5 预产期前3周每日练习2次即可，但切记练习时不可真的用力！

口令 “收缩开始”“廓清式呼吸”“吸一口气、憋气、感觉往下用力、用力……吐气。吸一口气、憋气、感觉往下用力、用力……吐气……”“收缩结束”。

5.哈气运动：

适用时间 不能用力，却不自主用力时。

当胎头已娩出2/3，但为了避免冲力太大造成会阴撕裂伤而要求产妇不要用力，此时可使用哈气运动口张开连续喘气，直到想用力的冲动过去时为止，并等待医护人员再次提示。

方法

1 嘴巴张开像喘息式的急促呼吸。

2 不可憋气，并全身放松。

口令 不要用力、哈气(要练习到有很快的本能反应才行)。

如何准备分娩包

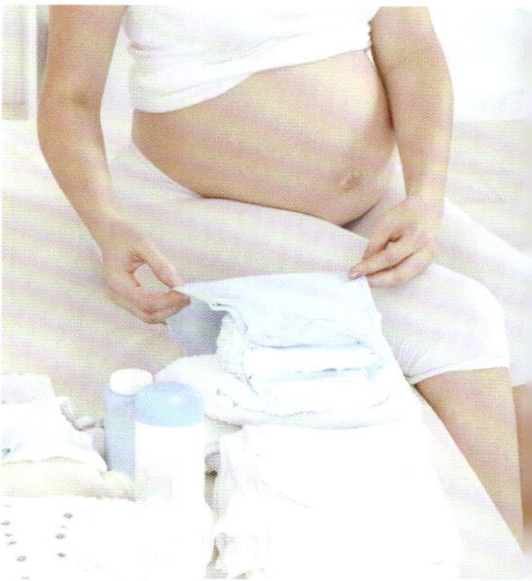

36周前即可准备

正常的产兆是出现在预产期前后2周，通常医师在孕妇怀孕37周即不会再为其安胎，也就是说孕妇怀孕37周后，就要有分娩的心理准备。在此之前，分娩包也就应该准备好了。

分娩包这样分类和准备

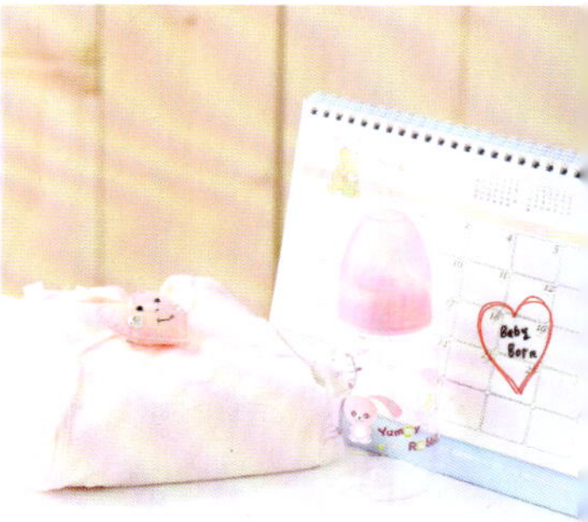

第一类：分娩时会用到的物品

可包括产褥垫、卫生巾、一次性内裤、面纸、湿纸巾、毛巾、生理冲洗器、水杯及吸管。

第二类：产后会用到的物品

可包括盥洗用具、束腹带、哺乳胸罩、薄外套、帽子、袜子及拖鞋、水盆（坐浴用）、环保餐具。

第三类：宝宝会用到的物品

宝宝装、帽子、手套及袜子、大毛巾、包巾。

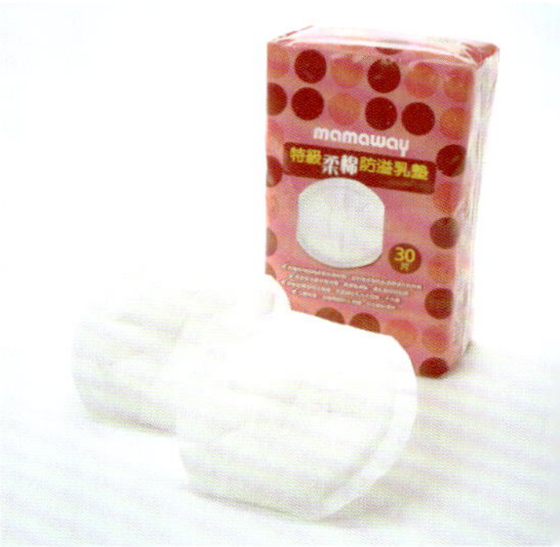

第四类：重要文件

包括医院挂号证、产妇医保卡、孕妇手册、夫妻双方身份证。

注意事项

1. 待产时先提第一类包及重要文件，生完产后再请丈夫回家拿第二类包，第三类包出院当天再带来即可。
2. 长发者请带绑发带或发夹。
3. 有近视眼者最好戴普通眼镜，不要戴隐形眼镜。
4. 不要戴饰品到医院，万一遇紧急状况需手术时会影响作业进行。
5. 水盆以臀部可坐下去为原则，盆内放温开水1/3～1/2处，让会阴伤口浸在水中坐浴，使伤口周围血液循环良好，促进伤口愈合。
6. 至医院待产时勿化妆、勿涂指（趾）甲油，以便遇紧急状况时利于医师诊断。
7. 如果您有计划帮宝宝记录成长过程，不要忘记带婴儿成长记录册，请护士小姐将宝宝的小脚印印在成长记录册上留下纪念。

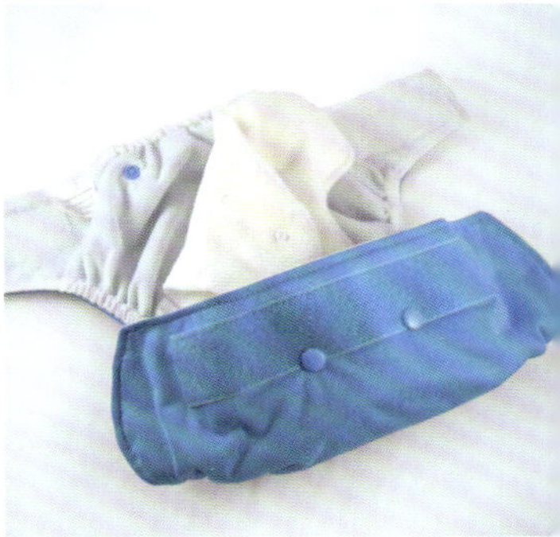

孕后期营养与饮食

怀孕后期(29~40周)体重管理

适当的体重增加数：5～6千克

建议增加的热量：1250千焦（300千卡）

建议增加的营养素：铁质与维生素A。

适合的运动类型：36周前与中期相同，但可降低运动强度；36周以后可爬楼梯或进行顺产运动。

孕妇后期的营养摄取状况对胎儿出生体重的影响极大，在这一期对于自己吃进的食物一定要斤斤计较！

饮食重点：铁质摄取要增加

铁质在整个孕期都是不可或缺的营养素，在后期的整体需求量为45毫克。在食物中有两种铁质来源，分别为动物性与植物性食物，前者主要是红色肉类与肝脏，如猪肉、牛肉、猪肝；后者则为紫菜、黑芝麻、莲子、红苋菜与红豆。其中，动物性来源的铁在人体中吸收利用率较植物性来源为佳。

除了多多摄取富含铁质的食物之外，维生素C可以帮助身体吸收铁质，因此饭后吃个水果，有助于吸收铁质。选择同时含有维生素C与铁质的蔬果也是一个帮助吸收铁质的好方法，这类蔬果有杏、枣子、草莓、酪梨、黑芝麻、绿花椰菜等。

另外，植酸、草酸类的食物，以及茶中的多酚类与咖啡都会降低人体对铁质的吸收率，因此，饭后尽量不要马上喝茶或咖啡，若要喝饮料可以果汁取代，以免影响身体对铁质的吸收状况。而含有植酸草酸的食物吃起来会有涩涩的感觉，例如菠菜，也应避免在同一餐中同时进食。

铁质的摄取量不容易计算，孕妇如果担心自己摄取的量不够，特别是只吃素食的孕妇，可以与医师或营养师讨论是否需要额外补充铁剂。

孕妇该吃多少红肉

红肉是优质的铁质来源，不过红肉的脂肪通常较白肉为多，一天两到三份红肉(一份约女性的半个手掌心大小)是适当的摄取量。若是吃的分量过多，自然就容易发胖啦！

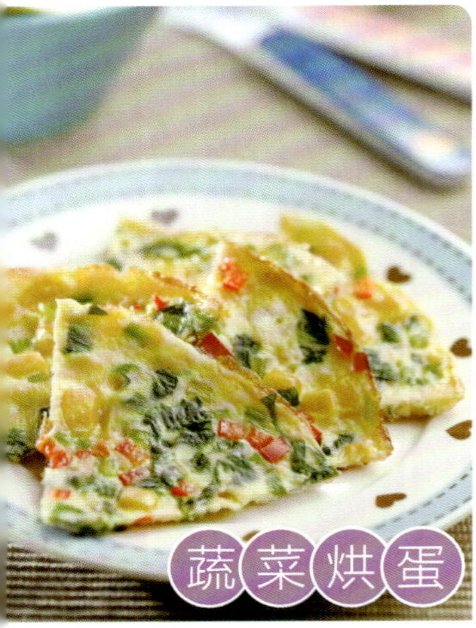

蔬菜烘蛋

1.将红甜椒与菠菜汆烫切成末

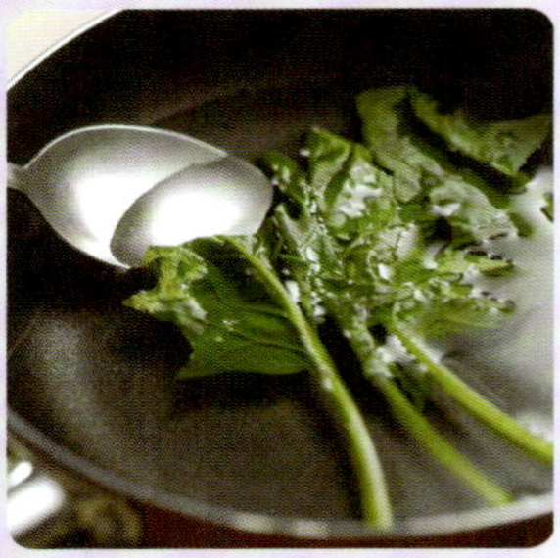

2.鸡蛋打散加入盐，再放入其余材料拌匀

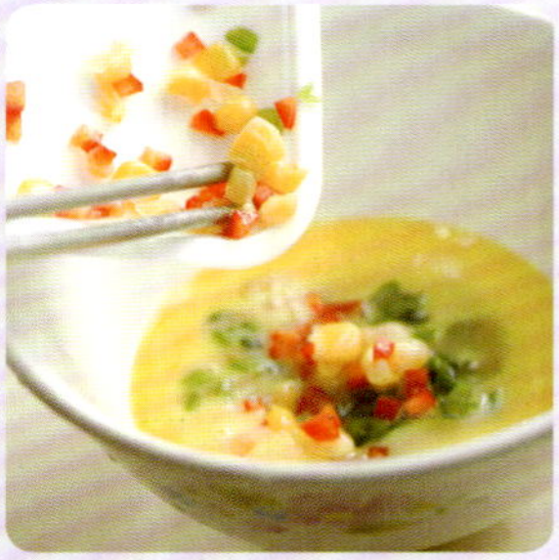

3.锅烧热加油，倒入蛋液煎定型后，再翻面煎至上色即可

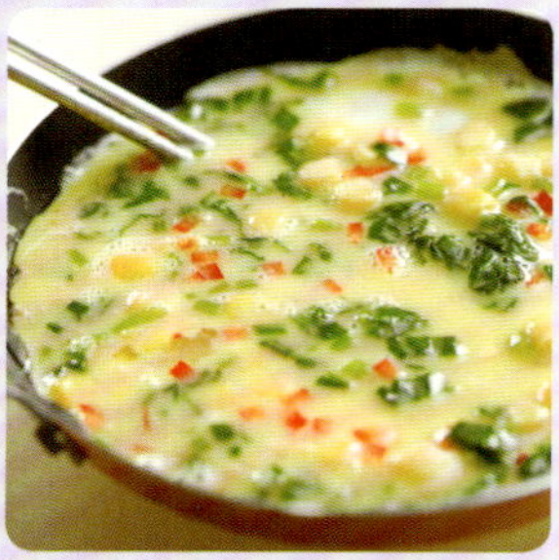

储备体力迎接baby

怀孕母体营养不良，胎儿的发育将不完整，无法达到正常状态；最令人担心的是会永久性伤害到脑细胞及内脏组织细胞生长，一旦细胞发育数量不足时，脑部和内脏组织的正常功能就不能发挥，导致智能不足或其他身体上的残缺。

怀孕后期的饮食及生活原则

1 少量多餐且多吃营养价值高的食物：怀孕后期因为宫体上升而压迫到胃部，容易造成胃部不适、食欲下降，应避免油腻及油炸食物；另外，用餐时要保持心情愉快、轻松气氛，有助于提高用餐意愿。随着胎儿的成长、发育，进食时会感到不容易吞咽，建议少量多餐，吃些营养价值高和容易消化的食物，如瘦肉类、海鲜类、奶类、蛋、豆腐等。

2 补充铁质：孕妇因为全身血液循环量增加，为避免在分娩时大量失血，所以要储备足够量的铁质，因为铁质是红细胞中血红蛋白生成的重要成分；此外，补充铁质也可预防缺铁性贫血及避免影响胎儿发育。含铁质丰富的食物包括：肝脏、红肉、深绿色青菜。

3 补充钙质：若平时对含钙食物摄取不足，这时候就要选择含钙丰富的食物，必要时可补充钙片。

4 补充蛋白质：母体需要蛋白质来维持自身组织、发育胸部、弥补分娩时血液的流失，也可防止全身性水肿；胎儿也需要蛋白质来建造组织，所以蛋白质的量一定要增加。孕妇每日要增加10克含量，如1杯牛奶+1两（50克）肉类或蛋、半碗饭+1个蛋、1份豆制品+1盘青菜。

5 不要摄取过多盐分：为了预防罹患妊娠高血压，含盐分高的食物不能摄取太多，例如腌渍品、加工食品、罐头制品，尽量不吃。烹调时，选择新鲜食材、清淡烹煮为宜。

6 摄取适量水分：饮用过多水分，是造成身体全身性浮肿的原因之一。我们一天所需的水分，可依食物摄取热量千焦数做参考，摄取4.18千焦（1千卡）热量就要摄取1毫升水分。也可以计算前一天的尿液量，再加500毫升即为应摄取的水分。一般若有水肿情形发生，可以减少水分到与尿液等量；若已减少但仍无法消除水肿情况，则应要请医师查明水肿原因，或询问营养师来调整饮食。

7 增加胃酸分泌：情绪不稳定、焦虑或摄取油腻食物，会影响胃酸的分泌，可利用以下食材促进胃酸分泌：Ⅰ水果入菜：菠萝、番茄、柠檬、橘子、酸梅；Ⅱ调味料：白醋、乌醋、糖醋酱、酸辣酱；Ⅲ酸味强的食材。

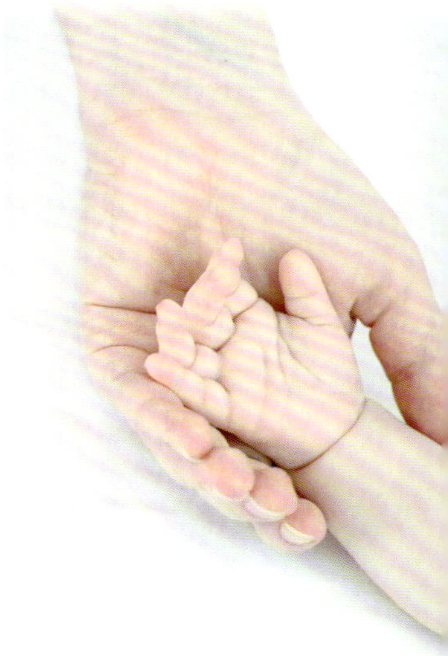

母子健康不发胖

孕期中吃太多高热量、高油脂的食物，加上缺乏运动，是孕妇肥胖的主要原因。因此，吃的热量适量、营养充足，加上足够的运动量，才能给予宝宝完整的营养，同时避免自己产后塑身太辛苦。稍微改变烹调方法就能降低热量：

1 去除脂肪，10克肉上的肥油就有380千焦（90千卡）热量，等于半碗米饭。

2 用蒸的方法好，蒸不必用油，是最健康的方法。豆腐，白肉，鱼等，加些蘑菇，料酒，用铝箔包起来，放进烤箱或平底锅蒸烤都行。

3 使用不粘锅，使用不粘锅只用很少的油就能炒菜。肉比较肥，不要放油就行。

4 肉先氽烫，把肉切片，先放开水中氽烫，然后再炒或者做汤，可以去除部分脂肪。

5 先在微波炉中加热，八分熟以后，放炒锅内翻炒，可以少放油。

6 不用油炸，煎鱼或者煎肉，在不粘锅中不放油，而是用刷子在鱼肉上涂少许油。

7 从炒改成煮，水煮的食物热量比油炒低。

8 用蔬菜增加食物的量，满足饥饿的胃肠。

9 油炸时包裹的面粉要尽量薄。

10 炒菜切块要大些，切细表面积增加，沾油相应也多。

11 炒菜少用芡汁，因为芡汁把油和盐大多裹在食材上，不用芡汁，多余的油盐在菜汤里。

12 吃油炸食物，可以先用餐巾纸把浮油沾掉。

预防妊娠高血压的饮食

控制血压要控制盐分

控制血压最重要的莫过于盐分的控制，已经确定是妊娠高血压的孕妇通常会建议一天的总盐量控制在3～5克以内。

认识生活中的高盐食物

常见的高盐来源多半是为了增添美味的调味品，除了常见的盐之外，其他还包括：

味精、酱油、乌醋、沙茶酱、番茄酱、黑胡椒酱、牛排酱、辣椒酱、高汤块、咖喱块等，都属于含有大量盐分的产品，使用时必须限量。

腌渍食物、勾芡与浓汤类也会含有较多盐分或油脂，最好少吃。

点心、饼干类不论甜口味或咸口味，在制作时也会添加盐，食用时也应限量。

零食类对孕妇及胎儿都没有好处，在怀孕期间最好别吃。

选择低盐烹调法

什么是低盐烹调法？举例来说，要烹饪一条鱼，以葱、姜、蒜等天然辛香料为底，淋一点少盐酱油蒸，便是低盐。

除了限制盐分之外，尚可多多摄取含钾量高的食材，例如哈密瓜、香蕉、草莓、葡萄柚、木瓜、葡萄、青花菜、芥蓝、菠菜、番茄等，也有助于血压的控制。

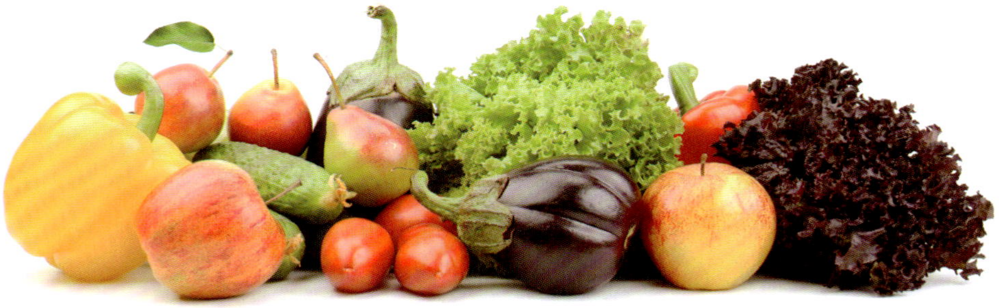

拒绝反式脂肪酸美食

拒绝“反式脂肪酸”食物的诱惑

当代城市盛行的油炸食品多，如流行的炸鸡、甜甜圈及盐酥鸡等，到底用什么样的油？消费者一般都不知道。尤其又以高血脂、心脏病患者、怀孕、哺乳妇女、幼童、肥胖者等高危群体，更应该尽量避免反式油脂油炸食物的摄取。而隐藏在加工食品中的“反式脂肪酸”，对于人体心脏及心血管造成疾病的危害性，远远超过一般人所熟知的饱和脂肪。

什么是反式脂肪酸

目前在油品制造过程中，使用氢化技术，使植物油的脂肪酸结构亦由顺式变为反式，成为“反式油脂”。就其对身体的危害来说，氢化植物油与牛油、猪油相比是有过之无不及的。

哪些食物包含反式脂肪酸

反式脂肪酸在日常生活中的应用极为广泛。如烤酥油、奶精、人造奶油等；油炸食物，如：炸薯条、炸鸡、炸盐酥鸡、炸油条、炸薯片、经油炸处理的方便面等食品之中，或用于烘焙糕饼类的小西点、甜甜圈及饼干等食品。

反式脂肪酸的危害

日常饮食中，应尽量减少反式脂肪酸的摄取。反式脂肪酸会影响胰岛素的生理作用，可能导致肥胖、降低体内好的高密度胆固醇（HDL）、增加坏的低密度胆固醇（LDL），并可能增加高脂血症，而提高心血管疾病的发生率。

凡是食品标示中的“氢化物”“氢化植物油”“植脂末”“人造奶油”等字眼，即显示食物含有反式脂肪酸。

Q&A

Q：常见富含反式脂肪酸的食物有哪些？

- 人造黄油margarine：含大量的反式脂肪酸，人造酥油也含大量反式脂肪酸。
- 快餐类：炸薯条、炸鸡及松饼含部分氢化油，而三明治则使用反式脂肪酸。
- 玉米片或洋芋片：使用人造酥油提供香脆的口感。
- 烘焙食品：较其他食物含更多反式脂肪酸。
- 饼干、糖果、巧克力制品：含大量的反式脂肪酸。

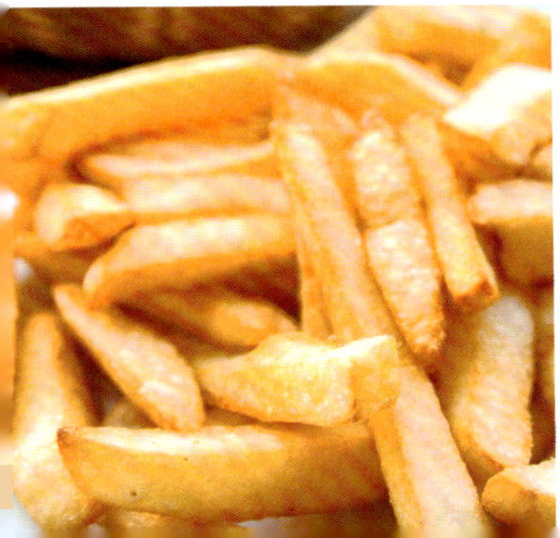

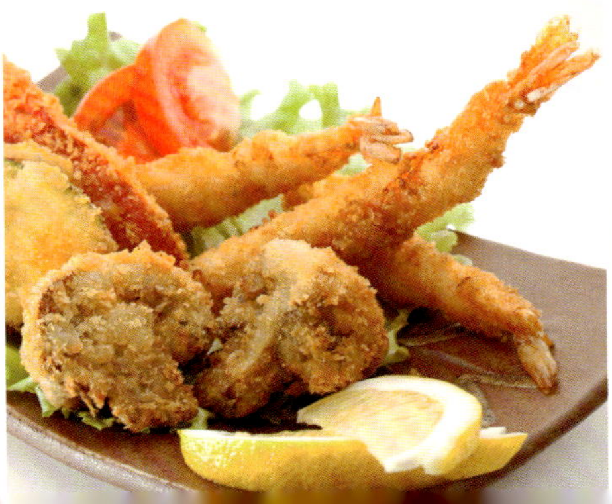

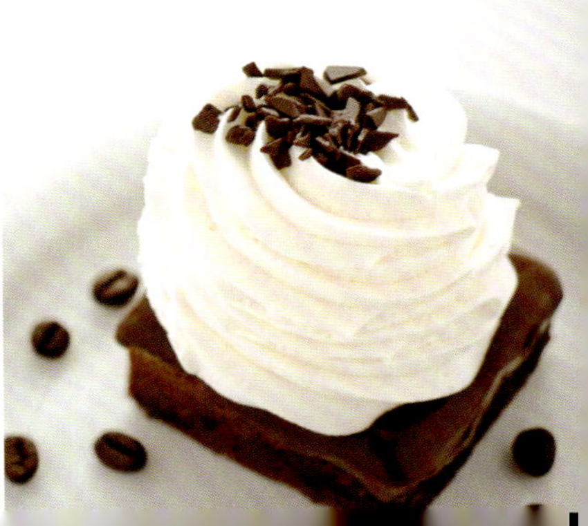

轻松胎教

孕妇快乐处方

现代很多父母都颇认同胎教的重要，虽然本文重点并非要讨论胎教是否真的有用，但不可否认的，孕妇的心情的确会影响生理，进而对胎儿的发育产生影响。

怀孕后期睡不好

随着肚子日益变大，许多孕妇到了怀孕后期最大的困扰之一就是没法好好睡觉。除了可以使用长型枕头来垫肚子、减轻压力之外，可以尽量采左侧睡姿，这是因为人体的下腔静脉在右边，采左侧躺可以避免压迫到下腔静脉，使子宫血流不会受到影响。腿部有水肿困扰的孕妇，白天可穿弹性袜来改善，睡觉时亦可将腿部稍微抬高来舒缓不适。此外，也可在睡前放一些轻柔的音乐，亦有助于身心放松、安然进入梦乡。

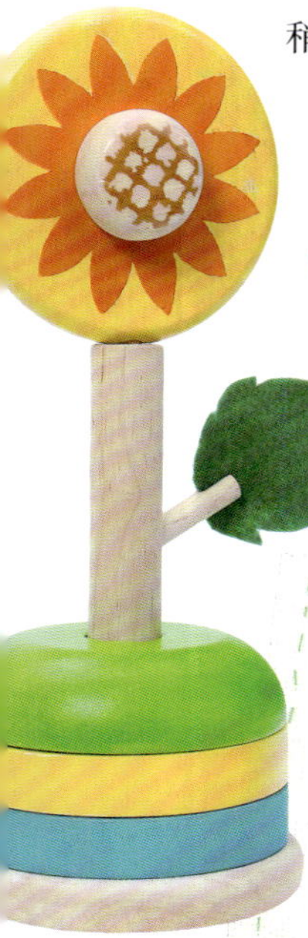

担心胎儿状况

有些妈妈自从怀孕之后就很容易紧张不安，时常担心腹中的胎儿是否健康，把自己搞得神经兮兮的。对此孕妇更应该尽量放松心情，让自己吃得好、睡得好，才是对胎儿最好的照顾。

对孕妇来说，除了按时产检之外，平时就是借着胎动来掌握宝宝状况。孕妇对于胎动状况也不必太过紧张，原则上只要早上、下午、晚上都有感受到胎动，且胎动情形和平日没有什么异样即可放心。若是觉得胎动不太明显，可以靠近肚皮对宝宝说说话，或是吃点甜食，使体内血糖上升，也可刺激宝宝活动。孕妇若感觉胎动异常时，通常医师会检查胎盘功能状况，以及血管阻力是否上升，例如：若是因为妊娠高血压造成胎动异常，就需服用降血压药来改善。

想到分娩过程就害怕

若非必要原因，医师都会建议孕妇采取自然分娩，因为胎儿经过产道挤压，可促进肺部成熟，呼吸功能会较好，妈妈产后也恢复较快，且比较少后遗症；加上现在可以使用无痛分娩，自然分娩的妇女已不用再担心产痛问题了。选择分娩

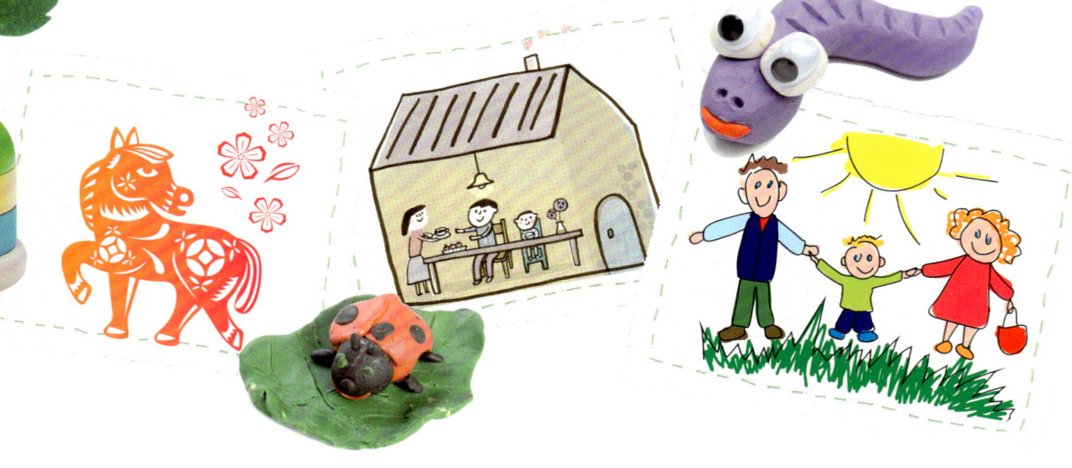

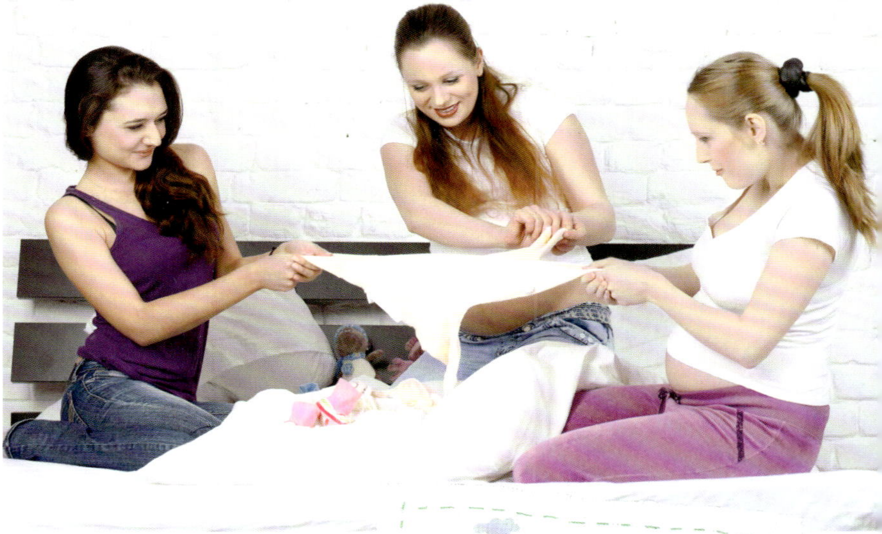

方式时一定要尊重妇产科医师的建议，若是胎儿不适合自然分娩也不要硬是勉强，例如：腹围较大的胎儿建议采用剖宫产，以免发生肩难产的情形；或是产程过长时，也需要改为剖宫产，会对胎儿较好。

为了让分娩过程更加顺利建议孕妇平时可多散步走路，但也不要运动太久以免刺激宫缩，尤其是怀孕前平时没有运动习惯的女性，在怀孕后轻度运动即可，怀孕后期再慢慢增加运动量以有助分娩。

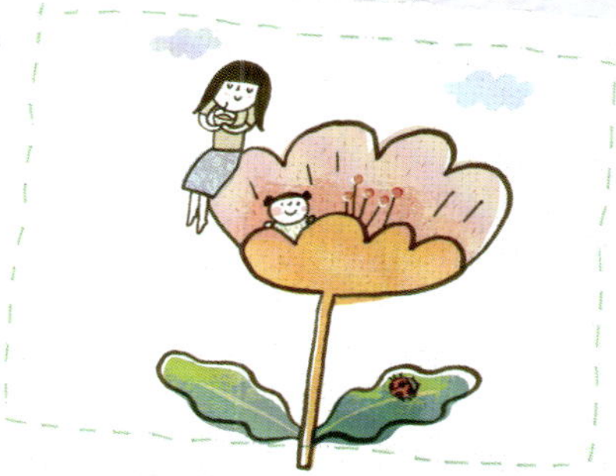

与老公产生摩擦

有些孕妇在怀孕之后因为身心尚在调适，情绪可能比较不稳，因而容易和老公产生摩擦；或是觉得自己怀孕后变胖变丑，担心老公会否因此外遇。对于这些心理压力，需要孕妇自己的正面思考来增进夫妻关系。初次怀孕的妈妈，可以多读一些怀孕分娩的相关书籍，增加自己的知识，以减轻害怕、恐惧；怀孕后仍然注意外表的整理打扮且控制体重，就不会对自己的外貌失去信心。

所有的准爸爸们在妻子怀孕期间，也应该补充自己对于怀孕、分娩的相关知识，例如可陪妻子去参加医院办的妈妈教室，先生若是能够对于孕妇在孕期不同阶段会有的身心变化有更多了解，对于妻子因为身心不适而产生的情绪压力，就会比较能够体谅包容。同时，各位准爸爸也不要吝惜对老婆表达爱意和感谢，因为这些言语和行为上的“再保证”，不仅能为彼此的关系增加甜蜜，更可免去许多不必要的担心和怀疑！

婆媳关系紧张

有些孕妇是与公婆同住，怀孕之后长辈固然喜悦，但可能因为关心加上民间传统禁忌的影响，随之而来的是对媳妇生活的诸多关心、甚至限制，造成孕妇的压力和困扰。对此情形，建议孕妇先去了解长辈的出发点，试着去体谅长辈的心情和善意，偶尔亦可与长辈一起分享妈妈教室或是书上所学到的知识，以免去他们一些不必要的担心。但因为长辈的观念可能不易改变，因此建议孕妇还是尽量多配合长辈的期望，然后鼓励自己正面思考、保持心情愉快，千万不要落入意气之争，为反对而反对，那样反而会让自己的心情更加不好。

虽然现在大多数长辈的观念已比较开明，但仍有少数长辈还是有“重男轻女”的观念。对此孕妇重要的是自己不要受此观念影响，只要自己不在意宝宝的性别，旁人的言语又何必放在心上？

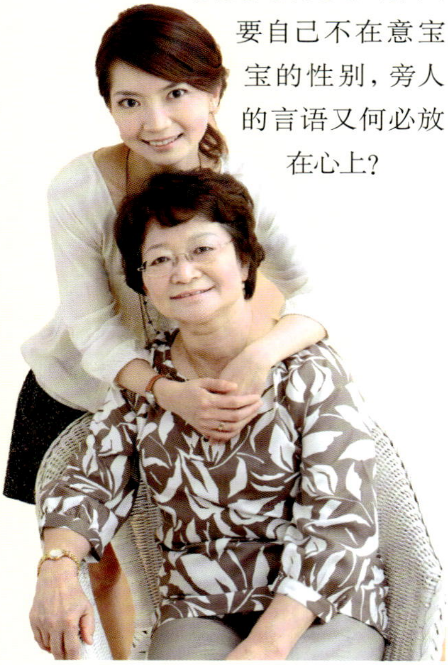

孕期的压力多半是来自于对“未知”的担心害怕，因此孕妇可以借着补充知识来化解，并随着孕期进展逐一安排宝宝诞生前的诸多杂事，就能顺利度过孕期。而丈夫的行为态度是决定妻子能否开心度过孕期最关键的因素，因此准爸爸们一定要在这期间多陪陪妻子，给辛苦的老婆多点体贴和关心。

许多男人最怕的情况就夹在老妈和老婆之间，“里外不是人”；但偏偏某些情况却又非要自己出面协调不可。怎样才能与生命中的两个重要女人做好沟通，让自己不会成为炮灰呢？

建议丈夫们一定要私下个别听听双方内心真实的想法，谈话时“耳朵一定要打开”，用心倾听并理解对方感受，也就是先和对方建立“联盟关系”，不要让对方觉得你就是另一方阵营的。待听完双方的想法后，再试图从中找出双方各自能够妥协让步的地方，尽量避免只有一方“牺牲”，才能让双方达成圆满共识。

工作的压力

考虑到孕妇的身体状况和胎儿健康，医师并不建议孕妇工作时间太长或工作量太大，因此在孕前属于工作狂或是加班情况特别严重的孕妇，怀孕之后可能需要和主管沟通，适度地做些工作调整。但医师提醒，孕妇固然有请产假的权利，但同时也有将工作做好的义务，因此若孕妇觉得自己怀孕后的记性或工作效率变差，可利用一些小技巧来改善工作效能。在请产假之前，也务必要将工作做好交接，才是对公司同事负责的态度，自己也才能放心待产。

取名字学问大

名字只有短短两三个字，却往往让爸妈伤透脑筋，在茫茫字海里，究竟该挑哪些字组合起来，才是最适合宝宝的名字呢？

命名规矩多

取名字最让人痛苦的就是，规矩实在太多啦！单就日常生活中想得到的，就是名字的意思要好，发音要好听，而且要念起来漂亮，千万别念一念就让人联想到歪七扭八的意思去了。一般人的命名考虑大致如下：

① 名字笔画尽量简单一点

这样小孩学写名字时会比较快。万一取到笔画很多的字，每当小孩写名字时，做父母的多对不起孩子呀。

② 名字不要太少见又很难念

最好是出现在课本上的字，不然老师点名或其他人员要帮他建立计算机数据会很痛苦，也很容易出错。

③ 避免谐音

尤其是好笑意思又不好的谐音，会害小孩从小被笑到大，这可累了。

④ 要好运

这就关系到命名学了，能够取个让小孩大富大贵的名字，是众多家长最大的心愿。

⑤ 要跟英文名字配得起来

例如中文名字发音和英文接近，或者中文名字改成罗马拼音之后不能太难念等，方便小孩以后悠游国际畅行无阻，不会有人叫错名。

⑥ 不要取到菜市场名

每个小孩都是独一无二的宝贝，万一取到“一呼百诺”的菜市场名，多叫人扫兴呀。

命名有原则

撇开传统上众多命名方法，建议爸妈们帮宝宝取名时，可以从以下几项原则入手。

① 搭配百家姓

姓名姓名，名字当然要和姓配得好才算好。因此取名字时，千万不能只看名字的好坏，还要跟姓搭配起来一起看。例如姓“郑”的人，名字里最好不要有“人”字旁的元素。

② 避免取带有罡气的名字

罡气字指的是那些字里含有刀弓匕等字形的字。罡气字不是伤到别人就是伤到自己。

命名有方法

命名有这么多学问，常搞的爸妈一个头两个大，完全不知从何下手。如果爸妈本身有耐心的话，不妨多买几本参考书籍慢慢研究，久了自然有个概念。当然，也有天不怕地不怕的父母，管他什么考虑，只要自己念的喜欢也未尝不可。又或者，挑几个喜欢的名字，一个个拿来呼唤宝宝，看孩子对哪个名字最有反应，这搞不好就是最适合他的好名字啰！

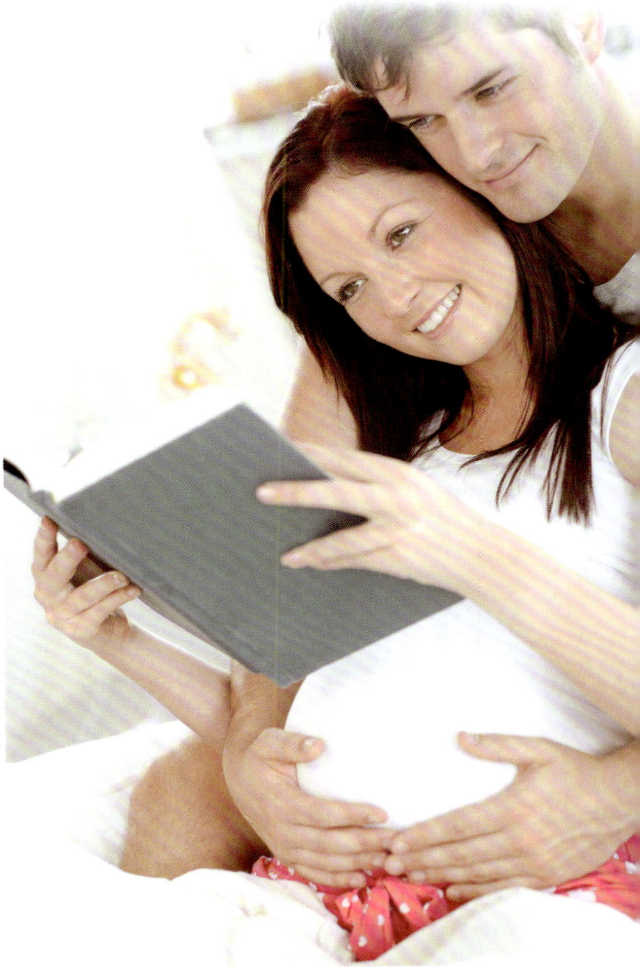

预防抑郁走出阴霾

孕期抑郁

孕妇得抑郁症和一般人的概率和症状是相同的，只是孕妇得抑郁症的原因和分娩这件事相关。甚至有些人在产前就有抑郁症的倾向。怀孕这件事对孕妇来说就是一种压力，生理上的改变、孕期的不适感、孕期产生的症状等，心理层面所带来的影响也会容易有抑郁倾向（例如：配偶关系不佳、怀孕不顺利、有过流产或畸胎经验、对未来的不确定过于担心等）。非预期中怀孕、遇到重大事件、生第一胎者、较神经质的人也会容易感到情绪抑郁。

抑郁的症状

焦虑、心情低落、脾气暴躁、疲惫、容易流泪、失眠、头痛、做噩梦等。

抑郁、情绪低落、脾气暴躁、疲惫、失眠；常有罪恶感或无价值感；饮食障碍、容易流泪、无法专心、对周遭生活及喜欢的事物失去兴趣或常觉得无法应付生活；觉得自己无法照顾好婴儿等情形；严重者甚至有自杀的想法。

情绪激动不稳定、哭泣、失眠、个性行为改变；出现妄想或幻觉现象，如妈妈可能误认婴儿已死亡或被掉包；症状严重者，可能会有伤害自己或家人的妄想等。

找不同

玩玩智力游戏，缓解紧张情绪，请找到以下两组图片的10处不同吧。

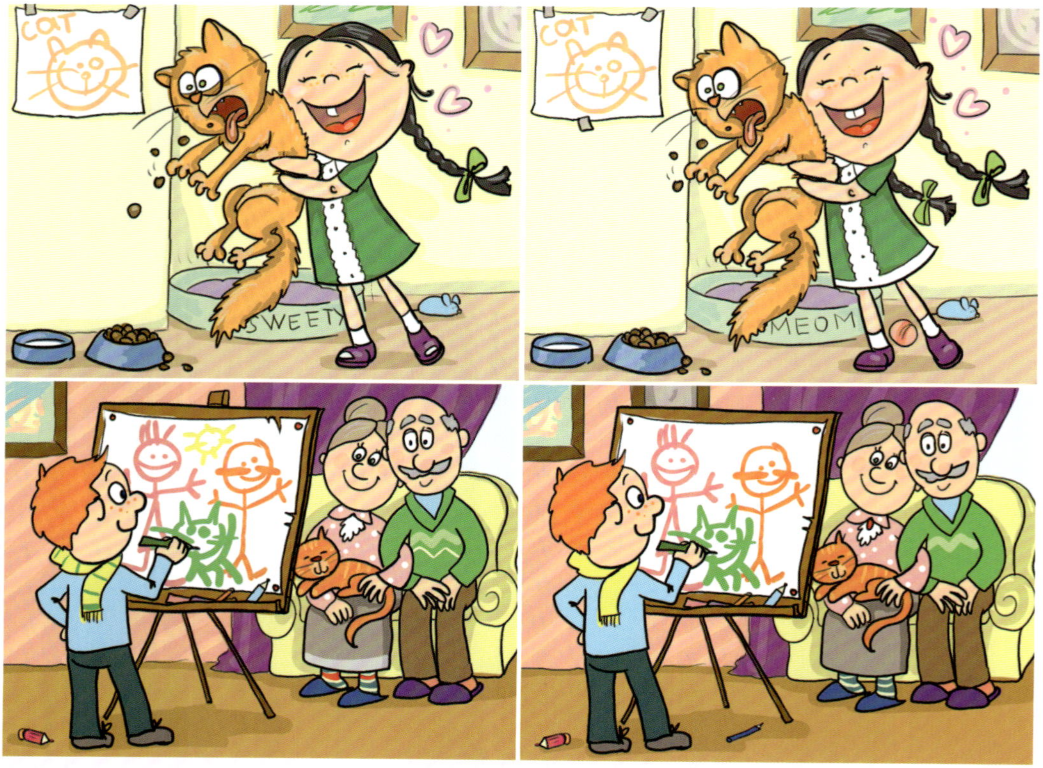

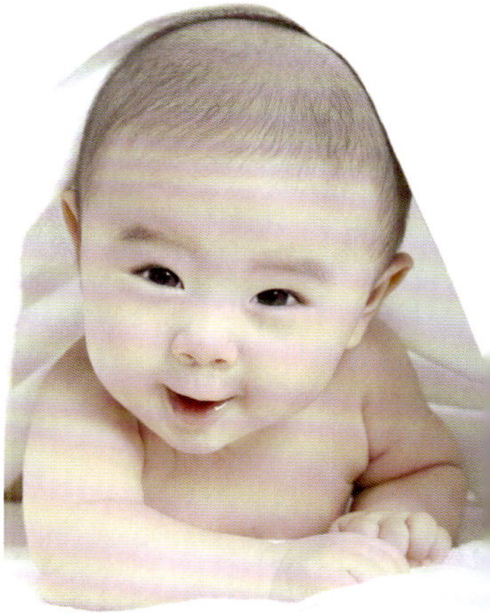

处理方式

属暂时性症状：通常不需治疗即可自行缓解，但家人需要多给予心理支持。若症状持续超过两星期，便需要寻求进一步之医疗协助及诊断。

抑郁和焦虑差异

焦虑的症状是个体感受到没有安全感以及过度担心的，包括对未来不确定性的担心、恐惧等，生理表现上来说，会有心跳加速、心悸及呼吸困难等情况，严重的话甚至会引发恐慌，认为自己快疯了或死亡。抑郁是一种沮丧、低落感、没有活力、对任何事物失去兴趣、绝望等，有短暂或长期的情绪表现，严重的话会影响到日常生活及人际关系。

预防抑郁16招

1. 定期产检，可减少孕期的焦虑、不安。
2. 不同孕期的状况可以事先透过不同管道了解。
3. 找合格的妇产科诊所，以防临时遇到问题没有完善的医疗照护。
4. 怀孕后如有继续工作，建议可和主管讨论一些减轻压力的方法。
5. 拥有家人、亲友的支持、陪伴，旁人要多加留意。
6. 和亲朋好友分享喜怒哀乐，若有疑虑或问题要表达出来。
7. 怀孕后，日常及社交生活等都会改变，自己要有心理准备。
8. 从计划怀孕时或孕期就开始学习如何照顾宝宝，无论是看书、向有经验的人询问、上社交网站交流等，预先了解可预防产后的束手无策。
9. 和另一半讨论照顾小孩的职责或分配工作。
10. 坐完月子建议可出门走走、晒太阳，适度和外界再次连接。
11. 自己发现情况不对要看精神科医生。
12. 写心情日记，将所有发生的事情都记录下来。
13. 增加自信心，相信自己一定可以顺利分娩及有能力照顾宝宝。
14. 当自觉被很多事情压得喘不过气时，想办法暂停手边的事，短暂地放松一下。
15. 适度的运动有助于提振精神、减轻压力。
16. 作息正常、均衡饮食。

教你放松身心

妊娠让孕妇的身体承受着额外的负担，让孕妇变得特别容易疲劳，而且想起即将分娩心神不定，这种感觉在妊娠后期尤为强烈。以下列举几种放松的方法让孕妇试试。

1 冥想。坐或者卧床，眼观鼻，鼻观脐，心静下来，然后想象自己喜欢常去的地方，例如公园、自家小院、海边、小溪、高山、一望无际的平原等。把思绪集中在美好的景色上，可以使人精神饱满，心旷神怡。

2 聊天。因为聊天是一种排解烦恼、交流体会的好方法。不仅可以释放和减轻心中的种种忧虑，而且可获得最新信息。所以说，聊天是一种有益心理健康的好方法。同时，在轻松愉快的聊天中也许你就忘却了身体的不适。

3 按摩。闭目养神片刻，然后用手指尖按摩前额、双侧太阳穴及后脖颈，每处16拍，可健脑养颜。

4 听胎教音乐。可以选择一些优美抒情的音乐或胎教磁带来听，以调节情绪。

5 发展兴趣。动手制作一些可爱的小玩具、小动物、小娃娃或学习插花艺术，寻找生活中的乐趣。有能力的话还可以为即将出生的宝宝做一些小衣服。

6 去洁净、安全、鸟语花香的公园或其他场所散步。

7 肌肉持续紧张容易产生疲劳感，孕妇或家人可用轻拍的方法让肌肉松弛一两分钟，这对缓解疲劳十分有利。

8 头枕枕头，微侧卧于硬板床上，手臂弯曲下放，随意弯曲的膝盖下垫一枕头。

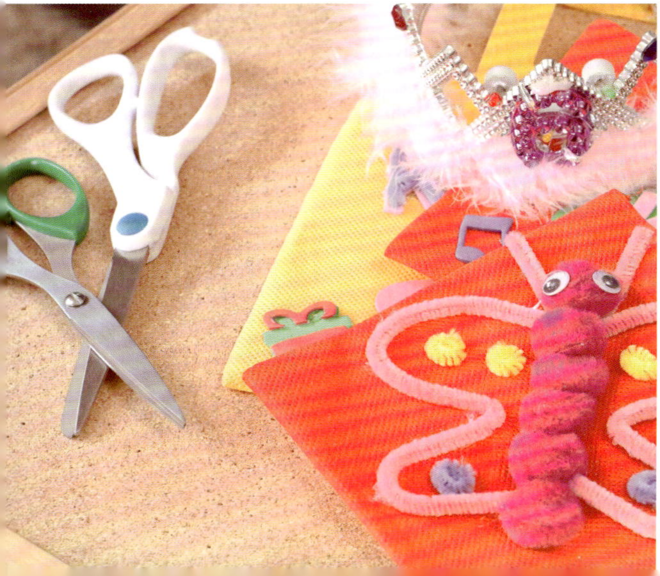

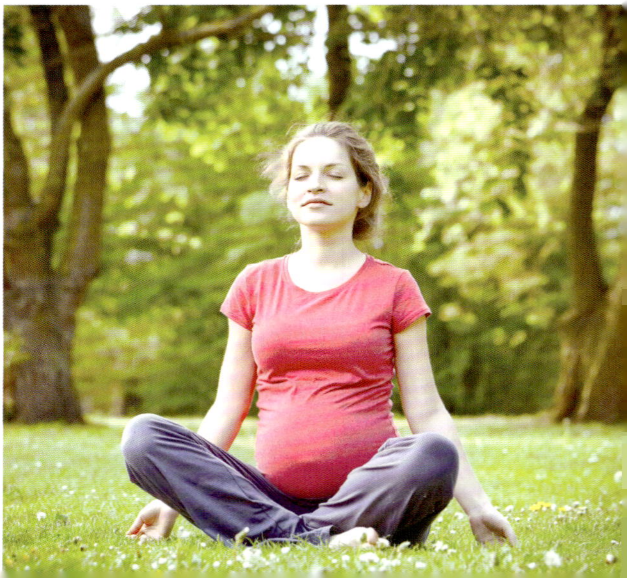

第5章

顺利分娩，迎接宝宝

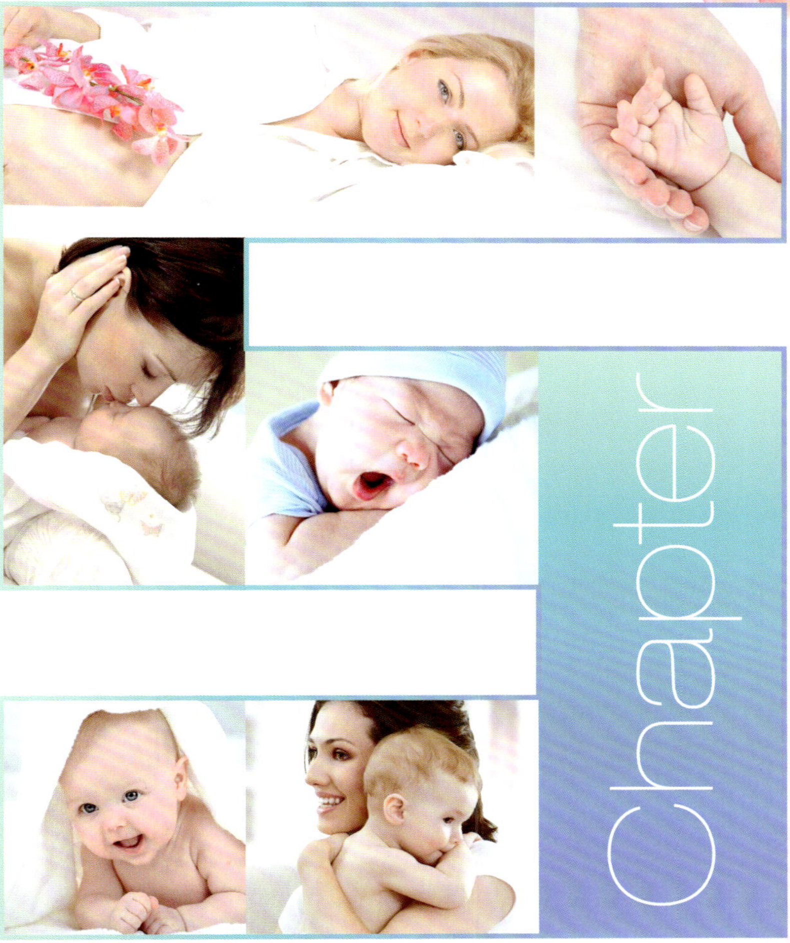

生命的诞生

即将分娩的三大征兆

一般而言，在怀孕37周以后，都算是足月分娩，所以到了孕期35～36周时，孕妇会有一些不同的感觉。

在正常情况下，孕妇在妊娠末期常会自觉轻微腰酸，伴有不规则腹部下坠感，特点是持续时间较短，往往少于半分钟，程度不重而且并不逐渐加强，这些症状多在晚间出现而清晨消失，不伴有子宫颈管长度的改变，也不伴有子宫口的扩张，常被称为“假阵痛”。

在即将分娩的前一个星期，准妈妈会感到胎头下降和稍许的轻快感，这是入盆的感觉。不过，还是必须等到以下3种情况发生时，才是分娩的征兆。

落红或现红

在怀孕时，子宫颈头部由子宫颈黏液栓塞着，以避免感染；当子宫开始收缩前24～48小时，子宫颈头部的黏液栓塞会随着血液流下来，这时孕妇会发现阴道排出类似果冻状的红褐色胶状黏液，大小约似硬币，这就是“落红”。这虽是即将分娩的征兆，但并不代表会立刻分娩。

阵痛

伴随宫缩而产生，会造成子宫颈变薄及扩张，它有下列特性：

1. 阵痛时腹部整个变得很硬，整个子宫都会感到收缩痛，不痛时渐渐变软。
2. 阵痛由开始的不规则渐渐变得规则，起初可能是每15分钟收缩一次，持续15～30秒，随着产程进展，收缩的持续时间和强度逐渐增加。
3. 这种阵痛不会因为按摩、休息而减轻疼痛。

必读小叮咛

- 初产妇：等到规则的收缩阵痛约5分钟一次，就可到医院待产。
- 经产妇：只要是规则收缩开始，就应到医院待产，尤其是曾有急产病史的孕妇更应提高警觉。

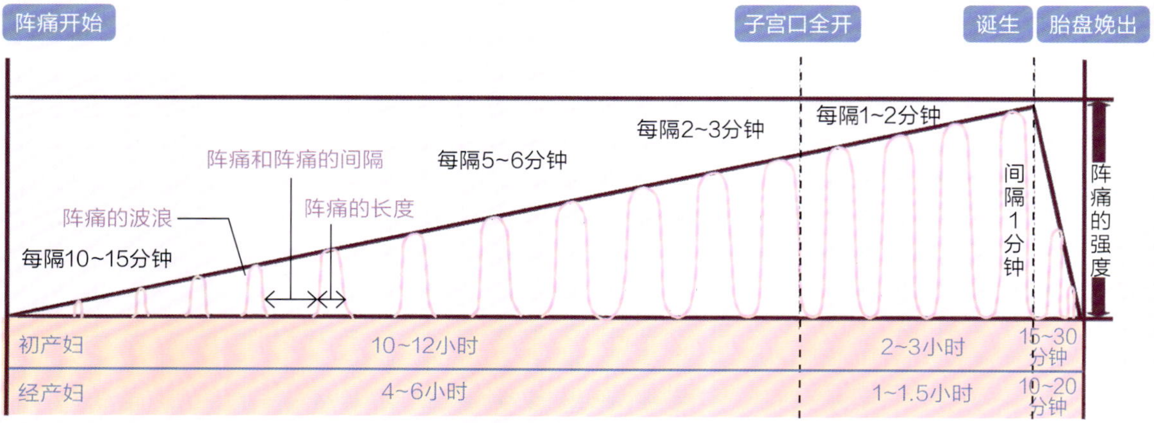

分娩全程及阵痛时间、强度示意图

破水

胎儿在子宫内由充满着羊水的羊膜腔包围保护着，使其不容易受伤和感染。破水是因为包围胎儿及羊水的羊膜破裂所致，羊水（是无色、清澈、有腥味的液体）似尿液一般由阴道流出，当孕妇发现阴道有无色、无味的水样液体流出时，就要怀疑是不是破水了。孕妇自我感觉无法控制它的流出。

破水，是正常的产兆之一，此时您需要减少走动，尽快到达医院，最好能平躺休息、接受医护人员的照护是保障安全的做法。如果羊膜破裂超过24小时，将会增加胎儿感染的机会。

另一种可能征兆——有便意、腹泻或腰酸

当胎头下降压迫到直肠，此时产妇会有便意感、甚至会腹泻，通常这时子宫颈口已开7～8厘米，大约1小时内就可以生下胎儿。产妇阵痛时，通常也会感觉腰酸，那是因为宫缩时压迫腰部及背部；有一些经产妇可能没感觉阵痛，只是觉得腰酸就已经快生了。

每一位母亲都会经历这个疼痛又甜美的兴奋时刻！您一定要尽自己最大的努力，让小宝宝安全健康地来到这个世界，让这一刻成为美好的回忆。

预产期并非是实际分娩日期

胎儿在母体内发育平均需要266天。鉴于排卵日期可能提前或延后，胎儿的成熟及分娩又存在一定的个体差异，实际上只有5%的孕妇恰好在预产期那天分娩，而75%左右则在预产期前3周内及其后2周内临产。故妊娠37～42周间分娩，均属于足月产。超过预产期分娩，是常见的情况，不属异常，对此不必过分焦虑。

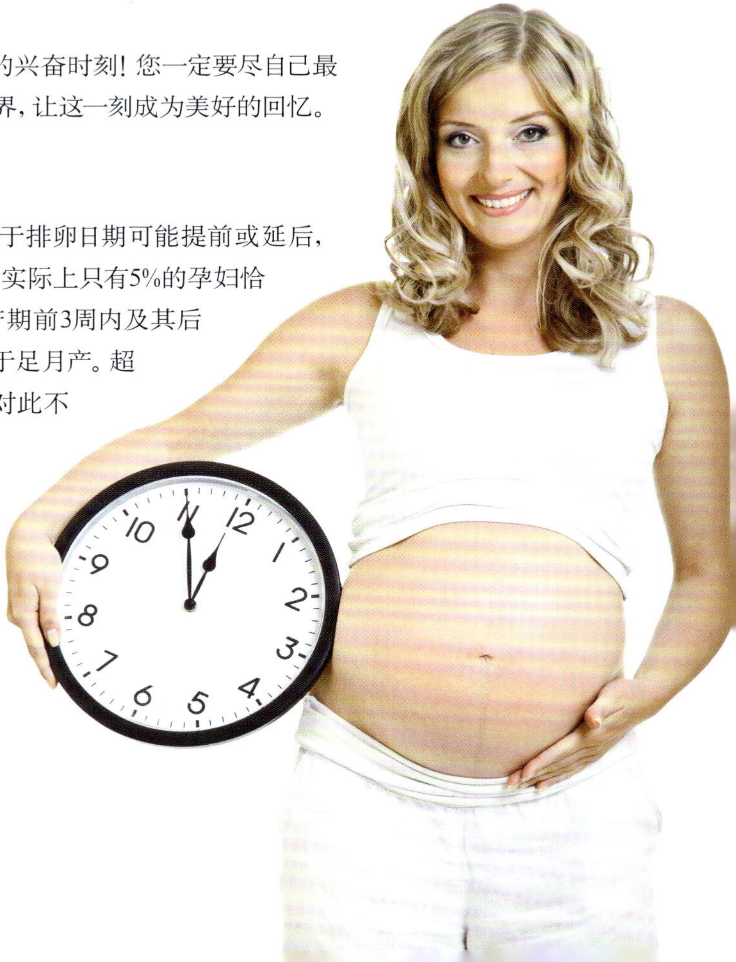

预产期主要与孕妇的月经周期有关，排卵期不同因此妊娠期不同。因此，到了预产期并非到了分娩的日期。小宝宝的出生可以提前或后移，如果到了预产期还没有动静，请记住95%的孕妇分娩不在预产期。小宝宝的晚出生不是不正常。许多孕妇过了预产期就开始烦躁不安，可以找医生。如果过了预产期一周，应该入院治疗。无论引产与否，关键是看胎盘的功能。

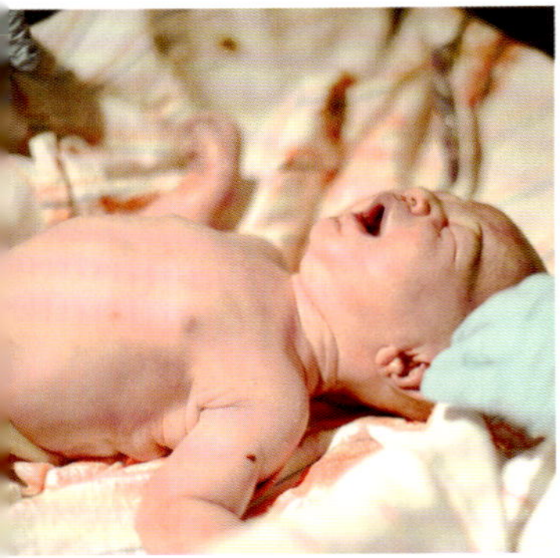

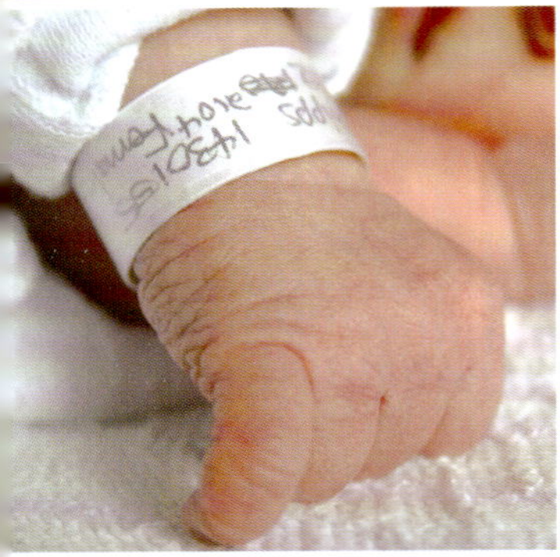

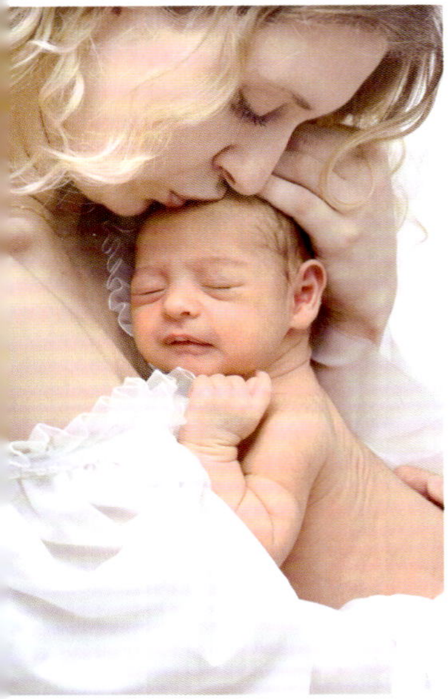

自然分娩，OK

了解产程，或许不能免除所有待产的危险，但是绝对有助于产程的顺利与疼痛的降低。每位即将待产的妈妈，尽量将这个产前工作准备好，受益的不仅是自己，还有亲爱的腹中宝宝！

产兆出现怎么办

产兆的出现，代表“离分娩不远了”！分娩的征兆包括：

1. 破水。要赶紧到医院！在家破水时，应在车子后座“侧卧”到院，以减少羊水大量流出、脐带脱垂的危险。
2. 见红。代表近几天快生了！在见红数天内，大多数产妇会进入真正产痛；不过也有人分娩到一半时才见红。

此外，见红应当小心不要与“异常出血”混淆：

- 如果流血量多：小心是产前出血，而非见红；
- 若血流如水、稀而淡红：小心是见红混合破水。

这两种情况不论周数大小，都要赶紧到医院，确定安好与否。

1. 产痛。每一位产妇对痛的感觉差异很大，同样强度的宫缩，有人只觉小腹紧绷、微痛，有人则觉得整个腹部很痛，也有人是感到腰背酸痛。
2. 便意感。当胎头压迫直肠、肛门，会造成类似便意的冲动，或阴道口有东西快掉出来的感觉。这种冲动往往使身体无法控制地想大便出来，痛到分不出“排便”与“排出胎儿”的感觉，导致有些妈妈生在厕所。

因此，待产中如发生便意感时，不要急着上厕所，应该赶紧到医院检查。

医生请您回家等吗

怀孕晚期应随身携带保健卡与孕妇手册，检查上面的预产期与检验资料是否填写详细。任何产兆发生，紧急情况下需要有随身资料，医护人员才能立即判断处理方式（是要安胎或是催生）。

此外，要先有心理准备，产兆出现后，有可能跑医院多次却不符合住院标准，因为有可能是假阵痛，不宜住院；或尚在准备期，进展非常缓慢。家住得较远的人，可以商量视情况提前住院。

如果真的白跑多次，也别因此干脆回家等久拖延，因为：

1. 产妇无法自己知道产程的真正进展，宁可多跑几趟检查，也不要太慢到院。
2. 产程多半越后面越快速，恐怕一下措手不及。
3. 产痛时妈妈很难分辨胎动与宫缩，定期到院可顺便检查胎心音，才能及早发现胎儿状况。

待产标准

要判断分娩进度、住院待产标准达到与否，主要方式是经由“内诊”，这也是到医院必做的检查。内诊可得知子宫颈口打开的程度，以及胎头下降程度。内诊时，医护人员会触摸产妇子宫颈打开与变薄的状态，打开为1指（等于开2厘米），全开为5指（等于10厘米）。

变薄的程度，50%为变薄一半，100%为薄到极端。初产妇子宫颈通常先变薄70%~80%，才会明显打开；经产妇则子宫颈一边变薄、一边打开。

必读小叮咛

很多孕妇此时的情感复杂，知道孩子的出生越来越近了，他们感到兴奋，同时也感到紧张和焦虑，尤其是第一次当妈妈的人。尽管这时还不感到累，但仍要注意吃清淡食物，多喝水，注意休息，保存体力。试着采取不同的姿势会舒服一些。

初产妇子宫口全开的时间曲线

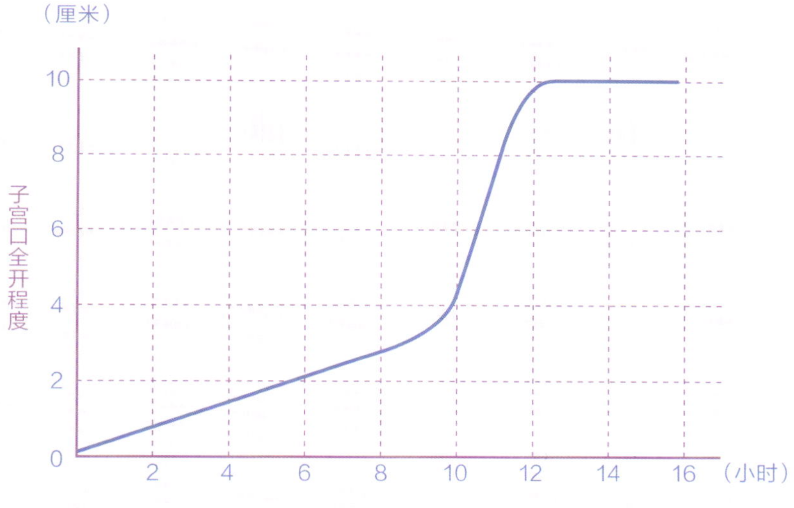

胎头下降程度，是医护人员触摸胎头顶端与妈妈骨盆坐骨棘的相对位置，胎头顶端降到坐骨棘相同深度定为0，依内到外分为−4厘米到+4厘米，+4厘米通常代表胎头已经撑满阴道内口、快要生出来了。

入院之初的准备工作

为使分娩干净、顺利，只要来得及，有的医院会请产妇脱去内衣裤、换上待产装、擦去化妆品及指甲油、取下手镯、项链。其他特殊处理包括：灌肠（排出宿便以方便分娩，避免分娩时大便一道排出）、剃去阴毛（大多只剃大阴唇下半部分，方便伤口清洁与缝合）。此外，产妇可能遇到需要在待产中导尿的状况，因产程过长时，膀胱被压迫肿胀而无涨尿感或解尿困难，为了保护膀胱与不影响胎头下降，会用细管子导出小便。人工破水，需要使用真空吸引器时，也会先导尿。

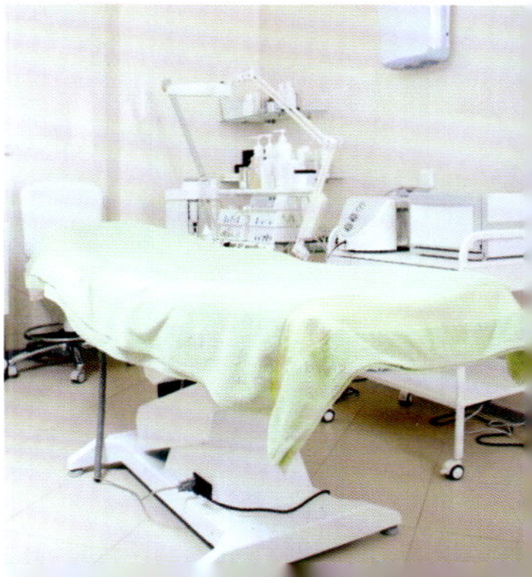

自然分娩的产程

自然分娩分成两大部分：娩出宝宝的第一及第二产程、娩出胎盘的第三产程。

三大产程

分　期	第一产程	第二产程	第三产程
过　程	生宝宝		娩出胎盘
	规则产痛开始后到子宫颈全开	子宫颈全开后到胎儿娩出	胎儿娩出后到胎盘娩出
初产妇	平均10～12小时	应小于2小时（无痛分娩小于3小时）	平均5恢复10分钟，小于30分钟都属于正常
经产妇	平均6～8小时	应小于1小时（无痛分娩小于2小时）	

第一、第二产程

生　产分　期	第一产程		第二产程
	①子宫颈准备期	②子宫颈活动期	
子宫收缩程度	规则产痛渐密，每5分钟或每3分钟一次	密集收缩，每1～2分钟收缩一次	
母　亲感　觉	以宫缩痛为主	收缩痛+胎头压迫产道痛+便意感	收缩痛+胎头压迫产道痛+便意感；不由自主地想向下用力
子宫颈扩张程度	打开3～4厘米、渐薄	打开3～4厘米→全开（10厘米）	全开→胎儿娩出
胎头下降程度	缓慢降到+1～+2厘米	快速下降到+2～+3厘米	胎头在阴道口+4厘米～胎儿生出
胎　儿姿　势	胎头固定在骨盆，颈部蜷曲向内，逐渐内转	胎头随着产程会逐渐内转→脸部转向妈妈阴道中线（朝妈妈屁股方向最标准）	头生出时脸部朝向下、颈部向上渐伸展、脸部再转回原来的方向

（续 表）

生产分期	第一产程		第二产程
	①子宫颈准备期	②子宫颈活动期	
建议妈妈姿势	胎心音正常时，以母亲舒服为准。可平躺、左右侧躺、床头摇高略蹲坐等。胎心音不正常时通常须左侧躺。	平躺或床头摇高略蹲坐，使胎头缓和下降。胎心音不正常时通常须左侧躺。	等到子宫颈全开，妈妈才能正式向下用力生出胎儿！此时平躺、床头摇高、双腿跨开，准备用力推出宝宝。
建议呼吸法	梅尔兹法	喘气法	
目的	放松全身肌肉节省体力、分散疼痛注意力；较慢较深地深呼吸。	子宫颈口尚未全开前，过早且不当地向下用力，胎儿会下降太快，伤到子宫颈造成裂伤、大出血或肿胀打不开，使产程无法顺利进展。	在产痛发生时把握时机向下用力，只有此时用力效果最好；做无痛分娩的妈妈万一没有痛感，需配合医护人员口令。若产妇用力效果不佳，医生会请助手帮忙推肚子。
吸气	目光对准一个定点注视，每次开始痛时，像跳华尔兹一样开始数3拍，深吸气2~3秒（1~2~3~）。	每次疼痛开始，先深吸气2~3秒（1~2~3~）。	先深吸口气（1~2~3~4~5~）、憋气（1~2~3~4~5~6~7~8−9~）、向下推出胎儿，如解大便般腹部出力，一口气越长越好。
呼气	深吐气2~3秒（1~2~3~）；反复循环，至该次产痛结束。	浅哈气法，像小狗喘气般，每0.5秒轻哈气一次。	快速吐气完，赶快再进入下一次吸气用力，每次疼痛至少连续用力两循环。在胎头快生出时，医生会要你不要太用力，免得会阴裂开；快娩出肩膀时，要暂时放松，哈气，稍缓用力，等医生抓好宝宝身体；羊水有胎便者，用吸球吸出胎儿口腔异物，再娩出肩膀、身体。

（续 表）

生产分期	第一产程		第二产程
	①子宫颈准备期	②子宫颈活动期	
两次疼痛间	疼痛变轻时，以平常呼吸休息。	疼痛变轻时，改深呼吸休息。阴道开始痛时以梅尔兹法度过。	
产妇应避免	• 肌肉紧绷过度，太快耗光力气。 • 换气过度。	• 床头摇太高。 • 过早用力–胎儿下降太快会伤到子宫颈。	• 尖叫：使产妇没有足够力量用力，因此务必闭口忍住，别在最后关头功亏一篑。 • 惊慌：如不把握时机用力，反而过度慌乱，则宝宝很难顺利生出。 • 焦虑过度。
陪伴者可以做的事	事前商量好是否要做无痛分娩；提醒孕妇正确的呼吸法；用吸管定期给孕妇喝一点温水或一点易消化食物；加油鼓励的话；帮孕妇按摩绷紧的四肢腰背；扶孕妇解尿；帮孕妇询问医护人员内诊的进展；需要剖宫产与医生讨论帮助产妇决定。		自己切勿随产妇情绪惊慌，鼓励产妇照医护人员指示用力；不要干涉医护人员决定，以免影响待产安全；压力太大时，站远些，喘口气。

分娩中宫颈口展开过程

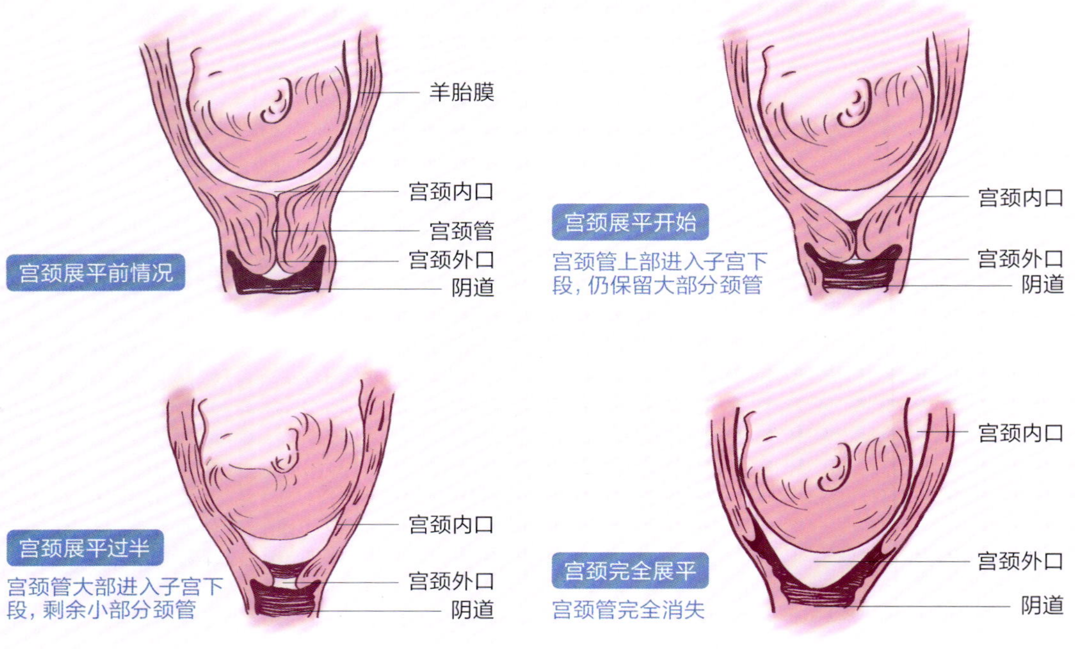

胎宝宝旋转出生的有趣过程

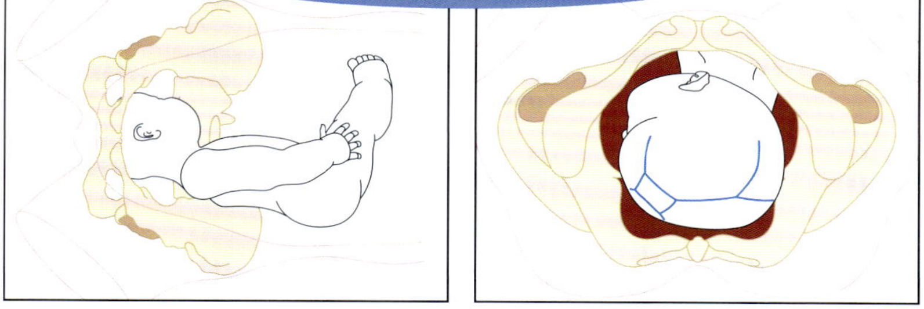

下降：当胎头开始入位和下降，会采取一个枕骨转位，因为这是对胎头来说，骨盆直径最宽的部位。

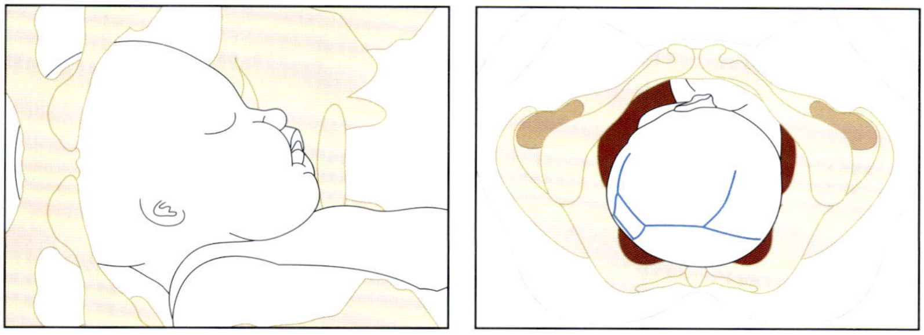

屈体：当胎体通过骨盆下降时，胎头会弯曲，胎儿的下巴会接触自己的胸部。这个机制让胎儿已较小的体积通过产妇的骨盆。

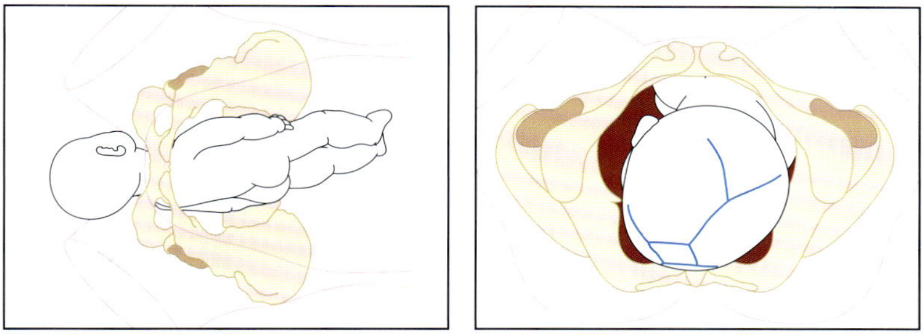

内旋：随着胎头进一步下降，胎儿枕骨向前旋转，胎头处于倾斜。在某些情况下，胎头可完全旋转至枕前位置。

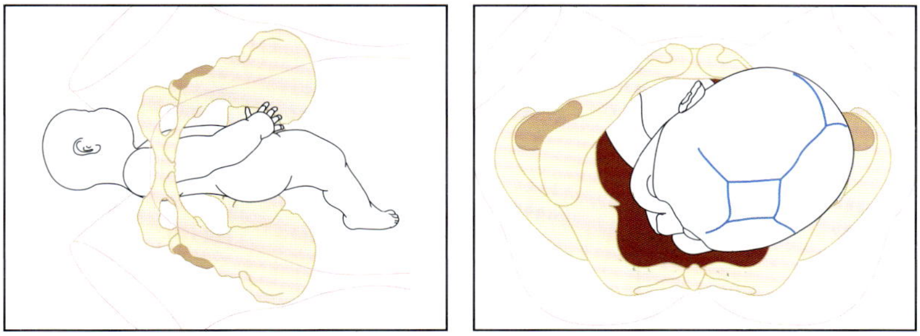

延伸：随着进一步下降，骶骨空心的曲线有利于胎头延长。这意味着胎儿下巴不再接触自己胸部。

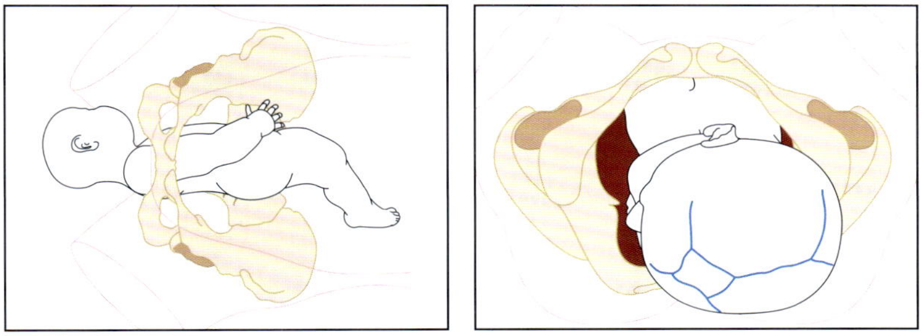

外旋：随着进一步下降，胎儿的肩膀旋转到一个倾斜或平坦的颈部前侧位，这会促使胎头返回到其横向位置。这也被称为恢复原位。

第三产程

医生会视情形让胎盘自然生出，如无自然剥离现象，医生可能会用手稍微帮忙揉压腹部，有助胎盘剥离，因为此时伤口还在出血，所以不宜久等。

有少数产妇会发生胎盘粘连（粘连性胎盘、嵌入性胎盘、植入性胎盘）的状况，无法剥离。不严重的粘连，可以用手伸入子宫内帮助胎盘剥离，不得已时会施行子宫刮除术，试着刮去粘连的胎盘。若粘连太严重，母亲血流不止会有生命危险，万不得已时需切除子宫以止血，到达子宫切除阶段是很罕见的，产妇不必太担心，有概念即可。

准妈妈升格为妈妈

回到产后病房的感觉就很轻松了，准妈妈已经“升格”为妈妈，常常在这里可以看到婆婆、妈妈看着新生儿笑得合不拢嘴的场面。

自然分娩后可以直接进食，妈妈通常也会很幸福地抱着孩子尝试喂母奶，全家人都沉浸在新生命降临的喜悦中。

就医护人员的观点来说，产后的恢复期反而要特别注意，尤其是产后大出血的情形。所以产后2小时内，医护人员会随时观察妈妈的生命征象、伤口或是排尿情况。

现代人生得少，对小生命也更加宝贵与重视。产检的过程，是妈妈与产科医生间的互动，找一位自己信赖的医生非常重要，当然分娩之前，最好由先生陪同参观产房，才不会到了产房之后，才发现什么都没有准备而措手不及。临产前，做好充分沟通和心理疏导，接下来就准备迎接新生命！

医生帮助胎盘娩出

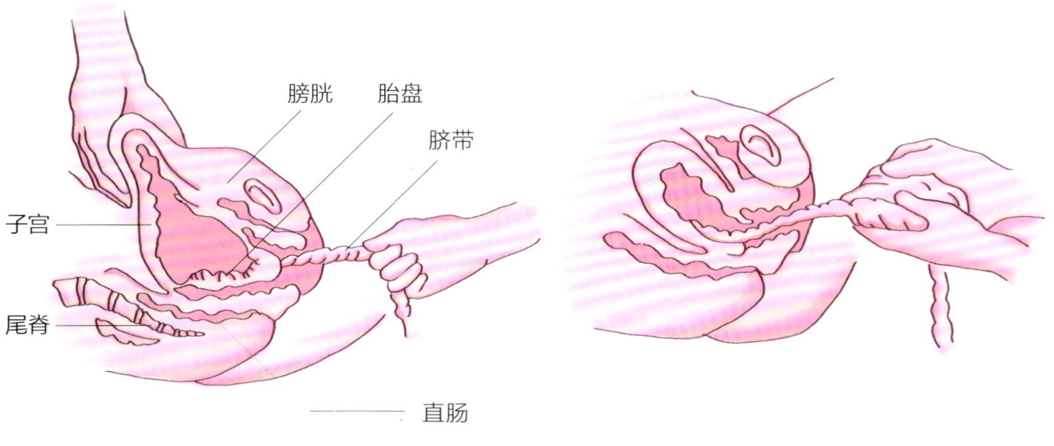

Q&A

Q: 何时需要紧急剖宫产?

待产中有一些状况是非“临时”开刀不可的，所以产妇及家属应先和医生建立互信，如果有任何疑虑，分娩之前多读数据、多问清楚，才不会事后产生怀疑、不悦或纠纷。

临时剖宫最常碰到的是“产程进展不顺利”，甚至生到五指全开，都可能因胎头不下降而剖宫产，妈妈痛了大半天后再经历开刀的恐惧，往往有两头空的挫折，也容易迁怒医生为何事先没有诊断出来她会“难产”。

其实，待产好生与否，牵涉到宫缩效率、子宫颈变薄顺利与否、母亲骨盆大小形状、脂肪层（软组织）厚度、胎儿头部或体重大小、胎头下降的方向好坏等因素且互相影响，使得结果难以预期。而一般除非明显地不可能自然生，也不可能只看到一种负面因素就要剖宫，使得许多产妇必须经历这样辛苦的考验。

总计最常见的剖宫产适应证，包括“胎头骨盆比例不对称”“胎位不正”“胎儿窘迫”“前胎剖宫产”等，原因大多根据四大方面——为了母子、为了胎儿、为了母亲、为了胎盘。

Q: 是否需要切开会阴?

因人而异，体形越小、组织越紧越需要。我国的初产妇骨盆不如西方人宽、阴道口肌肉多半比较结实，如不切开会挡住胎头，多半导致较深且复杂的裂伤。

有经验的医生多半只做小小的会阴切开，可以帮助伤口裂得整齐些，有利于缝合的完美与伤口愈合。如果发生肩式难产或胎儿过大时，才不得不向下切入直肠肛门方向，使胎儿可以安全生出。切开会阴之前，都会先打上一些局部麻醉，减少切开与裂伤的疼痛。至于经产妇，许多人只需要切开一丁点（约1~2厘米）就足够，其余让伤口依胎儿分娩状况自然延伸。

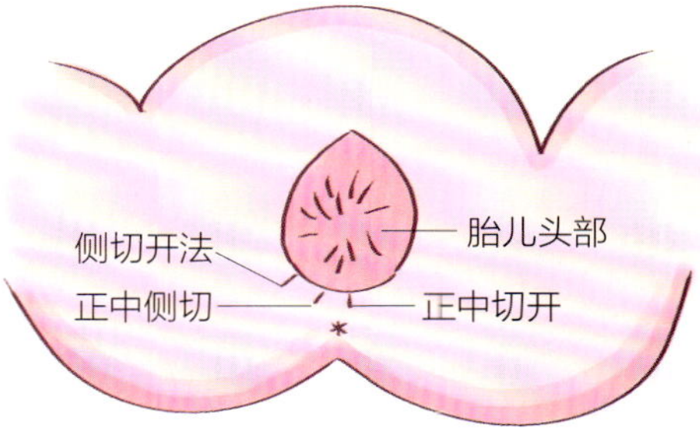

会阴切开的位置主要有3处。一般使用正中侧切法。遇有胎儿过大、会阴坚韧等易造成会阴裂伤，或进行阴道助产，术前应做会阴切开

会阴切开的位置

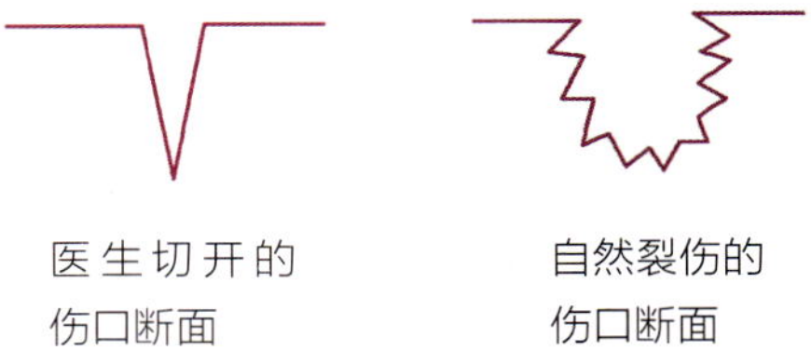

会阴切开伤口容易缝合，裂伤创面复杂，缝合困难

会阴切开与自然裂伤的伤口比较

待产时准爸妈常见问题

阵痛时大叫，会浪费力气

阵痛时大叫确实会浪费力气。不过阵痛时大吼大叫跟个人个性及忍耐力有关，有人对痛的忍耐力低，一点点痛就一直叫；也有产妇从头到尾不吭一声的，忍耐力超高。

较好的方法是，在阵痛时能配合医护人员正确的指导呼吸，陪产者给予支持与安抚，会减轻产痛的感觉，也才能有效地用力。

到底该如何用力

产妇经常用错力，不但白费力气，也会造成产道严重肿胀。建议产妇将用力焦点放在肛门口，方法是：双手抓住东西往后拉、抬头看肚脐、屁股往前挪，这样就会将力气用在肛门口了！

我不生了，我要剖腹

“我要剖腹！”“我不生了！”在待产室经常听到产妇这样叫着！因为她们实在痛到受不了，或用力太久了！那怎么办呢？通常医护人员会给予鼓励，例如告诉产妇：“我们会帮你，我们评估你应该可以自然生，加油！”

很多妈妈都表示，生完孩子后，那些产痛都忘记了！因为，分娩是一件很自然的事、很美妙的过程！分娩有待你俩去共同面对与体会，祝福您分娩顺利，迎接可爱宝贝的到来！

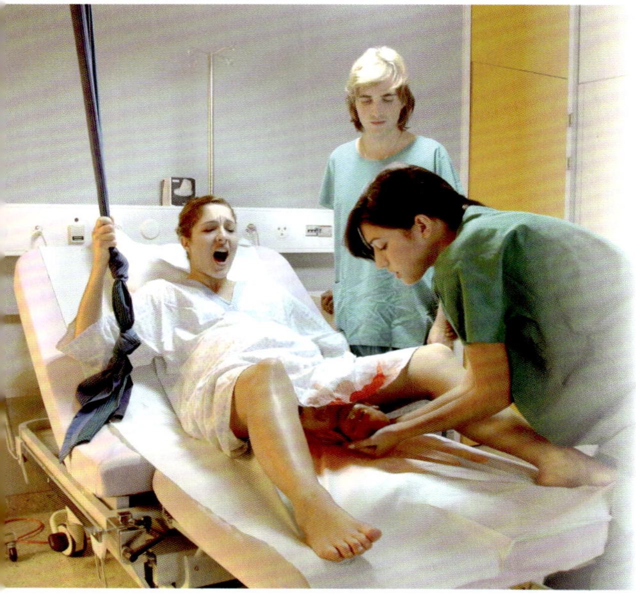

在产床上要呕吐怎么办

呕吐是分娩过程中的一个普遍现象，比如，无痛分娩中采用硬膜外麻醉会导致恶心和呕吐，分娩时的疼痛也会导致呕吐。为了最大限度地避免呕吐，从分娩开始，最好只吃一些容易消化的流食，或者完全停止进食，只喝水或饮料。

陪产的准爸爸紧张怎么办

胎儿监测器哗啦哗啦地响，产妇的情绪大起大落。看到妻子撕心裂肺的疼痛，准爸爸会心烦意乱，而他们的情绪会让产妇更加紧张。有的昏倒在产房里，医生还要分出精力来照顾丈夫。因此，有些准爸爸被要求离开产房。如果准爸爸不能经受如此严峻考验，就不要陪伴分娩吧！

温馨分娩的5个建议

❶ 积蓄能量：宫缩开始时，如果你还在家里，可以抓住机会吃点零食，这样可以帮助你保持体力。但要避免吃油腻和不容易消化的食物。

❷ 如果可能，洗个澡：疼痛会让你全身的肌肉缩紧，这就让你越发觉得不舒服。淋浴的时候，你可以将莲蓬头对准你后背的下部，或者是任何收缩特别厉害的部位，让水流帮你按摩。从医学角度来说，分娩的任何阶段都可以淋浴。但是，如果已经破水，在淋浴前最好还是征得医生的同意。

❸ 一点点温柔的按摩：分娩过程中，如果有人为你做一点轻柔的按摩，对减轻疼痛和缓解焦虑的情绪会很有帮助。如果有人陪伴你分娩，你可以要求他为你按摩你觉得不舒服的部位，并且告诉他你喜欢什么样的手法或者力度。通常在分娩的初期，肩部和颈部的按摩会让你觉得很舒服，随着宫缩变

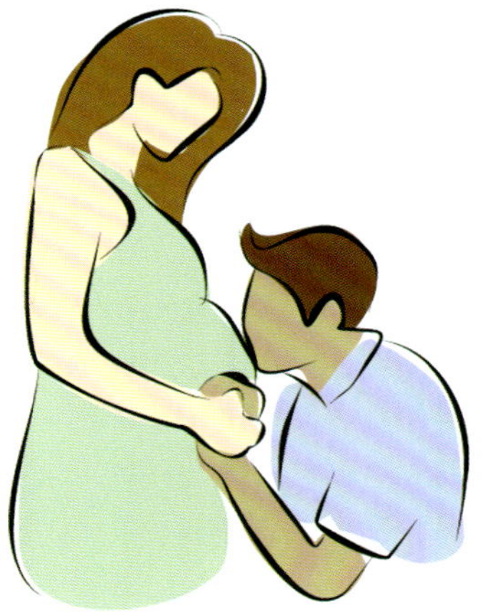

得频繁和剧烈，腰背部的按压会有效。当然，也会有某些时刻，你会不愿意有人碰到你。

❹ 动起来：在分娩的前期尝试多做一些活动不但有助于缓解不适，还可以帮助分娩更顺利地进行。在征求医生的意见后，你可以四处走动走动，轻柔地伸展四肢甚至做一点缓慢的下蹲。

❺ 顺心顺意：没有一种方法是适合所有人的，找到真正能让自己感觉良好的方式(当然，必须经过医生的许可)。如果紧要关头发现练习过很多次的呼吸法并不管用，反而是抱紧枕头能让你更舒服，那你就赶快改变方式吧。记住，就像每个宝宝都是独一无二的一样，每个妈妈的生育过程也是完全不一样的。

❻ 一些小技巧：你可以带着音乐，研究表明听音乐的产妇与没有听的相比，更少使用止痛药。多听你喜欢的音乐，事先选择那些让你放松而不紧张的音乐。记住带新电池。

带2～4个靠垫，可以在你坐着的时候支撑背部，在你侧卧的时候，放在肚子下面。

分娩的过程可能时间很长，你和陪产的伴要带上需要的物品，食品和消磨时间转移注意力的物品。

宫缩间歇时要自然的呼吸，当宫缩开始的时候，用鼻子深吸气，用嘴慢慢往出呼。呼气的时候，全身放松，这种呼气好像是长长的叹气。

千万忘掉电影里产妇分娩的样子，那是在表演。你要想象你的子宫拥抱着你的宝宝，你在用力把宝宝从子宫中拉出来，宫颈口越来越大，宝宝露出来越来越多。

认识剖宫产的准备与流程

何谓剖宫产

剖宫产是指经由切开腹部及子宫的方式将胎儿娩出，其目的是因特定适应证之下，为保护胎儿及母亲安全，必须选择的分娩方式。

需要选择剖宫产的情况

剖宫产包括紧急性及已知必须且预约的剖宫产：

1. 紧急性剖宫产：是指在妊娠中、后期或是产程进行中，产妇或胎儿因突发的紧急情况，例如：出血、产程迟滞、产妇有严重内科疾病、胎儿脐带脱垂、胎儿窘迫等。
2. 预约剖宫产：是指分娩前就已经知道阴道分娩是不可行的，进而采取剖宫产，例如：曾动过子宫手术、胎位不正、产道有肿瘤阻塞、产道狭窄、多胞胎、活动性生殖器疱疹病毒之感染等。符合以上条件的孕妇，妇产科医生会建议选择剖宫产的分娩方式。

剖宫产的适应证

原因分类	适应证
为了母子	胎头骨盆比例不对称、催生失败、孕妇严重外伤、骨盆变形狭窄可能危及母子。
为了母亲	母亲疾病：子痫症、严重先兆子痫、超过0期的子宫颈癌、严重心肺疾病等。
	子宫曾手术：传统式剖宫手术、曾经子宫破裂、子宫肌肉层之肌肉瘤切除、因子宫颈闭锁不全接受永久性缝合。
	产道阻塞：子宫肌肉瘤、卵巢囊肿。
为了胎儿	胎心音监测有预警信号出现，显示胎儿窘迫：严重心率过慢、心率缺乏变异性（基线过平）、迟发性心搏减速、持续性心搏减速。
	脐带脱垂。
	极低体重儿，预估<1500克。
	胎位不正：臀位、横位、额产式、面产式。
	多胞胎：双胞胎（尤其第一个胎儿胎位不正）、三胞胎以上。
	胎儿畸形：脑积水、造骨不全症、腹裂、背部长瘤等。
	母亲疾病危及胎儿：阴部疱疹菜花发作、免疫型血小板减少（紫斑病）严重者、孕妇突然死亡。
为了胎盘	前置胎盘、胎盘早期剥离（包括待产当中大出血）。

剖宫产手术前准备

一旦确定了分娩方式应为剖宫产，就应该了解手术前应该做哪些准备：

1 预定剖宫产的前一天：

先到住院处报到。为什么要前一天住院？因为凡是正规手术都要一再确认手术方式、一再提醒注意事项及预先防范各种可能的突变状况。例如：若有严重贫血，可以先备血或输血；若有心电图异常，可事先会诊心脏内科或麻醉科再次评估等。

完成生命征象、身高、体重测量、尿液及抽血检验。

至病房完成病历问诊、填写同意书（包括手术及麻醉同意书）、核对身份、安排胎儿监视器装置（为了解胎儿心率和母亲宫缩之情况）。

告知手术前须知，例如：勿配戴饰物、勿涂指甲油及化妆（为观察是否有发绀情形）、勿配戴活动假牙和隐形眼镜（为避免麻醉后误吞之危险及视力受到影响）、需禁食（包括开水）8小时（以免麻醉后引起呕吐不适，造成吸入性肺炎）。

2 手术当天：

建立一条静脉点滴管道，可以用来补充体液电解质及方便给药。因此，准爸妈们应与医护人员配合，降低分娩时的危险性。

剖宫产流程

1 手术当天的前置作业：

- 医护人员会陪同待产妇及家属至产房，在等候诊室会再次核对身份及病历。
- 进入手术室，进行麻醉，一般是采半身麻醉（包括硬脊膜外及脊髓麻醉法）。
- 进行皮肤准备及放置导尿管。皮肤准备指的是剃除体毛，范围是乳房下沿着腋中腺至大腿上段及会阴部，目的是为避免毛发上的细菌掉落到已切开的伤口；而放置导尿管，是为避免麻醉后尿道括约肌松弛，造成小便失禁或术后无法解尿的不便，同时也可作为术后排出尿量监测之用。

2 剖宫产手术：

- 先将皮肤划开，进入皮下组织脂肪层，层层切开。
- 再将筋膜及白线剪开，剥开腹直肌，打开腹膜，剪开子宫浆膜层。
- 将子宫肌肉层切开，胎儿及胎盘被娩出。
- 最后再层层缝合起来，贴上透气纸胶带及覆盖纱布就完成了。
- 在情况稳定后，新生宝宝也初步清整评估完成，就会抱给辛苦的妈妈仔细瞧一瞧和亲一亲。当完成剖宫产后，产妇就会被送至恢复室观察，而小宝宝也会被送至婴儿室观察。观察1~2小时后且生命征象稳定，就可回病房休息了！

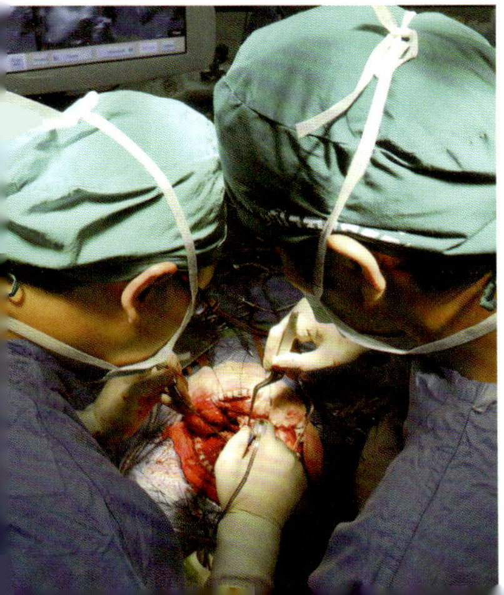

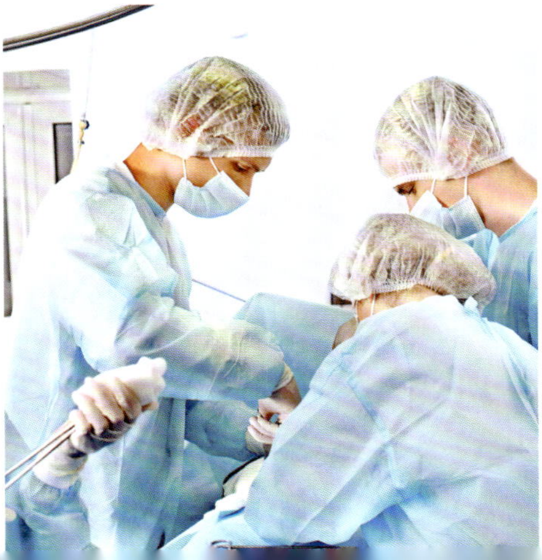

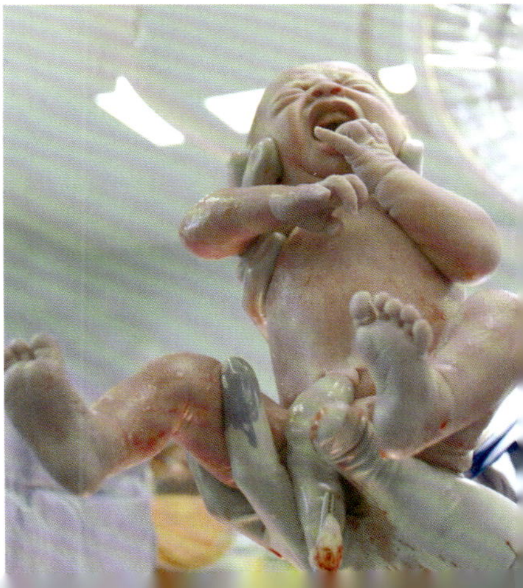

认识胎儿监视器

在产房中，最常被听见的就是一阵阵急促的、有一点节律但又不是非常规律的声音。这就是“胎儿监视器”所发出的声音，它能够监测到胎儿心率、宫缩状况。那么这两条弯弯曲曲的曲线，到底透露出什么信息？

胎儿监视器监测什么

“胎儿监视器”基本上是由“多普勒（Doppler）心率监测器”及一组“压力监测器”所组成。其主要目的，是希望监测出潜在性的胎儿危险。

目前，大部分产科使用的胎儿监视器为外部型。使用方法为利用松紧带把两个侦测器绑在产妇的肚子上。因为有两个监测器，所以可以得到两组信号：一是胎儿的心率、一是宫缩的情况。利用这两条信号曲线的关系，医生可以得到非常多的有关胎儿状况的信息。

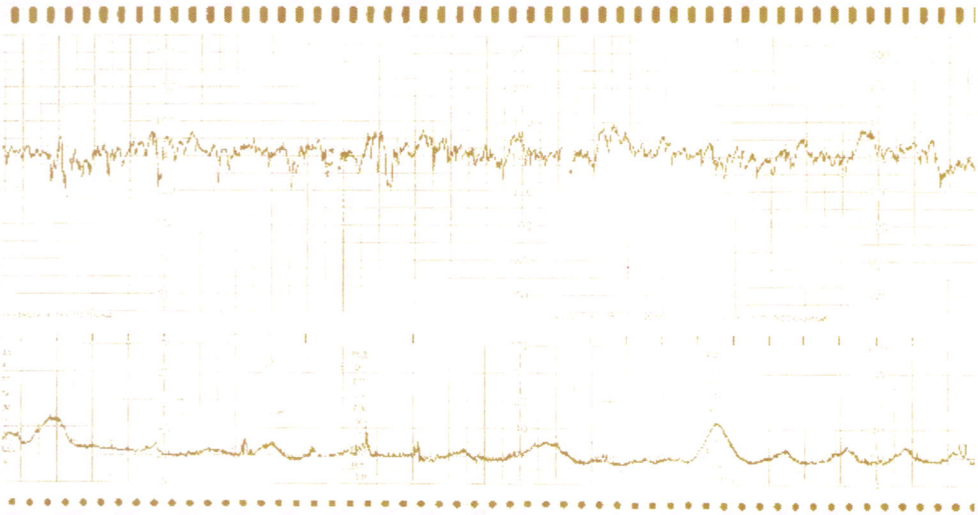

“胎儿监视器”可以测量到胎儿心率（上）、宫缩（下）两组信号（后同）

- 上面比较不规则的曲线，就是在每一个时间点上的胎儿每分钟心率，一般的胎儿每分钟心率大概是介于120~160次之间
- 下面那条曲线，是代表宫缩的压力大小，对同一位产妇来说，曲线跑得越高，代表宫缩得越厉害

从胎儿心率判读胎儿状况

利用胎儿每分钟心率得到的资料，人们可以了解到：

1 胎儿心率。

胎儿每分钟心率超过160次就是“心率过快”，小于120下就是“心率过慢”。胎儿心率过快与过慢都有些潜在的问题。

- 胎儿心率过慢：可能是缺乏足够的血流供应，原因是受到压迫或者是胎儿心脏传导出了问题。
- 胎儿心率过快：可能是产妇发热、子宫内有感染，或者是少见的胎儿心率过快型的心率不整等。

2 胎儿心率变异性。

胎儿在妈妈肚子里的时候，因为交感与副交感神经交互作用，造成了心率速率会忽快忽慢相互交替。如果把它连续记录起来画成一条线，就会形成前页图上面那一条非常不规则的线。如果心率为120～160次，而且看起来乱乱的，大概变异性就没有问题，代表胎儿的情况应该是不错的。如果如下图的这一组图，上面这一条线看起来有一点平平的，变异性减少了，就要注意胎儿有没有问题。

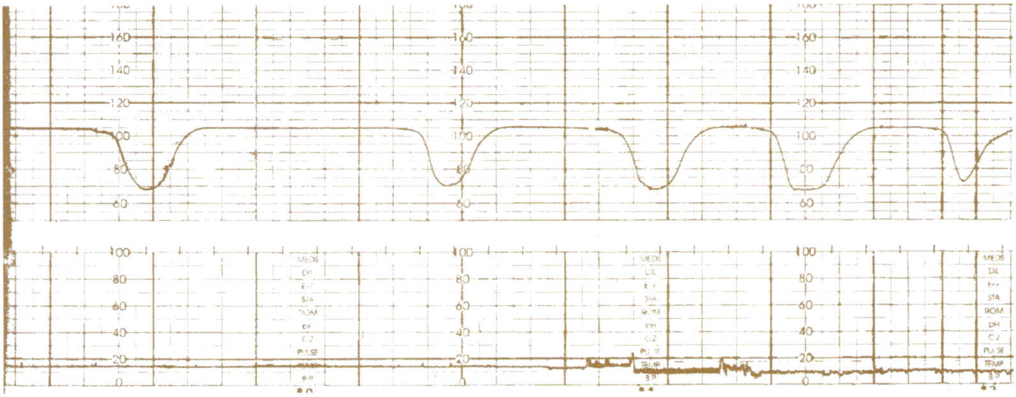

如果胎儿心率曲线（上）看起来有一点平平的，变异性减少了，就要注意胎儿有没有问题

宫缩压力线监测产妇

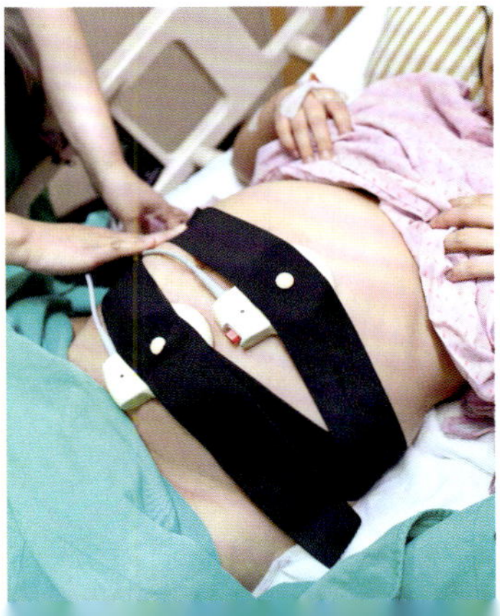

1 如果待产妇每分钟有3次的收缩，这是正常的。

2 宫缩每分钟少于3次，代表宫缩不够。

3 宫缩每分钟多于6次以上，一般是认为宫缩频率太高。宫缩频率太高可能会降低子宫流到胎儿的血液供应，有其潜在的危险。

4 如果待产妇是未足月的情况，则宫缩压力线可以用来监测有没有早期宫缩的现象，可以给医生做参考。

为什么胎儿心率骤降

利用胎儿心率+宫缩压力线，配合起来得到的信息又更多了：

1. 心率减速。虽然说胎儿的心率次数上上下下，有相当的变异性。但是如果突然心率减速，是怎么回事呢？

- 早发性减速：因胎头压迫引起的，其特征为形状一致且减速开始在宫缩期之早期。一般说来，早发性减速在胎头将于妈妈产道中下降，尤其是子宫颈全开之后容易发生，大部分胎儿是不会有影响的。
- 晚发性减速：因胎盘机能不全或是胎儿处于窘迫的状态，尤其是重复性晚发性减速更是和胎儿窘迫相关。其特征与形状一致，且减速开始在宫缩期之顶点。
- 不定性减速：因脐带压迫引起，其特征为形状有变异，且减速之开始与宫缩之开始间的时间关系不定。一般是良性的发现，但是如果胎儿心率减速得太严重，则代表有“胎儿窘迫”。

2. 心率加速：这是正常的现象。

胎儿心率减速若发生在宫缩的早期，且曲线形状一致，则称为“早发性减速”，大部分是不会有影响的

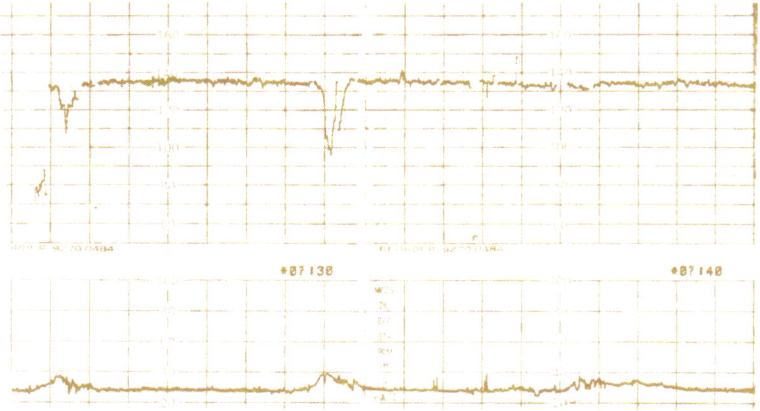

胎儿心率减速开始在宫缩期之顶点，则称为“晚发性减速”，可能是胎盘机能不全或胎儿处于窘迫的状态。箭头所指为减速开始

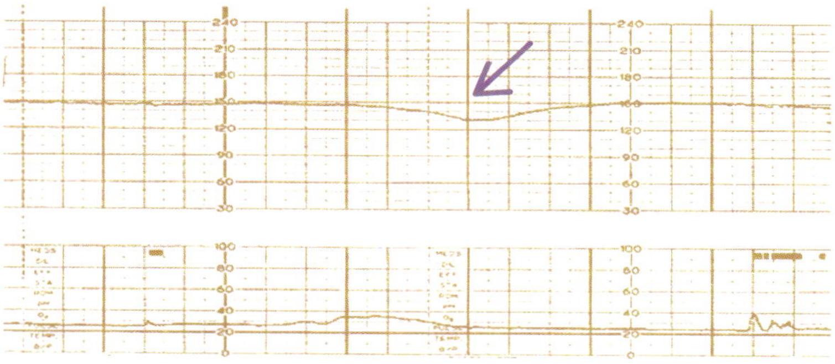

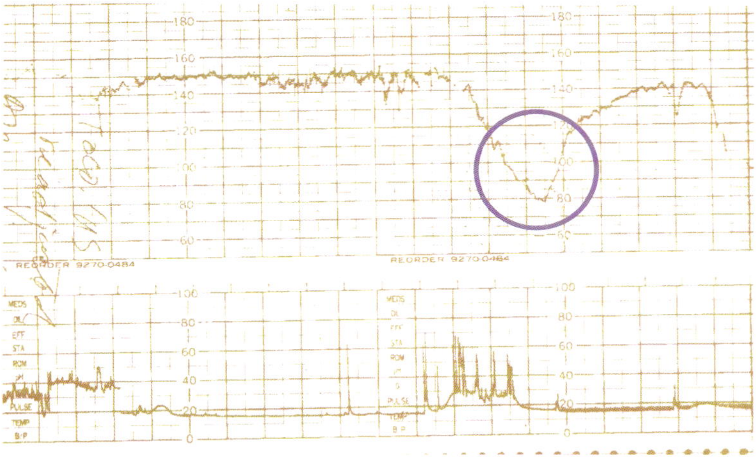

胎儿心率减速若与宫缩之开始时间的关系不定，且曲线形状有变异，则称为“不定性减速”。一般是良性的，但如果减速太严重，则是“胎儿窘迫”的征兆

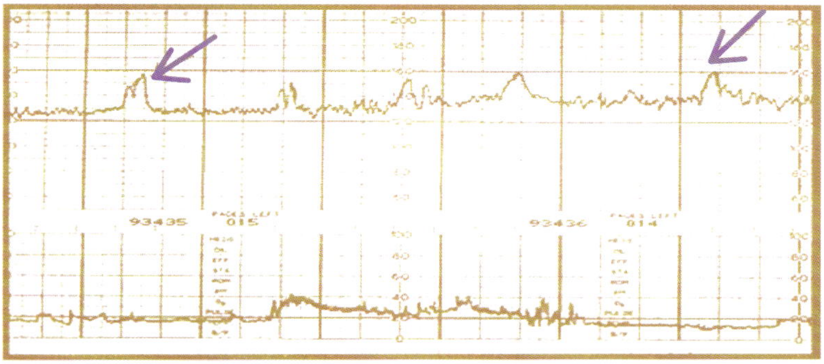

箭头所指处为心率加速

从以上可以看出，借由胎儿监视器，产科医生可以处理待产中或是尚未出生的胎儿，有效地降低新生婴儿的风险。

胎儿监视器表现出不正常，也不一定代表胎儿处在真正危险的状况中。像一些严重的胎心减速，医护人员常常都会把它当成“胎儿窘迫”。如果这个时候因为子宫颈尚未全开而无法及时阴道分娩的话，往往会采取剖宫产的方式来娩出胎儿。但是生出之后，大部分都没有异常的发现。

因为胎儿监视器的广泛使用，有一些窘迫的胎儿得到了实时的处置。但是，普遍使用胎儿监视器监测产程，会使剖宫产比率上升。然而因为现在大部分的家庭都只生一个小孩，就算是胎儿监视器会造成一些假警报而导致剖宫产率上升，但只要能够避免一些真正的胎心窘迫所形成的不可挽回的伤害，那么胎儿监视器的使用还是非常值得的！

分娩到底有多痛

人们都知道阵痛是分娩的前兆，但专家们统计后发现，有10%的产妇分娩前没有疼痛的感觉。医生们没有找到很有说服力的阵痛机制，反而发现，疼痛的强度与宫缩的强度不成比例，而产痛的程度却和产妇精神紧张的程度成正比，精神越紧张，痛得越厉害。于是有人得出这样的结论：害怕是产痛的根源，特别是初产妇，对分娩有很多猜测、忧虑甚至恐惧。她们的忧虑是多种多样的，如害怕发生难产，怕孩子出现意外，怕产痛、怕出血……英国产科专家格·迪里德说：精神最不紧张的产妇，感到的疼痛最轻。也就是说，如果产妇精神不紧张，那她就不感到害怕。疼痛是一种感觉，对于相同的刺激因素，因个体的敏感程度、耐受能力等差别不同，所感觉到的疼痛的强度也不同。实际上，分娩是一种自然的生理过程，自古以来，绝大多数分娩活动都是正常顺利的。在现代医疗条件及良好的分娩监护下，产妇应该是更乐观的。家属和医护人员对产妇要给予足够的宽慰，打消产妇的恐惧，增添她的希望和快乐。

在产前，孕妇要练习深呼吸、浅呼吸、短促呼吸及憋气等方法。在宫口开到4厘米以后，在宫缩时，产妇可在吸气时鼓起肚子，呼气时瘪下肚子。呼吸及腹部动作越慢越好。在宫缩过去以后，产妇要骤然放松。在胎儿即将娩出时，要听从医生的命令，努力配合，避免产道损伤。

在一些情况下，医生给产妇注射度冷丁等药物，使产妇平静、舒服地迎接宝宝的降生。

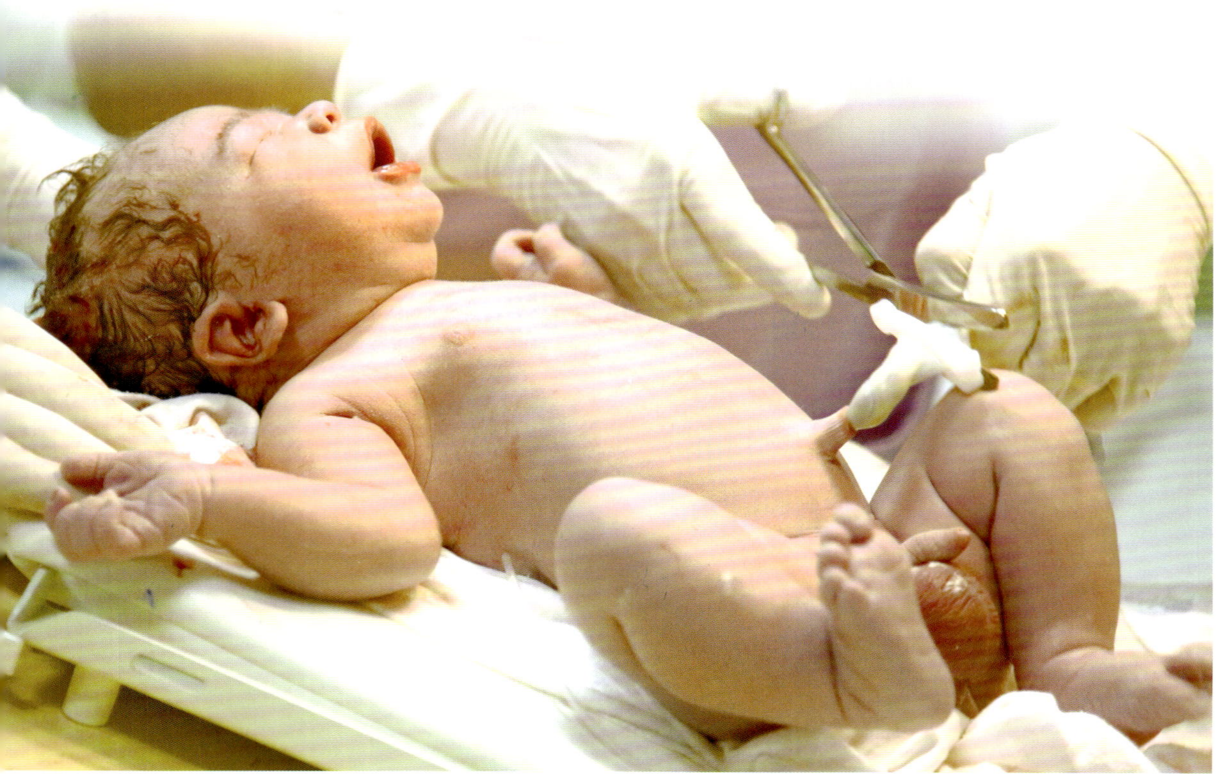

产科麻醉与无痛分娩

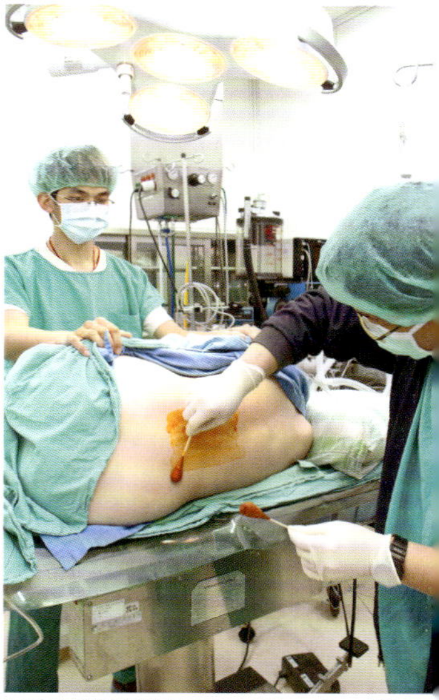

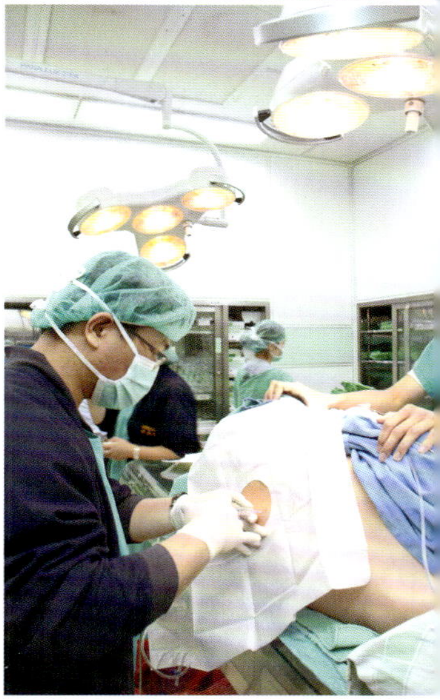

不管是否有过分娩的经验，大多数准妈妈一想象分娩的过程，就会认为“分娩过程应该是很痛苦的吧！”如今有了麻醉技术的帮忙，已可大大减少分娩的痛苦。这里就来谈一谈和产科有关的麻醉。

局部麻醉

剪会阴时使用。采用自然分娩的妈妈们，在胎儿快产出前，妇产科医生为避免产妇会阴撕裂伤，多半会进行局部会阴切开术。在剪开会阴之前，会在孕妇的会阴部位注射局部麻醉剂，将局部小神经麻醉从而达到止痛的目的，如此也有助于在胎儿娩出后，减少缝合会阴时的痛苦。麻药注射约1个小时以后，感觉就会慢慢恢复。

脊髓麻醉

脊髓麻醉就是一般简称的“半身麻醉”，麻醉的进行方式是以细针，从下后背处进入脊椎椎间隙的位置，将药物注入脊椎末端的空腔内，使药物进入脊髓腔的下半部，达到麻醉下半身脊髓神经的作用。

1. 意识清楚、下半身失去感觉与运动能力，多用于剖宫产。在这种麻醉方式下，产妇上半身仍然有清楚的意识，也能够自主呼吸，但是身体的下半身则会完全失去感觉与运动的能力，所以下半身就无法动弹，因此简称半身麻醉。麻醉完成后4～6小时，产妇下半身的知觉才会慢慢恢复。
2. 对产妇的心肺功能影响较小，不会抑制胎儿呼吸。
3. 常见的并发症有（下述的无痛分娩也有此并发症）：头痛、皮肤瘙痒、尿潴留、恶心、呕吐等，其他如低血压、局部麻醉剂毒性、演变成全脊髓麻醉等则较少见。

无痛分娩

1. “无痛分娩”所采用的就是“硬膜外腔麻醉”。麻醉的过程和脊髓麻醉类似，但是会于硬脊膜外腔置入一条极细的塑料管子，当产妇疼痛时，即可经由此细管，将药液注入硬脊膜外腔，而达到止痛的效果，减低产妇在分娩时的疼痛感，产妇的四肢还是可以自由移动的，只是因宫缩而造成肚子疼痛的感觉不再明显。麻醉的效果与注入的药物种类和剂量有关，无论是自然分娩时想要进行无痛分娩或是剖宫产前后的麻醉止痛，都可以采用这种麻醉方式。
2. 因为使用的药物量较少，所以对产妇及胎儿而言，其安全性均较全身麻醉更高。但是如果产妇有背部入针部位发生感染、凝血功能异常、血压过低、低血容量休克等状况，就不适合做脊髓麻醉或是硬膜外腔麻醉。

3 无痛分娩不会造成腰酸背痛后遗症。

全身麻醉

全身麻醉法并不常用在一般常规的剖宫产，因为麻醉药物会经由胎盘而影响到胎儿，但是在某些紧急情况，有必要施行紧急剖宫产时，还是必须用到。

选择适当的麻醉方式，可以有效地减少产妇分娩时的痛苦，并能缩短产程、提高分娩的质量，让整个分娩过程较少压力及痛苦，能够很平顺地度过。

产科医生这样说

没那么痛

影视剧里的女人们都在以各种方式渲染分娩的痛苦，让毫无经验的准妈妈们感到更加恐惧。其实那是演员表演出来的痛苦。产科医生告诫即将进产房的产妇：不要喊，那没用。而且，也没那么痛。“不要喊”是为了节省体力，而“没那么痛”是实话。

分娩很美妙

许多女性分娩怕的不单单是痛，而是分娩时身体的自尊。一旦解开这个心结，分娩的可怕程度马上减半。其实真正上了产床最多30分钟，那个让你感觉有心理障碍的姿势并没有多长时间。所以，不要为分娩时的不雅而选择剖宫产。生命诞生的一刻是很美妙的。

不要恐惧侧切

有讹传绝大部分产妇在分娩过程中要被侧切。其实，如果胎儿不是太大，产妇又积极与医生合作，侧切完全可以避免。

要自信

产痛是一种很奇怪的痛，在孩子出生的那一刹那，1秒前感受到的所有不适都被一种巨大的幸福感取代。信心真的很重要，你要这样告诉自己：我完全能够自己生！

医生喜欢这样的产妇

从职业道德的角度上讲，帮助所有的产妇顺利地完成生育任务是每个产科医生的责任。但是，从临床经验来看，确实有些产妇更好合作。以下是顺利完成分娩的产妇的特征，或许会对孕妇有借鉴。

1 与医生好好配合。要想漂亮地完成生育任务，就要好好地与医生合作。因为在分娩过程中，你看不到宝宝出生前后的具体情况，必须依赖医生的指导，才知道什么时候开始用力什么时候应该稍作控制。最近几年侧切率的升高也是基于这个原因，与不听医生指导失去控制后造成的撕裂相比，侧切的伤口更好处理也更容易愈合。

2 懂得放松情绪和身体。分娩过程顺利的产妇很懂得如何放松，那些极度缺乏自信的产妇浑身较劲，这也是分娩过程延长的重要原因。最好参加产前培训，学习呼吸技巧，帮助自己在产房里放松下来。

分娩前吃点什么

医生过去都希望产妇分娩时不要进食或是喝饮料，以免临时需要全身麻醉进行剖宫时不方便。但是，现在还是建议分娩中的妇女进食少量容易消化的食物。

1. 早一点儿进食。在分娩初期进食以储存能量。
2. 进食次数多一点儿。以零食代替正餐(少量多餐或吃零食)。
3. 吃高热量食物。分娩初期，尽量吃些复合碳水化合物(谷类、面食)；分娩晚期，小口吃一些简单的碳水化合物，如水果、果汁、蜂蜜等。
4. 吃容易消化的食物，避免脂肪太多或是油炸、油腻的食物。
5. 尽量多喝水。分娩初期，每小时补充至少240毫升水。

产房中的陪产爸爸

对临产的妻子，准爸爸最重要的工作就是在精神上支持妻子。将她的愿望和需求及时反映出来，最简单的比如向医务人员额外要一个枕头垫在她的腰下；让护士等她阵痛结束后再给她检查等。另一方面对妻子的支持也意味着知道胎动情况和她的血压、血红蛋白浓度、阵痛间隔时间、宫口开到几指等。

如果你的妻子顺产，在分娩过程中你会有机会在场。珍惜这种机会。这期间你要毫不犹豫地说出你和妻子的想法，你的妻子可能无法说出来，因为她要把精力集中在产程中。

你可以认为在场的每一个人都真心善待你们，但是不能认为他们知道你的需求。通常医务人员只是遵循常规，应该由你指出哪些地方需要调整。为了你的妻子和宝宝，千万不要对医务人员采取敌对态度，你应该保持自制，避免过激行为。

妻子的生理指数正常，就不必过于在意她的叫喊。如果你能握住她的手，告诉她小宝宝正在努力出来，让她放松或使劲帮宝宝一把，那将对你妻子和医生有更大的帮助。如果你参加过产前培训班，你知道如何帮助妻子调节呼吸，帮助她揉揉腰，那就更好了。

你要记住你有提问的自由。你有权利知道正发生的事情，包括风险、好处和其他选择。你可以在同意医生的计划时让他们提供另一种选择。但是在执行计划时，你应该密切注意，毕竟许多计划都会因为产妇和婴儿的原因做出改变。

当宝宝出来后，千万不要忘记向疲惫的妻子表示慰问，对辛苦的医生表示感谢。

必读小叮咛

- 要有耐心。你会在医院呆很长时间，因此要带上你的东西、点心等。
- 她在分娩时会迁怒于你或其他人，不要介意她说的这些话。
- 不要慌乱。对她来说，你待在那儿就已经足够了。对你来说，则是在产房里经历和感受这一使你终生难忘的历程。

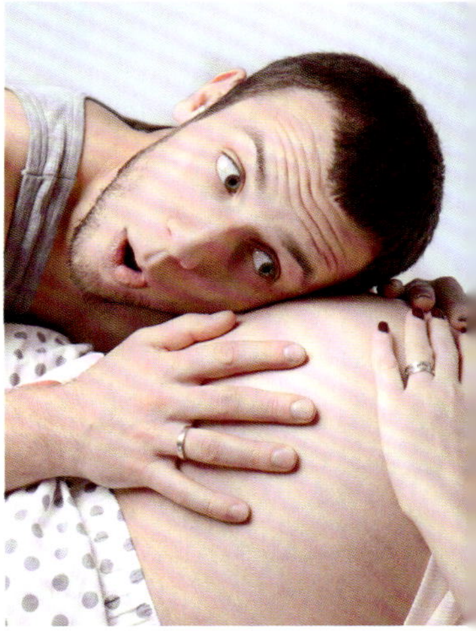

分娩中遇到的难题

间歇监测还是连续监测

目前对于高危险妊娠（包括子宫内生长发育迟滞、早期宫缩、羊水中含胎便、产妇合并有严重系统性疾病、使用无痛分娩麻醉等）应该使用连续性胎儿心音监测已没有争议。而对于一般孕妇，则不一定要连续使用胎儿心音监测。

胎儿窘迫有多危险

什么是胎儿窘迫

胎儿窘迫这个名词，是用来描述胎儿因为受到母亲及胎盘的影响，或是子宫因为受到不同的生理及病理变化，而产生“胎儿缺氧”及“酸血症”的症状，最后在胎儿心音监测器上产生心率迟缓的征兆，称为“胎儿窘迫”。

在所有的产科急症中，产科医生最担心的就是胎儿窘迫，因为胎儿窘迫意味着胎盘输送给胎儿的血液或养分已经达到不足的状况，而且已经造成胎儿心率下降，这绝对是急症中的急症，因此有必要给予适当处置。

胎儿窘迫的诊断方法

1 胎便：羊水中有胎便，是否代表有胎儿窘迫？

这需要由胎便的浓度、羊水量的多少（羊水量过多或过少都不好），以及胎心音有无下降来一起做判断才行。通常而言，怀孕34周前绝少会出现羊水有胎便的现象，到了怀孕40周则约有30%的机会，到过期妊娠，则约有50%的机会。虽然有研究显示，羊水中出现胎便，在整个胎儿窘迫的过程已经是个晚期征兆，但是绝大部分胎便的出现并不代表胎儿真的有窘迫现象。也有研究显示，即使出现胎便吸入，但如果没有合并胎儿窘迫，则此胎便吸入并不会造成严重的后遗症。

2 胎儿心音监测器是诊断胎儿窘迫的主要工具。

胎儿心音监测器可以说是诊断胎儿窘迫最主要的工具，其最主要作用是胎儿在面临严重窘迫或濒临死亡时，心率会出现变化，若分娩过程中连续监测胎儿心音，则有机会可以提早监测到胎儿是否面临窘迫状况。

目前对于出现胎儿心率迟缓的处理原则，若是属于情况极不好的，则应该在90分钟之内让胎儿出生。

自然生或剖宫产

在产房，遇到胎儿窘迫时，产科医生会做适当的评估。如果孕妇即将分娩且胎儿窘迫属于轻度，小儿科的设备也很好，原则上自然分娩即可。但若胎儿窘迫发生于待产早期，且属于严重型，那么产科医生多半会建议剖宫产。

目前，对于胎儿窘迫并没有一致的诊断标准，每位产科医生最大的任务是正确地找出真正已有窘迫的胎儿，予以适当及适时的处理；而对于有轻度窘迫的胎儿，则予以密切的监控。而产妇们在听到自己的胎儿有窘迫现象时，都应该和产科医生配合，以使自己的宝宝平安出生。

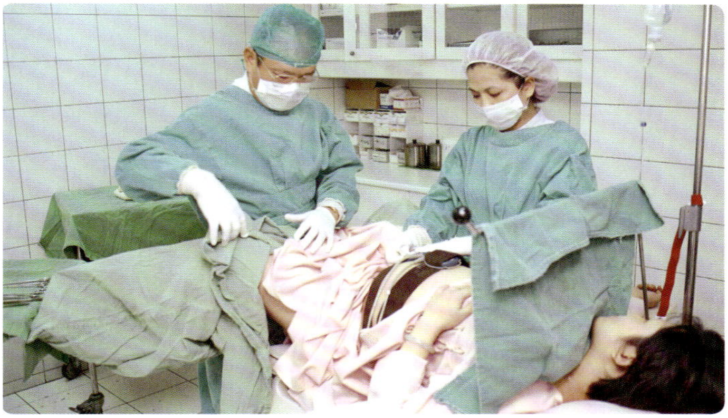

孕妇在待产时，如果羊水的状况逐步由清澈变成绿色黏稠状，就应注意是否有胎儿窘迫的问题，必须小心应对

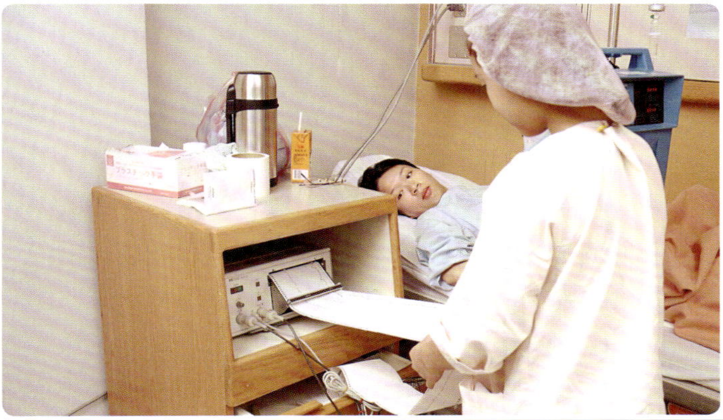

当产妇得知胎儿有窘迫现象时，应该和产科医师配合，以使宝宝平安出生

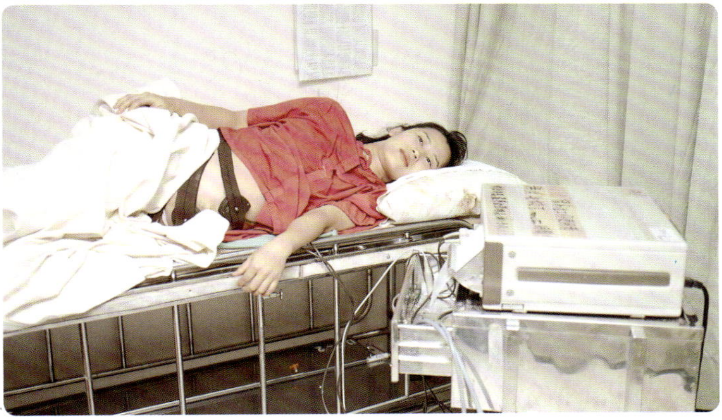

胎儿心音监测器是诊断胎儿窘迫的最主要工具

胎儿脐带绕颈怎么办

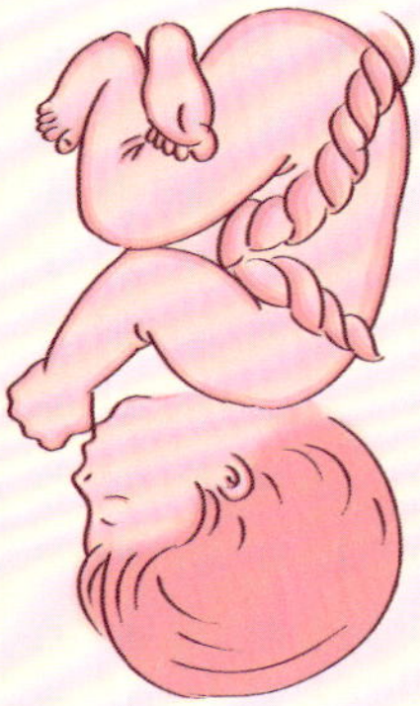

认识脐带

脐带，就像是胎儿的生命线，它是从胎儿的肚脐延伸到胎盘的一条带状物，在受孕后5周左右开始形成，外观因羊膜包覆而稍呈灰白色，直径为0.8~2厘米，长度为30~100厘米（平均是55厘米）。

平时所见到的脐带内含3条血管，包含了2条动脉和1条静脉，担任养分输送和废物排出的重要工作。脐带的血管有一个特征，就是它们大概在妊娠28周时就会开始呈现螺旋状扭曲，造成血管的实际长度大于脐带的长度，而让脐带的表面呈现结节状，或称之为“假结”。脐带血管的螺旋状形态对血管有保护作用，若胎儿的脐带血管缠绕得不够，会增加胎儿的不良预后，包括胎便染色、早产和胎儿窘迫。脐带周围还有一层很厚的胶质保护。

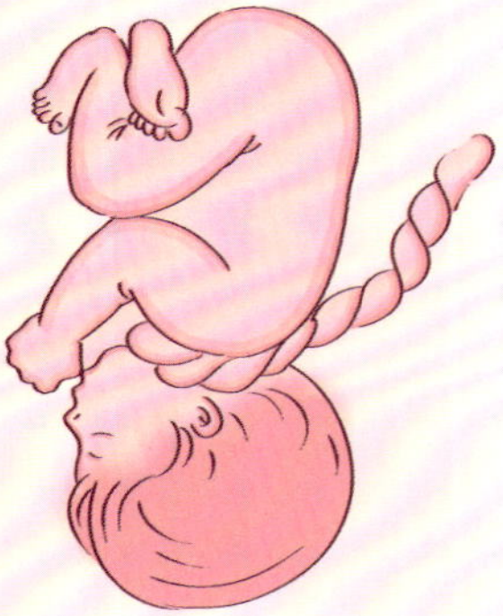

脐带绕颈

胎儿脐带绕颈很常见

脐带经常会缠绕住胎儿身体的一部分，尤其是颈部，此时就称为“脐带绕颈”。除了颈部之外，上肢、下肢、肩膀等各部位的缠绕都可以见到。一般来说，脐带缠绕脖子1圈者占总分娩数的20%~30%；缠绕2圈者占总分娩数的2.5%~5%；缠绕3圈者则占0.2%~0.5%；缠绕4圈以上者则微乎其微。此外，妊娠周数较小时，脐带绕颈的概率亦较小，随着周数增加，脐带绕颈的概率也随之变大。

脐带绕颈较常发生于脐带过长及胎儿活动力较大的情形下。一般而言，脐带长度短于30厘米称为“脐带过短”，通常较易造成胎儿不良的预后，包括胎儿生长限制、先天畸形、待产时的胎儿心搏窘迫和2倍的胎儿死亡率。脐带长度大于70厘米则称为“脐带过长”，常与母体有全身性疾病、脐带脱垂或脐带缠绕胎儿身体有关。脐带长度会被羊水量和胎儿活动力所影响。羊水量多的脐带较长，胎儿活动力大的脐带亦较长。

脐带绕颈的并发症

幸运的是，脐带绕颈虽然概率很高，但绝大部分都能安然无恙。在还没有进入产程时，很少发生问题。但是，脐带绕颈的宝宝在分娩时，较易造成一些产科并发症。当产程进行、胎儿下降时，宫缩可能会压迫到脐带的血管，造成胎儿心率减速，直到收缩暂停为止。据统计，20%脐带绕颈的胎儿在待产过程中，有中等到严重程度的胎心减速，造成脐动脉血的酸碱度下降，因此在待产时，须有胎儿心搏及宫缩的监视器来监测。一旦在待产过程中发现胎儿心率异常，经过处理后仍无法恢复正常，医生会根据当时进展的情形，必要时采取紧急剖宫产的方式，尽快让胎儿出生。

脐带绕颈可由超声波诊断

脐带绕颈常发生于胎儿活动之际，因此根本无法预防。在羊水量较多或胎儿活动频繁，及前一次分娩曾有脐带绕颈的情形者，发生脐带绕颈的概率会比较高，因此在产前检查时需要注意这个问题。

脐带绕颈可经由超声波正确地诊断出来。如果用一般2D的超声波，诊断率为33.3%，但如果用彩色血流的方法来检测，则其诊断率为78.9%，3D及4D超声波则可达近100%的诊断率。

此外，一次的超声波没有看到脐带绕头，并不能保证将来不会有绕颈的情形，也许不久后胎儿的一个翻滚，脐带就缠绕上脖子了；相对的，这一次超声波看到了脐带绕头，亦可能在胎儿的下一个动作时滑开。

孕妇应当注意胎动

如果诊断有脐带绕头的情形，孕妇就应该注意宝宝的胎动状况，如有胎动减少的情形就应尽快就医，接受胎盘功能的检查，以确保胎儿的健康。

胎动如果太频繁，亦会造成脐带形成所谓的“真结”，意即脐带打了一个死结。据统计，真结的发生率大概占总分娩数的1.1%，尤其单一羊膜的双胞胎较易发生。

如何知道宝宝胎动是否正常

胎动和胎儿状态的好坏有很大的关系，如果一个小时内没有超过3次的胎动，或是在12个小时内，在没有仔细数的情形下，没有感受到胎动，可能代表胎儿有一些问题，要赶快找产科医生处理。

胎儿脐带绕颈，是怀孕时常常见到的一种现象，但在产前很少会造成胎死腹中或神经系统损伤的情形，只要宝宝的活动正常，并不需要特别的紧张。分娩方式以自然分娩为主，除非遇到胎儿心搏监测出现窘迫的现象而无法矫正时，才会采取剖宫产的方法。没有人会单纯因脐带绕颈而直接剖宫产，只要医生能随时处理，宝宝的健康应该不会受到影响。

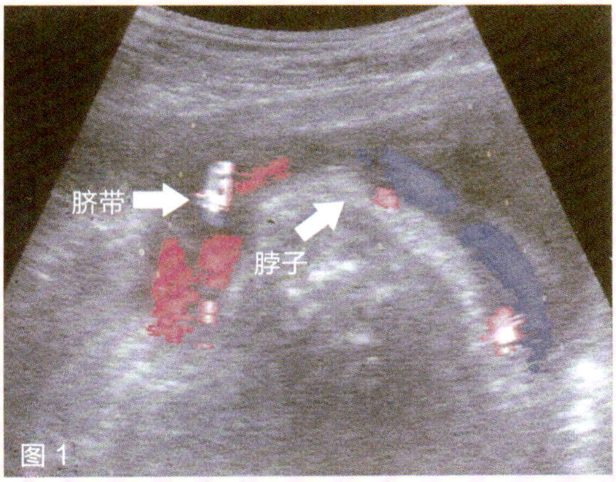

2D超声波彩色血流所监测出的脐带绕颈，诊断率达78.9%

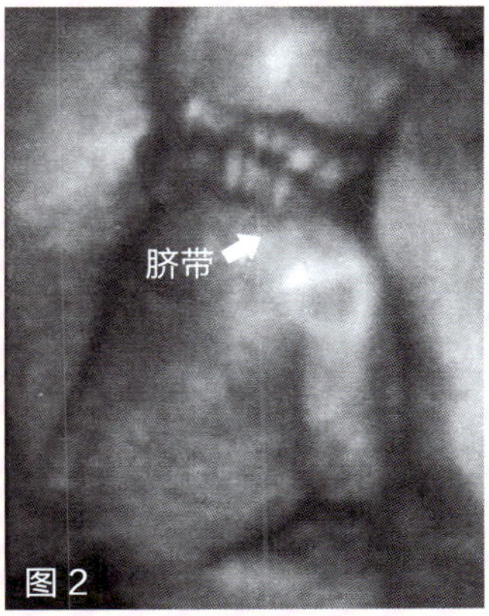

3D及4D超声波的脐带绕颈诊断率可达近100%

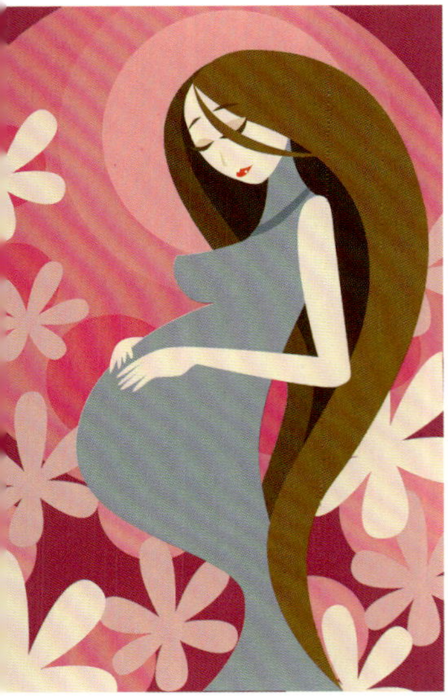

急产，无法预知的状况

一般孕妇在家中出现阵痛产兆时，通常都还有一段时间才会分娩，甚至有些准妈妈会先洗个澡，计算一下阵痛的频率，再去医院待产。所谓急产的定义，就是从阵痛（有产兆），到娩出胎儿小于3小时。通常对初产妇而言，若1小时内的子宫颈开口变化超过5厘米就算急产，若为经产妇1小时内超过10厘米也算急产。

虽然说急产无法预防，不过对于某些孕妇而言，仍然可找到造成急产的原因。例如经产妇、前一胎急产者、曾经接受过不孕症治疗者、胎儿生长迟缓等。

急产对孕妇和宝宝的危险性

在没有做好准备的情况下就分娩，可能会对孕妇和胎儿本身造成一些伤害，例如：产道裂伤、产后出血。宝宝容易受伤可能发生脐带感染、容易失温、发生乙型链球菌感染。

不可不知的急产要点

接近预产期时，千万要事先做好万全的准备，不仅可较安心地面对分娩的突发状况，若真的发生急产也可知道如何应对。

1 不要落单。最好避免一个人单独在家或出门，也应准备好产检医院的联络电话，还有除了配偶以外紧急联络人的联络方式、分娩包，这时就不要出远门了，如果要出门，也最好选择在车程半小时至1个小时内可到达医院。

2 留意产兆。真正了解产兆，并了解自己身体变化是非常重要的，若出现了阵痛、破水、落红等重要产兆的变化，就应尽速前往医院。

只要怀疑破水就要到医院评估较保险，若评估后子宫颈没开也没有破水，则不表示一定不会急产。妈妈们千万不要凭自己之前分娩的经验来判断多久才会生，宁可去医院检查，否则有些急产，一有产兆后，胎儿冲下来的速度会变得很快，可能导致胎儿受伤。

急产的临床发生率为2%～3%，因此妈妈也不要过度担心或紧张，分娩前保持平常心；也不要因为怕胎儿太小让自己猛吃，因为胎儿太大反而更可能造成难产，或者产后身材较难回复，以妇产科医师的观点认为，不怕剖宫产，只怕难产。面对急产高危险族群的妈妈们来说，建议不要对自己的直觉太有自信，如果一有产兆，就要快点去医院评估，若有突发状况也务必保持冷静，寻求医院的专业协助才是上策。

什么是产程迟滞

产程迟滞（prolonged labor），简单地说就是分娩过程进度过慢或是停止。

分娩过程可分为三个时期，而在此我们要谈的“产程迟滞”是第一与第二产程的问题，也就是子宫颈扩张过慢或停止，以及胎头下降过慢或停止，并非第三产程（若第三产程延长就是指胎盘滞留）。

产程迟滞的形态

第一产程随着子宫颈扩张的程度，又可细分为“潜伏期”及“活动期”，潜伏期指的是子宫颈开始扩张到开到3厘米之前，活动期指的是子宫颈扩张大于3厘米以后的时期。分成这两个时期，是因为正常产程在子宫颈扩张到3厘米之前是颇为缓慢的，而在3厘米之后则会明显进展快速。

1 潜伏期过慢：潜伏期过慢的定义，是指在子宫有规则收缩的情形之下，初产妇超过20小时，经产妇超过14小时，都还无法让子宫颈口打开超过3厘米。如果只是不规则的阵痛，时间可不能算进来。

分娩三个产程

第一产程　子宫颈口开始扩张到全开（约5指，10厘米）为止

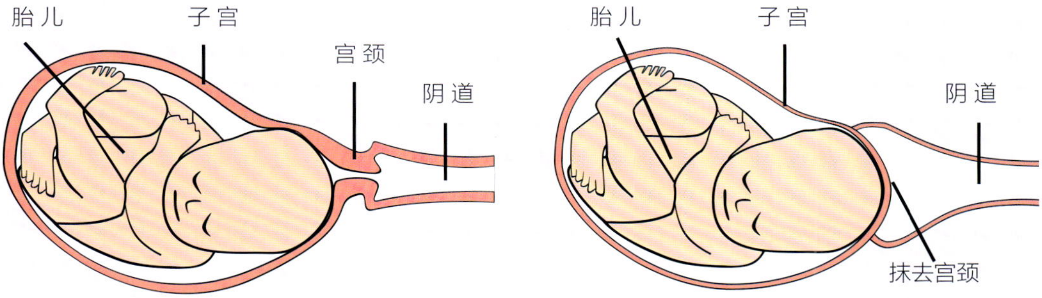

第二产程　子宫颈口全开后，产妇开始用力让胎头下降，到胎儿娩出为止

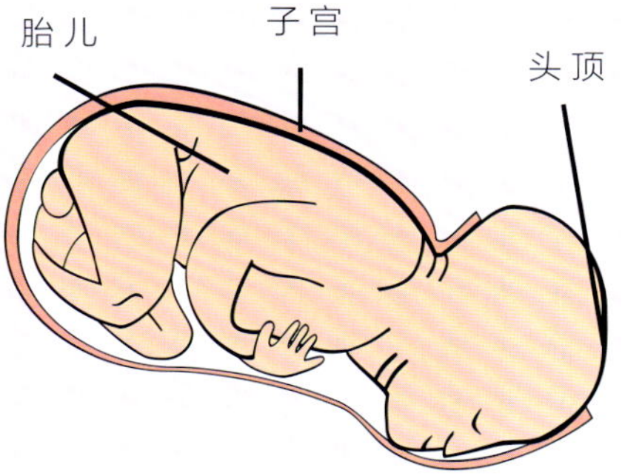

第三产程　胎儿娩出后至胎盘娩出为止

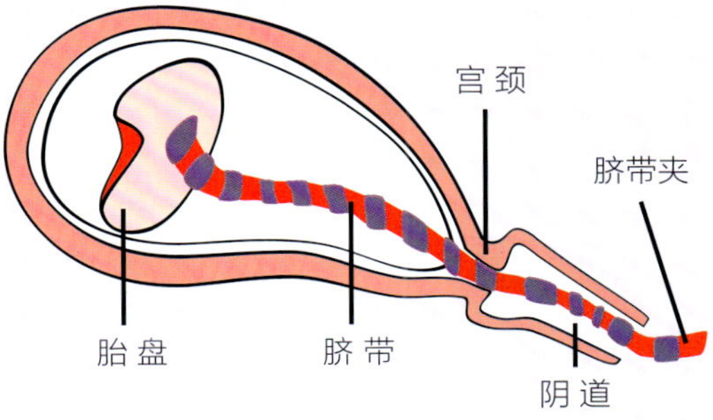

❷ **活动期过慢或停止：**活动期则必须初产妇每小时子宫颈扩张大于1.2厘米，经产妇每小时子宫颈扩张大于1.5厘米，若4小时内都没有达到这个程度，就符合活动期过慢的标准。而若是4小时内子宫颈都卡在一定的大小，没有继续扩张，就符合活动期产程停止的标准。

当子宫颈全开，进入第二产程之后，在产妇适当用力的过程中，胎头也应该持续地下降。如果胎头位置停止下降，不论产妇怎么用力，胎头就是完全没有移动，在初产妇超过2小时，经产妇超过1小时，就符合产程胎头下降停止的标准。不过如果产妇有使用无痛分娩（半身麻醉），标准就会宽松一点，初产妇以3小时为界，经产妇则是2小时。

造成产程迟滞的原因

❶ **第一产程：**

宫缩力道与密度不够，或子宫颈不开：产程要顺利进展，宫缩的力量必须要够大、够密，子宫颈的阻力必须要消除，也就是子宫颈要够软、够开，这两个因素总结起来，会决定胎头往前进的力量是否足够，从而影响第一产程时间的长短。如果宫缩的力量与密度不够，或是子宫颈不打开，就会造成第一产程迟滞。

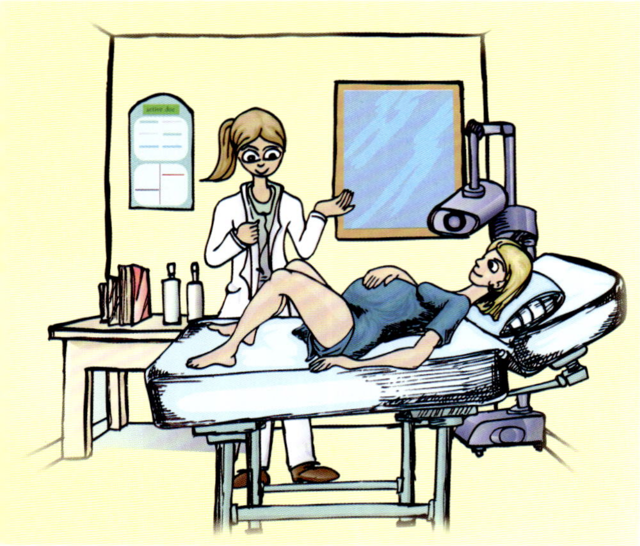

❷ **第二产程：**

胎头骨盆不对称、胎头方向不对、太早使用无痛分娩：而子宫颈全开之后，胎头大小及妈妈骨盆大小之间的关系，将决定胎头是否能顺利下降至产道口，也就是在比例上，胎头不能太大，骨盆不能太小，因此胎头骨盆不对称是第二产程迟滞的主要原因。

另外还有一个原因，就是胎头的方向不对。通常只要胎儿的头在下、身体在上，也就是倒立的姿势，妇产科医师就会跟孕妇说胎位是正的。但在这里我们指的是，即使胎头在下，还要看胎头枕骨（即后脑勺儿）的方向不可以在妈妈屁股的方向，这种位置称之为OP（Occipital Posterior），如果是OP的方向，除非胎儿体重不大，妈妈骨盆又很宽，才有办法顺利分娩。简单地说，就是当妈妈仰躺时，如果胎儿也是仰躺，就是OP方向；如果妈妈仰躺时，胎儿是趴着或是侧躺，那就是正确的方向。因为一般产道的角度，胎儿仰躺的方向会让头不容易钻过去，不容易下降到产道口，不过在产程中，大部分的胎儿都会把头转对方向，只有少部分胎儿会转不过去。

还有一个产程迟滞的原因是医疗行为造成的，就是无痛分娩。无痛分娩是采用腰椎半身麻醉，如果在进入活动期之前就上麻醉，会延长潜伏期的时间。而在子宫颈全开，进入第二产程之后，大部分的产妇都会自然随着宫缩的时间点，有想用力的冲动，宫缩的力道加上产妇腹压的力量，就可以将胎儿推出，让胎头下降。但无痛分娩可能会降低产妇想用力的冲动及感觉，让产妇不知道怎么用力，也不知道何时可以用力，导致第二产程迟滞。

产程迟滞的处置对策

若发生产程迟滞，必须针对原因来决定对策：

1. 如果是因为宫缩力量不足或密度不够，可以使用催产素。
2. 如果是因为子宫颈不够软，可以用前列腺素来让子宫颈软化。
3. 如果是胎头过大、骨盆过小，或是胎头方向不对，就要看情形处理。例如，若胎头还很高，硬要用产钳或真空吸引器来帮忙，对母亲与胎儿都不是一个安全的选择，就只好改成剖宫产，比较安全；如果胎头已经距离产道口很近，只差一步，就可以加压助产，或是用真空吸引器帮忙，让胎儿通过。
4. 如果是因为用了无痛分娩不知道该怎么用力，则可以考虑暂时将无痛分娩的药停掉。

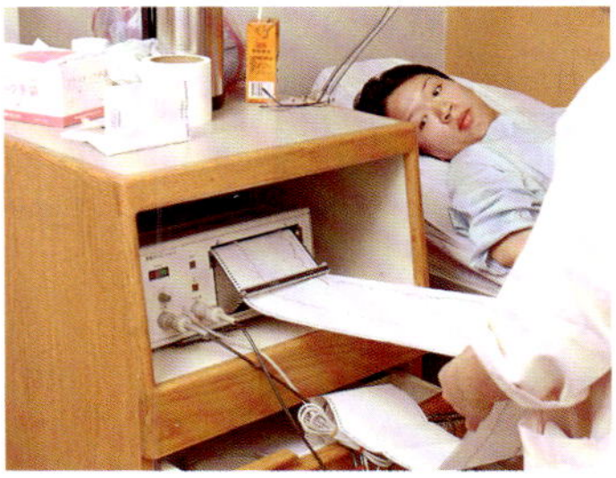

“产程迟滞”是指第一与第二产程时子宫颈扩张过慢或停止

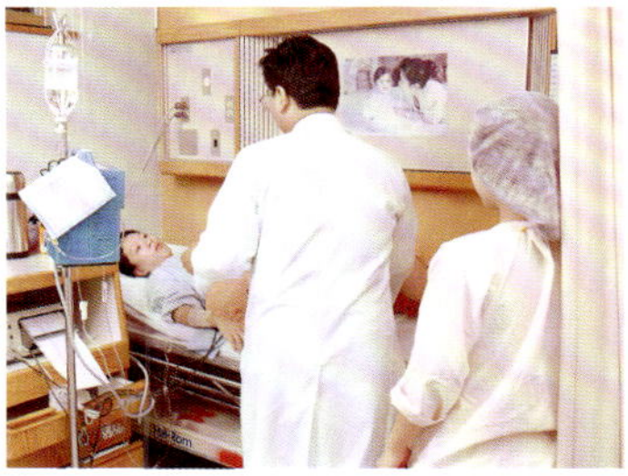

宫缩力量与密度不够，或胎头骨盆不对称、胎头方向不对，都可能造成产程迟滞

如何预防产程迟滞

1 孕前及孕期多运动：

在怀孕前与怀孕中，如果没有什么特殊原因被医师交代不能运动的话，笔者建议要多运动，尤其是可以训练腹压的运动，这样在第二产程需要用力将胎头往下推时，就比较能得心应手。

2 产程进展中是否要走路、爬楼梯？

其实并不需要特别勉强，也不需禁止。走路是否可以缩短产程，其实并没有差别，不过也有产妇感觉在产程中走路可以降低不适。

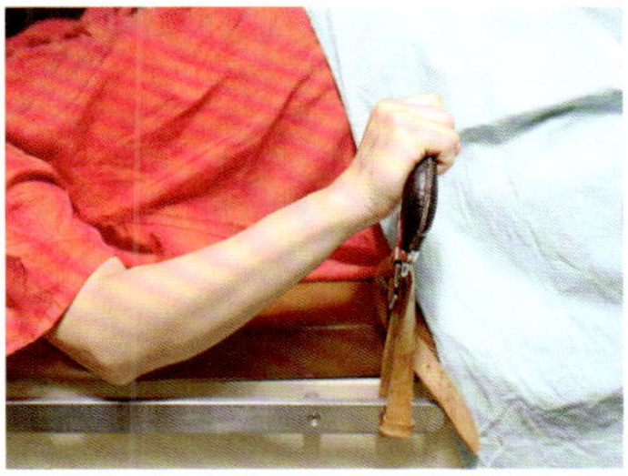

子宫颈未全开之前不可用力，以免子宫颈裂伤或水肿，反而使产程拖更久

3 子宫颈未全开前不可用力：

在产程中，子宫颈还没全开之前，不可以往下用力，以免子宫颈裂伤或是水肿，反而使产程拖得更久。

4 适当使用药物：

该使用药物时就要使用，大部分的产程迟滞是使用药物之后就可以顺利度过的。

产程是否会迟滞，并不是妇产科医师可以事先预料到的，必须等进入产程，真的尝试了才会知道。各位准爸妈也不需要太过担心，真的不行的时候，还可以改为剖宫产。只需要放松心情，信任医师，安心地面对分娩，快乐地迎接宝宝的降临。

认识产钳和胎头吸引

分娩的方式可以分为两种——阴道分娩和剖宫产。当阴道分娩无法顺利达成，或是经由阴道分娩可能对产妇或宝宝造成危险或伤害时，就必须考虑采取剖宫产。

在降低剖宫产率方面，器械辅助阴道分娩扮演了一个重要的角色。所谓器械辅助阴道分娩，是指经由产钳或真空吸引器的辅助，将宝宝从阴道分娩出来。

产钳的使用时机

并非每一次宝宝生不出来时，都适合使用产钳辅助分娩。使用产钳之前，必须确定子宫颈口已经全开、破水、膀胱已完全排空、胎头已经固定在骨盆腔内、没有胎头骨盆大小不对称的问题，而且要在胎头的高低位置都能充分掌握的情况下才能进行。

此外，如果产妇用力过久，已经疲惫无力，或是第二产程（子宫颈口全开到宝宝娩出的这段时间）过长、胎心音开始出现变化、脐带脱垂或受到压迫、怀疑胎盘早期剥离、有胎儿窘迫的危险性时，都可以借由产钳的帮助尽快将宝宝生出来，以减少产妇的痛苦和缩短胎儿缺氧窘迫的时间。

产钳可能造成的并发症

使用产钳辅助分娩可能造成的并发症，可分为母亲和宝宝两方面：

1 **母亲方面：** 包括产道裂伤、伤害到阴部的神经及骨盆底的肌肉组织而造成大小便失禁、会阴出血感染等。

2 **宝宝方面：** 包括胎头受力的部位造成颜面受损、头皮下血肿、颅内出血等。

真空吸引器和产钳

真空吸引器辅助分娩的使用时机与产钳分娩大致相同，上述的产钳分娩并发症也都有可能发生，但真空吸引器不占产妇骨盆的空间，较少造成骨盆腔肌肉和神经的伤害；但对于臀位分娩，则真空吸引器完全无用武之地。

文献上对两种器械辅助阴道分娩做了比较，发现真空吸引辅助分娩造成的产妇骨盆伤害、失血量，比产钳辅助分娩少；但造成胎头皮下血肿、新生儿黄疸、新生儿视网膜出血的概率则较高。

器械辅助阴道分娩必须慎选产妇和宝宝的条件，在适当的时机下施行，如果评估无法借由器械辅助阴道顺利分娩，则必须采取剖宫产，以确保产妇和宝宝的安全。

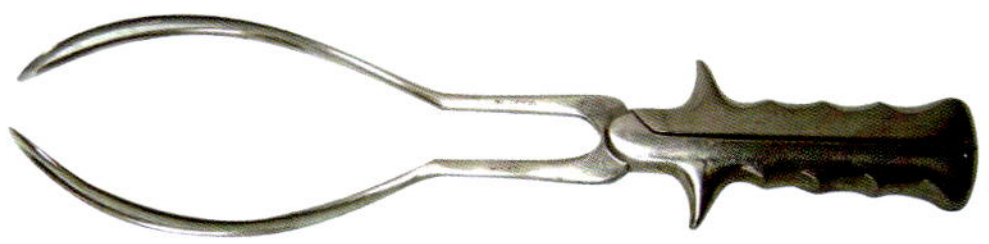

产钳能帮助宝宝尽快出来，以减少产妇痛苦、缩短胎儿缺氧窘迫的时间

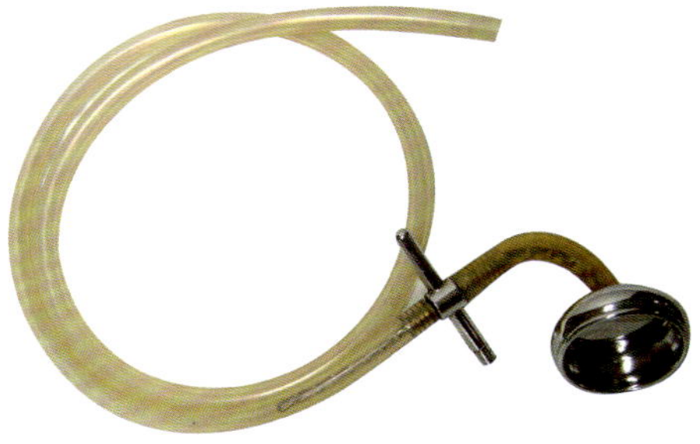

真空吸引器是借由真空吸引的负压帮助，将胎头牵引出来，在胎儿头顶留下的产瘤会在1周左右消失

Q&A

Q: 何时是适当的使用时机?

在阴道分娩过程中，任何会威胁母亲或胎儿的状态，若是将胎儿娩出就能解除，就是使用产钳或真空吸引器的时机。

Q: 真空吸引器比产钳好?

真空吸引器理论上优于产钳之处，包括避免把一个占据空间的不锈钢叶片放在胎头上，而且不像产钳那样需要精确的放置，能够旋转胎头而不侵害母亲的产道组织，而且在拉扯时，影响胎儿的颅内压比较少。因此目前大部分的医师都会优先使用真空吸引器。

Q: 真空吸引器容易造成哪些并发症?

使用真空吸引器常见的并发症包括：头皮撕裂和瘀血、帽状腱膜下血肿、头部血肿、颅内出血、新生儿黄疸、结膜下出血、锁骨骨折、肩难产、脑神经伤害、臂丛神经受损、视网膜出血及胎儿死亡。

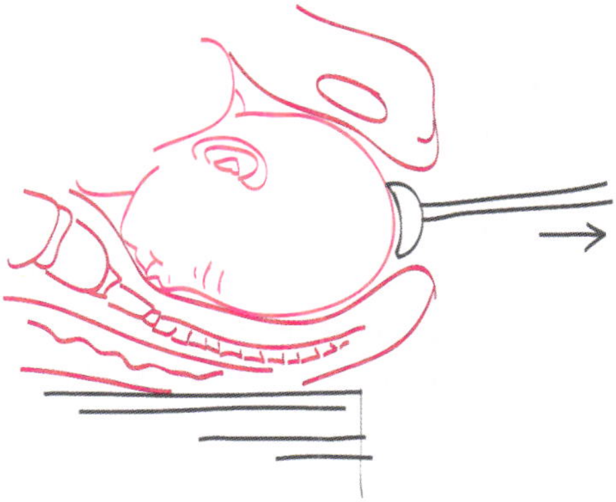

使用产钳帮助胎儿娩出

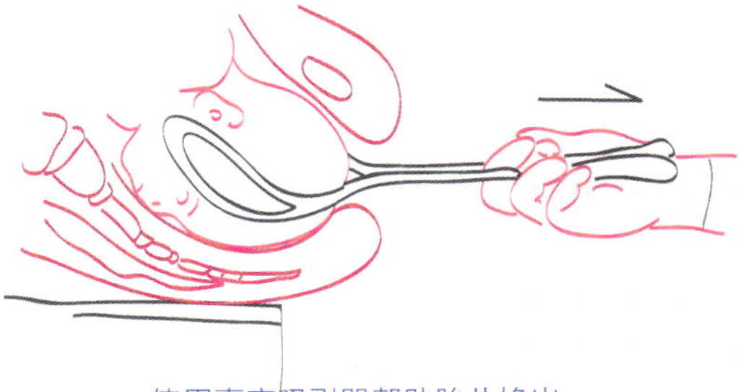

使用真空吸引器帮助胎儿娩出

头位都能顺产吗

有的产妇产前检查一直正常，胎位也正常。但等临产进入产程后大夫却发现产妇的胎方位出现异常。这是怎么回事呢?

的确，在未临产之前，头位视为正常胎位。但临产以后，胎儿为了适应骨盆各个平面的形态和大小要进行一系列适应性转动，如果在转动的过程中出现异常，也称为胎位异常。例如，正常情况下，胎头入盆时，胎儿可以侧着身，但在通过产道的过程中，要转成趴着的状态，即胎儿后脑勺要转到母体前方，如果没有转到母体的前方反而转到后方去了，或者没有转动就会形成持续性枕后位或持续性枕横位，这种胎位也是异常胎位，在分娩过程中会发生难产。这些在分娩前难以预料，只有通过观察检查，才能发现，所以头位也不能顺产，产前检查时胎位正常，而到了分娩时就可能不正常，原因也就在此。

什么是加压助产

加压助产指第二产程中，母亲已筋疲力尽、无法出力，由医护人员在子宫最顶部稳定加压，使胎头娩出的行为。

加压助产可能造成许多不良后果，包括：

1 在母体方面：腹部瘀血和疼痛、增加外阴和肛门括约肌裂伤、子宫破裂、子宫内翻、低血压、呼吸窘迫、肝脏破裂、肋骨骨折，甚至羊水栓塞亦有可能。

2 在胎儿方面：神经受伤、骨折、心率改变、缺氧、呼吸窘迫、脑内出血等。此外，当胎儿过大和肩难产时，应避免使用加压助产，以免发生臂丛神经损伤和骨折等伤害。

加压助产对极疲惫的母体极有用，并可减少剖宫产。温柔有力、持续地加压，不会造成母子的伤害，而在胎头快出来时停止施压，亦可避免会阴和肛门括约肌的撕裂。

医疗上的工作都有利有弊，需要了解其优缺点，小心谨慎处理，能增进母子的健康。

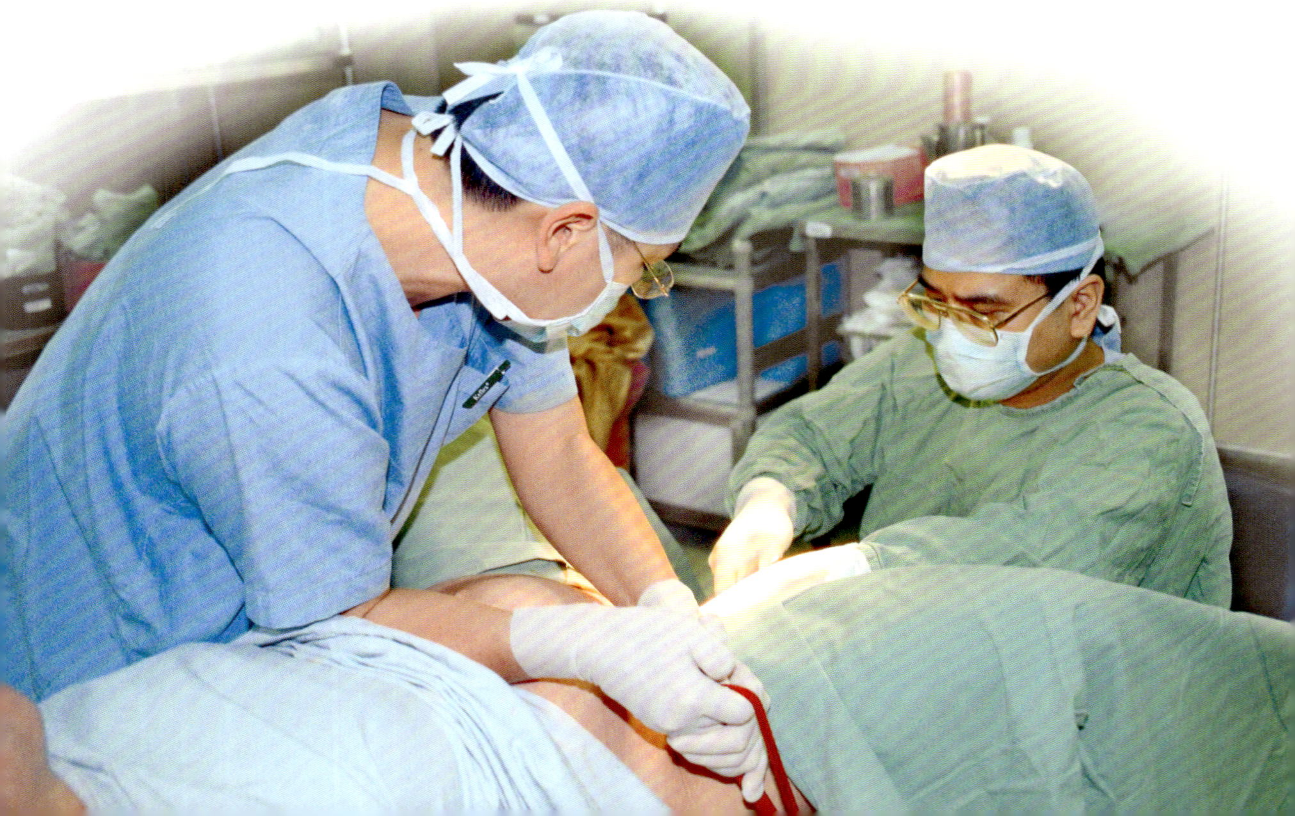

催产与引产不用怕

生不下来要催产

所谓“催产”，就字面上的意思来看，就是催促生产，因为产妇的子宫没有自发性的收缩，或收缩强度及频率较差，妇产科医生觉得有必要帮忙宫缩，也就是用药物帮忙把孩子生下来，这就叫“催产”。

催产药物的使用原则如下：

1. 先让子宫颈软化：在待产过程中，子宫颈必须软化、变软，然后慢慢地张开，就是从子宫颈紧闭到开1厘米、2厘米、3厘米……10厘米，所以，医生首先会用让子宫颈软化的药物，例如前列腺素（PGE_1、PGE_2）

2. 再加强宫缩：等到子宫颈软化以后，再使用催产素，调控有效的剂量来刺激子宫做规则性及够强度的收缩，子宫颈就会跟着慢慢地张开，胎儿的头就会跟着慢慢地下降。所以在适当的时间、在药物的催产之下，胎儿就会生下来。

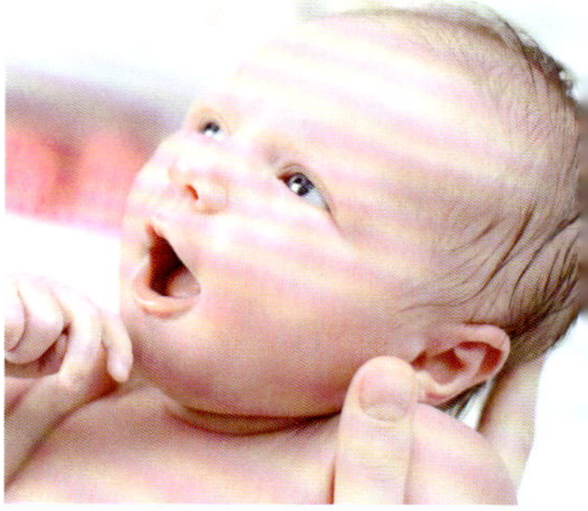

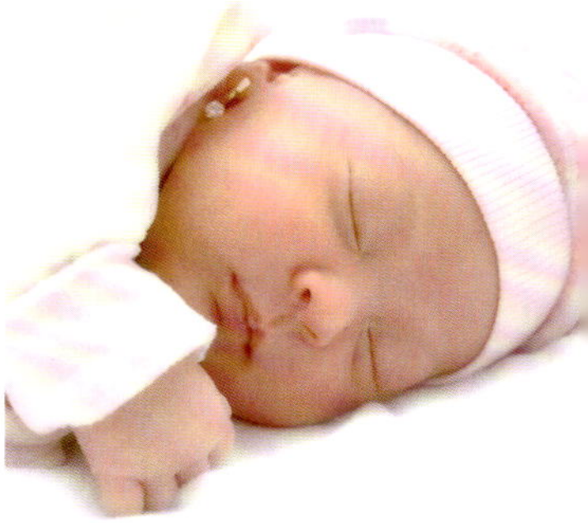

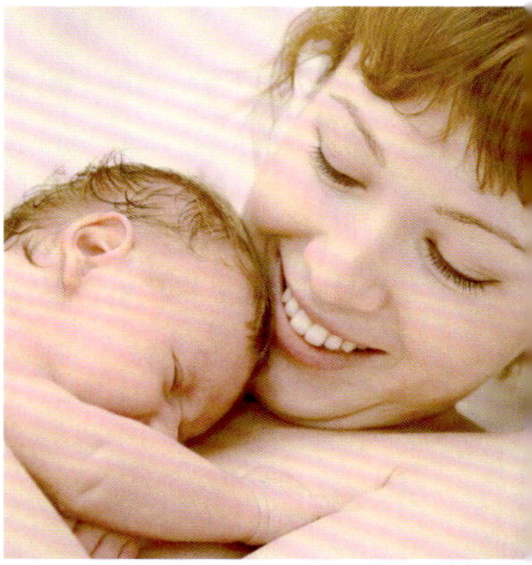

催产不等于引产

1. 催产的适用状况。“催产”是被动的状况。就是在待产中子宫已有收缩，但是频率及强度仍然不够，为了能让子宫能做有效的收缩频率及强度、减少待产的时间及产妇的不适，于是在产妇及胎儿稳定的情况下，加入能使子宫颈松软的药物，或加上催产的药物来帮助产程的进行，以减少产程迟滞的发生。

2. 引产的适用状况。“引产”是主动的状况。当怀孕周数已超过预产期（大于40周且小于42周），子宫仍无自发性的收缩时，就需要引产。临床上，妇产科医生在精确怀孕周数后，一般不建议孕妇怀孕超过42周，因为过了42周，羊水产生减少、胎盘功能减退，以及容易有胎便产生；所以在过了40周之后，在没有自发性宫缩之产兆的前提下，会安排孕妇入产房待产室接受引产。之后如上面催产所述，会依医生的专业判断，加入如PGE1、PGE2让子宫颈松软，同时加入催产素让子宫产生规律有效的收缩，以便让胎儿顺利地经由阴道分娩。

何时需要催产

1. 已经有自发性产兆，但是子宫颈紧闭或成熟度不佳，或宫缩强度及频率不佳时，可考虑加入子宫颈松软药物及帮助宫缩的药物来催产。

Q: 提前引产好吗?

当产妇没有达到上述引产的6个条件，同时也未达到40周预产期时，如果只是出自产妇个人因素希望能提前分娩，或者期望胎儿能在9月1日前（入学学年度分界）提前出生等。然而因为子宫颈尚未成熟、胎儿胎头尚未下降到骨盆腔，因此便有可能需要较长的时间来引产，2~3天甚至3天还引不出来的情形并不少见。这些案例最后常造成剖宫产机会增加，因此，临床上并不建议提前引产。

Q&A

2. 超过37周后，有破水产生，但无规则宫缩时。
3. 安胎过程中（小于37周），有无法抑制的发炎迹象（如破水一段时间）时就要催生。

何时需要引产

引产的先决条件，必须在无前置胎盘、无胎盘剥离前兆的前提下才能执行：

1. 当怀孕周数超过40周且未超过42周。
2. 胎盘功能检查有不明原因的异常变化。
3. 腹中胎儿生长迟滞（超声波体重小3周以上），但预估体重超过2500克。
4. 胎儿体重较大（尤其是妈妈患有妊娠糖尿病），但预估体重不超过4000克。
5. 孕妇有轻度、中度的先兆子痫。
6. 胎死腹中。

需要引产应当机立断

在孕妇及胎儿健康的状况下，只要不超过42周，原则上并没有一定要何时引产。在36周之后，妇产科医生会要求孕妇一星期来门诊产检一次，一旦符合上述的引产时机，便应当机立断接受引产。

该催产立即催产

当待产过程中如果产程进行不顺利，或是收缩频率及强度不够时，医生便会依据专业判断，来选择追加催产药物帮忙；如果收缩强度及频率都够时，而产程仍然持续迟滞，便很有可能导因于骨盆腔狭窄或胎儿过大等因素，此时便应当机立断，改以剖宫来分娩。

如果应该用催产来帮忙产程进行，却迟迟没有催产，便很可能导致产程持续迟滞不前；如果此时没有持续监测胎儿心率变化，很可能有突发的胎儿窘迫。

毕竟待产及分娩过程，是整个怀孕过程中最危险的时候，在安全、平稳、有效率的产程进行下，减少待产的时间及不适，才是正确的催产因应之道。民间常听说，医生可以控制分娩时间，其实主要是医生凭借着专业的经验及有效地使用催产药物来帮忙罢了！

巨大儿宝宝分娩困难

如果出生体重超过4000克，就属于医学定义的巨大儿；而出生体重低于2500克，则属于低出生体重。

巨大儿的不良影响

1 在胎儿方面：怀巨大儿的难产概率较高，分娩时产道的挤压在所难免，肩难产更是挥之不去的梦魇。胎儿体重过重容易造成分娩的伤害（占3%～7%），包括：肩难产、臂丛神经损伤、死亡。

妊娠糖尿病孕妇生下的巨大儿，易有低血糖、血小板过多、电解质不正常、黄疸、高胆红素血症、呼吸窘迫综合征。一般要尽快经口喂食，而且必须频繁地追踪巨大儿的血糖值；若经口喂食后血糖值仍然偏低，则必须立刻注射葡萄糖。

2 在孕妇方面：产程延迟、增加产道的挤压创伤、剖宫产的可能性增加，提高手术的伤害性，以及分娩后可能因子宫肌肉收缩无力而导致产妇大出血。

巨大儿怎么生才好

胎儿若过大，就会增加分娩过程的困难度、伤害与危险性，剖宫产的机会也增高。有人建议糖尿病孕妇所怀胎儿体重估计超过4000克或4250克时，非糖尿病孕妇所怀胎儿体重估计超过4500克时，就采取剖宫产。然而因为超声波无法精准计算胎儿体重，因此多数的医生都会让孕妇试行阴道分娩，不过肩难产、臂丛神经损伤的可能性就会在分娩过程中出现。

至于提早引产巨大儿并不能改善结果，而且有增加剖宫产的可能性。产科医生应熟悉处理肩难产的各种方法，除非必要，不要使用器械性阴道分娩（例如：产钳、真空吸引），宁可改用剖宫产。

如何预防巨大儿

1 孕妇必须按时进行产检：以超声波持续追踪胎儿体重。

2 在怀孕24～28周时做妊娠糖尿病筛检。确定是妊娠糖尿病的孕妇，建议先接受营养师的饮食控制及规律运动。营养师会提供正确的饮食控制方式，在不影响胎儿生长的情况下，控制热量的摄取，尤其淀粉类和甜食的摄取比例必须降低，如果血糖控制不好，则需住院接受胰岛素注射。

3 要合理控制体重：怀孕过程体重以增加12～16千克为宜（依怀孕前胖瘦不同，胖者增加7千克、瘦者增加18千克都算合理），且20周以前以增加1～3千克为限，28周之后再以每星期0.4千克的幅度增加。

产科医生有必要提醒孕妇们，新生儿的“体重比赛”是没有意义的，只要是在适当体重范围内的婴儿，日后的成长曲线并不会受到出生时体重的影响；换言之，较胖的宝宝不见得一路领先，较瘦的宝宝也不见得一路落后，而且体重和智商也没有正相关。

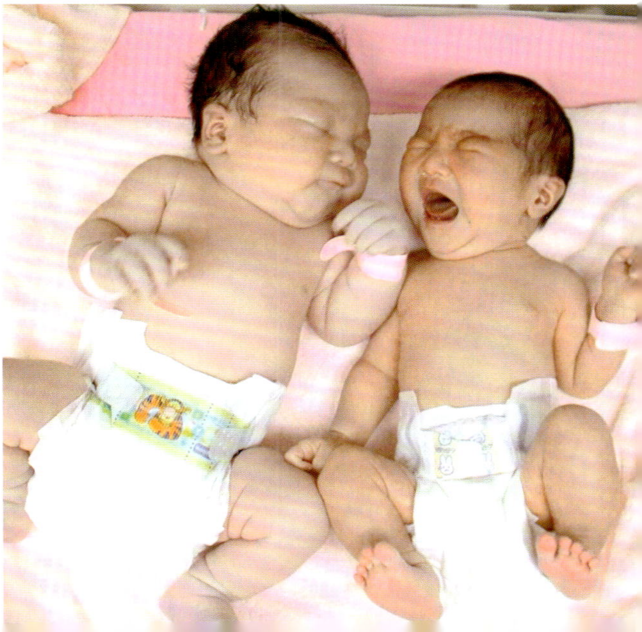

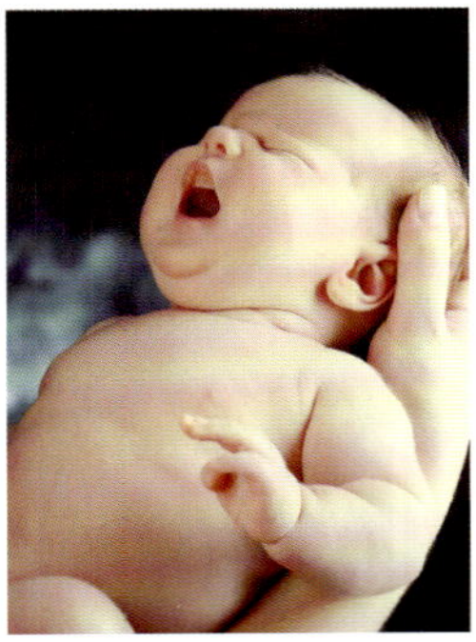

什么是肩难产

胎头娩出后，胎儿的肩膀卡住了，生不出来，这种状况称为“肩难产”。标准定义是指前肩膀拉不出产妇的耻骨联合。发生概率约为1/100。

1 危险因子:无法预测，因一半以上的肩难产发生在一般的产妇、正常大小之胎儿，因此很难预测。但胎儿过重、胎儿腹围过大、骨盆狭窄的产妇，还是要特别小心。

2 并发症：当发生肩难产时，新生儿会发生严重的并发症，包括臂丛神经损伤、锁骨及肱骨骨折、胎儿脑缺氧导致脑瘫或死亡。母亲的并发症包括子宫破裂、较严重的产道裂伤与产后出血。

3 如何处置：紧急处理的手法有几种，例如，让产妇之双腿尽可能地屈曲至其腹部上面，因为此动作可使骨盆加宽、腰椎变平，再由助手从耻骨联合上方施力，试着把胎儿前肩压至产妇耻骨之下，而后再由医师拉动胎头。

因此处理原则是尽快将宝宝生出来比较重要，以免造成严重且不可回复的胎儿缺氧及脑瘫；若不慎造成胎儿锁骨及肱骨骨折，也是权衡之后无可避免的做法，交由新生儿科治疗，大多恢复良好。

医生帮肩难产胎儿娩出

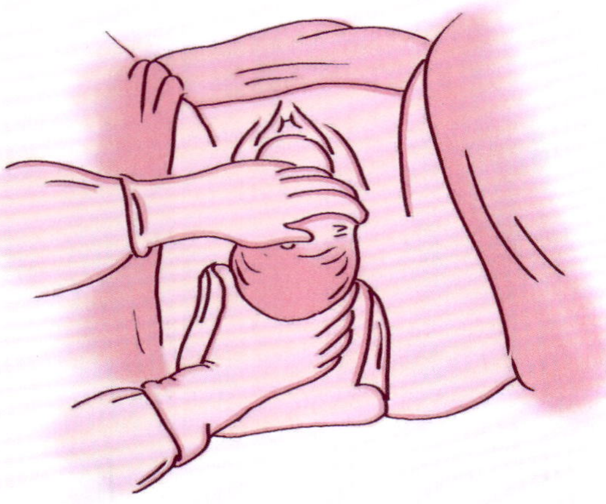

1 助前肩娩出

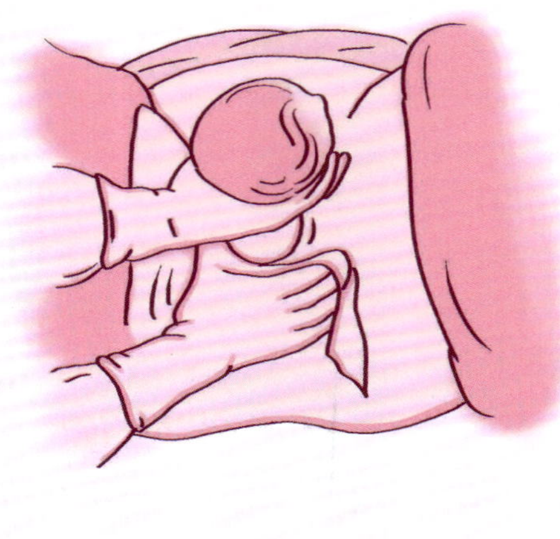

2 助后肩娩出

过期妊娠的危害

过期妊娠容易造成羊水减少、胎儿缺氧、肩难产或者其他分娩过程伤害，对母亲也可能造成难产、产道裂伤、产后出血等并发症。此外，过期妊娠的围生期死亡率及并发症，明显高出正常足月怀孕的5~7倍，因此，值得注意。

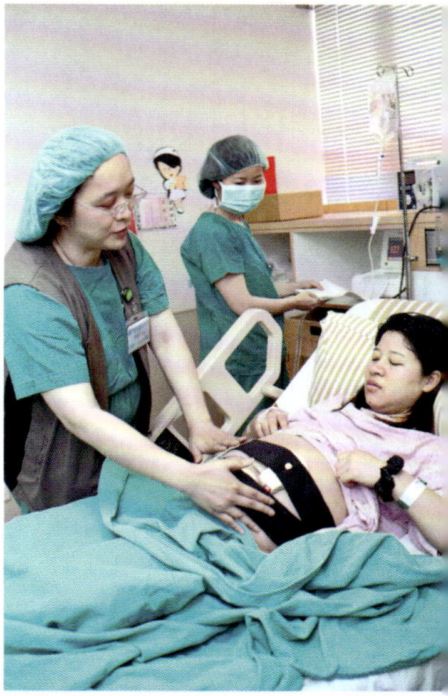

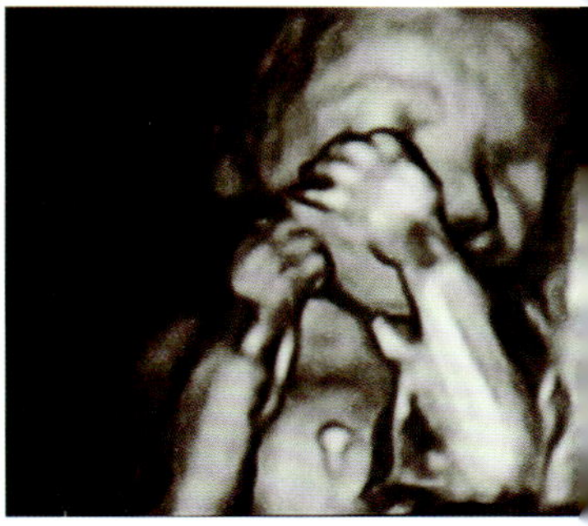

何谓过期妊娠

所谓“过期妊娠”，是指怀孕周数超过预产期2周以上，也就是42周仍未有阵痛、分娩的征兆时，就称为“过期妊娠”，其发生率约为10%。

过期妊娠的不良影响

1 对孕妇的影响。

过期妊娠约有70%的胎儿会继续发育成长，可能造成体重超过4000克的巨大儿，容易造成产程延长、难产、产道严重裂伤、产后宫缩不良而引起产后大出血。此外，胎盘功能退化也容易引起羊水减少、妊娠高血压综合征。

2 对胎儿的影响。

过期妊娠会使胎儿围生期死亡率增加，尤其是并发症容易发生在分娩过程和出生后不久时：

- 羊水减少：羊水在40周后，每周会减少33%，过期越久减少越多。羊水减少会使胎儿活动减少，孕妇可以明显感觉到胎动减少。
- 胎盘功能退化：过期妊娠容易发生胎盘功能退化现象。胎盘功能退化，会使供应给胎儿的氧气和营养减少，容易造成胎儿生长迟滞、胎儿慢性缺氧及羊水胎便染色。此外，胎儿心率发生异常，甚至出现胎儿心率下降的现象。
- 胎儿窒息和吸入胎便：过期妊娠的胎儿中，有15%~20%的羊水中会出现胎便，在分娩过程中发生胎儿窒息和吸入胎便的概率很高，可能会造成胎儿呼吸窘迫、肺部炎症及感染等并发症。
- 胎儿过度成熟症：过期妊娠的胎儿通常可见皮肤皱折增加、皮下脂肪减少、缺乏胎脂、毛发多、指甲长、外观像是小老人。这类过熟胎儿容易在出生前发生胎死腹中的情况，或出生后因脱水、贫血、低血糖、酸中毒、肺部感染等而夭折。
- 胎儿体重过重：过期妊娠的胎儿约有70%会继续发育成长，形成巨大儿症的发生率是足月怀孕的5倍。由于胎儿过大，头颅变硬、两肩变宽，在分娩过程中，很容易导致产程进展缓慢、肩难产、分娩创伤（如锁骨骨折）、颅内出血、新生儿窒息等情况。

过期妊娠的处置方式

妊娠一旦过期，应当严密注意胎儿在子宫内的情况，注意胎儿有无缺氧的危险。对于仍不适合引产者，应当做胎儿生理活动评估，以得知胎儿健康状况。如果子宫颈已经成熟或有妊娠并发症，会危及胎儿时，则应当考虑引产。如果引产失败或在引产过程中，出现明显的胎心音窘迫现象，就应该改为剖宫产，以确保母子平安。

注意胎儿的健康状况

过期妊娠最值得注意的是胎盘功能退化，因为无法提供胎儿足够的氧气和养分，胎儿随时可能因缺氧而面临死亡的威胁。还好有一些方法，可以评估胎儿在子宫内的健康状况：

1 数胎动。这是最简单的方法。如果胎盘功能退化，胎儿会因慢性缺氧而减少胎动。如果胎儿12小时内的胎动次数少于10次，孕妇应当迅速到医院做进一步检查。

2 以胎心监视器监测胎儿心率变化，注意是否有异常。

3 超声波检查。详细检查胎位、羊水量、胎盘、胎儿体重、胎动及胎儿身体张力，并配合“胎儿心率监视器非压力试验”，合称为“胎儿生理活动检查”。如果有异常，表示有胎儿窘迫或缺氧的可能性很高，应当考虑以最佳途径，尽快分娩。

4 待产及分娩时，适度给予准妈妈氧气及点滴补充水分，对胎儿有帮助。

过期妊娠的围生期死亡率及并发症，是足月妊娠的5～7倍！如何在胎盘功能退化或胎儿发生窘迫前，选择最适当的时机与途径引产，确保母子均安，对产科医生而言是一种挑战。就孕妇及家属而言，应当认知到过期妊娠对于母亲和胎儿可能的危害，积极与医护人员充分配合，做好产前胎儿评估工作，这样才能将过期妊娠引起的伤害降到最低。

什么是子宫破裂

子宫破裂就是待产过程中，子宫裂开，使得子宫腔与腹腔相通，胎儿部分或完全掉入腹腔内。

1 危险因素：

- 前胎剖宫产，本胎尝试自然分娩。
- 子宫曾手术过，本胎又尝试自然分娩。
- 分娩时子宫经历过久且过强的病态性收缩。
- 使用催生药物时，产妇的反应太强。

2 临床症状：

- 待产过程中产妇阴道出血、腹胀、休克。
- 胎儿位置改变、听不到胎心音。
- 子宫形状改变、子宫停止收缩。

3 并发症：

- 胎儿血液供应不足，造成缺氧，严重时造成胎儿死亡。
- 产妇失血过多，严重者也会休克，甚至死亡。

发生子宫破裂，医生会给予紧急输血与剖宫产，并修补破裂处。

当心危险的植入性胎盘

认识植入性胎盘

正常情形下，胎盘与子宫壁之间有一层“蜕膜”隔开，当宝宝出生后胎盘便很容易剥离。但是如果产妇的子宫壁曾经受伤过，例如：流产手术、子宫内膜电灼手术或者以前曾经剖宫产，胎盘会不正常的植入子宫壁，以至于宝宝出生后胎盘无法顺利剥离，会造成大出血而威胁到母亲的安全。

有时候孕妇虽然没有上述子宫内膜受伤的病史，而只有前置胎盘（胎盘附着在子宫颈上），但是因为该处较薄，胎盘较易植入，也会有造成大出血的危险。有少数特殊的病例，植入性胎盘也可能发生在还未分娩时，因为植入子宫壁的胎盘由内而外，造成子宫穿孔破裂，危及母亲及宝宝的安全。

植入性胎盘依照胎盘和子宫壁密接的程度，可分成三种：从最轻微的“粘连性胎盘”（紧贴住肌肉层）到中度的“穿入性胎盘”（穿入子宫肌肉层）及最严重的“穿透性胎盘”（穿过肌肉层到子宫的外层）。

植入性胎盘的分类与发生率

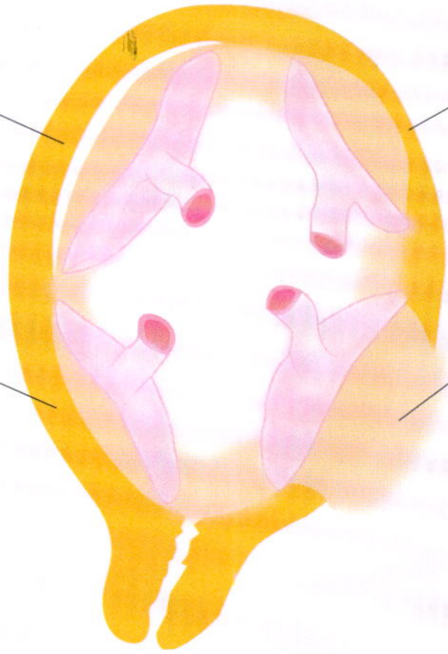

植入性胎盘的处置方法

不论是阴道分娩或剖宫产，当宝宝出生后，植入性胎盘往往在娩出胎盘时发生大出血，所以临床上当医生发现胎盘不容易剥离时，必须有高度的警觉及准备，例如要有随时输血的准备、要通知麻醉科医生，甚至最后可能需要把子宫切除的手术预备工作准备好。一般来说，医生会有以下两种方向的考虑：

1. 如果不想再生小孩：子宫切除是最好、最安全的办法。
2. 如果想保留子宫：仍有很多方法可以尝试，但都有其危险性，例如：

- 将供应子宫血液循环的子宫动脉或髂内动脉结扎。
- 将局部植入之处的胎盘剥下后加以缝合止血。
- 切除该块植入部位正在出血的子宫壁并加以缝合。
- 胎盘取出后，将子宫前后壁暂时性地前后缝合。
- 必要时不勉强剥离胎盘，暂时留下胎盘，等到日后萎缩后再处理。

近年来的治疗方法有很大的进步，严重的植入性胎盘，如果已事先知道，可以在产检时确定胎儿的肺部成熟后，就给予提早分娩，在手术前先于髂内动脉置入气球导管，在胎儿娩出后，经动脉导管施以球栓塞以减少出血；另外，手术也越见保守，必要时可在不用剖宫产的情况下摘除胎盘。凡此种种都可减少手术的并发症。但预防胜于治疗，育龄妇女减少人工流产次数是减少植入性胎盘最好的方法。

危急的产后大出血

不可轻忽的产后大出血

产后大出血是产后严重的并发症，可能产后立即发生，也可能产后一天甚至数天出院之后才发生，一直以来高居产后死亡原因的第一名。产后大出血是指出血量达1500毫升以上，只要失血量达一定程度，即有可能发生生命迹象不稳定、弥漫性血管内凝血，甚至休克及死亡。

造成产后大出血有四大原因：

1. 宫缩乏力：子宫过度膨大、巨大儿、多胞胎怀孕、羊水过多、胎盘剥离出血、麻醉药物影响、产程过长、急产、催生药物刺激、羊膜绒毛膜炎、前胎有宫缩无力病史。
2. 胎盘残留：生完之后，局部胎盘组织还附着在子宫腔，或是有副胎盘。剥离不完全，容易造成迟发性的产后大出血。
3. 产道裂伤或子宫破裂：产道裂伤包括阴道裂伤、子宫颈或子宫下段裂伤。
4. 凝血功能障碍：如先天性血小板过少症，或是产妇有先兆子痫、羊水栓塞、胎盘剥离、败血症等。

立即发生或延迟发生

- 早发性（或称即刻性）：指分娩后24小时内发生，多是由于宫缩不良、子宫破裂或产道裂伤所导致，在产后不久即能被发现及诊断。
- 迟发性：指发生在分娩24小时后至产后1~2个月内，原因可能是因胎盘残留或子宫复原不良所引起，症状发生及确立诊断的时间较晚。

高危险群要特别注意

产后大出血是无法预期、无从预防的紧急情况。但有一些高危险因素，可以事先加以防范，例如34岁以上、抽烟、喝酒的孕妇，患有妊娠高血压、多次人工流产史、子宫过大、前置胎盘，以及曾有肌瘤切除手术、子宫肌瘤合并血流异常、血凝异常病，或是产道撕裂伤严重及宫缩功能不好的产妇，若前胎发生过，本胎也要特别注意。

产妇如何自我警觉

首先，阴道出血量是最明显易见的症状，所以产妇及家属也要注意伤口及出血量，一旦发现异常就要马上告知医护人员。

警惕“席汉综合征”

席汉综合征是因为产后大出血、休克，引起脑垂体缺血、坏死，以致卵巢功能减退，子宫萎缩，继发闭经，伴有毛发脱落、性欲降低、全身乏力等极度衰弱的综合征。症状视脑垂体前叶缺血坏死的程度、功能受到损害的轻重而不同，分早期和晚期两大类。

若是已经出院回家，如果发现恶露持续流不净、一直都是红色的，或突然一下子流大量鲜血或血块，或是有发热（出血容易细菌感染）、头晕、脸色苍白、心率过快（每分钟心率大于100下）、不正常腹痛（不同于产后收缩痛是间歇性的），就要立刻回诊检查！

给孕妇的建议

若孕妇选择在中小型医院分娩，可以先问医师，万一发生紧急状况会如何处理？有无畅通的转诊管道？另外，分娩是很自然的事，尽量不要太多人为及医疗的过度介入，例如不当催生、不应剖宫却剖宫产，以免提高分娩的风险！

救命四步骤

Step 1 先输血，稳定住患者：

产后大出血会呈喷射状，短短的时间内就可能迅速流失数千毫升的鲜血，非常危险，所以必须立即打上最粗针管的静脉输注、立即输血！

Step 2 止血：

现在有新的止血药——重组活化Ⅶ因子，用在重大创伤的止血用途，止血效果非常好，但价格非常昂贵。其他还有物理性的止血方法，包括子宫腔纱布卷填塞疗法、子宫腔气球扩张术填塞疗法。

Step 3 血管栓塞术：

如果还是出血，可考虑血管栓塞术。

Step 4 切除子宫：

但若情况很不好，出血量很多、宫缩不良、所有药物都无效时，应立即将胎儿剖宫取出，接着切除子宫，以保住产妇的性命。

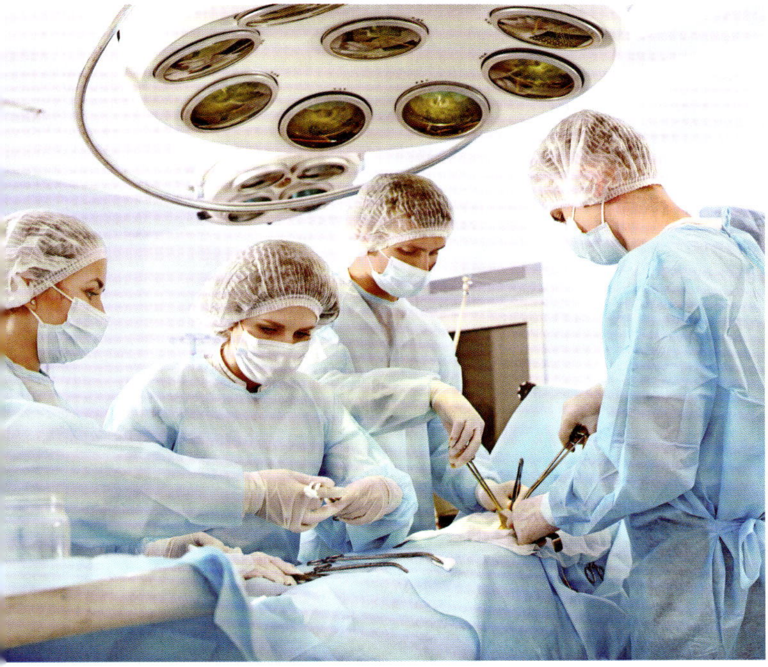

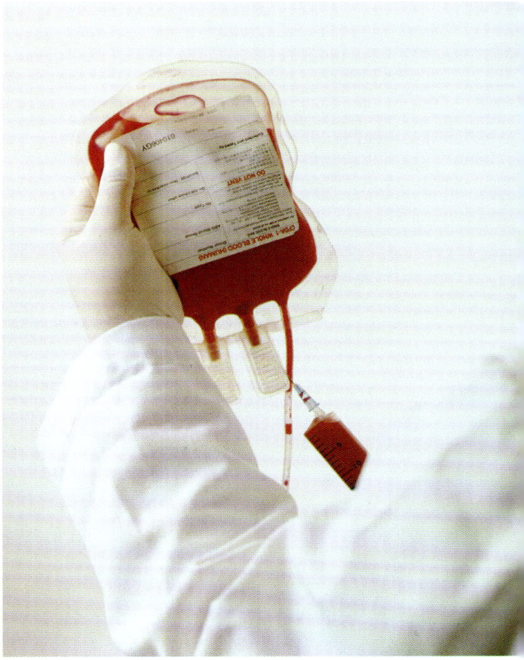

警惕羊水栓塞

羊水栓塞（amniotic fluid embolism，AFE）是产科的一种少见而危险的并发症。发生率为1∶5000～1∶80 000，但病死率高达50%～86%。羊水栓塞占孕产妇死亡总数的5.4%，居分娩死因的第4位。

羊水栓塞是因为羊水中的有形物质进入母体血循环，而引起一系列病理生理变化。有形物质如羊水中的上皮、毳毛、胎脂、胎粪、黏蛋白等。引起羊水栓塞发生的原因可以是：

1. 经产妇；
2. 有胎膜早破或人工破膜史；
3. 宫缩过强或使用催产素不当；
4. 胎盘早期剥离、前置胎盘、子宫破裂或手术产；
5. 死胎不下等。

羊水栓塞发病迅猛，多数患者在发病时常首先出现寒战、烦躁不安、咳嗽、气急、发绀、呕吐等症状。如果羊水侵入量极少，则症状较轻，有时可自行恢复。如羊水混浊或入量较多时会出现典型症状。

1. 呼吸循环衰竭：分为暴发型和缓慢型两种。暴发型很快出现呼吸困难、发绀。急性肺水肿时有咳嗽、吐粉红色泡沫痰、心率快、血压下降甚至消失。少数病例仅尖叫一声后，心率呼吸骤停而死亡。缓慢型的呼吸循环系统症状较轻，产后出现流血不止、血液不凝时才被发现。

2. 全身出血倾向：有的患者经抢救度过了呼吸循环衰竭时期，继而出大量阴道流血，并有黏膜、皮肤、眼出血及血尿等，且血液不凝。特别是产后不易控制的阴道流血。

3. 多系统脏器损伤：除心脏外肾脏是最常受损害的器官，出现尿少、尿闭、血尿、氮质血症，可因肾功能衰竭而死亡；脑缺氧时患者可发生烦躁、抽搐、昏迷。

羊水栓塞抢救成功的关键在于早诊断、早处理，以及早期用肝素和及早处理妊娠子宫。

羊水栓塞易发生于急产者、前置胎盘、胎盘早期剥离、子宫破裂以及剖宫产者。为了有效地避免羊水栓塞，应定期做产前检查，这是孕产妇保健的重要环节。凡有前置胎盘、胎膜早破、胎盘早期剥离等异常情况，必须去医院待产，由医生严密观察产妇及胎儿的变化，及时采取相应措施，一旦发生意外，也可赢得宝贵的抢救时间。

第6章

产后，多给自己一点爱

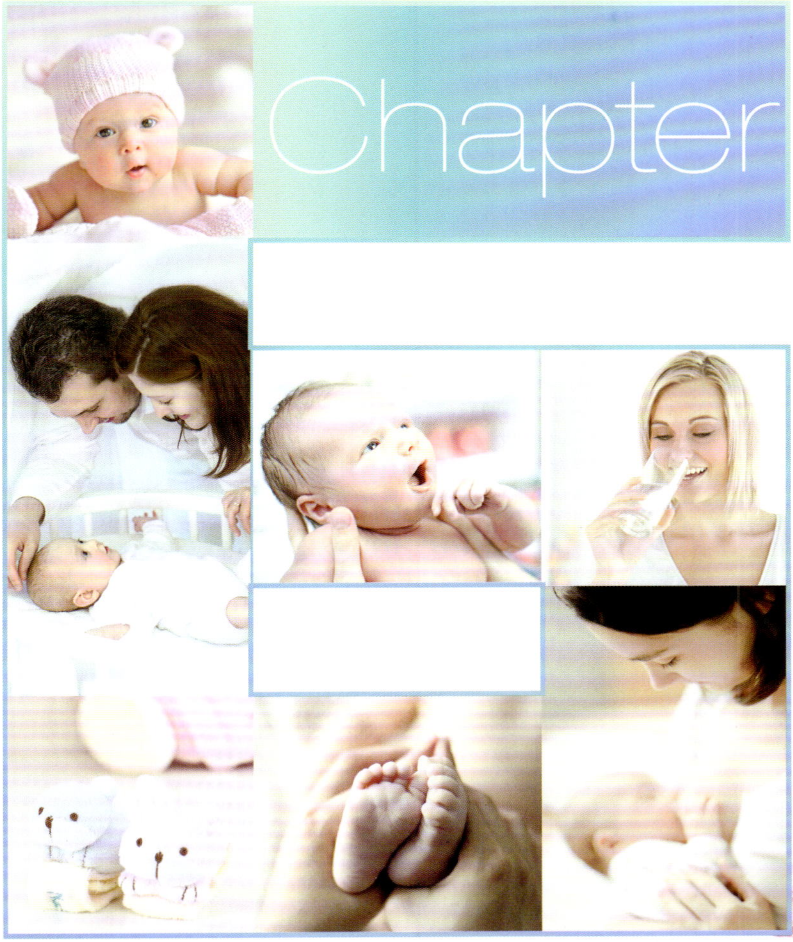

产后保健与护理

产后注意事项

- 要有充分的休息和睡眠。
- 补充足够的水分，如牛奶、汤类等。
- 阴部清洁、勤换卫生巾及清洗，大小便后也要冲洗。
- 每日必须淋浴，以维持皮肤正常排泄功能，但须避免泡澡，淋浴后应尽快拭干水分及吹干头发。
- 产后第二天即可下床活动（第一次应有人陪伴），但以不会晕眩、体力可负荷为原则。
- 产后满4周，不管有无喂母奶，即应开始避孕。
- 产后满6周必须回到帮您接生的医院或诊所，请医师或助产士做产后检查，若一切恢复正常，即可恢复性生活。

产后即刻护理

产后2小时是回复的黄金关键期，且恶露的变化在24小时内都须留意，特别是产后因为恶露排出，务必注意阴部清洁，要勤换卫生巾及每日清洗两次，大小便后也要清洗。自然分娩后第二天即可下床活动（第一次应有人陪伴），但以不累为原则。除此之外，妈妈也可借由按摩的方式将恶露排出，妈妈产后按摩子宫的手法要正确，应等到产后子宫变软时，将手放在腹部按摩，用指腹或手掌，施以一点力道下压，若感觉子宫变硬时即可稍作休息。但记住按摩须循同一方向，勿来回按摩，如此才能让恶露顺利排出。

产后子宫的复原

刚分娩完的妈妈，摸肚子时会摸到一大块东西，那就是子宫。子宫从怀孕前的100克，长大到足月时的1200克，而小宝宝出生后，子宫仍然重达1000克。

因此，产后如果走动太剧烈或突然地翻身移动，可能会感觉到肚子里有个东西“咚”地转向一侧，那是因子宫晃动的关系，所以转身、翻身动作尽量不要太大，必要时，穿上束腹带可以加速复原、减轻不适。大致上，子宫在产后6周可以回到正常大小。

1. 产后第二天的子宫底大约位于肚脐，而后每日约下降1厘米（可由腹部摸到），10天后才可恢复到骨盆腔内，要恢复至怀孕前的原状，需时6周。
2. 有时候太过强烈的子宫收缩会导致产后痛，这种下腹闷痛较常发生于生第二胎以上的经产妇，通常于产后3～4天内消失。
3. 原则上，如果子宫摸起来已经很硬，出血量又不是很多，就不必再一直做子宫环状按摩了。

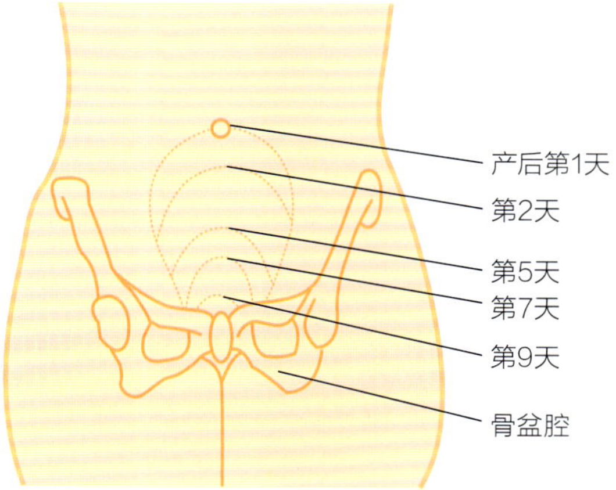

促进恶露排出

恶露是渐次剥落的子宫内膜细胞，混合渗出的红细胞、白细胞及一些退化细胞。正常的情况之下，恶露一开始比较浓，是深红色的液体；如果是鲜血，并且带有多量血块，则是不正常的。

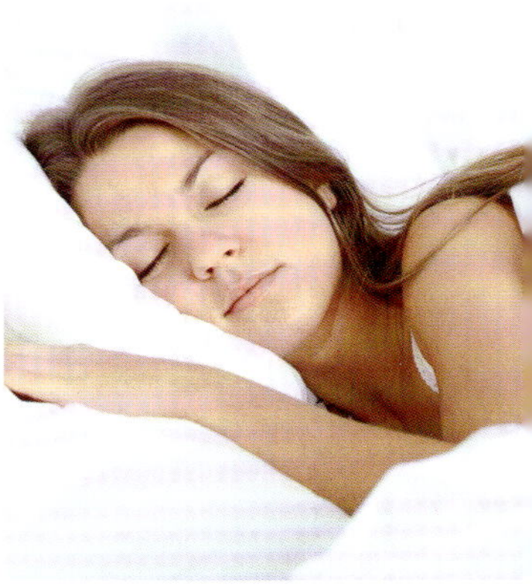

产后1~3天	恶露呈鲜红色或是白色，主要是血液及少部分的黏液（胎盘着床位置上所残留的组织）。
产后4~7天	恶露呈粉红色、棕红色浆状，流量减少，无异味。
产后7~21天	恶露呈淡黄色，流量更少，无异味。

假使恶露量比月经量多、流量没有持续减少、恶露产生恶臭味，应尽快就医。

上完洗手间后更换一次护垫，以煮沸过的温开水由前向后冲洗血迹并以毛巾擦干后 再换上新棉垫，穿回底裤。上完大号后，以肥皂水清洗肛门口，再以消毒棉质毛巾按压干燥，切忌直接往阴道内冲水，避免造成阴道感染。产后沐浴以淋浴方式为主，待6～7周、恶露完全干净后，才能进行盆浴。

1 观察恶露的量、颜色、气味等变化。这样不仅可判断子宫恢复得快慢、有无异常，还可反映宫腔内有无残留物、感染、产道伤口愈合情况及有无其他异常。恶露一般在产后3～4周干净，剖宫产的妈妈常需要1个月左右才干净。

2 如果恶露异常，要去看医生。血性恶露多，并淋漓不净半个月以上，可能是子宫收缩不良，或伤口仍在出血，或有部分胎盘或胎膜残留。如果恶露发出臭味，颜色暗褐，或掉出膜样或肉样组织块，应保留下来带给医生看。如果发热并出现下腹痛或压痛，可能是胎盘剥离面有炎症，应及早就医。

3 注意会阴部卫生。每日换一条内裤，经常更换卫生巾，每日清洗外阴，以防引起生殖器官感染。

4 及早下床活动。正常分娩的妈妈，如果产后健康状况良好，应及早下床活动身体，这样有利于恶露按时排净，使子宫早些复原。

5 可以喝一些红糖水。红糖水可以活血化瘀，促进恶露通畅排出，有利于子宫缩复。但也不可喝的时间过长，不宜超过10天，以免阴道出血过多，引起失血性贫血。

6 不要总采取仰卧姿势。新妈妈在睡眠时最好不要采取仰卧姿势，以免子宫向后倾倒，不利于恶露顺畅排出，也不利于按时排净。

必读小叮咛

子宫恢复靠收缩，产后子宫不断的收缩，排空了再排空，让子宫腔不会有空隙。使用子宫收缩剂，或是中医使用生化汤，都是辅助引导子宫不断的收缩，直到没有出血且子宫腔保持净空为止。当子宫内尚有血块或是残留有胎盘时，子宫平滑肌就会停止收缩，这就是子宫收缩不良，会有大量出血的危险（血崩）。这种产后出血是在产褥期最危险的事了！

Q:产后什么情况立即就医?

- 产后发热：体温超过38℃时。
- 产后大量出血：红色恶露不止，超过500毫升，或1小时内一片卫生棉全湿。
- 乳腺炎：乳房局部红、肿、热、痛。
- 会阴部发红及肿痛。
- 排尿困难：排尿时感觉疼痛及烧灼感。

一般来说，不论是自然分娩或剖宫产，正常产后回诊的时间有两次，第一次是在产后7~10天，第二次是在产后约6周时；若有特殊或紧急的情况，则必须立即就诊检查与治疗，而不能局限于规定的时间。

Q&A

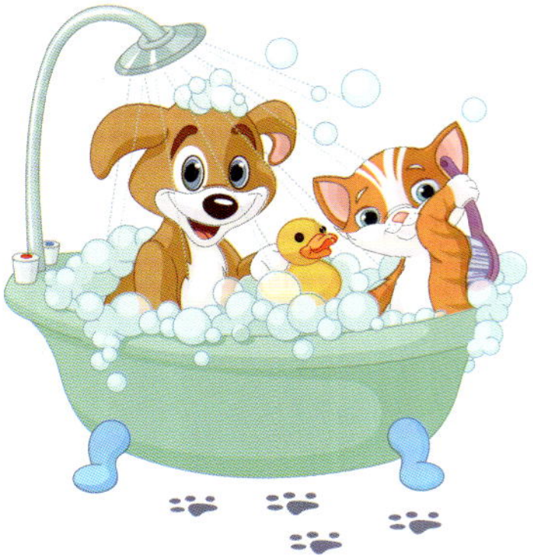

产后伤口护理

如何护理产后伤口

一般而言，会阴肿胀在3天内会缓解，在第3天以后，走路应该不受伤口疼痛影响才对。会阴伤口在产后1个月内大致都会长好，不过1个月后，有时摸起来还是会比较硬。可做局部按摩或温水坐浴，帮助伤口软化及促进会阴部之血液循环，促进会阴部缝线吸收及复原。

1 如何做阴部冲洗

以41℃～43℃的温水，由上往下方向冲洗（由尿道往肛门的方向，以避免肛门的大肠埃希菌感染会阴部伤口），冲洗后以卫生纸轻柔擦干。因产后的子宫颈尚未密合，勿做阴道内冲洗。

2 伤口的照顾

- 会阴伤口：采侧坐或侧卧，减少会阴伤口的压迫。若产后会阴部水肿，分娩当天可使用局部冰敷会阴伤口，减少伤口肿痛；第二天后可使用温水热敷，以促进血液循环。
- 剖宫伤口：使用束腹带或束裤固定伤口，约7天左右伤口表皮愈合后才可淋浴，可用免缝或透气胶布贴于伤口上，或使用美容凝胶，以免结痂有碍美观。

伤口感染的症状

会阴伤口感染的症状通常在分娩后3～7天出现，起初伤口边缘会有红肿的现象而且疼痛加剧，接着缝线发生断裂使伤口裂开，而流出血水或脓状分泌物，有些病患会出现发热现象。若出现上述症状，必须尽快就医，通常有经验的妇产科医师一眼就可看出是否有伤口感染；最好加做伤口分泌物的细菌培养，以确定感染的细菌种类及选择有效的抗生素来对症下药。

伤口感染的治疗

在治疗方面，若会阴伤口感染较表浅而且面积小，一般不需重新缝合，只需要多泡温水，再按时服用抗生素即可，大约7～10天即可痊愈。泡温水的方式为先准备一干净的塑料盆，其中装入适量的温水，另外可加入少许的碘酊(5～10毫升)，一天至少泡4次，一次15分钟，如此可将伤口内分泌物引流出来，并促进血

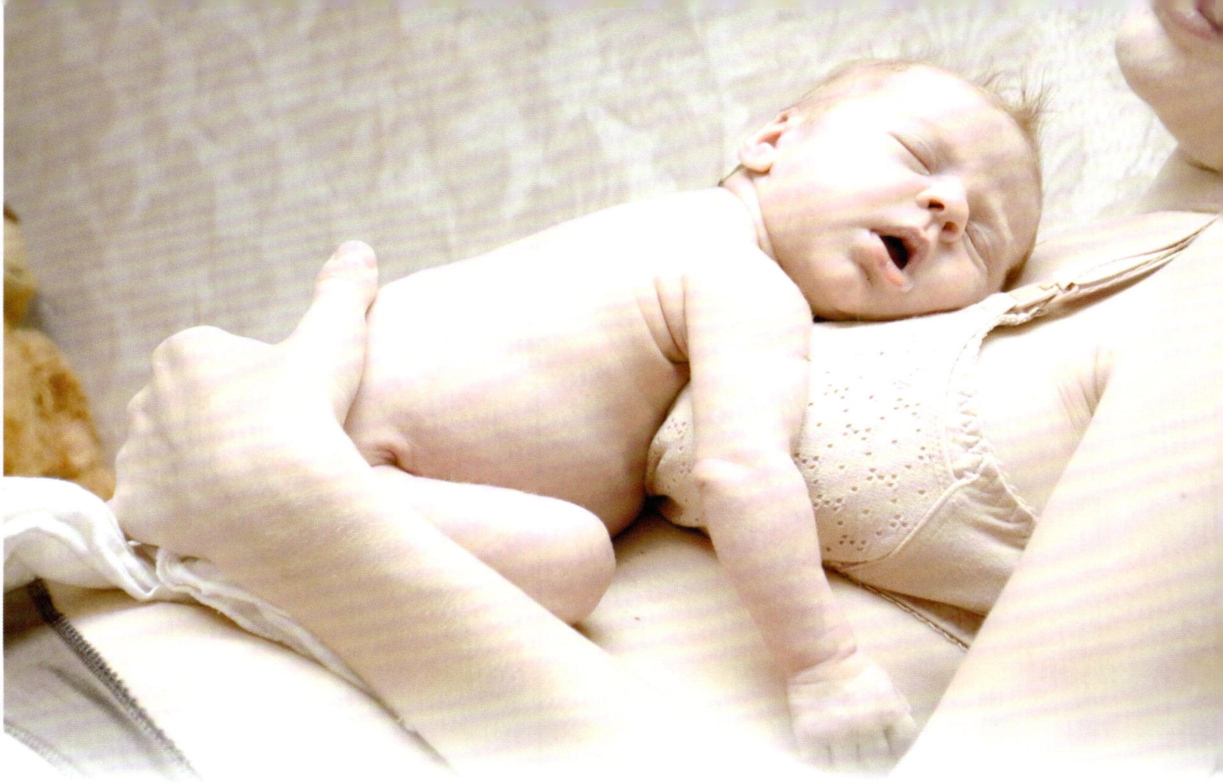

液循环；当伤口变得较为干净时，碘酊的量可予以减少或不用。

若会阴伤口感染较深或面积大，则需要尽快将缝线拆除，将伤口完全打开，如此可将其中的脓液及坏死组织快速而完全地引流出来，然后每日泡温水4次，并且使用静脉滴注抗生素。

伤口再缝合的时机，以前的观念认为须等到3～4个月后，主要因为以前的医师认为必须等到3～4个月后，伤口才会完全干净而且血液供应恢复正常；但是病患在此等待的时间，生活品质很差，而且心理上的不确定感也不好受，因此有医师尝试在伤口打开4～8天后，若伤口干净即予以缝合，发现伤口愈合状况相当良好。

如何预防伤口感染

自然分娩后，别忘了多照顾自己，一定要养成勤泡温水澡的习惯，一天最好泡4次，一次15分钟，如此可帮助缝线的吸收，也可促进血液循环，使得伤口尽快愈合而避免感染。要注意的是泡温水时最好不要加入市售的清洁液，因为它会使得伤口过分干燥而有脱皮现象，伤口反而会更加疼痛，一般在伤口没有感染的情况下，使用清水即可。

此外，最好养成每日检视伤口的习惯，一直到产后2周为止，可以自己用镜子检视或请丈夫帮忙观察。如果伤口有红肿、裂开、出血、流脓，或有发热现象，最好尽快就医。另外，分娩后会阴伤口疼痛是正常的现象，依个人体质而有程度上的差异，一般在产后1～2周内疼痛会逐渐减轻，但是若伤口疼痛有越来越严重的现象，则要就医检查有无伤口感染情况。

民间习俗在坐月子时忌讳出门，但是如果出现伤口感染现象而未尽速就医时，则有可能导致坏死性筋膜炎或细菌全身蔓延而引起败血症，甚至导致死亡，千万不容疏忽。

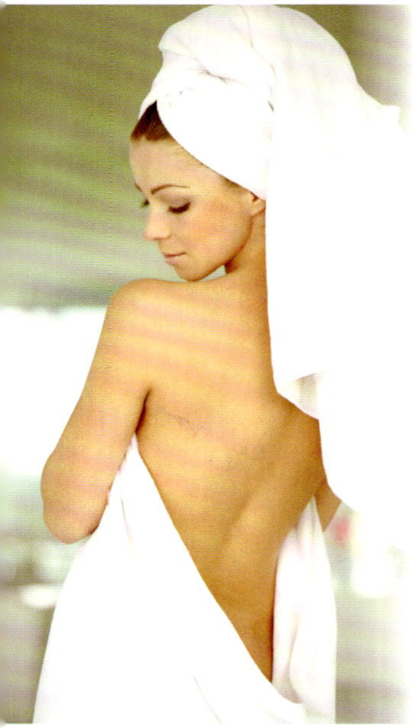

如何应对产后盗汗和多尿

刚分娩完的产妇有水肿、流汗、多尿的情形，主要是因为在怀孕过程中，孕妇身体内的血液量及体液量大幅增加。等到分娩后，身体细胞间的多余水分会回流至血管中，然后慢慢排出。

根据医学研究，不论是自然分娩或是剖宫产，在分娩后第三天时，大约会有1000毫升的细胞间水分回流至血管；另外体内血管的血液量会减少约16%。这些大都经由汗水或是尿液的方式排出体外，所以在产后1周内，产妇有多汗、多尿的情形，不过这种情况大多在分娩后1~2周内会逐渐改善。

产妇常常会认为，避免多喝水就可以解决这种问题。其实产妇若是水分补充不足，尿液排出不够，常会因为分娩过程中尿道口附近的一些细菌感染，而导致膀胱或尿道发炎。

有效缓解产后疼痛

分娩后伤口加上子宫收缩，双重疼痛总是痛到难以忍受，尤其剖宫产妈妈，产后更是痛到起身下床都有困难。其实产后疼痛可以在药物的使用以及适当照护下，得到不错的缓解。

宫缩可预防出血

无论自然分娩或剖宫产，产后妈妈都必须经历伤口、子宫收缩引起的两种疼痛。产后子宫收缩的痛，就像是强烈痛经一样，子宫一定要收缩才能避免出血，所以在可以忍受范围内，希望妈妈尽量忍，揉揉肚子，以促进子宫收缩，不管是自然的收缩或按摩帮助收缩，都会很痛。而且产后子宫收缩的痛，会一胎比一胎强烈，生第二、第三胎子宫收缩的痛，更甚于第一胎，这种收缩的痛，大约3天后会缓和。

此外，哺喂母乳会刺激子宫收缩，所以也会有疼痛的感觉。子宫收缩预防产后出血，也能让恶露排得更干净，所以不要特别排斥。

剖宫产伤口最痛

自然分娩的伤口疼痛要比剖宫产轻微很多。自然分娩后会阴伤口的疼痛时间比较短，持续1~2天就能恢复，只需要一般的止痛药，就能加以缓解。

剖宫产就比较麻烦，不仅手术伤口大，而且术中多少会造成组织的破坏，加上表皮对痛的刺激原本就比较敏感，所以比自然分娩更加疼痛，会持续3～4天。

剖宫产就和一般外科手术一样，必须用到吗啡成分的止痛药才能减轻疼痛，因此，对于剖宫产妈妈，产后会建议使用自控式止痛，主要利用埋在硬脊膜外腔的管子，由产妇按压让止痛药进入，以达到止痛效果。自控式止痛借由导管能让药物直接进入硬脊膜外腔，距离神经系统较近，所以只要很少的剂量就能有止痛作用，对身体其他部分的影响较小。

Q&A

Q:自控式止痛，会有超量的问题吗?

特别怕痛的妈妈采自控式止痛时，如果一痛就按，是否会有剂量过高问题？自控式止痛对药剂剂量有设上限，妈妈如果痛起来狂按，只要超过安全剂量，机器就会空转，不会有超量问题。

Q:束腹带可缓解疼痛?

剖宫产妈妈也可以使用束腹带来减轻疼痛。产后起身走动用到肚子力量时，若使用束腹带，可将肚子束起来，让肌肉一起分担，比较不会动到受伤的组织，能让疼痛减缓。此方式只需在起来活动时使用，躺着就可以解开，不需束一整天。

住院期间要注意的问题

分娩后还在医院住院时，有一些异常疼痛，应该请医师检查处理。例如少数自然分娩的妈妈可能出现不易观察的皮下血肿，主要在分娩过程中，深处血管有破裂，从外观很难察觉，时间一长会积在里面，形成压力，并压迫到其他组织，妈妈会阴部会有肿痛、胀痛的感觉，而且一摸就痛得厉害，皮肤摸起来硬硬的，这时候就要担心可能出血不止，必须立刻做进一步处理。

剖宫产妈妈产后可能出现肠绞痛，这是因为剖宫产采外科手术，所以手术后会建议禁食24小时，或等排气后再进食，以降低肠绞痛的发生。万一出现强烈腹痛，肚子一碰就很痛，必须怀疑是否有出血情况。

所以无论自然分娩或剖宫产，只要有异常的疼痛，就要检查是否是其他原因造成的。

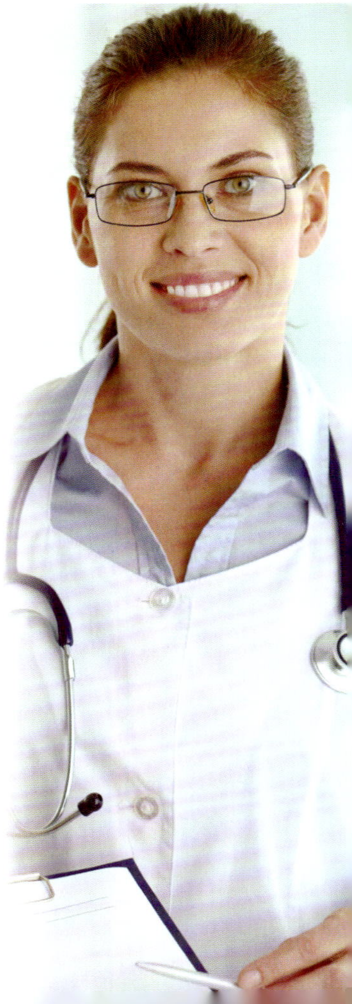

产后乳房护理

喂母乳的妈妈：平常用温水清洁乳房即可，但不能使用肥皂，易使乳头干裂。如果乳房疼痛难受，可尝试下列几种护理方式。

- 妈妈可以试着缩短哺乳的时间，让宝宝喝奶之前，先挤出一些奶水。
- 让宝宝先吸比较不痛的一侧乳房，时常改变喂奶姿势，避免将太多的压力置于一侧的乳头上。
- 假使乳头干裂，可以在乳头上涂抹绵羊油，或特别针对产后妈妈设计的乳霜。
- 喂奶之后，尽量让乳头暴露在空气中，自然风干。
- 专为哺乳设计的胸罩吸水衬垫可以防止外衣被沾湿，避免穿戴太紧绷、弹性不佳的胸罩，让胸部感到闷热不舒适。

刺激乳头可帮助宫缩

在产后初期按摩子宫底，让子宫肌肉受刺激收缩。让宝宝吸吮母乳也会刺激子宫收缩，但是没有哺喂母乳的产妇怎么办呢？依照子宫收缩的生理原理，刺激乳头都会让人体产生催产素（oxytocin），所以按摩乳房或是热敷乳房都会产生相同的效果，这就是用物理的方式来促进子宫收缩的方法。

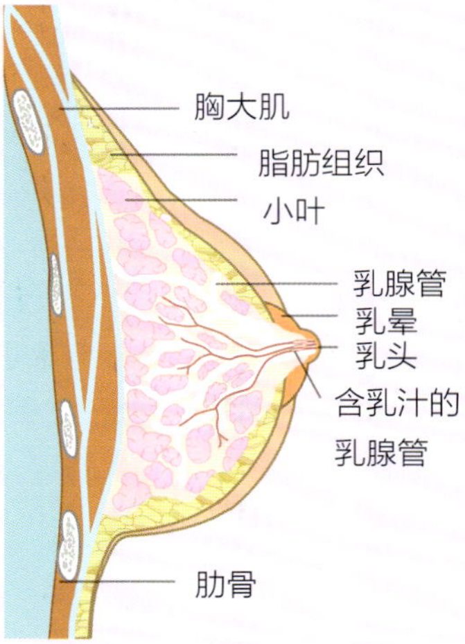

对于不哺喂母乳或哺喂时间较短的妈妈，产后的几天内，乳房会觉得不舒服，如果觉得乳房肿胀，可以用冰袋冰敷。不要为了消除乳房的肿胀感而勉强挤出奶水。如此一来，反而会因刺激而产生更多的奶水

坐月子四大要点

1. 慎寒温：随着室内湿度、温度变化，妈妈应穿着长袖、长裤、袜子，做好保暖工作，避免着凉、感冒，或者使关节受到风、寒、湿、冷的入侵。
2. 适劳逸：刚分娩完的妈妈会感到虚弱、头晕、乏力，因此起床的时间不要超过半小时，不过等体力逐渐恢复就可以将时间稍稍拉长些，时间还是以1～2小时为限，并且避免长时间的站立，以免出现腰酸背痛、髋、膝、踝关节疼痛等症状。等到身体恢复状况更好时，可开始进行适度的运动和休息，对恶露排出和身材的复原有所帮助。
3. 勤清洁：头发、身体要清洗，以保持干净。产后第二天如果头不晕，且身体状况良好，就可以开始洗澡，产后5～7天可以洗头，不过记得洗完头后要马上吹干。
4. 调饮食：如果产后哺乳不顺，恶露排出状况不佳，或者有感冒、头痛、口苦、皮肤痒、胃痛、失眠、盗汗等状况发生，必须请教医师改变饮食或药物。

传统和现代坐月子禁忌

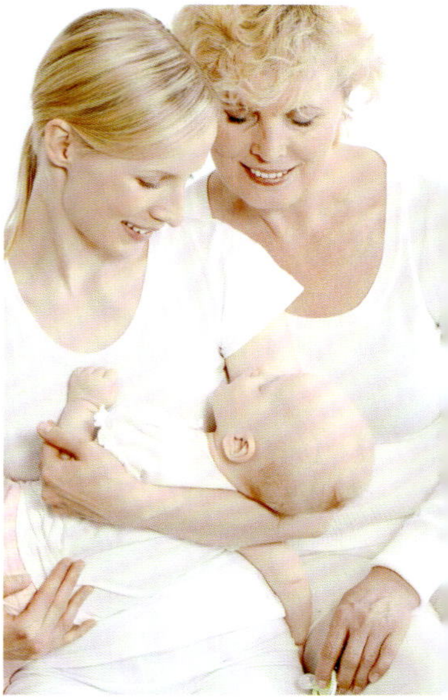

不可吹风吗

中医古籍有言："产后七日内，毋早起以冒风"，"忌贪凉用扇、当风坐卧"，考诸其意，这应是担心产妇于坐月子期间感受风寒所设，俗称"月内风"。指产妇在坐月子期间发生的各种病痛，包括头痛、头晕、筋骨酸痛、肌肉无力、手足冰冷、容易感冒等症状。中医认为"风为百病之长"，人体一旦感受风邪，则百病丛生。因此分娩后，不论天气冷热，只要可能处于受风吹袭的环境（外出、居家开窗或吹空调），应尽量穿上薄的长袖外套或衬衫；常头痛者，甚至需戴上帽子，以避免直接受风，应可减少得到"月内风"的机会。

不可梳头吗

过去认为产后不可梳头，主要是因为以前妇女的头发很长，梳头是件很费力的事。现代若以简便方式整理头发者，则无须禁忌。

洗发后不要马上扎辫子吗

有的产妇洗澡后，头发还没有干时就把湿发扎成了辫子，并且马上去睡觉。这样，很容易使湿邪侵入体内，日后引起头痛、颈痛。

不要长久看书或上网吗

产后过早或长时间看书、上网，会使产妇特别是孕期合并妊娠高血压者眼睛劳累，日后容易发生眼痛。

不要过早穿塑身内衣吗

穿着紧身的塑身内衣不利于产后恢复，特别是剖宫产者。最好在产后1个月开始穿着，不过，哺乳的产妇还是应坚持使用哺乳胸罩。

不要过早做剧烈运动吗

产后及早运动，对促进体力恢复和器官复位有很好的促进作用，但要适量。有些产妇急于恢复身材，月子里便开始进行大运动量或较剧烈的锻炼。这样，会影响身体器官恢复，还会影响伤口的愈合。

不能刷牙吗

传统观念认为："妈妈刷牙，以后牙齿会酸痛、松动，甚至脱落……"还有人认为，妈妈由于孕期激素的作用，牙齿出现牙龈充血、水肿、易出血的现象，而刷牙时出血更厉害，因此月子期间不宜刷牙。这些说法其实都

必读小叮咛

在产后，子宫自然会有收缩排血的机制，如果发现有产后出血过多的现象，使用子宫收缩剂是最好的选择，因为作用发挥会比较快。至于生化汤的使用是老祖宗传下来的，但也不必将之蒙上神秘的面纱。生化汤有化瘀血、补血的作用，化掉的瘀血（血块）流出来之后，子宫自然会收缩，因此生化汤比较适合在产褥期的保健之用。所以说医疗方面使用收缩剂主要是防止产后出血之用，而生化汤对于产褥期帮助子宫复原则有显著的效果。

是片面的，妈妈坐月子期间一定要刷牙漱口，产后正确刷牙有利于护齿。但有的妈妈产后刷牙酸痛，可以慢慢适应：

1. 用温水刷牙，并在刷牙前最好先将牙刷用温水泡软，以防止冷刺激对牙齿及齿龈刺激过大。刷牙要选用软毛牙刷，不要横向刷，要纵向仔细地清理齿间积食。

2. 如果妈妈牙齿过于敏感，可在产后3天采用指漱，即把食指洗净或在食指上缠上纱布，把牙膏挤于手指上并充当刷头，在牙齿上来回、上下擦拭，再用手指按压齿龈数遍。

产后多久能做家务

妈妈产后第3周时，分娩时的伤口基本痊愈，黄色的恶露几乎消失，阴道和会阴在一定程度上消肿，可以适当做些家务了。

注意避免马上做一些长时间站立的工作，比如做饭、刷碗、洗衣服、给宝宝洗澡等。弯腰擦洗、扫除庭院要从第5周至第6周后循序渐进。

1. 做饭：如果厨房温度适宜，可在产后第3周，在别人的帮助下适当进行。注意不要接触凉水，以免受寒伤身。也不要长时间站立，可以在厨房放张凳子，烹饪时坐着。

2. 洗涤：恢复顺利的人从产后第3周开始，可以用洗衣机洗衣服，用手洗要在第4周以后。月子期间千万不要碰冷水，以免导致关节发炎或是筋骨疼痛。

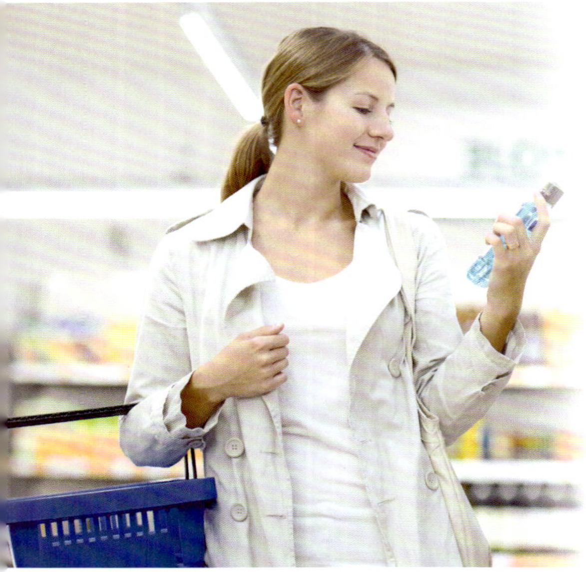

宫缩不良未必会造成下腹突出

子宫体积缩小、恶露减少至消失是子宫恢复的指标，因而常有人将下腹部突出归为子宫收缩不良。事实不然，产妇小腹无法消除，常常是因为怀孕时将小腹的皮肤撑到松弛，以至于无法缩小，其实多数产妇的子宫仍然是收缩正常的；但如果在下腹部仍然摸得到一团东西，就可能是子宫收缩不良了。不过还要看恶露减少的情况，有时候子宫体积没有缩小是因为有子宫肌瘤。这些都需要再到医院请医师检查，如果真的是子宫收缩不良，最主要的危险就是会造成产后大出血，这是真正需要加以注意的地方。

产后舒缓运动

分娩后，妈妈们可借由产后舒缓运动来帮助自己恢复身材，也可让月子生活除了吃，还有运动。

运动最好在早晨或晚上按时实行，每日必须做，到产后2个月。做时先解小便，躺在硬板床上。起初切忌勉强或太累，次数由少渐多，做完运动，应适当休息。每次运动从第一节开始。

运动要穿着宽松的衣服，并且将膀胱排空，可依自身喜好选择在硬板床或地板上做。

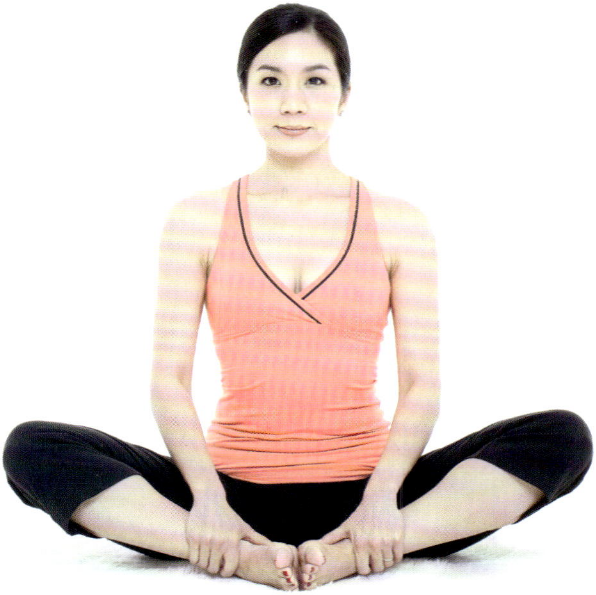

产后第1天

1.骨盆收缩运动（凯格尔氏运动）

目的 促进血液循环，帮助伤口愈合，减轻疼痛肿胀，促进膀胱控制力恢复。

方法

收缩骨盆肌肉，紧缩括约肌，尤其是阴道周围，刚开始可由收缩臀部肌肉慢慢练习，收缩的感觉，就像憋尿的感觉。

2.胸腹部呼吸运动

目的 促进全身血液循环。

方法

1. 胸部深呼吸：仰卧床上，全身放平，手脚均伸直，鼻子徐徐吸气，使胸部扩张，由口徐徐吐气。
2. 腹部深呼吸：鼻子徐徐吸气，扩张腹部，由口徐徐呼气，吐气时收缩腹部肌肉。重复5~10次。

产后第2天

乳房运动

目的 增强胸肌，避免乳房松弛及下垂。

方法 仰卧双臂向外，左右伸开，将左右手向前靠拢再继续向头上举，回复原位，也可两手各拿着书运动，重复5~10次。

产后第3天

颈部运动

目的 增加腹肌张力。

方法 仰卧，双腿伸直并拢，将头仰起，使下颚贴近胸部，慢慢复原，重复5~10次。

产后第4~5天

骨盆运动

目的 减轻腰酸背痛。

方法 收缩臀部和下腹部肌肉，紧压在床上，然后放松下腹部和臀肌，同时收缩下背部肌肉，并使抬高形成小空间。每日3次，每次10分钟。

产后第8天

屈腿运动

目的 促进腹肌收缩，骨盆底肌收缩，促进子宫恢复。

方法 仰卧，全身伸直，将一腿抬高使足部贴近臀部，伸直，放回床面，两腿轮流运动。

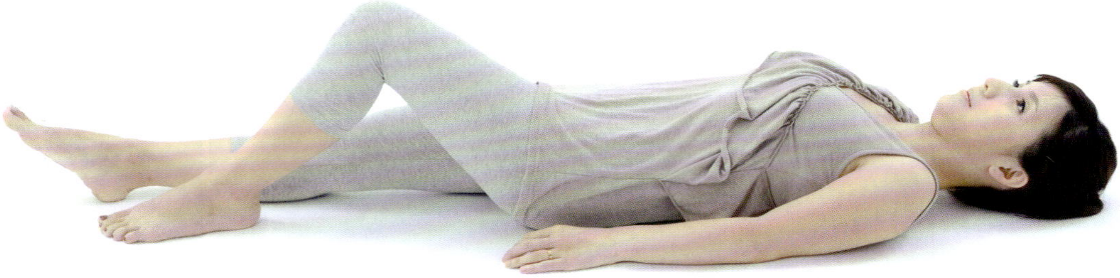

产后2周

1.收缩会阴运动

目的 帮助恢复阴道肌肉张力，减少会阴部瘀血，促进会阴伤口愈合。

方法 仰卧，屈双膝与地面成直角，以双肩及双足之托，将臀部抬高，同时收缩臀部肌肉，持续1~2分钟，每日重复做5次。

2.膝胸卧运动

目的 恢复子宫正常位置，避免异位引起腰酸背痛，如子宫后屈位。

方法 跪立，双膝分开与肩同宽，上身俯卧，两肘平放身体两侧，胸部贴近地面，每次持续1分钟，慢慢加至10分钟。

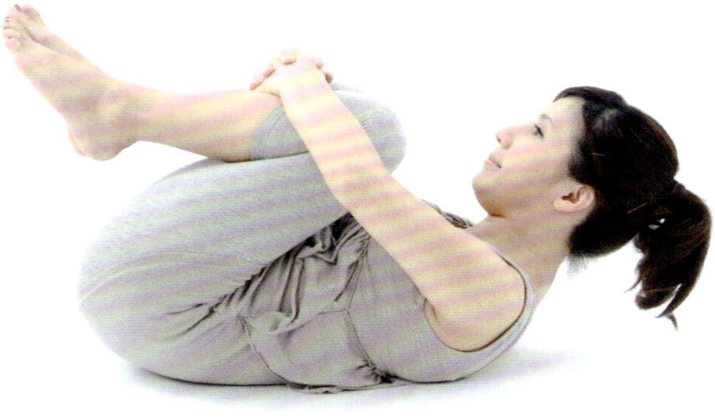

亲爱的，什么时候可以在一起

虽然这个问题有些难以启齿，但对于已经“禁欲”许久的丈夫而言很重要！许多夫妻从怀孕开始，性生活的次数及品质就随着时间下降，一方面是怕伤到胎儿，一方面也是因为许多不舒服接踵而至。在经历千辛万苦生下小宝贝之后，生理、心理都产生了不少变化，能否维持孕前的性生活品质，会是很大的挑战！

产后性生活不顺利的生理因素

1 阴道损伤、弹性及润滑不足：在经历分娩的过程之后，阴道多少会有损伤，它会变得比较没有弹性，褶皱也消失；产后3周，阴道的褶皱会重新出现，但是要恢复弹性及产前大小，需要好几个月的时间，就算恢复了弹性，阴道的腺体分泌也可能长期减少，性生活会有润滑不足的问题。

2 骨盆组织及阴道松弛：骨盆腔肌肉筋膜也会因分娩受到破坏而出现下垂，阴道变得比较松弛，不但在性行为时缺乏感觉，同时因为下垂的骨盆腔组织无法有效的收缩，也会减少性爱的快感。一般来说，整个骨盆及支撑组织恢复所需的时间，可能长达半年甚至更久。

3 会阴有伤口：分娩时会阴常有裂伤，虽然经过修补，会阴伤口也已经长好，但性生活时还可能会有疼痛感，或是害怕会阴伤口裂开而无法尽“性”。

4 喂母乳造成激素改变：在持续喂母奶的状况下，阴道会比较干涩，同房时疼痛感就会随之而来。

5 尿失禁：怀孕到了后期因为胎儿压迫膀胱，分娩后阴道及膀胱壁下垂，都可能造成暂时的尿失禁现象，在性行为时会产生不少困扰。

产后性生活不顺利的心理因素

1 怕吵醒小孩：在照顾孩子的状况下当然没办法享受性爱了。

2 带小孩的疲累感：带小孩是全年无休的工作，全心投入的结果会让人性趣缺如。

3 害怕再怀孕：刚生完小孩的妈妈可能余悸犹存，潜意识里会对于性生活产生排斥感。

4 外形改变，失去信心：大部分的妈妈会比怀孕前多出10%~20%的体重，变胖的身形会使女人失去自信，排斥以裸体面对另一半。

5 双方的吸引力下降：夫妻相处久了，对于对方的吸引力势必会下降，加上有了小孩，生活重心转移之后，性生活的次数就减少了。

6 产后抑郁症：这是较严重的疾病，若是未及时处理，会造成许多问题。

Q：剖宫产比自然分娩“性”福吗？

分娩会造成阴道的伤害，因此有人会考虑以剖宫产的方式来减少这样的情况发生，到底剖宫产是否能减少性生活的问题呢？

研究发现，自然分娩如果顺利的话，与剖宫产并没有明显差别；不过如果是在分娩过程中使用产钳、真空吸引器等辅助方式，对于性生活可能就有负面影响了。

Q&A

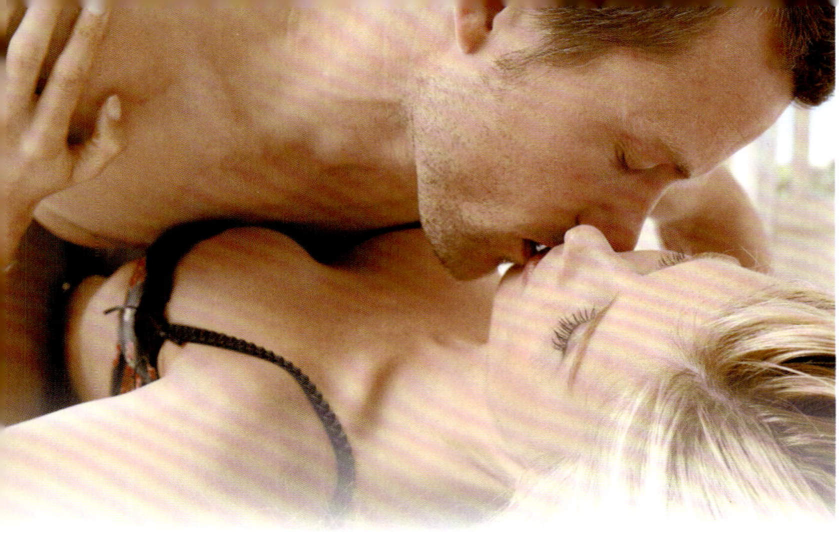

改善产后性生活的八大法宝

❶ 丈夫请温柔一些：分娩后的性生活要特别注意，因为上面提到的原因，性交时容易产生疼痛。丈夫应该温柔一些，动作放缓慢，营造温馨柔和的气氛，注意伴侣的反应，也可配合一些水性的润滑剂使用。如果第一次就很不舒服，妻子之后可能得隔更久才敢同房了。

❷ 做好避孕措施：如果短时间不想再怀孕，做好避孕措施是一定要的，免得因为担心怀孕而影响同房的心情。

❸ 勤做骨盆腔运动：骨盆腔运动（收缩会阴的凯格尔运动）有助于阴道、骨盆底等组织的恢复，对于性生活有不小的帮助。

❹ 孕期做会阴部的按摩：可以减少分娩时会阴受伤的机会，并促进复原。

❺ 别疏忽了另一半：有了小孩之后，大家的焦点都放在宝贝身上，可是也要记得多留一些时间给另一半。

❻ 治疗医疗上以及心理上的问题：若妻子有阴道不正常分泌物、会阴伤口疼痛、性交疼痛的情况，应该尽快找医师检查治疗。丈夫也应该多注意妻子的情绪问题，如果生完小孩2周以上还是有情绪低落、常哭等情况，也应该早点咨询医师。

❼ 停用影响性欲的药物或是治疗：有些安眠药、镇静剂、抗抑郁的药物会影响性功能，服用前应与医师沟通，可选择影响较小的药物种类。

产后同房时腰酸怎么办

有些妈妈生完宝宝后，同房时总是感到腰腹不适，有些酸痛。久而久之，自己痛苦不说，甚至影响了夫妻感情。

出现这种现象，可能与慢性盆腔炎或子宫内膜异位症等疾病有关。慢性炎症或子宫内膜异位病灶，会形成瘢痕粘连以及盆腔充血。同房时由于男方阴茎抽送速度过快或是幅度过大，或插入太深，阴茎冲击到有病变的部位，引起下腹部坠胀、疼痛及腰骶部酸痛，有时还可能伴有肛门坠胀感，常在劳累、性交后及月经前后加剧。有这种状况的新妈妈应及时去正规医院就诊。

同房后引起腰腹痛还可能由于阴茎的抽动对阴道、腹腔及盆腔器官产生剧烈刺激，使女性出现呼吸急促和整个身体不随意收缩的现象，这些也可引起疼痛。但由于性兴奋掩盖了疼痛，因此疼痛往往在同房后才表现出来。这种同房后腰腹痛是可以忍受的，并且在数日后会自行消除。

生完小孩后，变成无性夫妻的人着实不少，是选择隐讳容忍，或是坦诚以对，就要看您的勇气了！若能积极寻求解决的办法，相信婚姻生活在有了小宝贝之后，会更加圆满！

正确的骨盆腔运动（凯格尔运动）

以凯格尔丈夫命名的骨盆腔运动，如何做得正确是很重要的，而且一定要有耐心，事实上，骨盆腔运动要有成效，通常需要3个月以上的时间。骨盆腔运动的做法如下：

1. 一开始的时候，最好在医师或是护士协助下学习正确的方式。
2. 可以将一只手指头放入阴道中，收缩阴道附近的肌肉，如果收缩的肌肉正确，手指头就可以感受到收紧的压力，在收缩的同时，腹部、大腿以及背部尽量不要用力。
3. 除了用手指感觉之外，也可以利用小便的时候练习感觉骨盆腔肌肉的收缩，在小便中途憋住小便，感觉是用哪些肌肉停住小便，这些肌肉就是需要训练的骨盆腔肌肉群。
4. 收缩肌肉时以心中默数的方式，每秒1拍从1数到4，维持4～5秒，再放松肌肉，反复进行。可以像做体操般的数数，原则上一天2～3次，一次5分钟。其实可以发现并不轻松，如果一段时间后觉得行有余力，可以默数到8拍，再放松8拍。
5. 如果已经达到骨盆腔运动的目的，之后可以一周3次，一次5分钟以维持运动的成效。
6. 虽然许多人认为不论是什么时间、什么姿势，骨盆腔运动都可以做，不过一开始可以从坐着或是站立时，两膝并拢开始比较容易。在固定的时间练习，效果会比较好，如上床睡觉前花5分钟做这项运动。

练习一段时间后，仍不能达到疗效，或是原本阴道松弛就比较厉害，也可以考虑其他治疗方式，包括阴道整形手术，在短时间可以摆脱没有品质的性生活，重拾恩爱夫妻的闺房之乐。

产后恢复性生活的注意事项

另外，在性行为之后，建议先小便，以免细菌经由尿液带到膀胱，容易发生尿路感染；并建议用清水稍微清洗外阴部，以保持干净。若是平日觉得阴部有瘙痒感，或有较多分泌物，代表可能已有细菌感染情形，除了要接受妇科诊疗外，可使用清水或pH值偏酸性的清洁液来清洗，以维护阴道正常的酸性环境。

必读小叮咛

“医生，帮我缝紧点！”分娩后有些妈妈会要求医生在缝合阴道伤口时缝紧一点，以为有助日后性生活；实际上，因为我们的子宫和阴道在产后本身就会进行收缩，因此若缝得稍微紧一点，日后加上收缩作用，反而会过紧而不舒服，且可能会影响下一胎的分娩。所以医师通常会将会阴有裂伤的部分缝合即可，让妈妈之后借着收缩运动，让阴道逐渐恢复至原来的大小，这样才真的是刚刚好喔！

产后避孕

产后避孕措施有哪些

常见的方式主要为男性避孕套、女性服用避孕药。避孕套若是使用方式正确，且全程使用的话，可达到避孕效果，且可防止感染。但避孕套有人为疏失之虞，比较之下，避孕药的效果可达90%以上；但喂母乳的妈妈，不建议吃避孕药。

外用避孕环是经由阴道放入子宫颈的下方，里面含有避孕药物，一个月放一次；放入21天后，取出来待月经期结束之后再放入新的避孕环。因为避孕环也是靠药物来达到避孕效果，因此不良反应同口服避孕药。

宫内避孕器

产后的避孕说来说去还是使用避孕套最好，不过宫内避孕器深受东方妇女青睐。

子宫腔内安装避孕器，可放5年。可以在产后两三个月、子宫状况较好时请医师安放。在放避孕器之前，一定要做好避孕措施，最好在月经的后期，也就是月经快结束时安放。

宫内避孕器是放置在女性子宫腔内的避孕装置，有持久的避孕效果，如果想要怀孕也只要拿出来就好。

然而它毕竟是个不属于人体的异物，而且需要医师来放置，往往会有一些不舒适；同时避孕的效果并不是百分之百。

避孕套使用方法

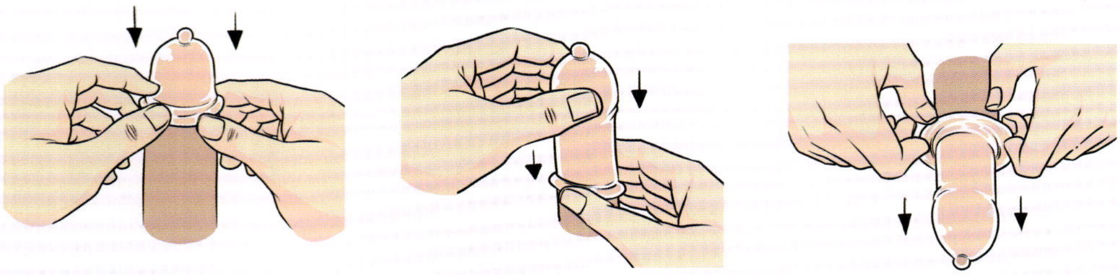

1. 选择大小合适的避孕套
2. 戴前挤出避孕套顶端小囊内的空气
3. 将避孕套套在勃起的阴茎头上，边推边套，直到阴茎根部
4. 阴茎未完全软缩前，按住套子上口与阴茎，然后将避孕套退出
5. 每次房事均应坚持使用

什么人适合装宫内避孕器

生过小孩且性生活单纯的人适合装宫内避孕器。现代常用的避孕器，大多以塑胶材质为主体、上缠铜制金属线的基本形态。塑胶结构如一对张开的翅膀，使其能固定在子宫腔中；而铜线的目的就是要引起子宫内膜轻微的炎症反应，来干扰受精卵的着床，以达到避孕的目的。

避孕器的设计本来就是要给分娩过的妇女使用，它的大小是适合于经产妇的子宫腔；至于没有分娩过的女性子宫腔比较狭小，效果差、不舒适。产后的妇女如果想装，等自然的月经来过之后就很适合了；纯喂母乳（月经没来）的产妇则以产后3个月以上为佳。

避孕器装置之后，为了将来检查它是否还在定位，以及使用期限满了（通常是5年）之后方便取出，通常都有留一条线在阴道之中，这条线有时还会在同房时引起丈夫的不舒服。

避孕器较适合月经期规律、经血量正常、不痛经的女性，否则的话可能会感觉不舒服。

阴道隔膜

阴道隔膜是一种女用避孕工具，俗称子宫帽，它是用优质乳胶薄膜制成，外形像圆顶帽子，边缘有一个合金的弹簧圈，富有弹性，便于放取。

阴道隔膜按弹簧圈外圆直径大小分为50、55、60、65、70、75、80等7个型号，弹簧圈外圈直径50毫米为50号，其他以此类推。我国妇女一般用65、70和75 三种型号。

性交前将阴道隔膜放在阴道内盖住子宫颈，使精子不能进入子宫腔，从而起避孕作用。阴道隔膜如能正确使用，避孕成功率可达98%。

凡是有下列情况的妇女不宜使用阴道隔膜：

患有阴道炎、重度宫颈糜烂等生殖器官炎症的妇女；患有子宫脱垂、阴道过紧、阴道壁松弛的妇女；有习惯性便秘的妇女；对橡胶过敏的妇女以及不能正确掌握阴道隔膜放置技术的妇女均不宜使用。

使用阴道隔膜前，首先要经医生做妇科检查，根据阴道大小选择适当型号，在医生指导下学会放入和取出的方法，直到完全能够掌握使用为止。妇女生育以后，于产后3个月重新选配阴道隔膜的型号。

三种避孕法

口服及注射避孕药

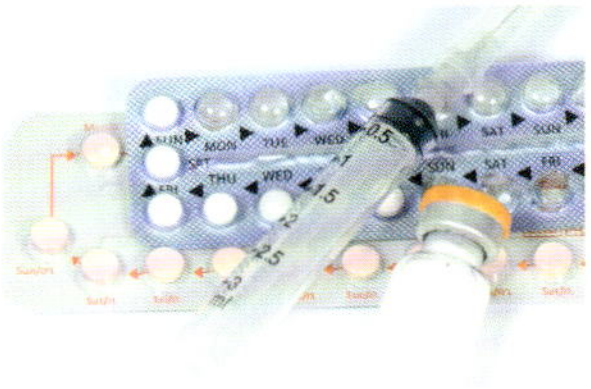

宫内节育器

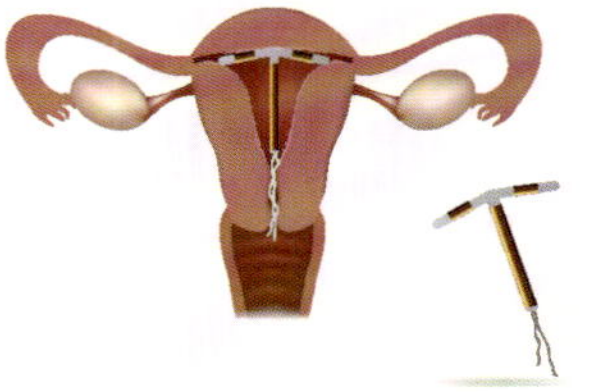

隔膜避孕法

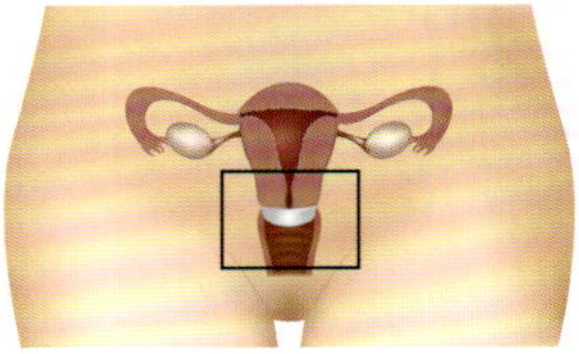

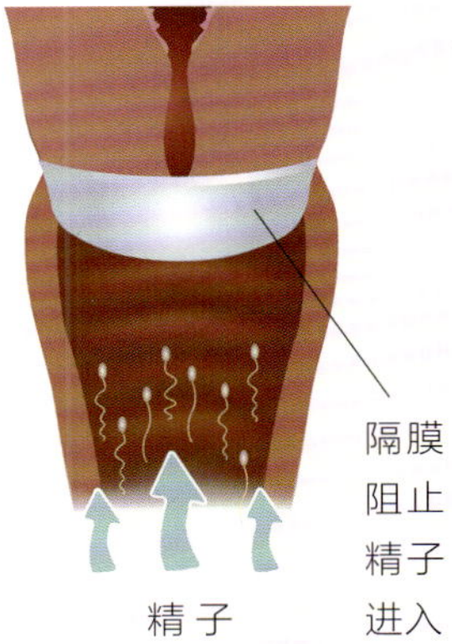

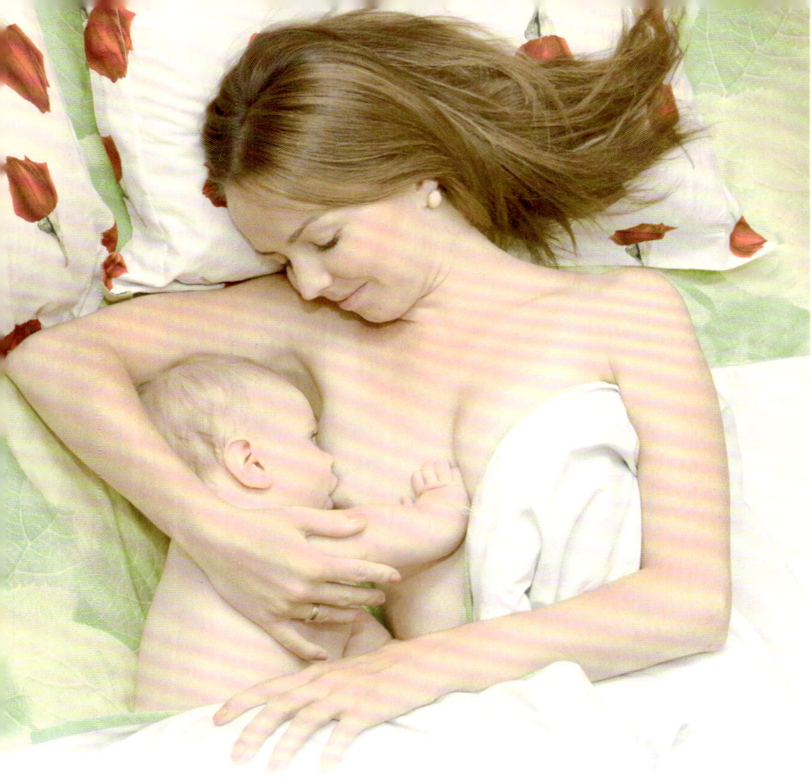

当心哺乳还会怀孕

哺乳有避孕效果但并非百分百

产后哺乳可以造成不排卵而有避孕的效果。但因为每位妇女哺乳的频率、时间都不尽相同，因此抑制卵巢的程度也有所不同。

一般来说，产后哺乳8周内是相对安全而不容易怀孕的；8周后虽然继续哺乳，月经也一直没来，但这并不代表处于安全期，很多妇女以为一直等到第一次月经来了，才考虑避孕，其实这是不对的。因为很多情况是在来第一次月经前，就已经有排卵的情形了，当然就会有再度怀孕的机会。

适合哺乳母亲的避孕方式

1. 避孕套——妈妈首选：产后由于妈妈生殖器的损伤还没有完全恢复，为了防止妈妈的产褥期感染，最好用工具避孕，即男用和女用避孕套。用避孕套避孕在产后性生活中被列为首选，但长期使用亦可加重妈妈的阴道炎症。
2. 宫内节育器——子宫复原后使用：对于刚分娩完的妈妈来说，由于产后的子宫正处在恢复阶段，子宫较大，宫腔较深，过早放置节育器非常容易脱落，而且易造成感染，留下后遗症。一般放置的时间是自然分娩在产后3个月、剖宫产在产后6个月以后为好。在此前的避孕可考虑用避孕套。
3. 避孕药——哺乳期禁用：产后不哺乳的妈妈，可口服避孕药。但对于在哺乳期的妈妈来说，由于多数避孕药都含有雌激素，会改变乳汁的成分，影响宝宝的发育，所以不宜服用。

必读小叮咛

妻子可以使用外用避孕药，如杀精剂等，不会影响乳汁分泌。但阴道避孕药膜属水溶性薄膜，哺乳期阴道较干燥，膜不易溶化完全，药效释放不充分，容易引起避孕失败。

产后多久来月经

女性在产后的月经恢复是一个自然的生理现象。产后多久月经才会来？这是个常见的问题。恢复的时间有早有晚，早的可在满月后即来月经，晚的要到宝宝1岁后才恢复。不过，在临床上很难确定产后第一次月经的确切时间，而且少数妈妈会在分娩后马上开始有少到中量的间歇性出血。

母乳喂养宝宝的妈妈，排卵及月经恢复较迟，在产后12周约有25%会恢复排卵与月经，大多数哺乳妈妈通常要到18周才完全恢复排卵功能，有的要在一年后才来月经。

当月经来潮时，哺乳妈妈的乳量一般会有所减少，乳汁中所含蛋白质及脂肪的质量也稍有变化，蛋白质的含量偏高些，脂肪的含量偏低些。这种乳汁有时会引起宝宝消化不良症状，但这是暂时的现象，待经期过后，就会恢复正常。因此无论是处在经期或经期后，妈妈都无须停止喂哺。

而不哺乳的妈妈，因为泌乳素下降，能较早恢复卵子发育，因而开始排卵，甚至可能早在产后36天，就开始排卵了，月经通常在产后6～8周内会来。研究资料显示，没有哺乳的妈妈，有40%在产后6周恢复排卵；到了产后8～12周，还没有恢复排卵及月经的妈妈大约只占35%。

产后痛经会消失吗

痛经是指月经期和月经期前后出现的周期性下腹痛，是常见的妇科疾病。痛经分为原发性痛经和继发性痛经。生殖器官无器质性病变的痛经，称“原发性痛经”；继发性痛经是指盆腔器质性病变引起的痛经。

与痛经有关的因素是多方面的。前列腺素合成增多，导致子宫缺血缺氧；子宫肌层的感觉神经纤维受到刺激；子宫发育不良或子宫过度前、后屈、子宫颈口狭窄梗阻、子宫内膜异位症、子宫腺肌症、盆腔炎症等，也是导致继发性痛经的常见疾病。此外，精神紧张、抑郁、情绪不稳定等心理因素、月经期受凉、劳累过度等也与痛经有关。

对于痛经，民间有结婚或分娩后痛经会好转的说法。虽有一定的道理，但不完全是这样。一些女性在分娩后痛经得到明显缓解，可能与阴道分娩后，狭窄的子宫颈管得以扩张，过度前屈、后屈的子宫位置异常有所改变，经血得以顺利从宫颈口排出有关。如果分娩后与痛经有关的因素并未消除，痛经还会继续。

如果新妈妈在产后仍然痛经，可能是某些引起痛经的因素仍然存在，或与盆腔的器质性病变有关。最好去正规医院就诊，在明确病因后才能得到有效治疗。

必读小叮咛

哺乳的妈妈喂奶后会发现一点点阴道出血，这是正常的现象。

持续不间断的恶露，常是子宫收缩不良、子宫内膜发炎、残余胎盘、胎膜存在于子宫或妈妈凝血功能异常所引起。

过量的服用生化汤也可能造成恶露期过长、产后出血，因此产妇应酌量使用，一般建议服用3～5帖即可。

一般而言，产后刚开始来的前几次月经，可能会和分娩前有所不同，不论在经血的量或其周期规则性上都可能不太一样，会依个人体质而有差异。

但如果在坐月子期间与之后，有经常或大量出血等情形，建议还是要立即就医。又或者产后因为不明原因而长时间闭经的话，也应及时去医院就诊。

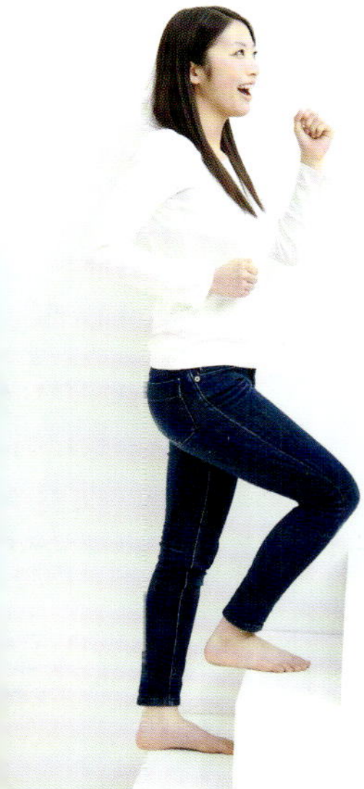

把握产后瘦身黄金期

怀孕是女性一生中容易发胖的几个时期之一，因此在生下宝宝后，减肥是许多妈妈的首要任务！很多人都知道控制饮食以及适度运动是减肥的不二法门，但是怎么做却需要有适当技巧，无论是过于心急或是方法不对，都会使体重降不下来。

刚生完的妈妈平均都会瘦5～6千克，2～3周后因脱水和利尿作用会瘦2～3千克。若坐月子期间吃太多油腻的食物，会增加过多体重，导致产后的减重相对辛苦。在热量的控制上，没有哺喂母乳的妈妈一日的热量和孕前相同即可，而哺喂母乳的妈妈则可多增加2090千焦（500千卡）的热量。除了饮食控制，规律的作息也是很重要的，尤其产后妈妈更要注意身体的调养，日后才有体力照顾宝宝。拥有充足的睡眠是第一要件，若没有睡好或睡不够，为了瘦身而控制饮食加上运动的效果都会大打折扣，尤其有些产后妈妈尚需亲自哺喂母乳，更需要注意睡眠的时间和质量。另外非常鼓励哺喂母乳，除了可消耗妈妈身体的热量，还可帮助妈妈的子宫收缩，也可缩短恢复身材所需的时间。

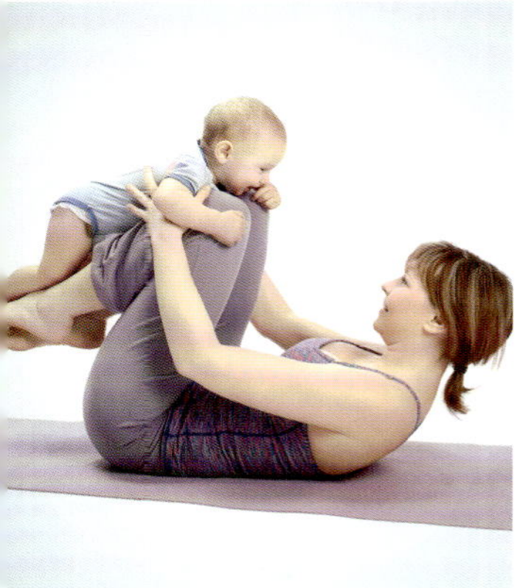

在分娩后的半年内是瘦身的最佳时机，若好好把握这段时期，可以较顺利恢复产前身材甚至将身体的体能提升。其实产后1～2周就可以开始练习腹式呼吸或骨盆底肌群收缩（类似凯格尔运动），在一个半月后可开始做腹肌、臀腿训练等。除了许多妈妈在意的下半身臀腿运动之外，手部肌肉的训练也很重要，可以预防胸部下垂、促进乳汁分泌。

设定减重目标

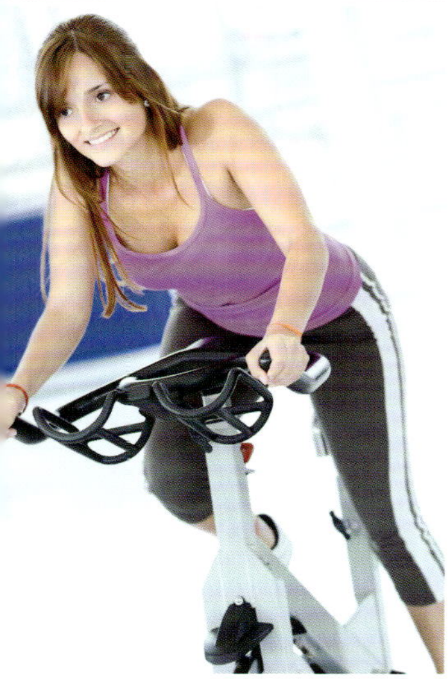

以1个月来看，可将目标定在减少目前体重的4%（例如：目前体重100千克的人，1个月以减少4千克为目标）。建议在饮食、运动上可做好规划，或是将每日的饮食及运动记录下来，适时调整自己的减重计划。

刚生完产的妈妈应该把健康放在第一，不要急着想快速瘦身。尤其是对哺喂母乳的妈妈来说，要摄取均衡营养才能分泌足够的乳汁。其实减重是一个阶段性的，要循序渐进，采取少量多餐的方式，配合正确运动习惯，在产后半年内慢慢瘦身。

喂母乳有助减肥吗

喂母乳者比较不容易有产后肥胖，因为有很多能量都用在制造乳汁，不容易囤积脂肪。在饮食摄取量不变的前提下，喂母乳能消耗较多热量，但是若是妈妈较平常多摄取额外的饮食，即便是喂母乳也不代表就会变瘦。另外，妈妈在喂母乳时所分泌的泌乳激素也有助于恢复身材。

为什么说减肥从吃饱开始

减肥就是要节食是错误的观念，减重虽然必须控制饮食，但三餐一定要吃，且必须定时定量，以免肚子饿过头而吃得更多，且每餐的分量也必须足够。不过，晚餐最好能在8点前吃完，因为晚餐摄取的热量容易囤积在身体。

不吃三餐会使身体的新陈代谢率降低，新陈代谢率降低容易使身体囤积脂肪，不仅体力会变差，且饿过头反而容易暴饮暴食。再者，节食减去的是肌肉，但复胖后长回来的却是脂肪，这就是所谓的“溜溜球”效应，而在一消一长之间，外表上看起来反而比原来更胖。

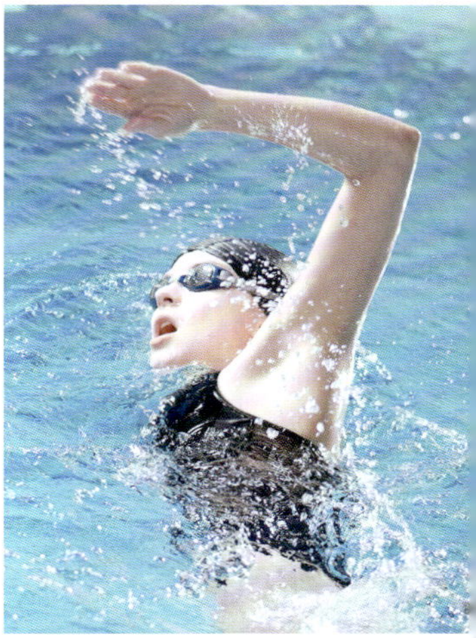

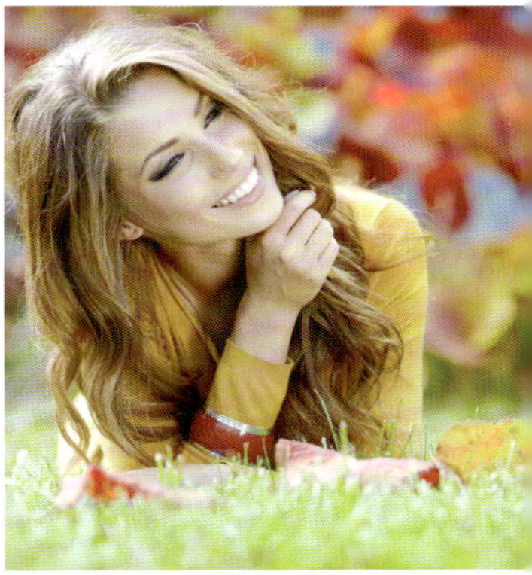

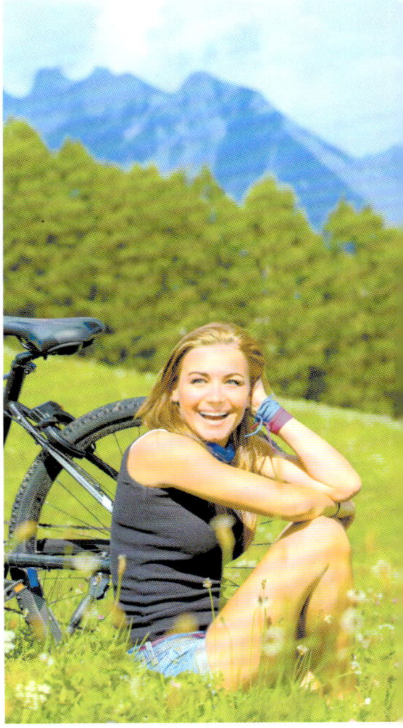

运动每10分钟所消耗的热量（单位：卡）

运动项目	50千克	55千克	60千克	65千克	70千克
转呼啦圈	19	21	23	25	27
逛街购物	30	33	36	39	42
爬楼梯	48	53	58	63	68
遛狗	24	26	28	30	32
散步	22	24	26	28	30
拉筋运动	21	23	25	27	29
骑自行车	31	34	37	40	43
健走	38	42	46	49	53
健行	40	44	48	52	56
有氧舞蹈	42	46	50	54	59
慢跑	78	85	94	97	100
滑轮	67	73	80	87	93
跳绳	75	82	89	97	104
蛙泳	99	108	118	128	138
自由泳	145	160	175	189	204

注：（1卡=4.18焦耳）

产后掉发

养发食疗药膳蒸

材料：何首乌药汁20克、枸杞子数粒、黑豆2~3颗、新鲜香菇1朵、金针菇5克、鸡蛋100克、水80毫升。

调料：酱油适量。

做法：①将鸡蛋打散，加入何首乌药汁、水及调味料拌均匀后倒入蒸碗内。②放入枸杞子、黑豆及汆烫好的菇类，入蒸锅以小火蒸10~15分钟即可食用。

功效：产后妈妈可能有落发或白发的问题，或因睡眠不足、气虚血弱，可能会晕眩，此道菜可补中益气、补精髓、黑发和强筋壮骨。

头发的生长周期

头发和人一样是有寿命的，有生长期、萎缩期、休止期。

头发每个月大约会长1厘米，而一根头发可以有2~3年的寿命，所以生长期大概能持续2年的时间，萎缩期只有2周，休止期则有2个月的时间。

头发掉落还会再长出新的头发，通常2.5~3年换一次，但是会因人而异。有些人头发寿命特别长，可能长达3年或4年的时间，这就是为什么有人头发可以留到腰际甚至长到臀部的原因。

头发掉了却长不出来，有几种可能，一种是疾病所造成，另一种原因是老化，年龄越大，头发就越稀疏。

怀孕期间比较不易掉发吗

怀孕后因为激素水平升高，大概有60%的头发一直维持在生长期，只有5%会进展到休止期，萎缩期则因为时间短，所以多维持和怀孕前一样的比例，也因此，孕妇在怀孕期间会发现头发似乎不容易掉。

但是分娩后就不一样了，产后激素恢复正常，孕期中停留在生长期的那些头发，会在此时一起进入休止期，同时掉落，所以掉发量很多。大约在产后46个月掉得最多，长得最少，要一直到半年后才会开始长出新发。

有些妈妈害怕头发越掉越多，所以不大敢洗头，其实该掉一定会掉，不会因为常洗头使掉发情形更严重。

产后半年发量未增怎么办

如果分娩后持续半年仍大量掉发，发量未见增加，可先就医进行抽血检查，看激素、甲状腺是否异常，或有无缺铁、微量元素等贫血情形，排除这些因素之后，再进一步评估是否为雌性秃。

评估雌性秃要从发量、发线做观察，头发分线处如果小于1厘米属于正常，介于1~2厘米属早期雌性秃，假如超过2厘米就比较严重。

一般来说，产后掉发是自然现象，无法事先预防，也不需做特别的护理，只要维持均衡营养摄取以及正常的生活作息，保持头发的干净，就能度过这段日子，恢复往日浓密的秀发。

爸爸妈妈的甜蜜生活

觉得另一半态度改变

当婴儿诞生以后，夫妻会因疲倦而影响相互间的包容度，进而产生冲突。妻子会抱怨丈夫不够体贴、不帮忙做家务，生活琐事都会演变成争执的导火线。而丈夫却反映“另一半的态度突然变得很奇怪”，双方沟通与表达出现问题。

丈夫渴望获得关注

看到孩子被妻子悉心照顾，身为大男人的丈夫也会产生想被照顾的感觉，会觉得自己不被重视，也会产生“你这么照顾小孩，那我呢”的感觉。

妻子说：“我帮你照顾好家庭。”

丈夫说：“那是你和孩子的家。”

如果长期将丈夫排除在照顾圈之外，双方间认知也会逐渐脱节，渐渐小孩会变成“妻子一个人的孩子”，家庭也变成妻子与孩子的家庭，丈夫感到疏离，甚至演变为“向外发展”的结果。妻子应尽量让丈夫能够参与照顾孩子，将丈夫拉回家庭的圈子里。当然，如果丈夫每日很晚下班，妻子不要硬将孩子塞给他。

别让丈夫无家可归

如果孩子都由妻子一人包

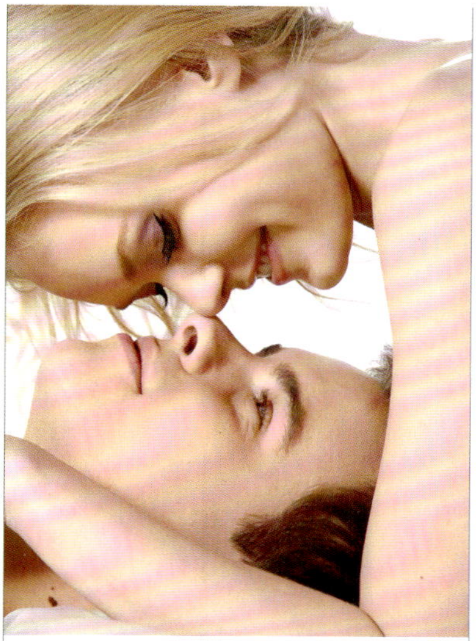

办，不仅累了妻子、也闲了丈夫，更可能让丈夫觉得“我无家可归”。在婚变出现的对质中，妻子往往说：“我帮你顾好了整个家，做牛做马，结果你却……”其实在一般情况下，多数男人有“这个小肉球是我的孩子”的想法，就看妈妈如何将家人的感情与生活重新凝聚在一起。

别忘了甜蜜一下

适时的浪漫也很重要。说出自己的想法很重要，以前不会说的、不敢说的，这时候一定要向另一半清楚表达；建议别忘了随时甜蜜一下！

别说自己是黄脸婆

很多女性生了孩子后，会担心自己的身材走样、容貌不再美丽、丈夫不再喜欢自己。其实男人不喜欢女人说不自信的话，“自信的女人最有魅力”。

对于丈夫：你要具有创意、表达心意。

对于妻子：别忘了你是个可爱的女人。

对丈夫而言，抽些时间、花点心思让妻子知道你爱她，写张卡片、说句甜蜜的话语、动手做个小礼物，各种形式的表达都可以，重点是必须说出口或明白表现出来；对妻子而言，在做个好妈妈之余，别忘了也要做个好老婆、更别忘了自己还是个可爱的女人。适时表达你的趣味，在丈夫对的时候鼓励他、不要在他错的时候打击他或讥讽他，言语的力量会帮你找回感情的温度。

有些女性在有了孩子后会比较焦虑，会猜疑老公有外遇，事实上并不是所有男人都不安于室、喜欢拈花惹草，大多已婚男人渴望拥有一个快乐、有参与感的家庭，幸福家庭必须维持在良好的沟通与互动上，这也包含了对另一半的体贴、关怀、赞美与鼓励。婚姻需要长期耐心经营，适时来点甜蜜小火花，何尝不是让感情回暖的办法呢？

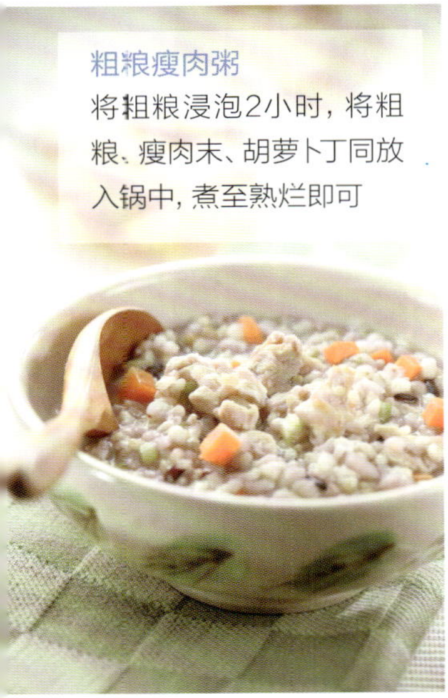

粗粮瘦肉粥

将粗粮浸泡2小时，将粗粮、瘦肉末、胡萝卜丁同放入锅中，煮至熟烂即可

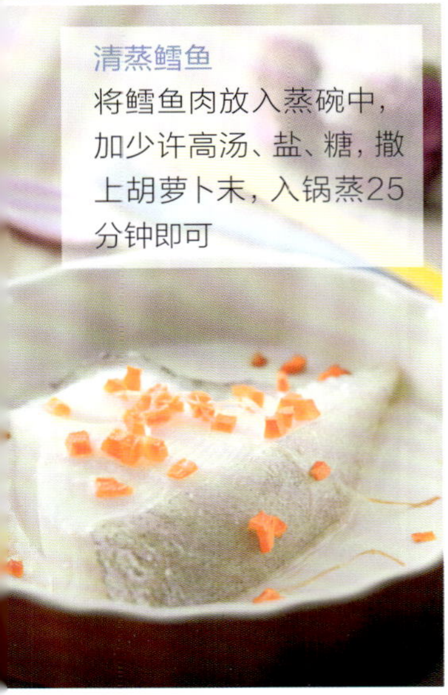

清蒸鳕鱼

将鳕鱼肉放入蒸碗中，加少许高汤、盐、糖，撒上胡萝卜末，入锅蒸25分钟即可

产后饮食与产后进补

产后均衡饮食九大原则

产后坐月子期间，卧床休息多、喝水量不够、蔬菜或食物吃得少，造成肠蠕动不足，可能导致便秘。因此每日水分、新鲜蔬菜、水果和适度的运动都不可少。

产后在食物的选择方面，应尽量多样化，以便获得更多的营养来源。把握以下饮食原则，产后保健无负担：

1. 五谷根茎类：主要是提供身体活力及产生热量的淀粉类食物。每日建议摄取量是3~5碗，而每一碗干饭等于两碗稀饭。尽量选用全谷类、全麦面包等，避免选用高热量的蛋糕、水果派等点心及含糖量高的饮料。

2. 鱼肉豆蛋类：哺乳期每日摄取量5~6份，每份肉品的重量约为50克，一个蛋、200克豆腐或6只草虾仁亦相当一份肉。避免摄取过多油脂，需将皮、油的部分先去掉。多选用黄豆制品代替肉类、以瘦肉取代内脏类，不仅可避免胆固醇摄取过量，也具美容功效。

3. 蔬菜水果类：每日摄取量分别是：深色绿叶蔬菜3碟（1碟相当于煮熟的菜约半碗的分量）、水果2个（1个约拳头般大小）。多食用一些有色蔬菜，像绿色或黄红色。偏冷性的蔬果最好避免（尤其是分娩后7~10天内的产妇），如冬瓜、椰子水、阳桃汁、西瓜、梨子、大白菜、橘子、葡萄柚、腌黄瓜、哈密瓜、竹笋、白萝卜、茄子等。

4. 牛奶及乳制品：牛奶建议每日饮用1~2杯。宜选用脱脂牛奶。酸奶是发酵过的牛奶，奶酪是脱水的牛奶，基本上一杯牛奶（240毫升）与一片奶酪所提供的蛋白质量相当，与50克肉所提供的蛋白质量相当，在食物选择上可相互替换。

5. 油脂类：每日建议使用量是3汤匙（45毫升）。

6. 食物选择巧：可选择易消化吸收且能顺利排除恶露及迅速恢复体力的食物，例如：蒸蛋、鸡汤、鱼汤、红枣薏苡仁粥、酒酿蛋等。少吃零食、油炸食物及夜宵。

7. 调味宜清淡：少盐而非无盐；吃太咸则加重肾脏负担。

8. 烹调用酒要适宜：有发炎，或第2~3周才排完残余胎盘者应避免用酒烹调，怕影响伤口愈合；自然分娩者，头1周不要用酒；剖宫产者则前2周不宜饮酒。

9. 有妊娠糖尿病者，产后要继续追踪血糖，并持续减肥、节制甜食、增加运动，以便早日改善血糖情况。

钙质补充黄金期

分娩后的6个月内是钙质补充的黄金期，宜多吃高钙类食物，如小鱼干、黄豆制品、牛奶、黑芝麻、牡蛎等，把握这段时期补充钙质，以防日后骨质流失、罹患骨质疏松症。若坐月子期间进食后容易腹胀，或进食量少，可采少量多餐方式，在餐与餐之间加入小米粥、红豆汤、紫米汤等，增加饮食次数可帮助胃肠蠕动。

营养师的建议

哺喂母乳与非哺喂母乳的饮食，最大差异在于热量摄取不同，非哺喂母乳的饮食热量与蛋白质应比哺喂母乳的饮食还少一些，其他的饮食则完全与哺喂母乳的妈妈相同，如果热量控制不佳，便容易造成产后肥胖。

但切记！在坐月子期间需要丰富的营养素来使妈妈们恢复体力，故不可在这段时间内摄取低于5000千焦（1200千卡）的热量，来进行减肥计划。适当的减肥计划最好是在坐完月子、身心得到充分的休息之后，才可渐进式减少热量摄取，再配合适度的运动以及良好的饮食习惯，才能变身为窈窕又健康的妈妈。

月子食补分阶段

产后食补可分为两个阶段，第一阶段为产后1～2周，第二阶段为产后3～4周。前2周主要针对促进子宫收缩、排恶露以及促进伤口愈合等疗效食材，以比较温和的药材及食材为主要考虑，药材如杜仲、当归、枸杞子、黄芪等，食材如猪肝、猪腰、猪蹄炖花生、菠菜猪肝汤、青木瓜炖牛肉等，可以补气活血、补腰补肾、促进发乳。另外，在坐月子期间，大家很熟知的食补麻油鸡，能帮助产妇子宫收缩、排除恶露，不过因产后伤口未复原，刚分娩完不太适合马上食用，建议分娩完7天后（第2周）再食用。后2周则是针对增强体力、强筋健骨、补气补血、恢复产前体能状态等为食疗，可用较补的食材去做搭配，像是四物汤、十全大补汤等。

黄金时期调养

产后第1周	养血、和血，清除恶露
产后第2周	养血、健脾，增益泌乳
产后第3周	健脾、益血，滋养进补
产后第4周	健脾、补血，大益气血

各种体质坐月子的饮食重点

- 寒性体质：这种体质的产妇肠胃虚寒、手脚冰冷、气血循环不良，应吃较为温热的食物，如麻油鸡、烧酒鸡、四物汤或十全大补汤，原则上避免太油，以免腹泻。食用温热食物或药补可促进血液循环，达到气血双补的目的。
- 燥热体质：这种体质的产妇可以用山药鸡、鱼汤及排骨等，腰酸的人可用续断15克煮猪腰汤，不会上火。
- 中性体质：饮食上较容易选择，可以食补、药补交叉互用，如果补了之后口苦舌燥或是长痘痘，就停一下药补，可喝些橙子汁或葡萄汁缓和一下。

坐月子渐进膳食

产后1~2周

杜仲猪肝汤

材料 杜仲3克，当归1克，红枣5个，猪肝150克。

做法 先将药材以中火煮沸，再将猪肝放入烫熟即可。

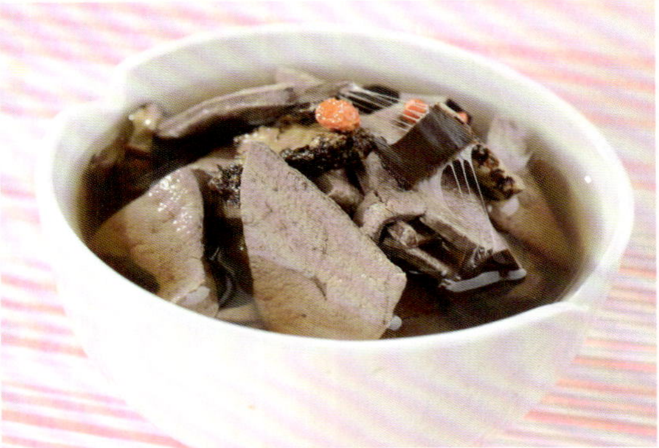

花生猪蹄汤

材料 花生10克，黄芪2克，当归1克，木通3克，王不留行5克，猪前蹄200克。

做法 先将药材、花生以中火煮沸，再将猪前蹄放入烫熟即可。

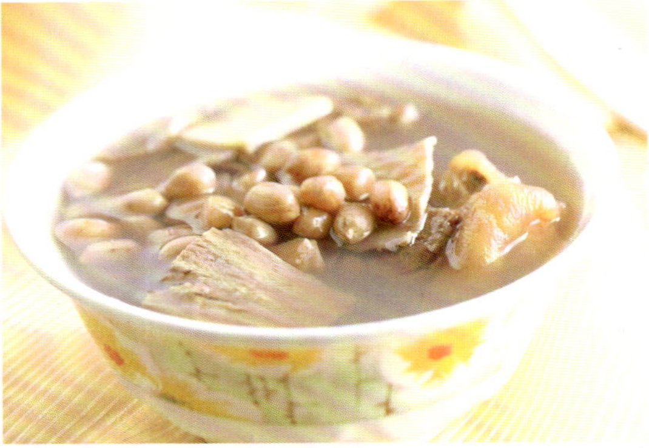

产后3~4周

十全炖乌骨鸡

材料 乌骨鸡400克，十全药材一包（请中药房配好）。

做法 ❶乌骨鸡切小块，汆烫备用。❷药材包放入压力锅煮至沸腾，转小火煮20分钟。❸打开压力锅加入乌骨鸡再煮20分钟即可。

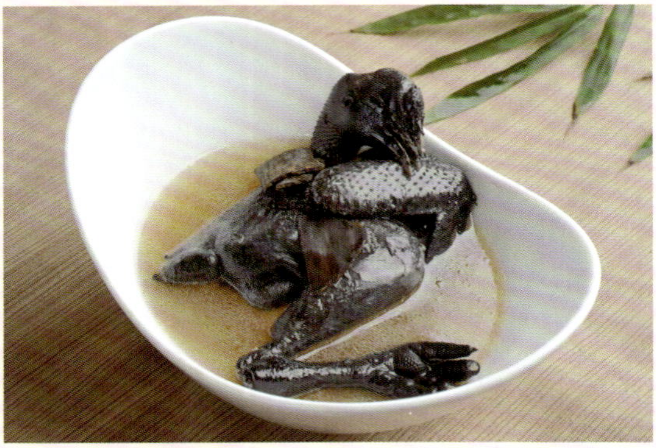

木瓜排骨汤

材料 黄芪2克，当归2克，熟地黄3克，炒白芍3克，川芎1克，党参2克，茯苓3克，甘草3克，青木瓜、排骨适量。

做法 先将药材以中火煮沸，再将青木瓜、排骨放入炖煮至熟烂即可。

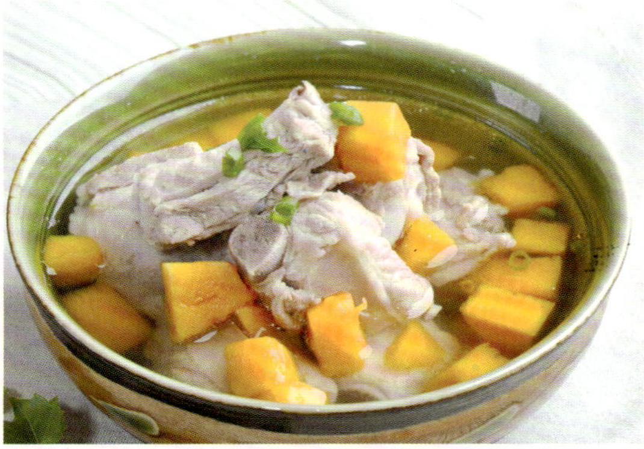

主食点心

红枣小米粥

材料 小米50克，燕麦、红枣各30克，蜂蜜10克。

做法 1 将红枣洗后去核。2 将小米、红枣、燕麦加水煮40分钟，关火，加蜂蜜调匀即可。

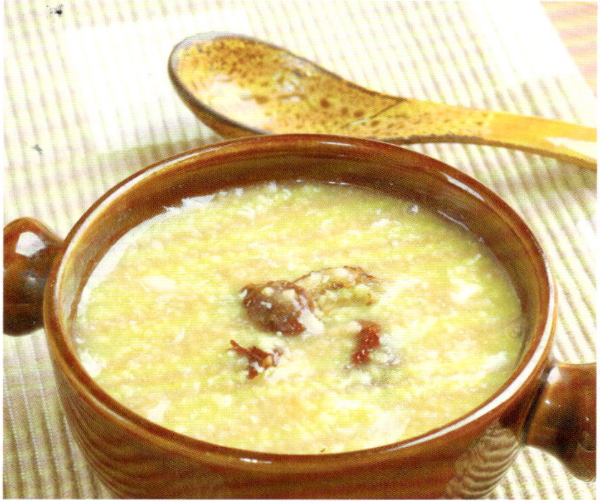

红糖豆花

材料 豆花300克，红糖30克。

做法 1 锅中倒入少许水煮沸，加入红糖调匀。2 将豆花切块，放碗中，倒入红糖水即可。

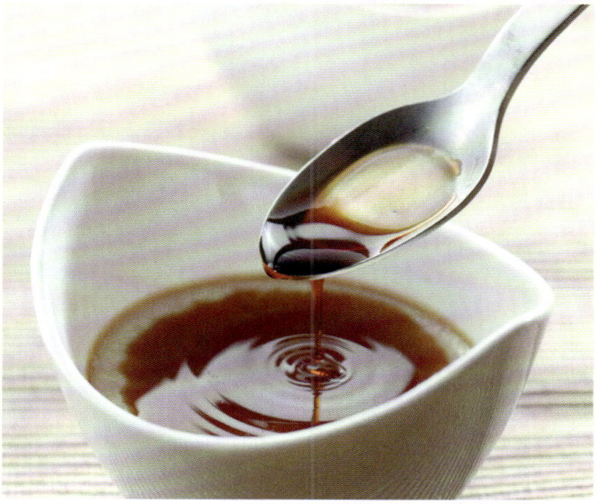

产后进补因人而异

中医学认为："产后气血暴虚，理当大补。"然而，产后有虚症，也有实症。

产后实症，不可妄补

- 头痛身热、咽痛咳嗽、脉洪数有力者，此属产后外感实症。
- 热渴烦躁，或便秘腹胀，酷喜冷饮，眼垢多，小便痛、尿色赤黄，脉见洪滑，产后内热之实症。
- 产妇身体并未达到虚弱程度，妄用大补之药，导致身体诸症不适，此为调摄实症。
- 产后过食膏粱厚味食物，而导致食积腹胀，此胃肠内伤之实症也。

胃肠不佳，补品难吸收

产前原本就有肠胃问题的妇女，产后消化系统多半较为虚弱，不宜马上进食油腻的补品，若不慎为饮食所伤，造成产妇肚腹胀满、腹痛泄泻诸症，于是肠胃功能受损，形成"虚不受补"状态，将有碍月子期的调理。

坐月子中药调理

生新血化瘀血方

功用 促进子宫收缩，使恶露排出，避免血栓形成，帮助子宫功能恢复。

服用时机 建议于产后3天开始使用。

代表方药 生化汤。组成为当归、川芎、桃心、烤老姜、炙甘草等。方中各药物之调配应因人而异，避免与西医的催产素重复用药。

食用建议

自然分娩：最好在产后3天再服用生化汤；最好是用水煎煮的方式。一般剂量是每日1帖，服用5~7帖即可停止。

剖宫产：剖宫产妇可不喝生化汤。

顾脾胃健运方

功用 调整肠胃的功能，帮助日后补品的吸收。

服用时机 产后即可服用。

代表方药 党参、山药、茯苓、扁豆、莲子、芡实等。

食补建议 药材可连同猪肚、猪排骨（任选一种），煮成清汤后服用。

补气养血滋乳方

功用 益气补血并增加乳汁分泌。

服用时机 产后10天，停服生化汤之后方可服用。

代表方药 当归、川芎、黄芪、党参、川续断、杜仲、枸杞子等。

食补建议 药材可连同乌骨鸡、鲈鱼、猪小排，煮成清汤后服用。

壮骨健腰调经方

功用 补腰肾、壮筋骨，恢复未怀孕前的体能状态。

服用时机 产后满三周开始服用，或月子结束后作为满月调理用。

代表方药 十全大补汤加减，当水饮用。

产后常用药食两用食材

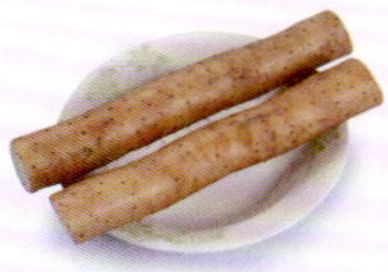

山药

功效：味甘、性平。健脾胃、益肺肾、补虚羸

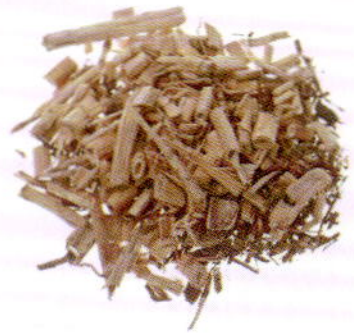

党参

功效：味甘，性平。补中益气，健脾益肺。

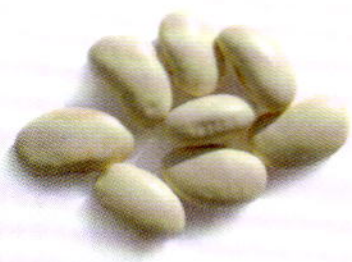

白扁豆

功效：味甘、淡，性平。健脾，化湿，消暑

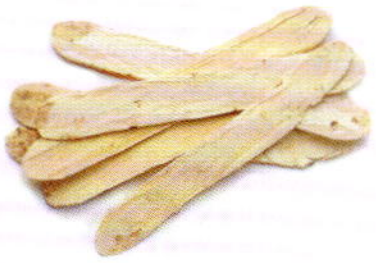

黄芪

功效：味甘，性微温。补气固表，利尿排毒

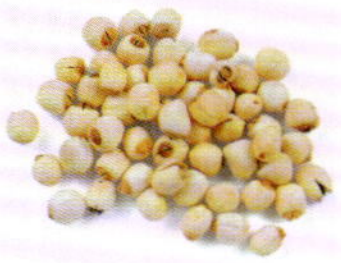

莲子

功效：味甘、涩，性平。益肾固精、补脾止泻、养心安神

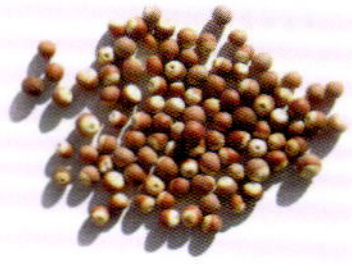

芡实

功效：味甘、涩，性平。益肾固精，补脾止泻，祛湿止带

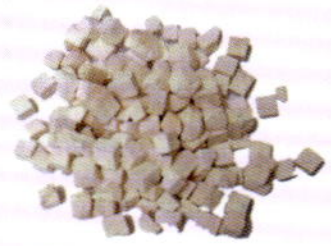

茯苓

功效：味甘、淡，性平。利水渗湿，健脾化痰，宁心安神

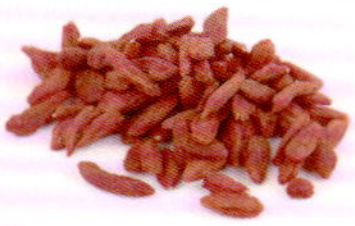

枸杞子

功效：味甘，性平。滋补肝肾，益精明目

产后饮食禁忌

1 不要经常吃巧克力：巧克力中所含的可可碱会进入母乳，并通过哺乳进入宝宝的体内，导致消化不良、睡眠不安、哭闹不停等。另外，常吃巧克力会影响产妇的食欲。

2 不要经常喝茶水：茶叶影响肠道对铁的吸收，容易引起产后贫血。茶水中还含有咖啡因影响体力恢复，并可通过乳汁进入宝宝的身体内。

3 不要专吃母鸡不吃公鸡：母鸡的雌激素影响乳汁分泌。而公鸡的雄激素可以对抗雌激素。

4 不要长时间喝红糖水：喝红糖水时间过长，就会使恶露的血量增多，引起贫血。通常，产后喝红糖水的时间以7~10天为宜。

5 不宜多吃味精：味精会导致宝宝缺锌。妈妈在整个哺乳期或至少在3个月内不吃或少吃味精。

6 料理不要多加酒：如果恶露已经排干净，仍然用酒烹调食物有可能导致子宫收缩不良，恶露淋漓不尽。

7 产后不食冰冷食物，因为冰冷易影响身体的气血运行，容易引起身体酸痛。

8 浓茶、咖啡、燥热、油炸、油腻、黏滞难消化、坚硬粗糙的食物皆不宜过食。

9 禁食冷性蔬菜：诸如大白菜、空心菜、白笋、竹笋、苦瓜、丝瓜、冬瓜、黄瓜、海带、海藻、茄子、莴苣、白萝卜、菠菜。

10 禁食冷性水果：诸如瓜类、番茄、水梨、柑橘类、甘蔗、香蕉、葡萄柚、草莓。

11 不可吃盐、醋、酱油：因为食用过多盐分，易造成孕妇口渴、想喝水，而易使内脏产生松弛不容易收缩的现象。

除了容易消化、清淡的食物之外，产后妈妈应多补充鸡汤、鸡蛋、莲子、红枣、桂圆等。

哺乳妈咪饮食的注意事项

- 哺乳者忌食大麦及麦制品。
- 增加乳汁的食物：虾、鲈鱼、乌仔鱼、黄鳝、乌骨鸡、红豆红糖汤、芝麻核桃粥、豆腐类（例如：丝瓜香菇豆腐汤）、水煮花生、花生猪蹄汤、金针猪脚汤、海带排骨汤。
- 若要退奶，可服用退乳方：炒麦芽2两，熬汤做茶饮。

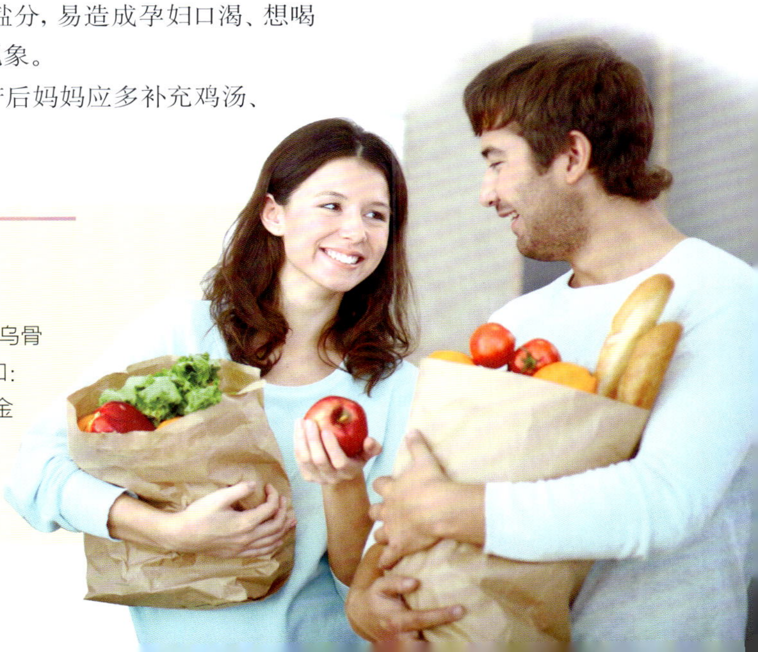

月子没坐好能补救吗

转换体质黄金时期

女人转换体质的三大时期，就是青春期、怀孕及更年期，因此产后半年都是调理体质的黄金期，这个时候调理的效率远胜过人生的其他时期，所以月子坐好的话，体质会跟着改善，比以前更好，但相对月子坐不好，体质也会变差。

月子坐不好会怎样

月子坐不好会出现子宫下垂、尿频、血尿，或是腰酸背痛、产后腹痛、容易疲倦及产后抑郁等。妈妈们要注意的是产后两个月后的月经顺不顺，如果经血太多太稀、血块很大，或是颜色不是正红色，月经期前后出现腹痛、腰酸背痛、皮肤过敏等症状，代表月子坐得不好。经血正常就代表至少会恢复到怀孕前的状态，甚至是更佳的状态，整个人的气色都变好、变漂亮!

月子坐不好怎么补救

很多妈妈休完2个月产假，开始回去上班，却发现容易觉得累，记忆力变差，开始出现腰酸背痛、头痛等问题，有的妈妈则会产后抑郁。

有些妈妈自认为月子坐得不错，但身体却还是很虚弱；建议这些体质差的产妇，要把“坐月子”的时间拉长到半年，甚至是1年，不要怕辛苦，持续坐月子，直到体质改善。最好是去看中医师，让医师诊断体质，搭配适合的中药及药膳，其实还是有机会可以补救的。

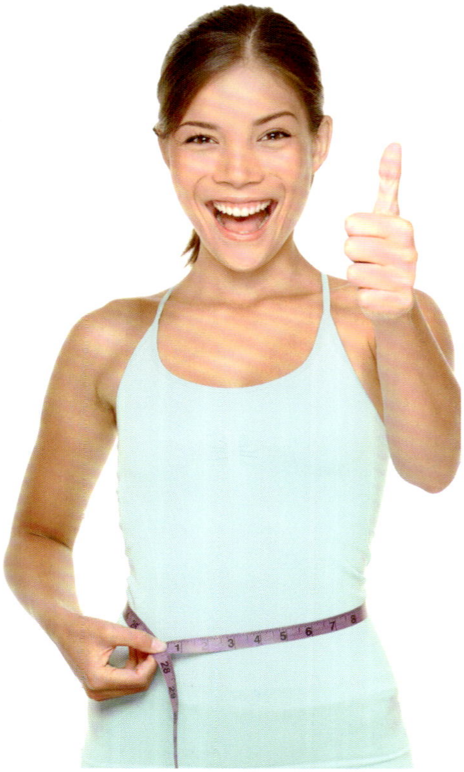

月子怎样吃不胖

1. 肉类：把肉加调料煮到七成熟再切片炒。这样就不必为了炒肉单独放一次油。等到其他原料半熟，再把肉片扔下去，不用额外加入油脂，一样很香。同时，肉里面的油在煮的时候又出来一部分，里外里地减少脂肪。
2. 炒菜：菜炒好之后在锅内斜放两三分钟，让菜里的油流出来，然后再把菜盛盘。炒菜时还可以先用少量的油炒，然后把妈妈的分量先取出，再依家人的口味继续烹调，这样大家都可以吃到美味了。
3. 煎炸：把煎炸改为烤制，用烤箱或不粘锅均可。特别是速冻调味肉块或鱼饼，用这种方式其实味道也不错，但却可以把脂肪从22%以上降低到8%以下。
4. 凉拌菜：凉拌菜最后放一小勺香油，然后马上食用。这样香气可以有效散发出来，但油脂不至于被菜吸收进去，需要的油量比较小。
5. 汤：煲汤之后去掉上面的油。鸡、排骨、牛腩、骨头等炖煮之后都会出油，把表面的油撇出来，就能在喝汤时少吃油脂。食用鸡肉、鸭肉的时候先去皮，也可以减少油脂的摄入。

食物热量分类表			
食物类别	低热量食物	中热量食物	高热量食物及空热量食物
五谷根茎类及其制品	白米饭、糙米饭、无糖白馒头、冬粉、米粉、薏苡仁、燕麦片、红豆、绿豆、莲子。	吐司、面条、玉米、苏打饼干、高纤饼干、芋头、马铃薯、小汤圆、山药、莲藕、早餐谷类。	各式甜面包、油条、小西点、鲜奶油蛋糕、爆玉米花、甜芋泥、炸地瓜、八宝饭、八宝粥、炒饭、炒面、水饺、烧卖、锅贴。
奶类	脱脂奶或低脂奶、低糖酸奶。	全脂奶、调味奶、酸奶(凝态)、酸奶(液态)。	奶昔、炼乳、养乐多、奶酪。
鱼肉蛋类	鱼肉(背部)、海蜇皮、海参、虾、乌贼、蛋白。	瘦肉、去皮之家禽肉、鸡翅膀、猪肾、鱼丸、贡丸、全蛋。	肥肉、五花肉、牛腩、肉酱罐头、油渍鱼罐头、香肠、火腿、肉松、鱼松、炸鸡、盐酥鸡、热狗。
豆类	豆腐、无糖豆浆、豆干。	甜豆花、咸豆花油。	油豆腐、炸豆包、炸臭豆腐。
蔬菜类	各种新鲜蔬菜及菜干。	腌渍蔬菜。	炸蚕豆、炸豌豆、炸蔬菜。
水果类	新鲜的水果。	纯果汁(未加糖)。	果汁饮料、水果罐头、蜜饯。
油脂类	低热量色拉酱。	植物油。	动物油、人造奶油、色拉酱、花生酱、培根、黑白芝麻、腰果、花生、核桃、瓜子。
饮料类	白开水、无糖茶类、低热量可乐、咖啡(不加糖、奶精)。	低糖茶类、咖啡。	一般汽水、果汁、运动饮料、奶茶、含糖饮料。
调味品	盐、酱油、醋、葱、姜、蒜头、胡椒、生辣椒、芥末、八角、五香粉。	酱油膏。	西红柿酱、沙茶酱、香油、蜂蜜、果糖、蛋黄酱、油葱、辣油、豆瓣酱。
甜食	仙草、爱玉、木耳、洋菜、石花冻、豆花(以上均添加代糖)。		糖果、巧克力、冰淇淋、甜甜圈、酥皮点心、布丁、果酱、沙琪玛。
零食	无糖蒟蒻。	海苔、米果。	方便面、牛肉干、鱿鱼丝、洋芋片、各类油炸制品、各类零食。

注:

1 白米饭或是糙米饭的热量大致相同，但是糙米或是五谷饭却含有较多的纤维素、微量元素以及维生素。

2 坚果类食物，虽属于高热量食物，但是其所含的油脂属于不饱和脂肪酸，适量食用对人体有益处。若妈妈饮食中的油脂摄取量较高，例如外食族，建议在减重时仍应少碰这些食物，但若妈妈的饮食遵守少油原则，则不妨少量摄取坚果类食物。

3 淀粉食物能提供饱足感，不吃淀粉很容易会有饥饿感，但摄取过多油脂却不见得会有饱足感，可从降低油脂下手，除了饮食上秉持少油的原则之外，亦可摄取肉类脂肪较少的部位，或是多吃脂肪含量较低的白肉，包括鸡肉、鱼肉等。

产后异常与疾病防治

产后尿潴留

尿失禁与阴道松弛，是产后的妈妈常面临的问题，这两种症状几乎是同时产生的，怀孕、剖宫产妇女都可能成为尿失禁患者，因为在怀孕过程中，胎儿的重量会挤压膀胱，造成膀胱及尿道下垂、角度改变，而无法随意控制排尿。

产后膀胱往往会有水肿、充血的状况，且膀胱感觉的灵敏度及肌肉的张力都会降低，加上产后的利尿作用，在产后的12~24小时，尿液增加，这时候若不将尿液排出，会使得膀胱过度膨胀而受到损伤。

产后的4小时内应试着下床排尿，若无法顺利排出，可用温水轻轻冲洗会阴，或是用手轻压耻骨联合上方。若还是无法顺利排尿，护理人员会视状况给予导尿。一般来说，膀胱在产后的5~7天之前复原。

什么是产后尿潴留

产后尿潴留的定义为阴道分娩后6小时无法自解小便；或剖宫产24小时后，拔掉导尿管6小时内不能自解小便。亦有定义产妇小解后，膀胱余尿量在150毫升以上者。

症状及治疗方法

尿潴留的症状主要为下腹疼痛，触诊可检查到胀大的膀胱，超声波有助诊断，导尿常可导出超量的小便，特别在大量静脉注射下，有时会超过1000毫升。

在治疗上，可以使用口服止痛药减少伤口的疼痛、帮助产妇站立如厕、提供隐秘性小解处、使用温水坐浴等方法。导尿则是治疗小便潴留最好的方法，同时可以减少急性肾衰竭和膀胱破裂的机会。

导尿搭配抗生素治疗

虽然产后小便潴留的定义为产后6小时内不能自行排尿，但并不表示到6小时就一定要导尿，应视产妇是否有尿频和尿急等症状，或身体检查时下腹部有肿块鼓出，诊断为膨胀的膀胱才需导尿。通常余尿在700毫升内，经一次导尿后便能自解；700~1000毫升小便常需两次导尿方可自解；超过1000毫升时，则平均需5次（每次相隔4小时）导尿，方能恢复小便自

造成尿潴留的危险因素

在产科上造成尿潴留的危险因素包括：

- 第一胎；
- 胎儿过大；
- 产程过长；
- 会阴裂伤过深和缝合太紧密；
- 困难的真空吸引；
- 架腿等不良姿势维持太久；
- 脊髓膜外麻醉；
- 剖宫产后伤口疼痛；
- 使用吗啡等止痛药物。

解。如需导尿2次以上，则置放导尿管24～48小时，让膀胱能充分休息。导尿次数越多，感染的机会越高，所以如实施导尿，最少应给一次预防性抗生素治疗。

产后尿潴留少有后遗症

产后尿潴留大多数可以自愈而没有后遗症，偶有1个月，甚至6个月后才恢复有小便的感觉，超过1000毫升尿潴留的患者，有时会造成膀胱肌压迫性损伤。

产后便秘

坐月子期间，还是要保持饮食均衡和适度运动，才能预防便秘。

1. 不长时间卧床。
2. 产后多试着下床走动。
3. 多喝汤、饮水。每日进餐应适当配一定比例的杂粮，做到粗粮、细粮搭配，力求主食多样化。在吃肉、蛋食物的同时，还要吃一些含纤维素多的新鲜蔬菜和水果。
4. 保持精神愉快、心情舒畅，避免不良的精神刺激，因为不良情绪可使胃酸分泌量下降，肠胃蠕动减慢。

产后痔疮

怀孕腹压增加均易造成痔疮，或加重已有痔疮之症状。

痔疮最常见的症状为出血、肛门瘙痒、肛门肿痛、痔疮脱出肛门。治疗上可分为非手术治疗与手术治疗，前者包括多喝水、减轻压力、少熬夜、肛门清洁，或是给予软便剂等方式，适用于第一、二度的患者（痔疮分四度），手术方式则有冷冻治疗手术、结扎手术、硬化剂注射手术以及传统痔疮切除手术、环状切除手术等。

另外外用熏洗法，可使用苦参根或五倍子50克，药物布包加水煮沸，先熏后洗或用毛巾沾药汁趁热敷于患处，冷者再换敷约10分钟。每日使用具有活血消肿、止痛止痒、收敛的效果。当然缩小腹提肛增加肛门周围组织的弹性及血液循环，多吃富含纤维素的食物以预防便秘，避免久站久坐，都是预防痔疮不可或缺的法宝。

乳腺炎

乳腺炎多半由于金黄色葡萄球菌感染。因为乳头本身就有损伤，使细菌容易侵入而受到感染，尤其是哺乳的妈妈，受到感染的概率很高。通常发生在产后第1~2周，习惯以某侧乳房哺喂乳的妈妈受感染概率更高。症状为乳房充血，有红、肿、热、痛的现象产生，如果没有实时治疗，控制感染，严重时会产生发冷、寒战、高热、心率加速等现象。

当妈妈发现有乳腺炎感染的症状时，应该停止哺乳，以免宝宝受到细菌感染，同时赶紧就医，观察宝宝有无受到感染。

预防感染注意哺乳前后清洁乳头，将双手洗净，若是乳头有破皮的现象，应先暂停哺喂，并换另一侧乳房哺乳。

预防产褥中暑

产褥中暑是指妈妈在室内高温闷热环境下，体内余热不能及时散发引起的中枢性体温调节功能障碍。正常人体在下丘脑体温调节中枢的控制下产热和散热，体温处于动态平衡，维持在37℃左右。而妈妈产后一般体质较为虚弱，中枢体温调节功能发生障碍，在高温、高湿、通风不良的情况下，往往容易导致产褥中暑。

产褥中暑常有先兆症状，如大量出汗、四肢乏力、口渴。如未及时处理，则体温上升、面色潮红、剧烈头痛、恶心、呕吐，胸闷加重、脉搏细数，血压下降。严重者体温继续上升可达40℃以上，出现昏迷、谵妄、抽搐，皮肤转为干燥，全身无汗。如不及时抢救，数小时即可因呼吸循环衰竭死亡。即或幸存，也会遗留严重的神经系统后遗症。

要避免产褥中暑，在妈妈的日常起居照料中就要多加注意：

1. 妈妈的卧室要做好通风换气，而不要密闭不透气，但不要让产妇直接吹风。妈妈产后体内潴留的水分较多，因此容易出汗——出汗是一种散热方式，当环境气温超过35℃时，机体依靠大量汗液蒸发进行散热。如果房间密闭，室温过高，湿度很大，就会阻碍妈妈散热，导致中暑。
2. 妈妈的被褥不宜过厚，衣着也要透气，以免捂得体温升高；尤其是出汗多的时候，更要注意及时更换衣物，并擦干身体。建议妈妈经常用温水擦浴，勤换衣服，避免产褥中暑。
3. 注意适当喝水，水也可以帮助减低体温，并补充汗液流失的水分。
4. 一般产妇感觉口渴、多汗、恶心、头晕、心慌、胸闷等不适时，就应考虑为中暑的先兆。此时妈妈应立即离开高温环境，到通风较好的凉爽处休息。解开衣服，多饮些淡盐水或服十滴水、人丹、解暑片、藿香正气水等，短时间内即可好转。

必读小叮咛

家人一旦发现妈妈出现高热、昏迷、抽搐等症状，应让妈妈侧卧，头向后仰，保证呼吸道畅通。在呼叫救护车或通知急救中心的同时，可用湿毛巾或用30%~50%的酒精涂抹前胸、后背等处。

走出产后抑郁阴霾

产后抑郁，很多妈妈全然不知

很多产妇已严重到有自杀或杀婴的倾向，还不知道是产后抑郁症在作怪。所以要提醒产后妈妈，如果发觉自己情绪不稳，最好能主动向周围的人发出求助信息。

产后抑郁有哪些症状

产后抑郁症的表现是有心情低落、抑郁、哭泣等情绪表现，以及消极、无助、无望的想法，甚至对周围事物包括新生儿，都无法感觉到快乐；食欲降低，睡眠也比较浅，甚至失眠。若这些症状维持至少2周以上，即符合重度抑郁症的诊断；若在产后4～6周内出现，就是产后抑郁症。

若是产后抑郁症维持好几个月，更严重会导致精神病，出现绝望的想法，认为宝宝跟着我是痛苦的，不如把他的生命结束，甚至会出现幻觉，这种已经与现实失去连接的状况，可以称为产后精神病。

产后抑郁来得快去得快

有50%~80%的产后妈妈会有比较轻微的产后情绪低潮（postpartum blue），包括有些沮丧、失望、郁闷和无力的心情，可能原因包括产后整个身心突然的转变，或孩子哭闹导致睡眠不好、哺乳遇到困难等。产后情绪低潮在产后3～5天最容易发生，之后慢慢找到照顾孩子的快乐，以及和孩子之间的连接时，这些短暂的自然现象会在大约10天内消失，由于症状来得快去得也快，不需要特别治疗。

产后情绪低潮不会严重到没办法照顾宝宝，这是和产后抑郁症最大的差别，而且它发生的时间比产后抑郁症稍早。丈夫和家属应该多给妈妈支持，协助分担照顾宝宝的工作，让产妇有喘息的时间。

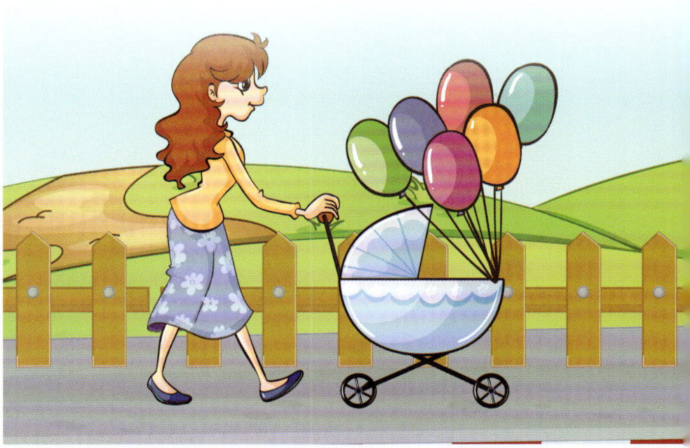

非药物疗法为先，必要时应用药

解决产后抑郁问题，最重要的还是家人的帮助；症状无法改善时，应接受精神科医师的评估。家属应尽力协助产妇就医。

非药物疗法

就医后先以非药物治疗，即给予支持性心理治疗。产后抑郁症的妈妈容易错估自己的能力，将负面东西放大，若能了解产妇在角色上的困难之后，专家会给予提醒及纠正。

• 需要时使用药物治疗

若上述疗法的效果不够，或想要更快达到疗效，就要考虑使用药物治疗，或采取药物与非药物两者合并的做法。

• 不要忌讳使用抗抑郁药物

抗抑郁药物并无上瘾等顾虑，不良反应也少。

• 日常饮食改善

不想吃中药的人，喝喝玫瑰花茶也是不错的选择。由于玫瑰花味甘、微苦，性温，归肝、脾经，有理气解郁、和血散瘀的功效。据《本草再新》指出，玫瑰花能“治肝胆之郁气，健脾降火”。

制作玫瑰花茶

在一般中药店买干燥玫瑰花后，取干燥玫瑰花6-10克→以凉开水略冲洗后置于茶杯中→冲入沸腾的开水，加盖焖片刻→依个人喜好酌量加入冰糖，代茶饮用。

香蕉：富含能帮助人脑产生5-羟色胺的物质，它类似化学信使，能将信号送到大脑神经末梢，促使人的心情变得安定、快乐。

全麦制品：含有大量B族维生素，对心情沮丧、抑郁症有显著疗效。

家人协助早期积极介入

早期积极介入是家人必须要有的警觉，产后情绪低潮多会在一定时间后自然消失，但是会有一部分恶化成较严重的产后抑郁症，所以家人要注意产妇的情绪变化。尤其当妈妈透露轻生的念头，或出现伤害小孩的情形时，必须尽快请医师协助。

区别是否因个性骄纵使然

有时家人会认为大家已经全力帮忙了，为何产后妈妈还是动不动就发脾气？是本身个性骄纵？还是真的有产后抑郁症？这时候建议家属寻求专业协助。

如果妈妈的个性原本就比较骄纵，这种个性因素是会和产后抑郁有交互影响，这部分必须纳入治疗时的评估，针对不同个性给予个人化的治疗。

丈夫和家人要多分担

此外，妈妈也需要有喘息时间，例如白天有自己的时间看看电视，保证一定的生活规律。尤其产后坐月子期间是产后抑郁症发生的高峰，长辈避免用“我们以前都是这样过来的”“我们也生过小孩，就不会这样”的态度，可多询问妈妈有什么需要帮忙的。

新爸爸也会抑郁吗

爸爸也可能有产后抑郁！在关注产妇的同时，其实也要留意一下丈夫，妈妈分娩，爸爸可能因为经济压力及责任加重、环境的改变，以及妻子只关爱宝宝，自己不被重视等因素，导致情绪低落、沮丧等抑郁表现，虽然发生概率少，但是一样需要家人的关心。

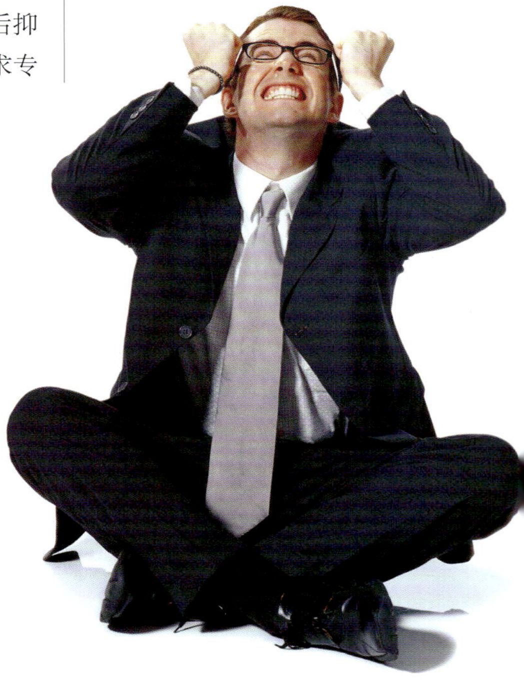

妈妈常见骨骼疾病

“妈妈手”

“妈妈手”医学名称为拇短伸肌拇长伸肌韧带炎，发生症状时，大拇指靠近手腕局部疼痛，若大拇指翘起来的时候更痛。

孕妇在怀孕期间为了减轻腰部负担，常使用手腕撑住腰部，长期动作下来得妈妈手的概率升高；孩子出生之后，因为要抱小孩、帮婴儿洗头，必须以手掌撑开托住孩子，使得妈妈手的问题更加严重。妈妈手最严重时，每日必须做的固定动作如扭毛巾、拿牙刷等需要动到手腕的动作很容易疼痛，因而无法做事，严重时连吃饭的动作都会有问题。一般而言，身材较丰腴的妈妈由于本身血管容易水肿，所以得妈妈手的概率也就更高一些。

当罹患“妈妈手”非常疼痛时，建议先做热敷，并利用随手可得的透气胶带扎贴，使皮肤拉扯力量分担过度使用而疼痛的韧带。痊愈后为避免再度复发，应注意每一次使用手托着宝贝的头时，应尽量让五指并拢，手掌、手腕成水平状，平均分摊婴儿的重量，可避免婴儿重量只由虎口及大拇指承受；哺育母乳时注意不要过度使用拇指，或是持续太久，只要让韧带适时放松休息，“妈妈手”的现象就会渐渐减轻。

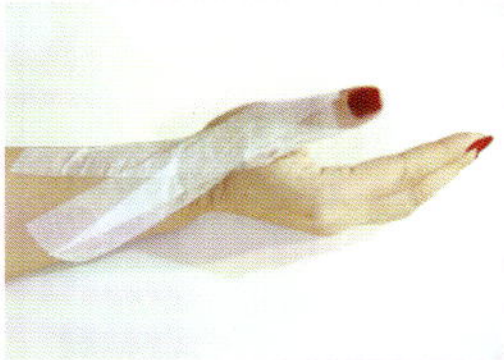

肩颈酸痛

此情况常发生在孩子出生1~2个月后，为了哄孩子睡觉或是喂奶，很多妈妈会侧躺在床上一面看着宝贝、一面轻拍他。一般来说，长期不良的侧睡姿势会造成妈妈只要活动或手部抬举就会感到疼痛，脖子与肩膀的交界处遭轻压便感到非常酸痛及紧绷。避免方式是改善侧躺的习惯，若必须侧躺时，也应准备一个较高、较厚的枕头垫在头部位置，让肩颈不必直接受力于硬床而受压迫，或是换一个较软的床也可以改善这种情况。

若已经感到不太舒服，先做简单热敷，于洗澡时直接使用温热水对患部冲水10分钟；若已经影响到生活，则建议就医，使用抗炎止痛药剂，约有一半患者可以得到控制。

必读小叮咛

一旦有腰酸情形产生，就需要适当的治疗，以免长期腰酸产生更大的困扰：

- 泡澡：每次20分钟，可以放松紧绷的心情及背部肌肉。
- 自我按摩：以四指的指腹来手搓揉背部酸痛处，每次5分钟。
- 缩肚提肛训练：每次10秒，切记不可憋气，重复10次。
- 全身性有氧运动：如游泳、健行、骑脚踏车，每周3次，每次30分钟，心跳需达130下以上。
- 腹肌训练：采坐姿，双脚腾空，做踩踏车的动作，每次30分钟。

常见的产后背痛

分娩后背痛发生于产后的一段时间，很多妈妈会感到后背或是腰部酸痛，大部分的人在6～9个月后会自动完全消失，少部分的人则会背痛长达2年。

治疗方式通常是对患部热敷，或是使用护腰等物理治疗；平躺睡在较软的床上并于膝盖下方垫一个枕头让背部放松，会有不错的减缓效果。分娩后背痛大部会自行痊愈。

网球肘

当孩子重8～10千克时仍长期抱在手上，或是要哄他睡觉，外侧手肘就容易疼痛，又称为“肱骨外髁炎”（也就是俗称的网球肘）。手臂再有力的人如手臂健壮的爸爸，孩子抱久了都会痛，不可不慎。

疼痛的治疗

以上3种肌肉疼痛治疗，考虑妈妈正在喂母乳而不使用止痛药剂；在最严重的情况下，医师会使用外用药物，大约1个月就能见效。

有些妈妈发现痛之后，习惯先向中医求诊，买膏药、针灸、推拿等，中医推拿是增加血液循环，对于过度使用的韧带来说并不会有太显著的效果。若先停止动作，就可以免去长时间的痛苦。

维持正确姿势

该如何避免复发呢？最好的方式仍是避免肌肉及韧带过度使用，使用背带、喂乳辅助枕、婴儿车等都是相当不错的选择；都能减少肌肉不当使用，其舒适度会比“抱”好很多。

除了使用辅具，保持身体肌肉支撑最重要的是维持正确姿势，其中时间与重量是造成身体不适的关键，太重的孩子就别抱太久，才能持续。

冰敷还是热敷

热敷主要是改善血液循环或缓解肌肉及韧带紧绷、僵硬；当痛点热得正在发炎，或是撞到瘀血时，就应该先冰敷消肿并减缓血流速度。因此当患部已经肿起时，千万别再予以热敷，否则只会让患部更肿。

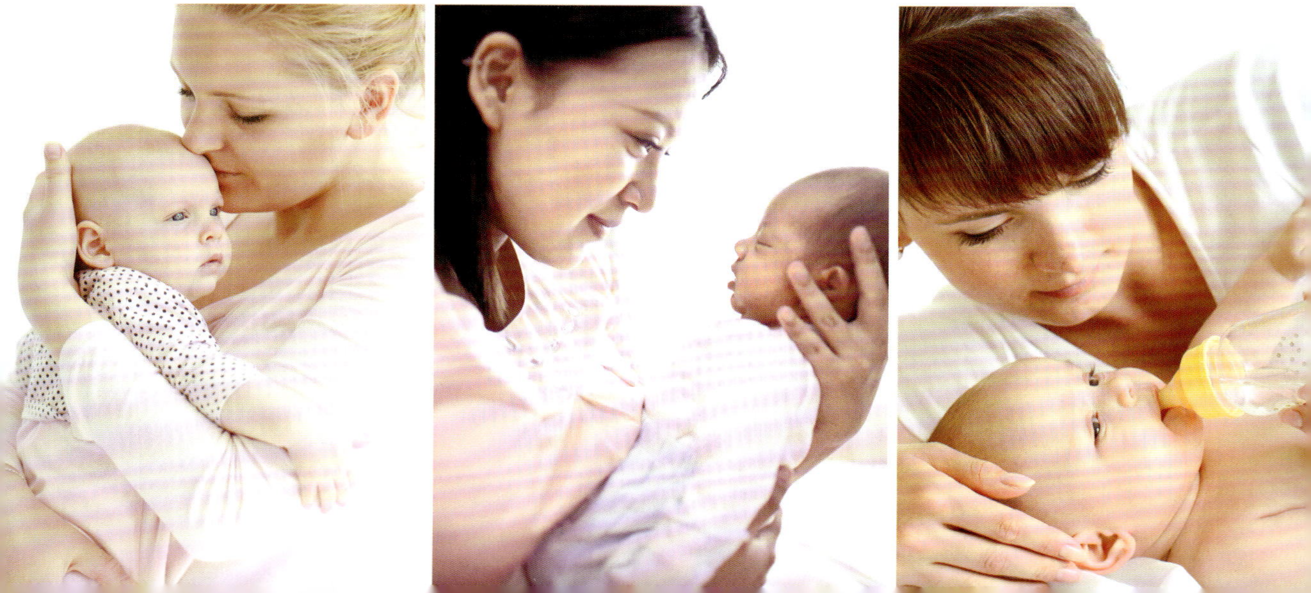

当心产后脚跟痛

有些产后妈妈早上下床踩到地板时，脚跟会有强烈刺痛；或是久坐后起身，脚跟疼痛到无法行动。其主要疼痛部位皆位于足跟部与脚踝外侧，原本病患皆不以为意，想说症状会自行好转，未料每况愈下，经求诊询问病史及检查后，才知道是罹患了足底筋膜炎（俗称脚跟痛）。站立太久、长时间穿着太平或太高的鞋子、运动伤害、走太多的路或健康步道（不平的石子路）、体重过重等都是致病的原因。

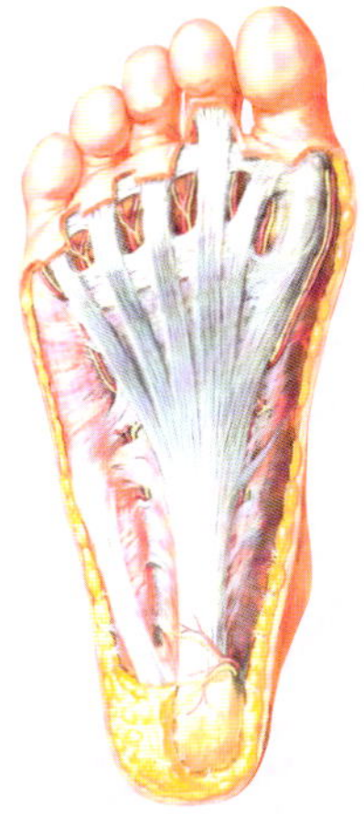

足底筋膜为跟骨往前足伸展的扇形坚韧筋膜，是人体步行着地时的“天然避震器”

足底筋膜炎的治疗与照护

足底筋膜炎的治疗主要是以控制发炎和舒缓疼痛为主，包括以下7项治疗及辅助方式：

1. 使用适合的鞋子及辅具：鞋子不宜过大或过小，鞋跟不宜过高或过低（3~5厘米为宜），且不要太硬，足底应有舒适、弹性的鞋垫，前足部也需有软垫以减轻压力。买鞋时勿只求美观，需视自身的脚形、用途和职业上的需要而定。买鞋时间最好选择下午，因下午的脚型最符合实际状况。
2. 减少足部冲击性活动：尽量少踩硬地板及用力踏地；不要长期站立，应穿着合适鞋子并间歇性休息。
3. 控制体重：因为过重的体重会增加足部负担。
4. 物理治疗：居家每日进行局部热敷，一天数次，每次10~15分钟。
5. 运动治疗：这是最有效的治疗方法，需有耐心地进行。而且此法有预防的功效，尚未有症状者经常做足底保健操，能有效预防足底筋膜炎的发生。
6. 其他：生活中避免赤足踏地、避免行走于凹凸不平的路面。

医师的提醒

足底筋膜炎的症状通常是逐渐加剧的，如果不马上治疗，严重者甚至会产生膝关节、髋关节、背痛等问题。预防永远比治疗更为重要，因此平时就应注重足部的保养工作，注意选购鞋子的重要原则，避免持续长途步行；运动宜循序渐进，不可操之过急；足部感到不适时，应尽早就医治疗，以免延误病情。

足底保健操

◎足底筋膜按摩术（1）：

方法 足部放松，用手的大拇指上下按压脚掌后端足底筋膜至感觉微酸即可，每日数次，每次1～2分钟。

目的 舒缓筋膜紧张，促进足底血液循环。

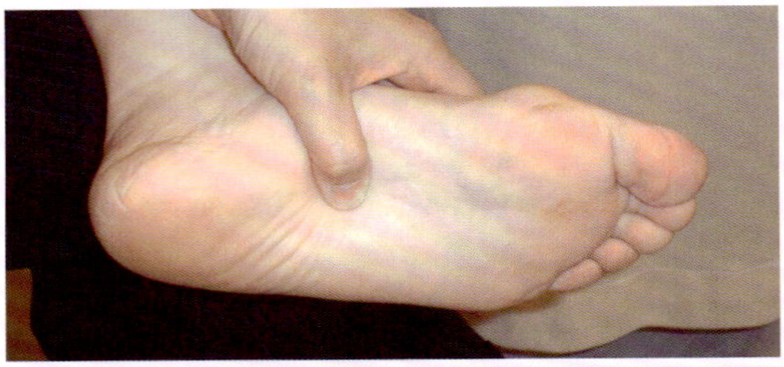

◎足底筋膜按摩术（2）：

方法 足部放松，用大拇指上下按压脚掌前端足底筋膜至感觉微酸即可，每日数次，每次1～2分钟。

目的 同上。

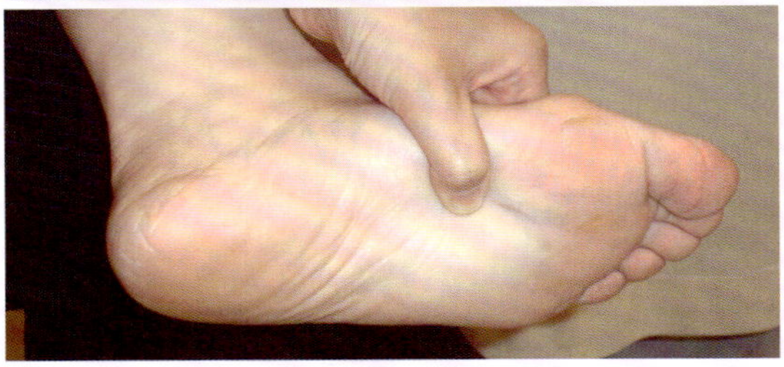

◎足底筋膜牵拉术（1）

方法 足部放松，一手固定脚跟，另一手握住脚趾，用力将脚趾向上扳至筋膜感到拉扯感为止，持续15秒，重复10次，每日施做数次。

目的 舒缓筋膜紧绷，增加筋膜弹性。

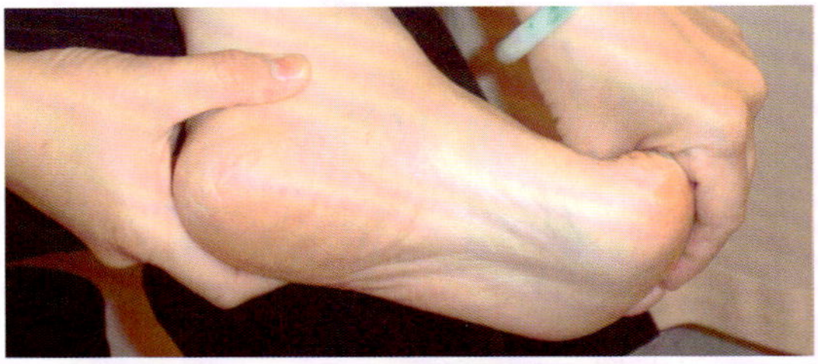

◎足底筋膜牵拉术（2）

方法 延续上述动作，再将脚板往上扳，直到筋膜及小腿肚有拉扯感为止，持续15秒，重复10次，每日做数次。

目的 同上。

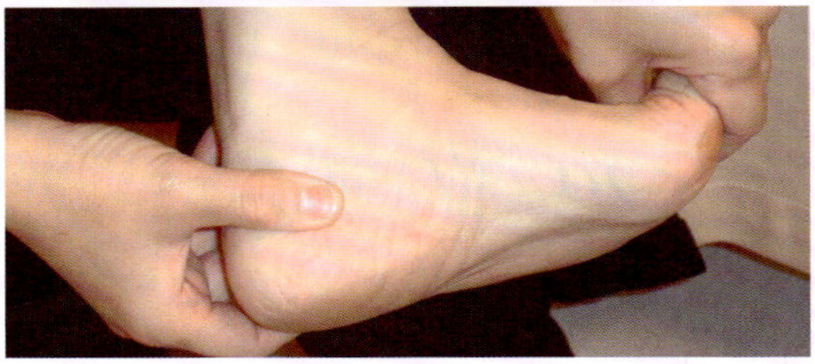

◎小腿肚牵拉术

方法 双手推墙，双脚呈弓箭步姿态，牵拉的脚置于后方，脚跟贴地，膝盖打直，身体下蹲到小腿肚有牵拉感为止，持续15秒，重复10次，每日做数次。

目的 舒缓小腿肚，增加肌肉弹性。

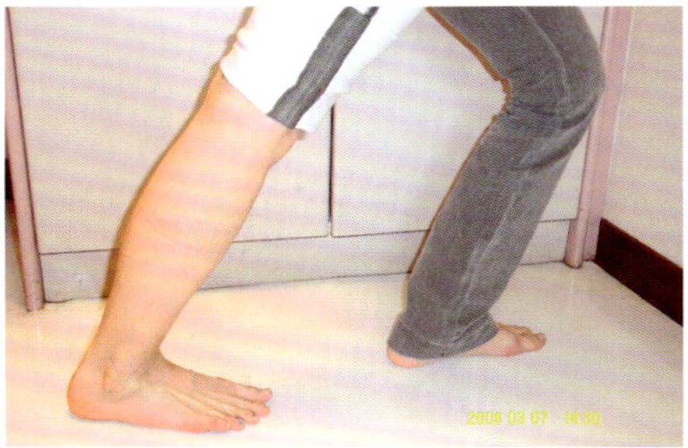

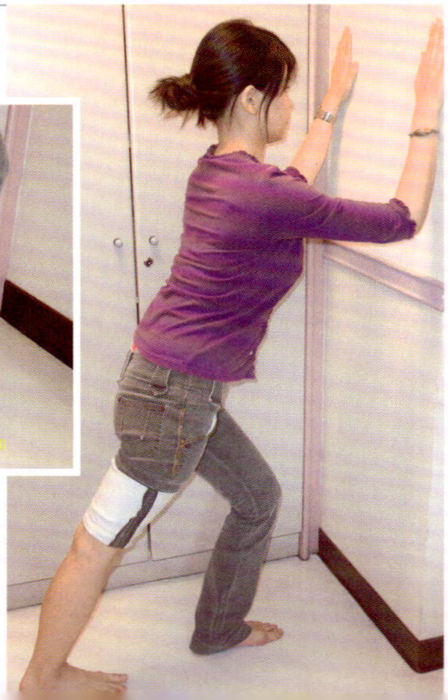

产后骨盆脱垂

女性生殖器脱垂

包含子宫脱垂、阴道脱垂。子宫脱垂代表子宫经由骨盆底部不正常的突出，主要可分为1度（站立时或腹腔加压时，子宫下降到阴道1/2处）、2度（站立时或腹腔加压时，子宫下降到阴道口）、3度（整个子宫已经完全掉落到阴道口外面，称为完全子宫脱垂），此为旧式的分法。新的分法必须由妇产科医师以特殊公式才可计算，而阴道脱垂是指部分阴道壁突出于阴道口。

泌尿道脱垂

包含了膀胱膨出、尿道膨出。膀胱膨出代表阴道前壁上方脱出，肌膜无力，可能发生疝气、膀胱掉到尿道口等状况。而尿道膨出代表阴道前壁下部脱出，尿道跟着下降，使得尿道至骨盆的泌尿系统受到拉扯。

肠道脱垂

包含了直肠膨出。直肠膨出代表阴道后壁脱出，主要是肛肌的松弛或裂开引起。

如果脱垂状况越严重者，除了漏尿之外，有可能造成阴道、尿道的感染。此外，由于每个人的严重程度不一，有些较为年轻、脱垂状况不严重的妈妈可能不会察觉，但接近更年期的女性，脱垂状况会越来越严重。

改善骨盆松弛

改善骨盆松弛，状况不严重者可借由一些运动方式，或改变生活习惯、仪器辅助治疗，但若状况严重者，则可考虑借助手术方式。

1 非手术治疗：

- 凯格尔运动：对轻度脱垂者有些许帮助。基本动作是“提肛”“憋住小便”“立正、缩小腹、夹臀、提肛”，可训练骨盆底肌肉的肌耐力及反应力，增强骨盆肌肉的支持功能，改善尿失禁。
- 生理回馈法：是一种辅助仪器治疗，经由正回馈机制作用加强骨盆底肌肉收、放能力。初期使用会觉得有些不舒服，至少需使用6次以上。虽然效果不错，不过仍会因个人体质有异。
- 饮食、体重控制：饮食最好不要吃太刺激性的食物，体重过重会增加腹腔压力，因此若体重指数（BMI）超过25者最好减肥。

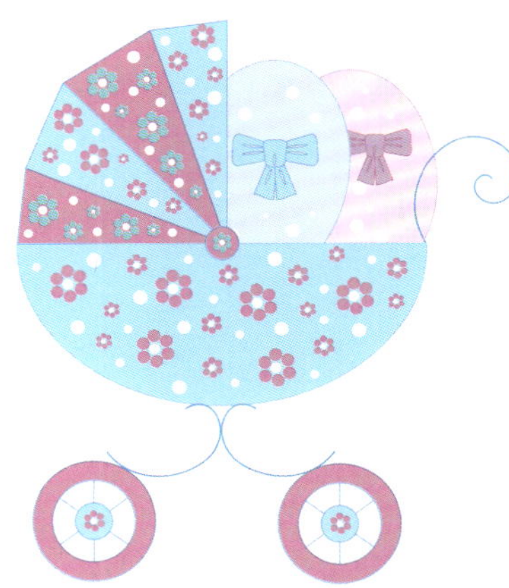

② 手术治疗：

- 根治性子宫脱垂手术：需切除子宫，还有修复其他伴随子宫下垂的器官，如阴道、直肠、膀胱。
- 保存性子宫脱垂手术：优点为保有生育能力，因此适用于年轻、还想继续生孩子的妈妈。

产后使用束腹带不要太紧，以免增加腹腰压力，若使用不当反而会造成脱垂。骨盆是有弹性的，多数人生完后骨盆会回复，千万别擅自使用不当方法加压腹腔，反而弄巧成拙。

坐月子感冒了怎么办

产妇在坐月子期间足不出户，感冒病毒通常来自于家人、亲朋好友等访客的传染。而如何避免再传染给宝宝，同时好好照顾自己的身体，才是最重要的。

坐月子感冒须就医

产妇一旦感冒后，身体即会出现：发热、咳嗽、喉咙痛、流鼻涕或鼻塞、头痛、寒战、全身酸痛和疲劳，少数人会有腹泻或呕吐等症状，一定要遵照医生的指示服药治疗，并多喝温开水、多休息，千万不要认为在坐月子就讳疾忌医。

避免传染给宝宝

妈妈感冒后，宝宝被感染的概率相当高，绝大多数都是因为感冒的妈妈没有做好基本的防护措施，就近身接触宝宝所造成。因此，感冒的妈妈要完全遵守戴口罩、勤洗手的保护措施，以减少病菌直接传播给宝宝。

也要随时留意宝宝的活动力、食欲状况。宝宝一旦受到感染，会出现吃奶量减少、活动力变差的明显症状，以及流鼻涕、咳嗽、打喷嚏等类似感冒的症状，此时应尽速看小儿科。不过，要坐月子妈妈整天戴着口罩，确实很难做到，最好的方法还是找到可以帮忙照顾小孩的人，以免感冒传染给宝宝。

母乳可以照常喂

由于妈妈感冒时，母体会产生抗体，宝宝不但不会经由哺喂的乳汁而感染，反而可以经由乳汁给宝宝多一层的保护。大部分感冒的药物处方，对哺乳都没有很大的影响，也不会对宝宝造成不良的反应，妈妈不需要停止哺乳，可先将母乳挤出存于奶瓶中，并请健康者代为喂养及照顾婴儿。妈妈在就诊时，须告知医师目前正在哺育母乳，请医师开处方时特别注意，就不会有大问题。

产妇如何自我保护

产妇于流感流行期间需特别留意自身健康状况，并做好自我防护，包含勤洗手、注意呼吸道卫生与咳嗽礼节，避免与流感症状者接触，于疫情流行期间，也应避免前往人群聚集场所。如有出现发热、咳嗽等症状时，应尽速就医。

如果经医师诊断为流感，应遵照医师的指示服药治疗，如果发生症状没有改善且愈来愈严重时，就须尽速再次就医。

Chapter

第7章

新生宝宝回家

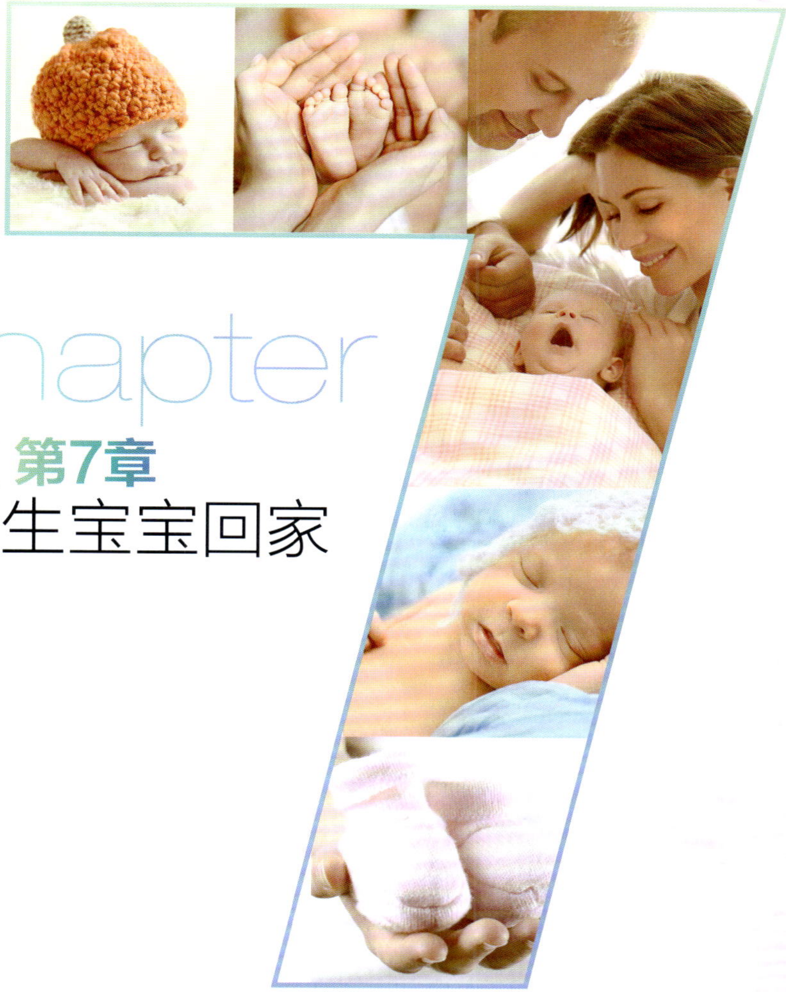

新生宝宝回家

1个月婴儿的食量表

母乳：依宝宝需求来哺乳，哺喂时间不定，平均2~3小时喂1次。

婴儿配方奶：一天喂6~10次，每次60~90毫升。

喂食须知：洗澡、外出活动后要补充水分

备注：喂食量是否足够的指标是，宝宝每日至少解便1次，且尿布湿6~8次。

喂母乳很简单

1 宝宝出生后1~2小时内，母亲就要做好抱婴准备。

2 纯母乳喂养的宝宝，除母乳外不添加任何食品，包括不用喂水，宝宝什么时候饿了什么时候吃。纯母乳喂哺最好坚持6个月。

3 宝宝出生后头几个小时和头几天要多吸吮母乳，以达到促进乳汁分泌的目的。宝宝饥饿时或母亲感到乳房充满时，可随时喂哺，哺乳间隔是由宝宝和母亲的感觉决定的，这也叫按需哺乳。一般白天每3~4小时喂一次，夜间可6~7小时喂一次，一天喂5~7次，夜里若宝宝不醒也可不喂。一般出生后2周左右才能按需要自然形成定时喂养。要注意，不要宝宝一哭就用喂奶来哄宝宝，因为宝宝哭的原因有很多，应查找原因。

4 一般来说，每次喂奶15~20分钟就可以了，最多不超过30分钟。母亲将奶头和乳晕全部塞进宝宝嘴里，宝宝的嘴唇、齿龈和舌的吸吮运动，能使奶液从乳晕内的乳腺管中流出。一半以上的奶液在开始喂奶的5分钟就吸到了，8~10分钟吸空一侧乳房，这时再换吸另一侧乳房。让两个乳房每次喂奶时先后交替，这样可刺激产生更多的奶水。

5 纯母乳喂养不要再喂水。对于单纯母乳喂养的婴儿，是不需要喂水的。如果过早、过多喂水，会抑制新生儿的吸吮能力，使他们从母亲乳房吸取的乳汁量减少，反而不利于新生儿的生长发育。

Q&A

Q：医院鼓励新妈妈产后马上喂母乳，但我的奶量只有一点，宝宝吃得饱吗？

新妈妈刚开始分泌的奶水称之为初乳，初乳的分量很少，但初乳的营养价值极高，同时也能够满足新生儿头几天的营养需求，所以妈妈不需要担心宝宝吃不饱。

Q：生病的妈妈，例如感冒、有肝病等，是否能喂母乳？

妈妈即便生病也还是可以喂母乳，除非患有艾滋病或少数情况才不能喂母乳。由于大部分的传染性疾病都是接触性传染，例如感冒，宝宝并不会因为喝母奶被感染，而是因为妈妈的接触才会被传染。

所以若妈妈感冒的话可以戴口罩，勤洗手，这样可以避免传染给宝宝。另一方面，妈妈会因为感冒产生抗体，使喝母乳的宝宝也因此产生抗体。不过，至于其他类疾病，还是要根据具体的病情和治疗情况，遵从医生的建议而决定是否可以母乳喂养。

亲喂母乳

成功哺喂母乳最重要的两个前提就是——具备正确的哺乳知识，及获得家人的支持。医师特别提醒，家人支持非常重要，因为产后妇女身体尚在恢复中，为了配合宝宝需求又必须每3个小时左右喂奶一次，所以除哺乳之外其实需要充分的休息。因此，这时候爸爸的角色就非常重要，要尽可能多帮忙照顾孩子（洗澡、换尿布）、分担家事，尤其是在妻子产后一两个月内；这段时间虽然夫妻都会格外辛苦，但却是爸爸妈妈与宝宝建立亲密关系的重要时刻！

医师也希望其他家人、长辈多给予产后妈妈爱的鼓励，因为刺激奶水生成的两大激素——泌乳激素与催产素，都会受到妈妈心情的影响，妈妈心情愉快，才能有助于分泌乳汁。因此，最好不要一直问妈妈“你奶水够吗？”“孩子有吃饱吗？”，虽然这些问候出于善意，却很容易带给妈妈压力。其实只要放轻松、保持心情愉快、有充分的休息，每位妈妈都能提供宝宝“源源不绝”的奶水，让宝宝健康长大！

奶水越喂会越多

每位孕妇在怀孕中期时乳房就已开始生产乳汁，所以当宝宝一出生时，妈妈的乳房里就已有足够的“初乳”给宝宝吸吮，而且因为刚出生的宝宝胃非常小（就像一颗小弹珠大小），所以妈妈不用担心初乳不够喝。等到产后30小时之后，通常妈妈的乳房就会开始发热胀痛，这代表乳房开始分泌大量乳汁，此时只要让宝宝多吸吮，就能改善乳房胀痛的情况，而且愈喂愈能刺激奶水分泌！

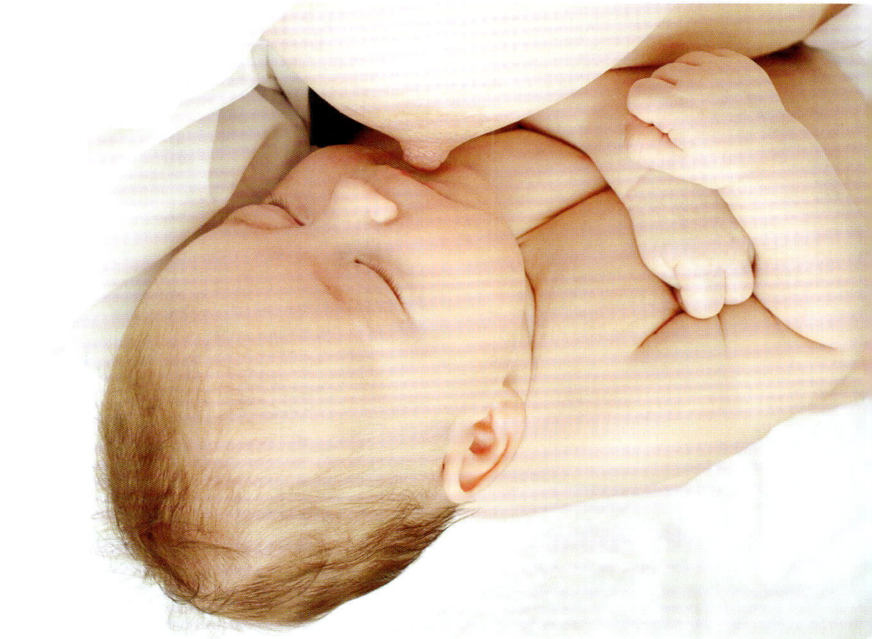

宝宝一出生即会吸吮

刚出生的小婴儿就有觅乳及吸吮的本能，只要将小婴儿放在母亲的身体上，不用任何外力去协助，小婴儿就会自己慢慢地找到母亲的乳房，开始吸吮。每位孕妇可以上网（http://breastcrawl.org）观看由联合国儿童基金会（UNICEF）、世界卫生组织（WHO）及国际母乳哺育行动联盟（WABA）所拍摄的影片，当每位准妈妈了解宝宝与生俱来的本能，以及每位妈妈都拥有哺乳潜力之后，就不会担心自己是否奶水不够了。

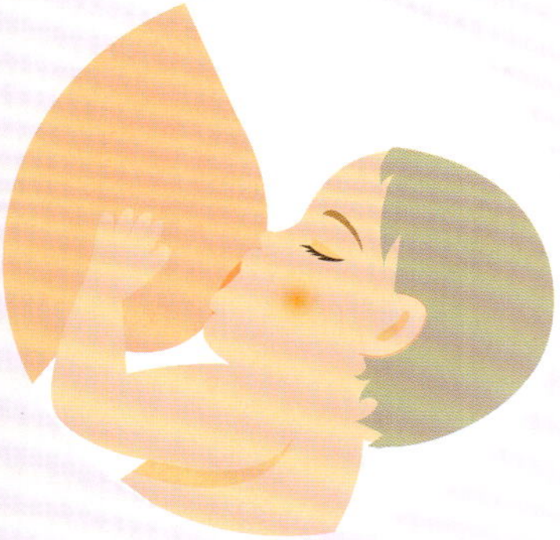

正确的含乳姿势：宝宝的下巴会贴住乳房，嘴巴张得很大，下嘴唇外翻，且几乎含住整个乳晕，上唇上方可能会露出一些，除非有的妈妈的乳晕部分很大，才会露出较多

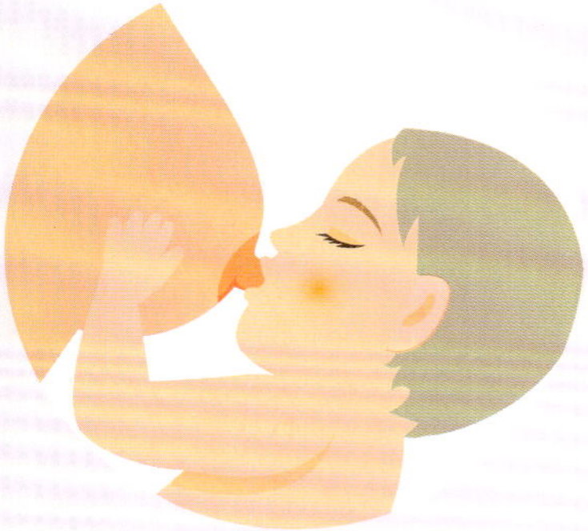

错误的含乳姿势：宝宝只吸住乳头，下巴和乳房分开，嘴巴看起来像是闭着，露出太多的乳晕

含乳姿势很重要

很多妈妈后来奶水不足、甚至得乳腺炎的原因，就是因为宝宝的含乳姿势不正确。因为当宝宝没有正确含乳时，就无法吸到足够的乳汁，导致妈妈的奶水无法顺利排出，这样一方面会造成乳腺管容易堵住，引发乳腺炎；另一方面当乳房内一直存有大量乳汁时，母乳中的泌乳素抑制因子会抑制奶水生成，使奶水量无法提升。

除了观察上述的姿势之外，宝宝若是含乳正确，吸吮时不会发出“咋舌声”，而是会有缓缓的吞咽动作，吸完奶后会表现出放松而饱足的模样，而且妈妈的乳头不会痛。错误的含乳姿势因为宝宝只含住乳头，所以妈妈的乳头容易感到疼痛，且因为宝宝吸不到奶，可能会表现出烦躁拒食。

依照宝宝需求来喂奶

妈妈只要多喂宝宝，就能解决大部分的喂奶问题，例如担心奶水不足、胀奶、乳腺炎等。只要宝宝开始出现歪嘴、吃手、舔嘴唇、甚至转头寻找乳房的动作，就表示宝宝肚子饿了，这时妈妈就可以喂母乳，不需要很规律的几个小时才喂一次；尤其不建议等到宝宝哭了才喂奶，哭累的宝宝常常吸一下就睡着了，但是很快就饿醒了要吃奶，从而变成一上乳房就睡着、一离开就哭的恶性循环。最好能观察宝宝何时想吃，按照宝宝的需求来喂奶，其实时间久了，妈妈和宝宝自然会建立起喂奶与作息的默契；当熟悉宝宝的气质和习惯，妈妈也建立足够奶量时，再开始调整宝宝喝奶的规律，会容易许多。

宝宝吸奶时，会刺激母亲脑下垂体产生泌乳素与催产素，有助于奶水生成及排出。若是久久才喂一次，大脑接收到的反应就是“宝宝不需要太多乳汁”，就会开始减少泌乳，就会出现奶水不足的状况。

学会躺喂超轻松

因为刚出生的宝宝一天会吃奶8～12次以上，尤其是半夜时常会需要喝奶，所以妈妈一定要学会躺喂，才能够一边休息一边喂，让自己尽可能获得充足的睡眠时间。而这也是“亲喂”比“瓶喂”方便的地方，只要把宝宝放在乳房旁边、调好舒服的姿势，妈妈就可以继续休息。

产后妈妈可以和刚出生的宝宝有一段“Baby Moon”的时间，就是安排几天“只需要和宝宝相处、不需要做其他杂事”的时间，和宝宝一起待在家里，最好是床上，妈妈可以拥抱安抚宝宝、练习观察与响应宝宝的需求、和宝宝一起休息、依照宝宝需求喂奶；妈妈也可以在床上看书、讲电话、吃东西、上网或做任何让自己放松心情的事。其实就是把握坐月子和产假的时间，练习与宝宝相处并且多喂奶，这样将有助于培养和宝宝亲密的关系，也有助于练习躺喂母乳。

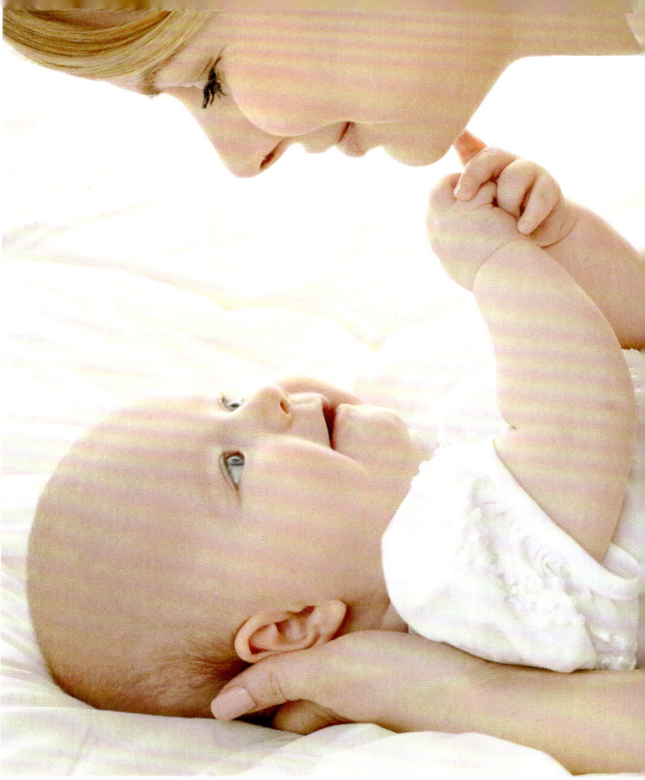

Q&A

关于哺乳的疑难问题

Q：产程过久会影响奶量较少吗？

产程过久可能会使妈妈过度疲惫，减少哺乳的意愿，但只要减少访客的探视，提供产妇合宜的休息并依照宝宝的需求来哺乳，奶水分泌状况并不会受影响。

另外，剖宫产、肥胖、糖尿病的产妇，可能会有延迟泌乳的情形，也就是在产后72小时左右乳房才会开始大量分泌乳汁（一般产妇是30～40小时），但是只要按照宝宝需求喂奶，奶水量一样可以提升。另外，第二胎以上的产妇，奶水会来得比较快一点。

Q：想要亲喂母乳，需要事先准备哪些用品？

有心想亲喂母乳的准妈妈，可事先准备以下物品：

- 哺乳胸罩：前面开扣，更容易哺乳。
- 哺乳衣：方便掀开哺乳。
- 哺乳枕：因为舒服的姿势有助于哺乳顺畅，所以妈妈可在手臂下垫个哺乳枕或枕头，手臂才不会因为长时间哺喂宝宝而发酸。
- 溢乳垫：因为胀奶时乳汁可能会溢出，或是在哺喂母乳时，另一侧乳房可能也会溢奶，因此可准备一次性的溢乳垫，或是准备干净的小方巾（比较环保）来垫在胸罩内。不管是溢乳垫或是小方巾，只要湿了就要更换，因为乳汁里营养丰富，是培养细菌的温床，所以一定要勤更换以维持乳房卫生。

Q&A

• 吸奶器：医师建议以“亲喂”为优先（因为亲喂最能刺激乳汁分泌，且可让宝宝吸到深层奶水），若宝宝喝饱后，乳房仍有肿胀时，可挤奶至容器里；若手挤太久觉得酸时，才考虑使用吸奶器，因为吸奶器有可能会增加乳头的不适感。

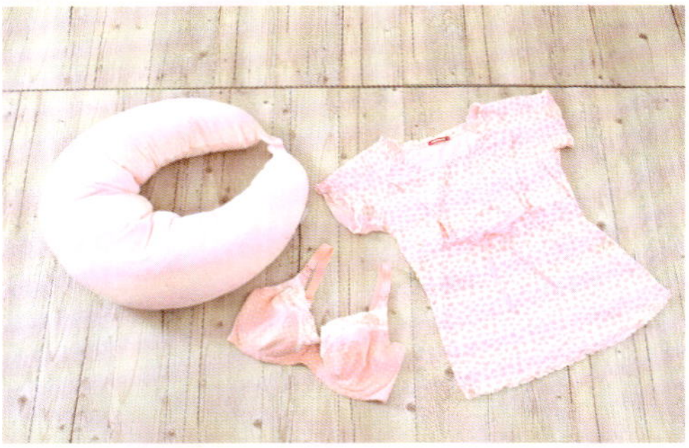

Q: 怎样知道宝宝有没有吃饱?

因为亲喂母乳不像瓶喂可以明确看见宝宝喝奶的量，所以可能很多妈妈最担心的就是不知道宝宝到底有没有吃饱。首先在喂母乳时，要注意宝宝是否有正确含乳（会出现缓慢吞咽、满足放松的表情）。然后观察宝宝平日大便和小便的状况，只要宝宝一天超过5～6次重重的尿布，就表示宝宝有吃到足够的奶水；喝母乳的宝宝出生第2～3天后大便就会由黑色（胎便）转为黄绿色的过渡便，之后就是稀黄的大便，次数因人而异。此外，在定期的婴幼儿健康检查中，只要宝宝的成长曲线都在正常范围值内，爸妈就可以安心啦！

Q: 乳腺炎的症状及处理方式?

乳汁一直无法有效排出，就可能堵塞乳腺，引发乳腺炎。乳腺炎的症状就是单边乳房，或是乳房的某个部位红肿热痛，同时可能合并发热。若多喂奶、挤奶和足够的休息后仍无法缓解，就必须尽快就医，需要哺乳咨询与适当的药物治疗；若继续恶化为乳房溃疡时，可能需要用针头将脓抽出来或是切开引流。

发生乳腺炎时不要“憋奶”，要继续喂奶或挤奶；有些妈妈担心宝宝吃到细菌，其实这些细菌通常也存在宝宝的口腔中，所以只要在有治疗的情形下，持续喂奶并不会伤害宝宝，治疗乳腺炎的药物也不会影响哺乳。因此，发生乳腺炎的那一侧乳房，仍可继续哺喂，宝宝是最好的吸奶器，多让宝宝吸吮，可有助于乳腺畅通。

Q: 喂母乳的女性乳房容易变形下垂吗?

乳房变形绝对与喂母乳无关，而是在于平日穿着内衣的习惯造成。喂母乳时乳房罩杯通常会升级，因此需要穿着适合的胸罩。若是为了哺乳方便而偷懒不常穿胸罩，当然就有可能下垂变形。

Q: 乳头破皮及长水泡时该怎么办?

如果宝宝含乳姿势正确，就不会出现乳头破皮现象。若乳头破皮时，可以涂点乳汁或是羊脂膏，让它自然干，通常一两天后就会康复。当乳头受伤时，要暂停使用吸奶器，以免更痛。妈妈即使在家，也要穿着胸罩，以免衣物摩擦乳头，亦可能容易发生破皮现象。若乳头出现小白点或水泡，表示乳汁出口有阻塞情形，可以多让宝宝吸奶，或者可用纱布沾点生理盐水轻擦乳头，有时会自己畅通；若仍无法改善时，可请医师帮忙用无菌针头挑开。

Q&A

Q: 怎样用手挤奶才正确?

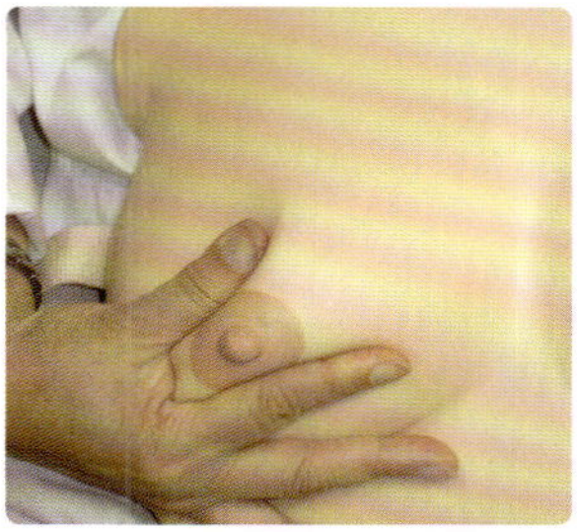

妈妈将手掌圈成C型，在乳晕以外约1~1.5厘米的部位，往胸壁方向轻推后，大拇指与另外四指挤压乳房，将奶水挤出。千万不要去按压乳晕，因为乳晕是乳汁的汇集处，按压容易造成水肿、阻碍乳汁排出；也不要挤压或拉扯乳头，因为这样做并不会使奶水流出，反易使乳头受伤。挤奶时也要避免摩擦乳房皮肤，否则容易造成乳房破皮、表皮色素沉淀。

Q: 胀奶好痛怎么办?

有的妈妈觉得奶胀的疼痛甚至大过分娩之痛（可能因为无法麻醉，时间又更久），可见乳房肿胀的痛苦程度。奶胀时，最好的缓解方法就是让宝宝吸吮；宝宝若是喝饱了，乳房却仍有肿胀不适感时，就先将奶水挤至瓶内，但不需要完全排空，只要感到乳房柔软下来、没有不舒服就好；若是排空，反而会刺激大脑，分泌更多奶水，乳房很快又会胀痛!

若是感到乳房周围有些奶水肿胀的硬块，可以用2、3指并拢，在硬块处轻揉，由外侧往内按（往中央轻推）。只有在喂奶或挤奶前才建议热敷约10分钟让奶水流出；但如果乳房很胀时不建议热敷，可以稍微冷敷以降低疼痛感，但千万不要冷敷乳晕、乳头，否则反而会抑制乳汁排出。

国外已有研究指出，将圆白菜叶洗净放冰箱冷藏，可用来冷敷乳房、缓解乳房胀痛。因为圆白菜本身所释放的酵素有助于舒缓肿胀，又容易取得，让妈妈不需一直重复拧毛巾冷敷，省事许多；圆白菜叶的“环形”叶状又正好可以包住乳房、露出乳晕乳头处，可以说是天然的冷敷好帮手!

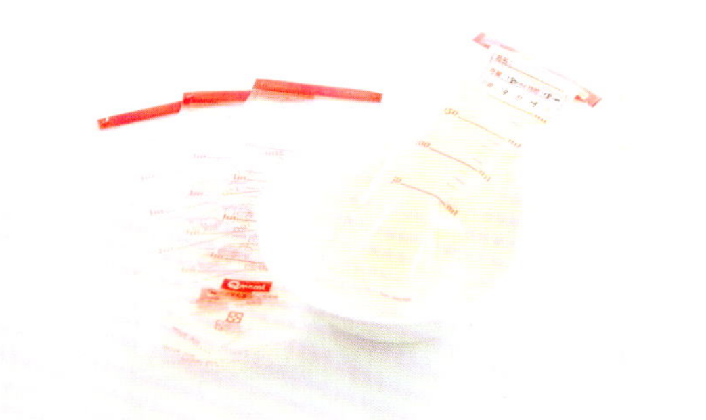

Q: 母乳储存很麻烦吗?

当乳汁太多，或是职业妇女，势必需要先挤出储存备用。建议妈妈每次储存以“一餐”的分量冷藏即可，因为母乳并不建议重复加热给宝宝吃，所以若储存的量较多，加热时只要加热当餐的量即可，吃不完就要倒掉。

乳汁放在冰箱冷藏，可储存3~5天；若是放在冷冻库，则可放2~3个月。冷藏或冷冻时，建议有独立的空间，不要和其他的食物（尤其生鲜肉类）靠得太近，也不要放在冰箱门边，以免污染母乳。另外，放在冰库冷冻时，建议用专门的储乳袋储存，不要用一般的塑料袋，以免冷冻时刮伤，使母乳受到污染。

Q&A

Q: 母乳可以喂到何时?

母乳可说是“天赐良泉”，不仅会随着宝宝的年龄，自动调整营养成分、符合宝宝需要，而且成分天然、完全不用担心污染、化学等问题。因此，世界卫生组织（WHO）建议，6个月前的宝宝纯母乳哺喂，6个月后开始添加副食品，并继续哺喂母乳至两岁甚至两岁以上，直到宝宝自然离乳最好。若是想要离乳时，采渐进方式进行（哺喂的量逐渐减少），才不会使宝宝感到失落。

Q: 职业妇女可以如何持续喂母乳?

建议妈妈可以在早上出门前先亲喂宝宝，或是先将奶水挤出冷藏。白天上班时，可利用中午休息时间去挤奶，到了下午四点再去挤一次，或是下班后先挤完奶再回家，不然乳房会很胀痛，等到回家才挤的话，乳房可能会硬到让奶挤得很辛苦。晚上回到家后，记住一定要亲喂宝宝，才能继续刺激乳汁分泌。

若是中午休息时间有限，可以使用吸奶器，一边挤奶、一边吃午饭，可以节省一些时间。

Q: 吃什么有助于发奶? 哺乳期间需要特别摄取什么营养吗?

均衡的饮食，以及足量的蛋白质和水分，是确保哺乳期间乳汁分泌充足，以及宝宝获得足够营养素的最重要的原则。

哺乳期间，建议至少吃到与怀孕期间相当之热量。因蛋白质摄取量比起孕前及怀孕期皆有较高，因此每日最好能喝到2~3杯牛奶，以及蛋豆鱼肉4~5份（1份=1个鸡蛋=半块豆腐=50克、约3指宽的肉或鱼），且广泛摄取各类食物以达到均衡饮食之原则。也要注意摄取足够的钙质与铁质、维生素及微量元素，并从足量的蔬菜水果及全谷干豆中摄取纤维素，可促进肠道蠕动，预防便秘。

水分摄取每日至少2000毫升，哺乳前可先喝一杯（约240毫升），如此可确保乳汁分泌充足。

钙质的主要来源是奶类、奶酪、黄豆制品，至于小鱼干、虾米、虾皮因为胆固醇高，且盐分多，所以炒菜时偶尔添加一些即可。

此外，哺乳妈妈可多吃温热食物，如麻油料理（可补肝肾）、当归（可补血）、杜仲（可壮筋骨）。有过敏体质的妈妈，哺乳期间建议尽量避免吃坚果类和带壳海鲜，以免引发自己和宝宝有过敏现象。咖啡饮品或茶类，因其有可能经由母亲摄食进入母乳，宝宝可能会出现精神亢奋或烦躁不易入睡的情况，能不喝最好。

常用通乳中药材

以下通乳中药可在中药店购得，可在炖煮如猪蹄、鱼肉等滋补食材时加入，达到通乳、催乳的作用

王不留行

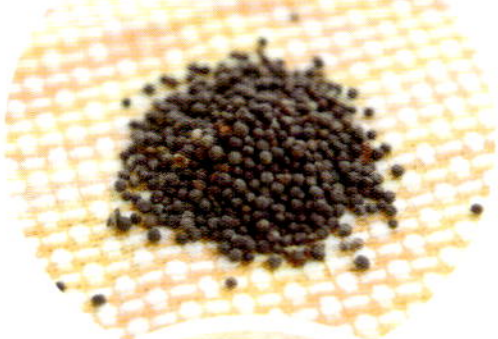

通草

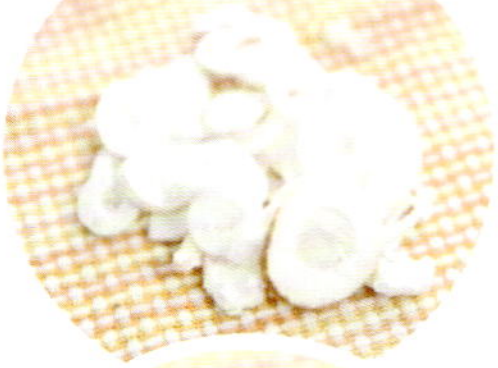

路路通

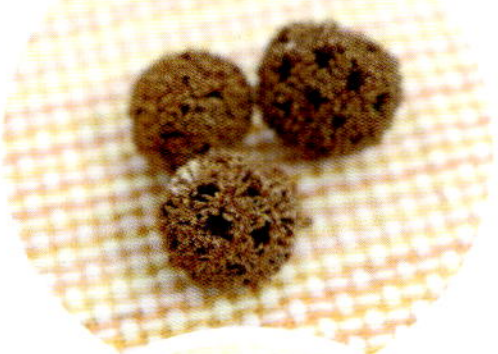

青柠

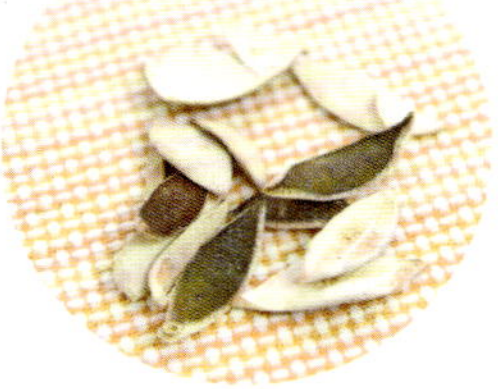

宝宝的清洁

需准备的器具

• 细轴棉花棒 • 纱布 • 冷开水或生理盐水 • 脐带护理包(棉花棒、浓度75%的酒精)

Part 1 清洁宝宝的眼睛

方向:眼头——>眼尾

帮宝宝洗澡时是最好的清洁时机,因为洗澡时,浴室充满水蒸气,正好能软化宝宝眼睛里面的污垢。洗澡水放好后,趁着水还是最干净时先清洁宝宝的眼睛,利用纱布蘸水,轻轻地由内(眼头)往外(眼尾)擦拭即可!切记不可以来回擦拭,一边眼睛使用一支干净的棉花棒或是干净的纱布一角。

平时若看到宝宝眼睛有眼垢,可以利用棉花棒或是纱布的一角蘸生理盐水或冷开水,由内往外擦拭即可。此外,家中宝宝的棉花棒盒避免大人共同使用。

一般来说,鼻泪管阻塞是造成宝宝眼部产生分泌物主要的原因。妈妈可以轻轻按摩宝宝的鼻泪管位置,帮助宝宝狭小的鼻泪管保持畅通,减少眼部分泌物产生。

Part 2 每晚睡前以纱布清洁口腔

宝宝喝完奶后,让宝宝喝点水来清洁宝宝的口腔。家长最好在每晚睡前都能用纱布帮宝宝清洁一次口腔。将干净纱布套在手指上,将纱布蘸点冷开水,当妈妈把纱布轻轻地放入宝宝的口中时,宝宝会有吸吮的动作,这时候就可以顺势旋转擦拭宝宝舌头上的舌苔。

Part 3 清洁宝宝的鼻孔

宝宝洗澡后是清洁鼻孔的最佳时机,用棉花棒蘸冷开水或生理食盐水,用旋转的方式,就能把脏东西卷出来。棉花棒伸入鼻孔的深度约1厘米即可,并不是愈深入就能清得愈干净。

使用吸鼻器时

当宝宝有鼻涕时,可使用吸鼻器将鼻涕吸出。先将吸球中的空气尽量挤出,再轻轻放入宝宝的鼻孔中,将鼻涕一点一点地吸出。趁宝宝睡着的时候再使用,会比较容易进行。

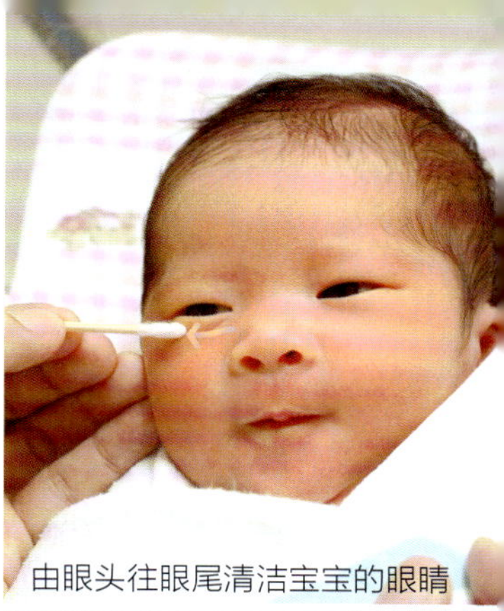
由眼头往眼尾清洁宝宝的眼睛

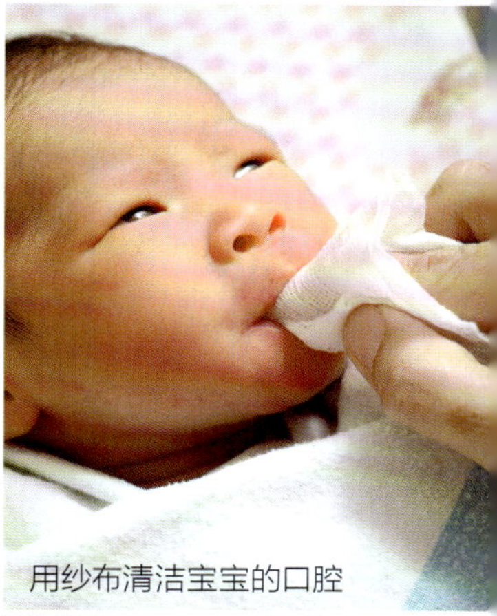
用纱布清洁宝宝的口腔

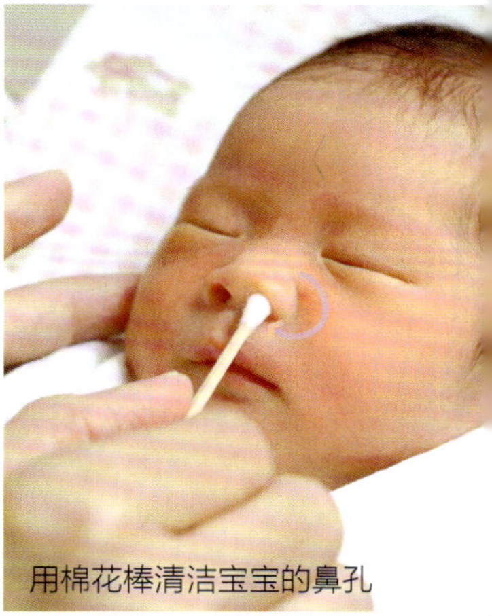
用棉花棒清洁宝宝的鼻孔

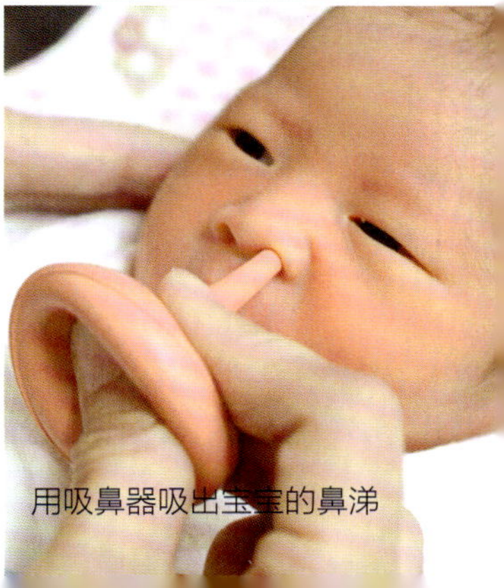
用吸鼻器吸出宝宝的鼻涕

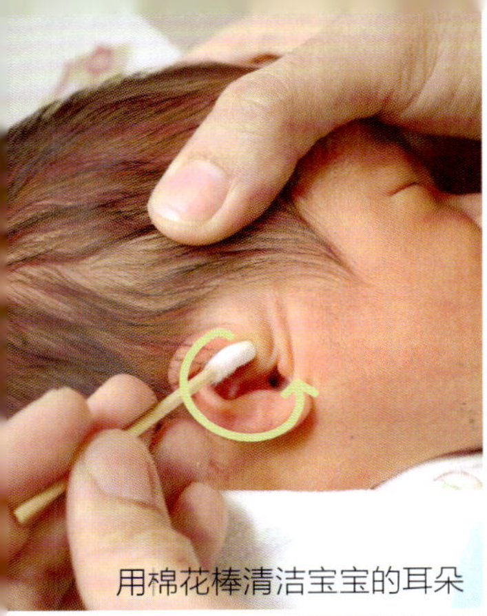
用棉花棒清洁宝宝的耳朵

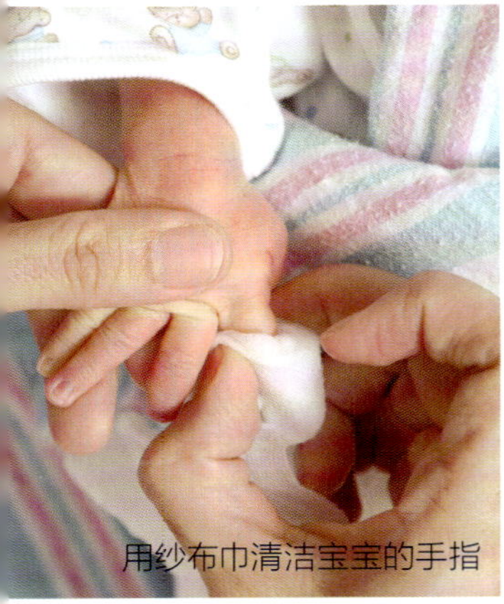
用纱布巾清洁宝宝的手指

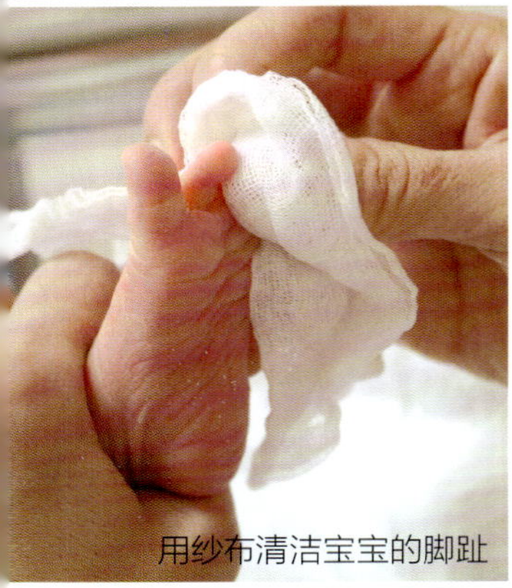
用纱布清洁宝宝的脚趾

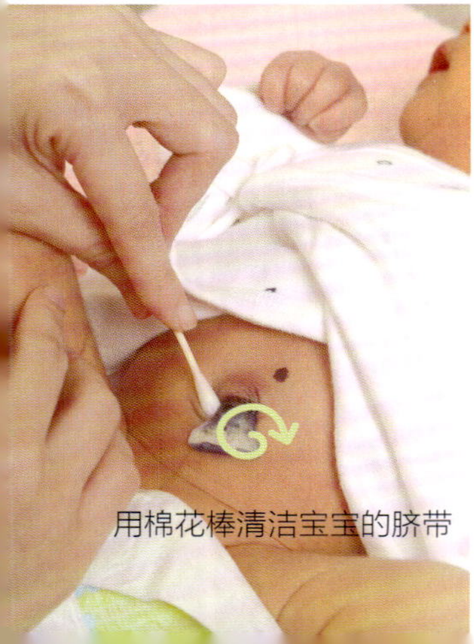
用棉花棒清洁宝宝的脐带

Part 4 清洁宝宝的耳朵

给宝宝洗澡时，妈妈可以将纱布蘸湿，轻轻擦拭宝宝的耳壳部分。如果宝宝的耳朵进水了，妈妈可以拿棉花棒在外耳处轻轻旋转，将水慢慢吸干。平时若看到宝宝的外耳有污垢，可用棉花棒蘸冷开水，轻轻旋转将外耳的脏东西卷出即可。

有时候家长担心宝宝的耳朵浸水，便一直拿棉花棒清洁宝宝的外耳道，反而造成宝宝外耳而出现红、肿、糜烂的现象。新生儿患外耳道炎，大部分都是由家长过度清洁宝宝的耳朵所引起的。因此，家长每日给宝宝清洁一次耳朵即可。

Part 5 清洁宝宝的手指、脚趾

宝宝的手指、脚趾相当脆弱，平常只需用纱布蘸水轻轻擦拭每根手指、脚趾即可。如果手指、脚趾甲太长，可以趁着洗澡后顺便修剪。建议使用婴儿专用指甲剪来修剪宝宝的小指甲。修完指甲后，再用锉刀将锐角磨平，宝宝才不会抓伤自己。

为了避免宝宝抓伤自己，有些家长会给宝宝套上手套。套上手套固然能避免宝宝抓伤脸蛋，但只要修好宝宝的指甲，让宝宝脱下手套，让手指自由碰触、抓取物品，这些动作反而能帮助宝宝得到更多反射刺激。

Part 6 帮宝宝进行脐带护理

1. 洗完澡后，将宝宝身体擦干，穿上衣服、尿布。然后，再露出脐带的位置。
2. 用干净棉花棒蘸取75%酒精，由内而外，从脐带的根部开始，消毒脐带周围。消毒范围大约是半径1厘米的圆圈大小。
3. 整理一下宝宝的尿布的裤头位置，一定要露出脐带，避免脐带受压迫、不透气。

- 宝宝脐带在脱落之前应保持干燥。洗澡之后，应先以干净棉花棒轻轻擦拭脐带周围，再进行脐带护理。
- 避免让尿布的裤头覆盖住脐带。减少摩擦，同时也能避免尿液或粪便污染到脐带。
- 如果脐带碰到水，一定要再使用酒精重新护理一次。
- 正常情形下，脐带会有淡黄色分泌物，但无臭。如果有渗血、脓黄分泌物、有臭味，周围的皮肤有红肿现象，就可能是脐带发炎了，爸妈应带宝宝到医院检查。
- 脐带脱落的几天后，仍然要继续给宝宝做脐带护理，直到肚脐眼完全干燥为止。

Part 7 清洁宝宝的生殖器

女宝宝的清洁方向：会阴部-->肛门

帮宝宝清洁阴部时，要由会阴部往肛门方向清洗，不可来回擦洗，才不会将肛门的细菌又带到会阴部而引发感染。此外，宝宝的会阴部有胎脂覆盖，清洁时并不需特别费力搓洗，只需要将褶皱处的白色皮垢清洗干净即可。

男宝宝的清洁重点

帮宝宝清洁生殖器时，则要小心翻开包皮褶皱处，将皮垢清洁干净。睾丸是常令人忽略的清洁部位。同时检查宝宝睾丸的位置是否正常，两边睾丸是否都有在阴囊中，观察宝宝是否有隐睾症。

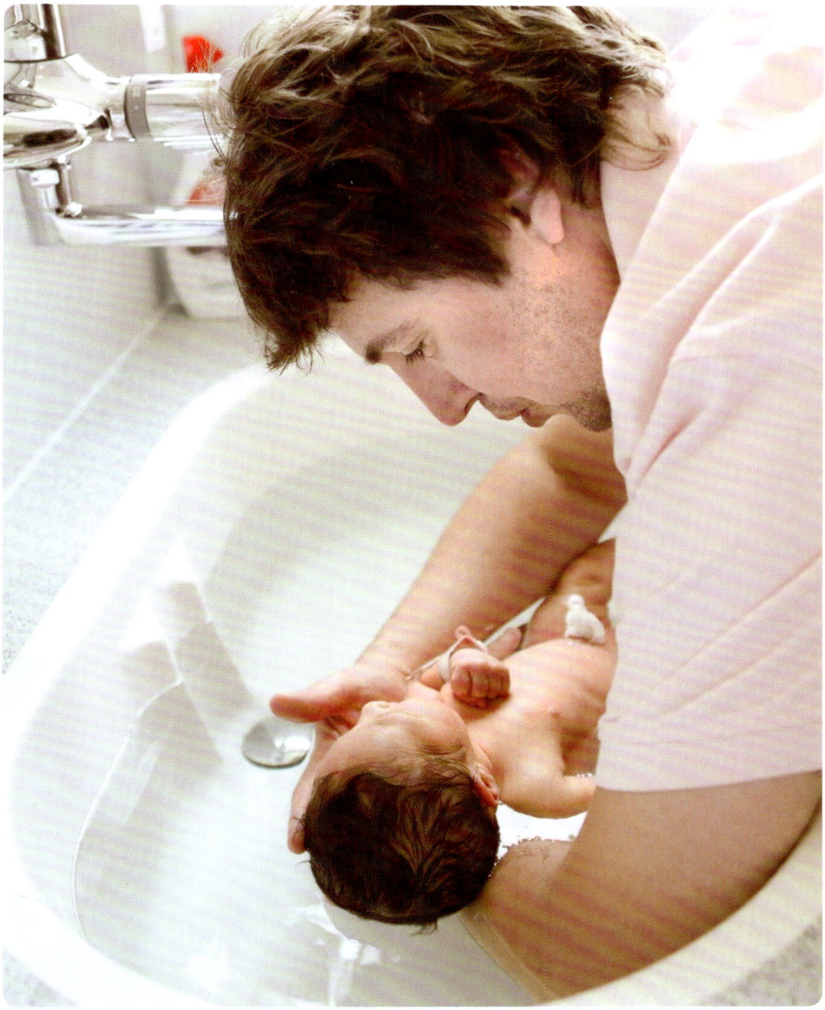

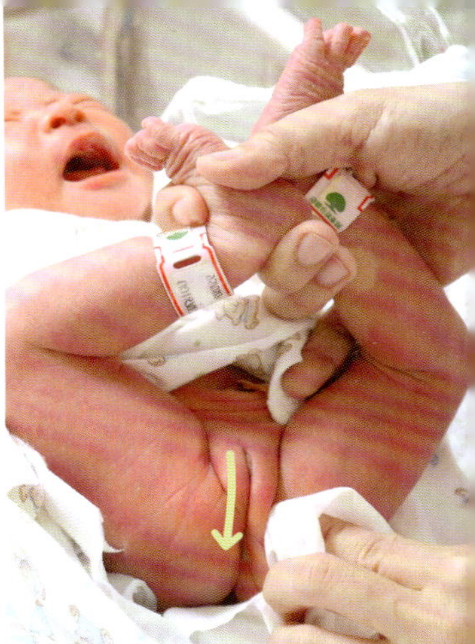

由会阴部往肛门方向清洁女宝宝的生殖器

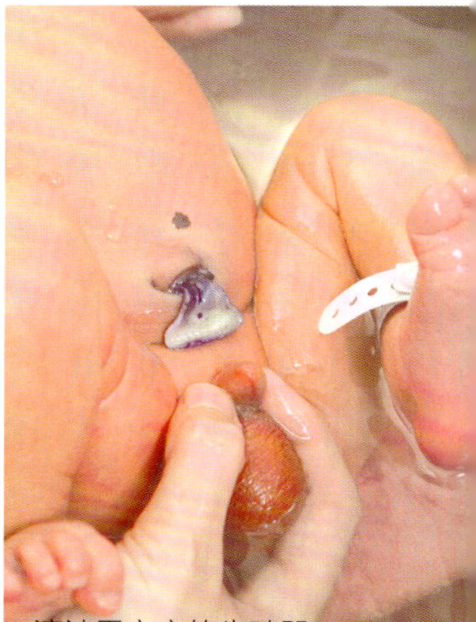

清洁男宝宝的生殖器

注意事项

- 洗澡前准备好的尿布最好先摊开，免得宝宝喷尿。帮宝宝洗头、洗脸的时候，不需要将尿布先脱掉，这也是为了防止宝宝喷尿。
- 洗澡的时间最好不要超过10～15分钟，爸妈可自行决定是否使用沐浴液。夏天是37~38℃，冬天时可稍微提高温度，39~40℃。

新生儿医学

词汇解读

高危新生儿：指已发生或可能发生危重病情的新生儿。常包括：高危孕妇所分娩的新生儿；有疾病的新生儿。

新生儿发育状况

新生儿，医学上是指出生时到满28天前这一期间的宝宝。此期间称为新生儿期。

- 足月儿指胎龄≥37周且<42周（259~293天）的新生儿。
- 早产儿指胎龄≥28周且<37周（196~258天）的新生儿。
- 过期产儿指胎龄≥42周（294天以上）的新生儿，又称过熟儿。
- 低出生体重儿指出生时体重<2500克者，<1500克者为极低体重儿。低出生体重儿大多为早产儿。
- 巨大儿指出生时体重≥4000克的新生儿。

可以选做的新生儿筛检

新生儿听力筛检

这是最重要而且建议所有的新生儿都应该做的检查；根据研究显示，新生儿先天性双侧重度以上听力障碍的发生概率约为1:1000，而轻度以上单侧或双侧听力障碍的发生概率约为3.8:1000。早期发现、早期治疗，可以使听力障碍儿早一点接受听语训练或配戴助听器，使他未来在沟通、阅读及学习上得到最好的机会，发挥最大的潜能，融入正常儿童的学习之中。

目前一般各医疗院所或妇产科诊所大多可以透过OAE（耳道传声反射仪）或aABR（自动听性脑干诱发电位反应仪）的检查，准确度可以达到90%以上，新生儿出生后24小时就可以做。方法很简单，就像给小宝宝戴上小耳机，放出滴答声，透过感应导极接受反射波或脑波就可以马上看出宝宝的听觉回路是否正常，大约20分钟就知道结果了。

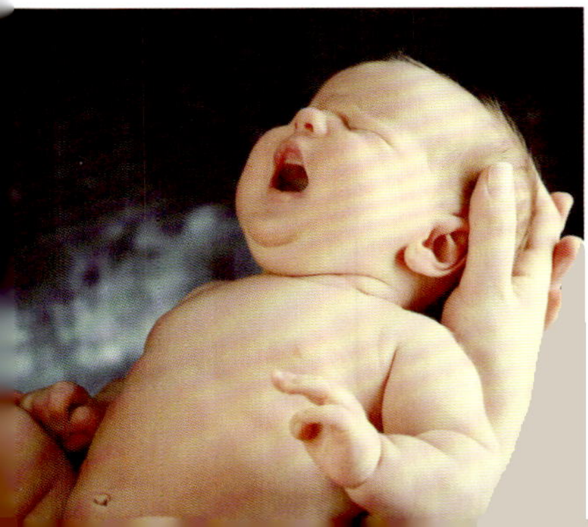
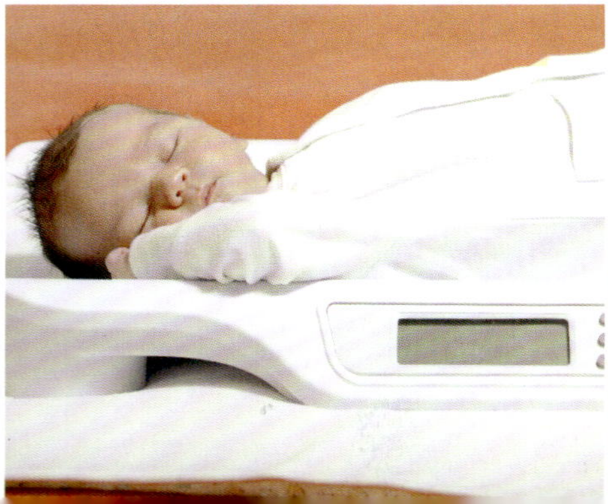
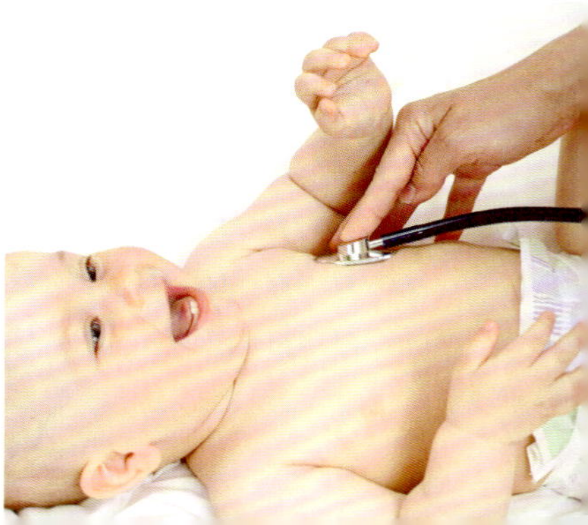

心脏超声波检查

心脏是人体很重要的器官，因此也得到家长高度的重视，以往心脏有异常的宝宝多要靠小儿科医师仔细的听诊，若是发现有心脏杂音就会安排心脏超声波检查，所以都是等到小宝宝有明显的症状以后，例如发绀或呼吸急促，才会被诊断出来心脏病。

自从推行心脏超声波筛检之后，很多在出生时没有症状的先天性心脏病都可以被提早诊断。

最常见的诊断就是开放性动脉导管，卵圆孔未闭以及肺动脉狭窄，这些发现都是初生儿正常的生理现象，当转换为成熟婴儿的生理结构时，大多会消失，不会造成什么问题。

腹部超声波检查

刚出生的宝宝总是有一个大肚子，里面究竟有没有问题，也是家长亟待知道的。从腹部超声波可以看见婴儿的肝、胆、胃、肠、肾脏、肾上腺等重要器官。大部分宝宝做出来也都是正常的。

其中比较常见的被列为需要随访的诊断是肾盂扩张，这是一个新生儿正常的生理现象，只要肾盂扩张在8毫米以内都可先行观察即可，追踪的目的在于确认肾盂扩张没有越来越大，且又渐渐恢复正常就好了。

不正常的发现，例如多囊肾、产伤造成的肾上腺出血、肝内血管瘤等，不过这些例子都极为少见。

脑部超声波检查

透过新生儿的前囟门，可以看到宝宝脑部的构造，例如：脑室、脑回、血管丛及脑压等是否正常。当然大多数孩子检查起来都没有异常，不过大约有2成的新生儿在脑室内会发现一些小囊肿，这也是正常的现象，在1～6个月内就会自行吸收了，爸爸妈妈可不要太烦恼。

有时候也会有一些意外的发现，例如：产伤所造成的硬脑膜上出血，

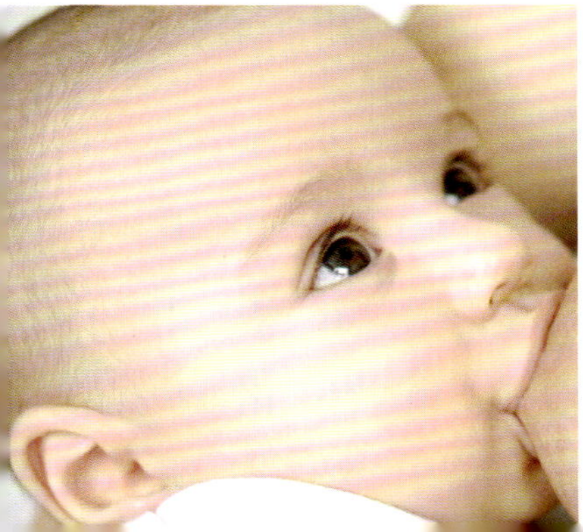

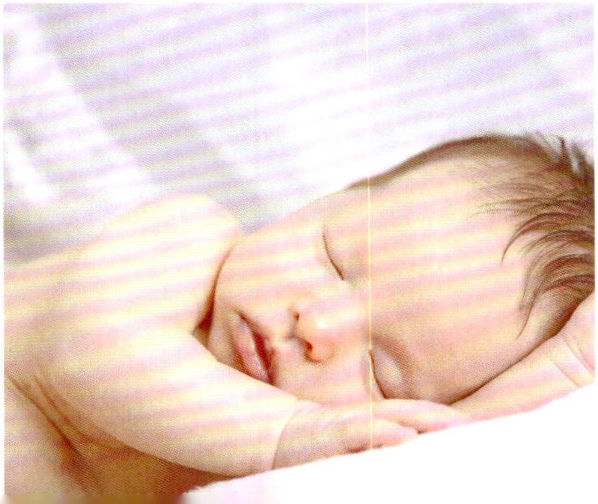

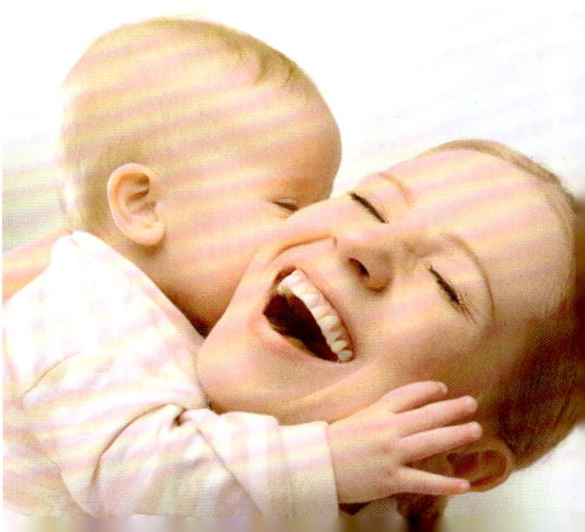

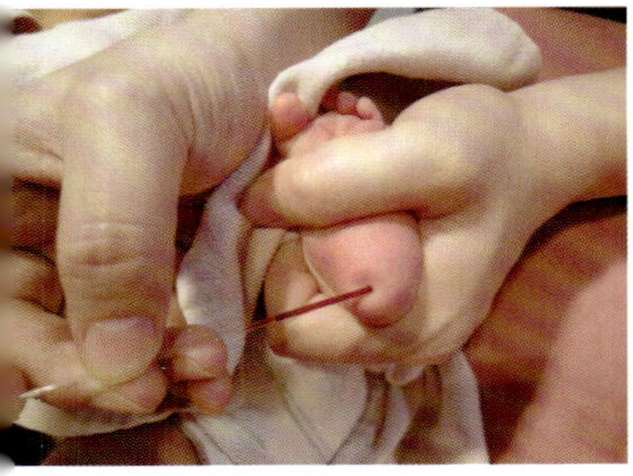

为新生儿做足跟采血，用来做先天性代谢异常筛检

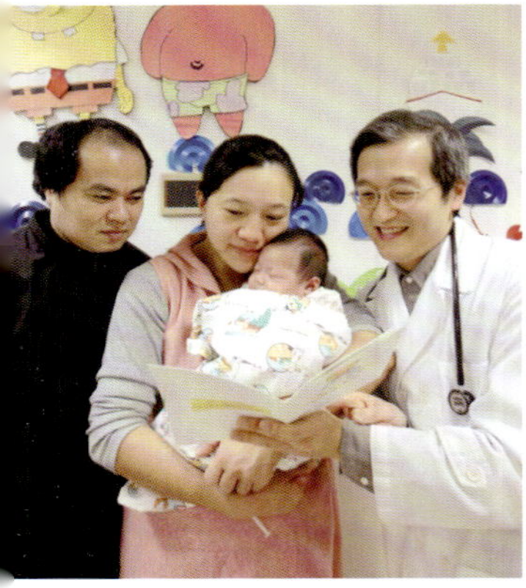

医生解释筛检报告，家长详细了解内容，并做后续追踪

虽然初期婴儿完全没有症状，但是却可能在出院后才突然发生问题，所以如果宝宝在怀孕过程中的超声波检查在脑部并没有特殊发现，可以不必做出生后的脑部超声波检查，但是如果宝宝在分娩过程中有并发症，例如产程迟滞、头皮水肿、头皮血肿或身上有瘀血的人，就可以安排脑部超声波做更详细的检查。

新生儿先天性代谢异常疾病筛检

新生儿先天性代谢异常疾病往往症状并不明显，等到异常的代谢产物累积到很大量的时候，才会被发现，但这个时候往往身体已经受到伤害。这些伤害可能发生在脑部造成癫痫、智力低下，发生在内脏造成肝脾肿大、呼吸急促，严重时产生酸中毒，造成婴儿昏睡、呕吐、意识不清，甚至死亡。所以能够提早发现先天性代谢异常疾病是一件很重要的事。

目前各医疗院所都可在婴儿出生48小时之后为他们采取脚跟血做筛检，筛检的项目有：先天性甲状腺功能低下、蚕豆病、半乳糖血症、苯丙酮尿症、高胱胺酸血症，还有新增的先天性肾上腺增生症、枫糖尿症、中链脂肪酸脱氢酶缺乏、异戊酸血症、甲基丙二酸血症、戊二酸血症。

另外还可做酸性麦芽糖酵素缺乏症、法布瑞症、T细胞减少症等自费项目等。这些疾病虽然少见，但影响却很深远，因此每个宝宝都应接受筛检，才能提早发现，使宝宝健康成长。一旦初步筛检有异常的都会在2周之内收到通知回来复检，大部分初检未通过的宝宝，在身体变得更成熟稳定之后再做，往往都会通过了，所以家长不要太过担心，只要记得回到原来的医疗院所再做一次就行了。

脐带血过敏指数筛检

现代社会过敏性疾病非常多，异位性皮肤炎、过敏性鼻炎、气喘等，无一不对孩子造成诸多不适，父母对这个问题当然高度重视，所以都很想早一点知道孩子有没有过敏体质。脐带血过敏指数筛检就提供了这样一个参考数据。

采集脐带血的方法是从即将丢弃的胎盘脐带中，挤出血来送化验。脐带血检验出来的数据还要配合家庭中成员是否有过敏症状，才能综合判断这个新生儿是否有过敏体质。但是这个检查有很多的误差，例如在检体的收集时可能会混杂着母亲的血，在检体的保存运送过程也可能会影响数值，所以常常有指数很高的宝宝，其实并没有过敏体质，而指数不高的宝宝，长大后还是有过敏的现象。

认识新生儿的反射

家长可以先对这些反射动作有基本认识，若有觉得异常或担心的现象，必要时为宝宝做进一步的检查。

什么是新生儿反射

“新生儿反射”是指婴儿脑部发育成熟前，受到外界刺激时，为了保护自己或寻找食物，未经过大脑皮质而由脑干或脊髓直接反应所产生的动作。通常在婴儿出生后的几个月内，新生儿科医生会为宝宝做一些基本的新生儿反射检查，以观察宝宝是否有脑部或神经肌肉的异常。不过新生儿反射动作有很多种，有些反射动作一出生就有，有的可能会等几个月后才出现（所以刚出生时还看不出来）；随着大脑皮质的发展成熟，会逐渐抑制婴儿的原始反射，但每个反射动作的消失时间亦不相同。因此，新生儿反射动作须由专业的医生来做检查和判断。

医生建议，家长可以先对这些反射动作有基本认识，若有觉得异常或担心的现象，可于每次带宝宝回医院接种疫苗时，请教医生，必要时为宝宝做进一步的检查。

新生儿反射动作有哪些

瞳孔对光反射

当医生用手电筒照新生儿眼睛时，其瞳孔会缩小，此反射动作可看出其第Ⅱ对脑神经（即视神经）和第Ⅲ对脑神经（动眼神经）是否正常。医生做此检查时同时会观察新生儿的瞳孔颜色：正常的瞳孔颜色为黑色（不分种族），若是红色，可能是先天性视网膜母细胞瘤（恶性瘤）；若是黄色，则可能是罹患先天性白内障。

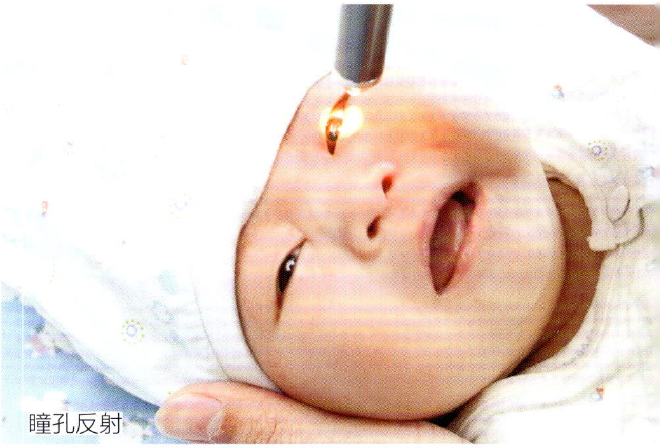

瞳孔反射

觅乳反射

将手指头轻轻触碰新生儿的嘴角时，他的头会自然转向该侧，找到手指头后会想要含住、吸吮。不过此反射动作在出生后1~2个月，随着大脑的发展，就不太明显了，4个月左右就完全消失。宝宝在母亲子宫内即已有吸吮和吞咽反射动作（因为会吞羊水），这些反射虽然终生都会存在，但到了4个月左右，宝宝已可使用

觅乳反射

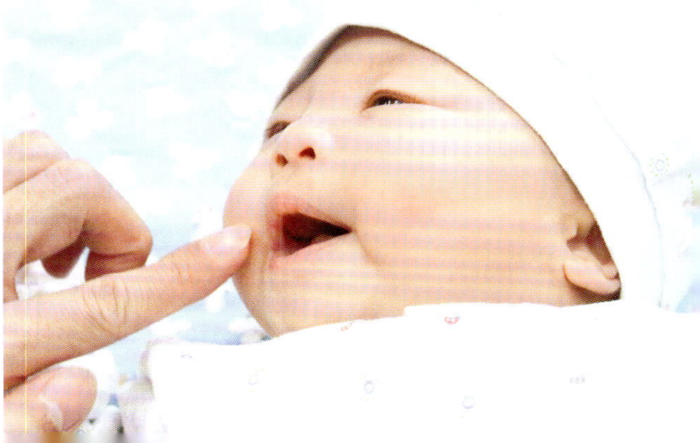

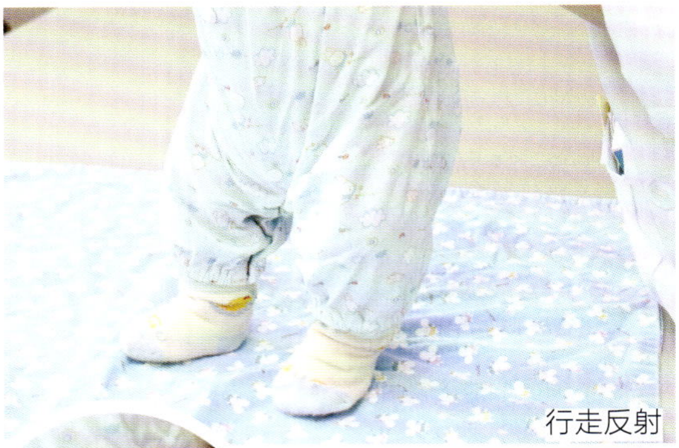
行走反射

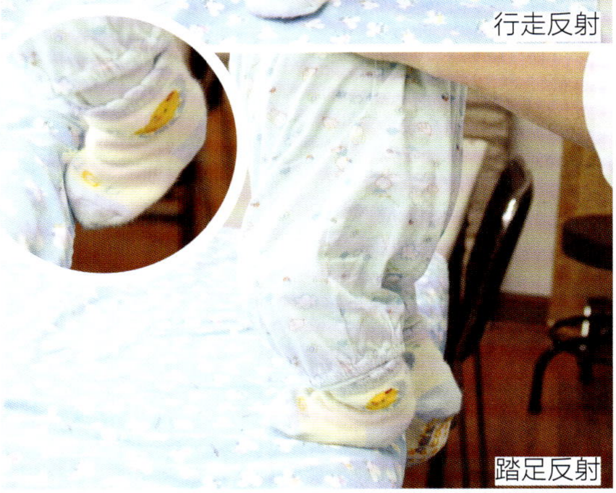
踏足反射

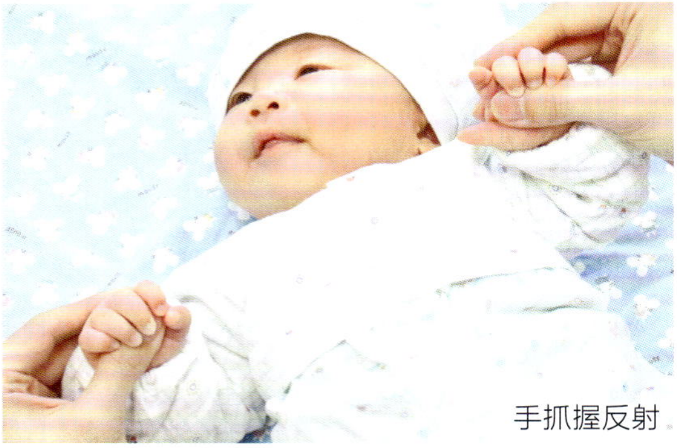
手抓握反射

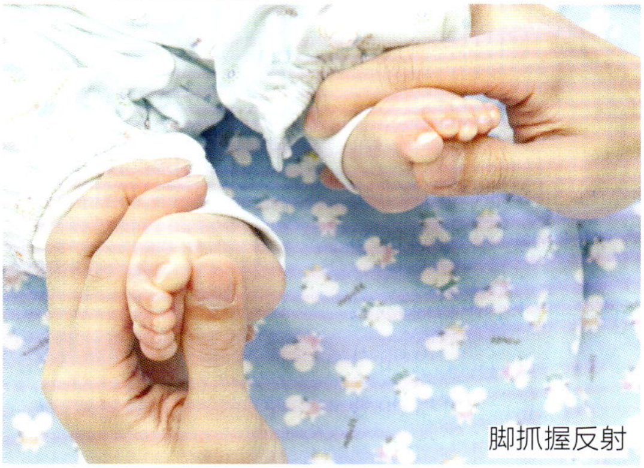
脚抓握反射

情绪反应来表达肚子饿时，反射动作就不会那么明显了。

行走反射

将宝宝直立举起、并微微前倾时，他的脚会开始上下踏步，好像要准备走路一样。此反射动作大约在出生后6个月内会消失。

足踏反射

将宝宝的脚背轻轻碰向桌面，他的膝盖会缩起，并将脚抬起，再往外跨出，好像在做踏步动作一样。这是因为宝宝的脚背感受到障碍物后，会躲开，然后接着寻找一平面去踩。此反射动作大约在出生后6个月内会消失。

手、脚的抓握反射

将东西轻碰宝宝的掌面时，他会马上抓握不放开；将东西放到宝宝的脚掌并触碰脚趾时，宝宝的脚趾头会立时像“含羞草”一样，想要包住该物。抓握反射动作出生时就会出现，在出生后2～3个月消失，但持续具有抓握的能力。

惊吓反射

让宝宝躺在床上，正面朝上，一手抬高头部约15度，突然将头放开往下坠落再接住；放手的瞬间，正常状况下，宝宝的两只手臂会突然往外伸展，之后手臂弯曲成拥抱状（此动作较危险，不建议父母做，建议由医护人员执行）。宝宝若没有惊吓反射反应，表示可能有中枢神经系统的问题；若是单一侧的手臂无法做出正常动作，代表可能有锁骨骨折，脊髓神经或是臂丛神经有问题（肩难产时，在将肩膀拉出的过程中，有可能伤及臂丛神经），需要进一步检查异常原因。此反射动作在出生后4～5个月会消失。

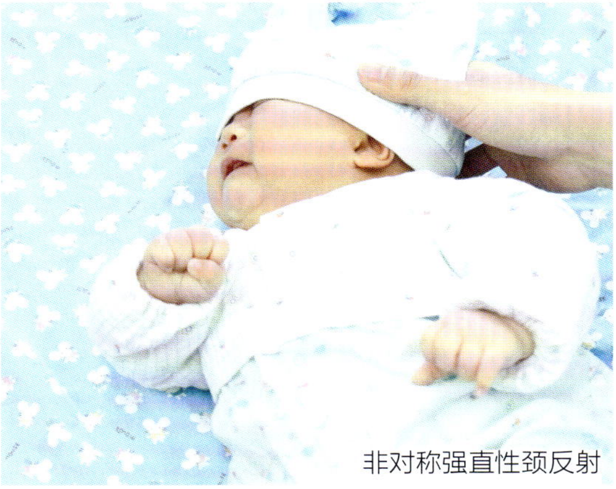

非对称强直性颈反射

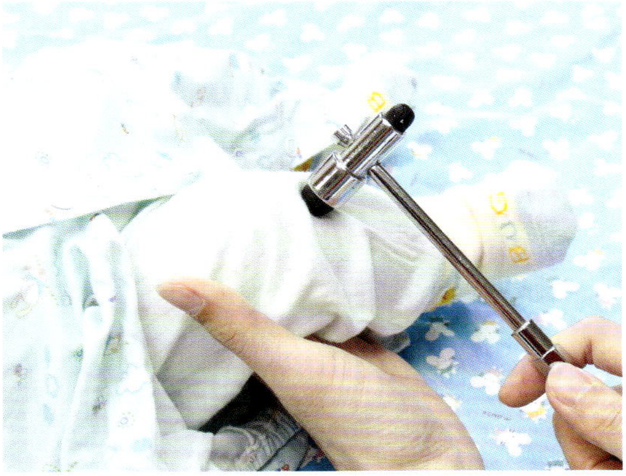

非对称强直性颈反射

宝宝平躺时，将其头部转向某一侧，此时该侧手臂会伸直，另一侧的手臂则会弓起，好像“弓箭手”一样。这个反射动作因为牵涉到比较多的神经肌肉，以及平衡系统的发展，因此大约是在宝宝出生后1~2个月内才会开始出现，然后在6~7个月消失。

膝反射

在宝宝的膝盖肌腱处用小槌子轻轻敲一下，宝宝的小腿会立时弹一下。若宝宝的膝反射太强（一直来回摆荡），表示脑部可能有损伤情形（例如：脑性麻痹）；反之，若宝宝的膝反射太弱，则表示有周围神经或肌肉的问题，上述两种情况都需要做进一步的检查。

1岁以前出现的反射动作

出生后2个月左右，爸妈会发现宝宝有追寻反应，这是指宝宝的视线会随着物体的移动而移动（60厘米内、90°内的距离）；另外，当你将宝宝正面向上扶起时，其胸部会微微向上抬起，这是牵引反射，可看出宝宝的肌肉张力是否正常。

出生2个月内的新生儿，其平躺时的正常身形会呈现“W+M”形，也就是宝宝的两只手臂会自然蜷缩成W形，两条腿会自然弯曲成M形。将宝宝面朝下平放在手上时，正常状况下宝宝的背部会呈现平直、手臂微张，若是呈现“倒U”形（背部拱起）、手臂下垂无力，则是异常状况。

当宝宝3~4个月大时，颈部肌肉已有力量，俯卧时可抬高约45°，并且直立抱住时，颈部不需支撑已可直立；6个月大时，靠着手臂力量的帮助，颈部甚至可抬高约90°，并且能够用手抓

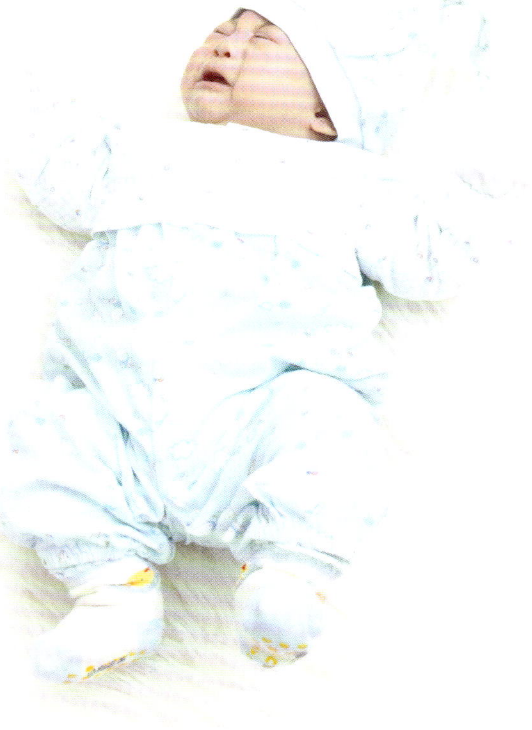

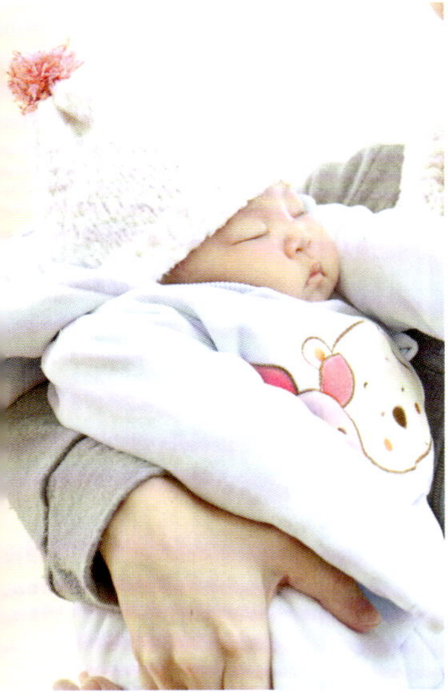

脑部有重度损伤的宝宝，在出生一两个月内，妈妈可试做这些反射检查。发现问题及时到医院就医，把握早期治疗的黄金时间

取可接触范围内的物品（若是不行，表示可能肌肉力量或中枢神经系统有问题），且具备左、右手交换对象的能力。

当宝宝8~9个月大时，会出现“降落伞反射”动作，也就是将宝宝抱起、面朝下移动，接近地面时，其手臂会自然向下准备撑住，这是一种自我保护的反射动作，若是没有出现此动作，表示宝宝的大脑可能有损伤情形，或是手部肌肉无力。这个阶段的宝宝也会出现“侧位支持反射”动作，就是当宝宝坐着时，若是用手轻推宝宝某一侧，他的另一侧手臂会马上出现撑住身体的动作，不让自己摔倒。

脑部有重度损伤、异常，或是神经肌肉严重障碍的宝宝，基本上在出生一两个月内就可借由上述这些肢体或反射动作异常而发现；但若是轻微的脑部或神经肌肉障碍，可能就要等比较大时才能观察得出来。比方说，若是6个月大还不会翻身，七八个月尚不会坐、爬，或是习惯用单侧手臂，或有身体、动作不协调，吞咽困难等现象，家长就需带宝宝进一步就医检查、找出原因，并尽早接受治疗或复健。

宝宝肢体动作异常的可能原因

宝宝若无法出现上述正常的反射和肢体动作，不外乎是在以下四个方面中的任一项出了问题：脑细胞、神经纤维、神经纤维与作用部位的交接处、肌肉组织，需要逐项检查以找出问题所在。

脑细胞的问题通常是因为缺氧（在子宫内或是分娩过程中发生）、在子宫内受到病毒感染（母亲感染后经由胎盘传给胎儿，如疱疹病毒），或染色体异常而造成。

脑瘫为常见的肢体异常原因，它的特征是一旦脑细胞受到伤害，将无法复原，但也不会再恶化。不过脑瘫的儿童因为仍在发展阶段，随着年纪不同会有不同的表现和变化。

脑瘫的原因很多，像是染色体异常、早产、产程过长、在母体内即受到感染、妊娠高血压（胎盘功能降低，或因母体血流供应不佳造成胎儿缺氧）、母亲吸毒，或是出生后罹患脑膜炎、脑炎、头部外伤、剧烈摇晃等，都是造成脑部伤害的危险因子。脑瘫会影响到肢体的协调，甚至智力。严重的脑瘫宝宝在出生后两三个月内就可发现其肌肉张力异常，关节僵硬、两脚交错（剪刀脚）等反常动作。

若是家长发现孩子有吞咽问题，发展迟缓、肌张力反射异常或是抽筋的现象，都有可能是脑瘫的症状，须尽快就医检查，以把握黄金早疗时间。虽然脑部的伤害已无法复原，但是早期疗育和做复健与物理治疗，可让现有的功能发挥最大效果，对于往后的发展和功能的提升有很大帮助，亦可预防肌肉挛缩。因此，掌握早期治疗的黄金时间非常重要。

新生儿特殊的生理现象

体重减轻

新生儿出生后2~3天，由于皮肤上胎脂的吸收、排尿、体内胎粪的排出及皮肤失水，以及刚出生的新生儿吸吮能力弱、吃奶少，体重不增反而出现暂时性下降。在出生后3~5天体重下降有时可达出生体重的6%~9%，在出生后7~11天恢复到出生时的体重，这称为生理性体重下降。如果体重下降超过出生体重的30%，或在出生后第13~15天仍未恢复到出生时的体重，这是不正常的现象，说明有某些疾病，如新生儿肺炎、新生儿败血症及腹泻或母乳不足等，应做进一步检查。

黄疸

新生儿出生后的皮肤为粉红色，生后2~3天时，细心的父母会发现宝宝的皮肤发黄，有的眼睛巩膜（俗称白眼珠）也发黄，第4~5天明显，8~12天后自然消退。宝宝除皮肤发黄外，全身情况良好，无病态，医学上叫作生理性黄疸。

生理性黄疸的表现是：宝宝吃奶很好，哭声响亮，不发热，大便呈黄色，4~6天时黄疸明显，在出生后第8~12天消退，如果是早产儿可以在出生后第3周消退。

一半的足月儿，还有50%~60%以上的早产儿都要经历过黄疸的过程，这是一个很普遍的现象。绝大部分属于生理性黄疸，其中有一少部分是病理性黄疸。

头部血肿

新生儿头颅血肿是头经产道娩出时受到挤压，位于骨膜下的血管受损伤出血所形成的，多于出生时或出生后数小时出现，数日后更明显。其表现为血肿发生在骨膜下，不超过骨缝，局部肤色正常，有波动感，消退时间至少需2~4周。此症多无明显不良后果，如果头颅血肿过大，可引起新生儿贫血或胆红素血症，即出现黄疸，此时应做相应处理。

乳房肿胀

不管是男婴或是女婴，受到母亲激素的影响，造成单侧或双侧的乳房肿胀，通常发生在出生后几天，2~4周后，乳房即恢复正常的平坦。

脱皮

出生3~4天的新生儿全身皮肤开始“落屑”，有时甚至是大块的脱落，这也是一种生理现象。1~2周后一般可自然落净，呈现出粉红色、非常柔软光滑的皮肤。

尿红

新生儿出生后2~5天，有的父母发现宝宝尿血,其实，宝宝并没有尿血，一般持续数天可自行消失。如果36小时后无尿，应立即诊治。

生理性脱发

有些新生儿在出生后几周内出现脱发。新生儿生理性脱发，大多数会逐渐复原，属正常现象，妈妈不要着急。目前医学对新生儿生理性脱发，还没有清晰的解释。

呼吸时快时慢

新生儿正常的呼吸频率是每分钟40~50次。新生儿中枢神经系统的发育还不成熟，呼吸节律有时会不规则，特别是在睡梦中，会出现呼吸快慢不均、屏气等现象，这些都是正常的。

出怪相

新生儿会出现一些如皱眉、咧嘴、空吸吮、咂嘴、屈鼻等表情，这是新生儿的正常表情，与疾病无关。

认识11种新生儿的常见问题

现在父母生的少，每个孩子都很宝贝，父母也都很没经验，而且碰到自己小孩的问题，都觉得特别严重，总是不知所措！如溢奶或吐奶、肠绞痛、鼻塞与痰音、便秘、腹泻、大便颜色、胀气、胎记或血管瘤、阴囊水肿、隐睾症、疝气、阴道出血、哭到脸涨红或暂停呼吸、洗澡问题等，问亲友、查网络，当心得到错误的知识。

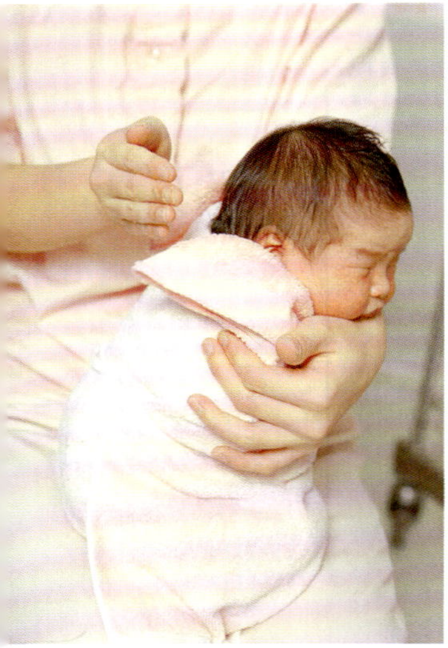

方法一：让宝宝坐在腿上，并让宝宝的头及胸部靠在手腕上，并以另一只手扶住宝宝的背部。将手指与手掌弯曲，对着宝宝的背部由下往上拍，帮助他排气

溢奶或吐奶

爸妈的担心和困扰：宝宝喝完奶就会溢奶或吐奶，真担心宝宝没有吸收到营养！会不会是有什么严重的胃肠问题啊？会不会有窒息的危险？

发生原因和症状：

- 溢奶常见于配方奶喂太多、喝太快。其实每个小孩多少都有胃食管反流的现象，大多是良性的，没有关系。
- 有些宝宝喝完就吐奶，或喝完躺着哭闹就吐奶，可能是贲门（位于食管和胃中间）不成熟，当腹压上升时，就容易往上吐出。
- 造成吐奶更严重的原因是"幽门狭窄"（幽门位于胃和十二指肠中间），刚出生时还没有吐奶现象，但大约1个月前后会逐渐出现，一天吐很多次，而且越来越严重，呈喷射状，宝宝大多会体重增加不好。

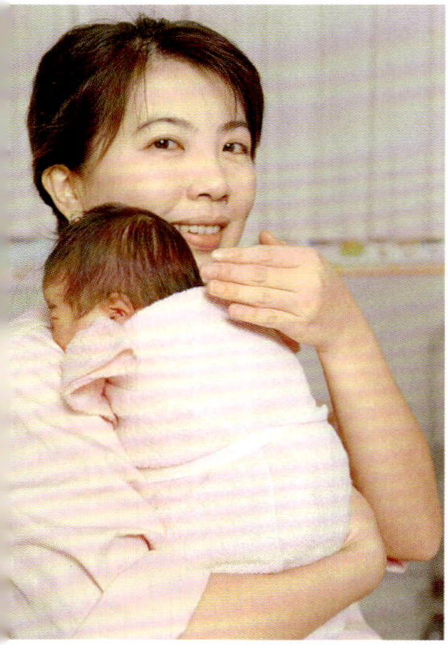

方法二：抱起宝宝，让宝宝的身体靠在肩膀上。亦可在肩膀上铺毛巾，以毛巾垫在宝宝的嘴巴下方，防止吐奶。手指手掌弯曲拱起，由下往上拍打宝宝的背部

处理方法：

- 如果宝宝没有表现出不舒服，只有奶从嘴角慢慢流出来，没关系。可在每次喝完奶后帮宝宝拍背让他打嗝，假如没有打嗝，可以缓慢帮宝宝变换姿势再继续拍，假如都没有打嗝也没办法了，就让宝宝右侧躺稍高一些就可以了。
- 宜少量多餐，越长大会逐渐改善。
- 若溢奶或吐奶让宝宝长得不好，就要检查、甚至吃药；若体重及生长正常，就不一定要吃药。
- 贲门功能不全在出生时有95%～100%的发生概率，到了1岁剩5%，吃了固体食物后还会改善。容易溢奶的婴儿要注意的是生长好不好？按照生长曲线增加就好；假如体重不增加，须就医。还有看吐出来是奶块或含黄绿色胆汁？有没有血丝？若是奶块没关系，有胆汁或血丝，必须就医。
- 若是幽门狭窄就一定要手术，因为过强的肌肉层束缚住，造成奶无法下去，还可能导致脱水或呛到发生窒息！只要将这肌肉层划一两刀放松，当天就可以喝奶了！

肠绞痛

爸妈的担心和困扰：宝宝几乎每晚都突然哭得好惨，到底是怎么了？

发生原因：原因不明，属于良性，也可能是对喝的奶过敏。

症状：肠绞痛的典型症状为突发性严重哭闹，甚至哭到尖叫、满脸涨红或泛白、拳头紧握、不断踢腿、四肢蜷曲或僵直、冰冷、非常躁动无法安抚，直到筋疲力尽才停止，发生时间通常为傍晚或刚入夜时，好发年龄为3个月内的婴儿。

处理方法：

- 至少就医一次，排除一些可能引起相同症状的疾病，如肠套叠、肠梗阻、疝气、奶过敏等；若是肠套叠会腹胀、呕吐，甚至有草莓酱血便出现。
- 若喂母乳，母亲宜避免吃一些高过敏原食物，如有壳的豆类、有壳的海鲜、牛奶、蛋白等；也不要吃过量的碳水化合物（例如含淀粉的食物）。
- 喝奶适量，过度喂食或吃不够都会让婴儿啼哭。
- 少量多餐，喝完不要马上躺下。
- 喂完奶后尽量帮孩子打嗝完全，让宝宝的胸腹部靠着大人的肩头或横放在大腿上。
- 服用消胀气药，刺激肛门让大便与肠气排出。
- 宝宝3个月后会好转。

鼻塞与痰音

爸妈的担心和困扰：宝宝鼻子都塞住了，怎么呼吸啊？是感冒了吗？

发生原因和症状：

- 婴儿鼻道原本就狭窄，呼吸声音会比较大，若有鼻分泌物塞住会更大。
- 宝宝鼻子常有分泌物，往下流到喉咙，所以有一点痰留在喉头，天气冷或夏天一直吹冷气，会比较明显。

处理方法：

- 如不影响吃奶或睡眠，一般不建议给药；但若有影响，可试试药物，但不一定能达到爸妈想要的境界，例如完全没有鼻塞或痰音。
- 夏天时室内若开冷气，调到舒服温度就好，不要调太冷，也不宜整天都关在冷气房内。
- 帮宝宝洗完澡，鼻分泌物比较松软时，可以用吸鼻器吸出；或使用细一点的棉花棒挖出鼻分泌物，但小心不要越挖越进去。

便秘

爸妈的担心和困扰：宝宝好几天才解便，是便秘吗？有时候大便很硬，解到满脸通红，甚至有点出血，是什么问题啊？

宝宝便秘的定义：

喝母乳的宝宝，刚出生时解便的次数会比较多，一天好几次，后来时间会拉长，可能很多天才解一次，家长常以为没有天天解便就是便秘，其实不然。

大便太硬解不出来才叫便秘，很多天解一次不一定是便秘，尤其喝母乳的宝宝，很多天解一次是常见的，那是因为喝母乳的宝宝大便很软、很稀又不多，无法对肛门产生足够的压力，须累积到多一点的量才会解便；喝配方奶的宝宝的大便则比较容易成形，一天解便一两次或两三天解一次都有可能。

发生原因：如真的是硬大便解不出来，须就医，排除肛裂或先天性巨结肠症等可能导致便秘的疾病。

处理方法：

- 常见的是生理性的喝奶问题，不用太担心。若是喝配方奶而出现便秘的状况，可让宝宝在两餐之间喝水，千万不要自行改变奶粉的浓度，一定要按说明使用。
- 可双手搓热之后按摩宝宝的肚子，可协助解便；需要时可以擦婴儿油，不一定要使用所谓胀气膏，因为胀气膏大多含薄荷，怕太凉会刺激，还会造成宝宝稚嫩的皮肤被磨到破皮。
- 要担心的是病理性先天性巨结肠症，该症患儿容易便秘，一定要就医鉴别诊断。

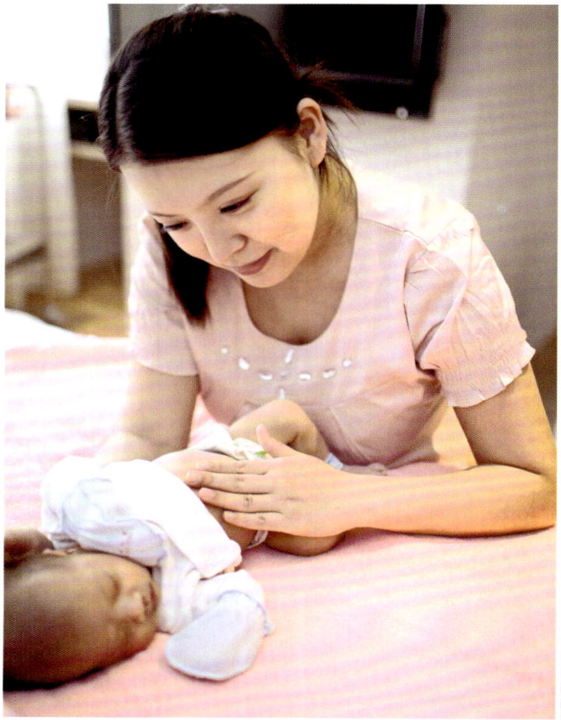
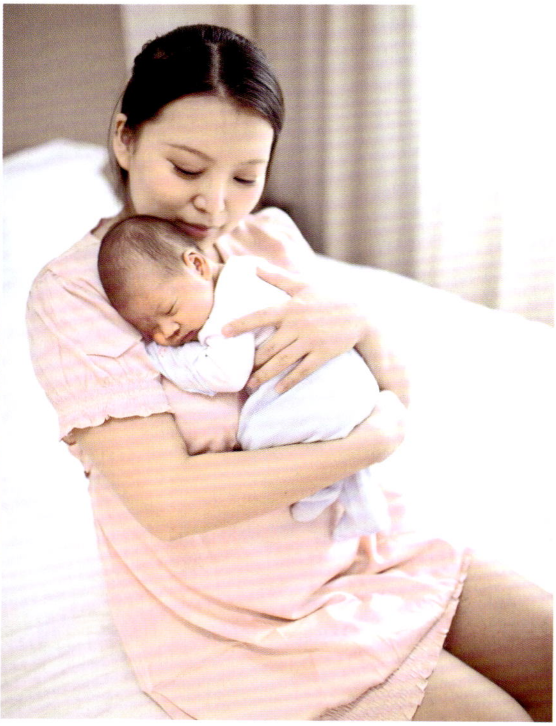

腹泻

爸妈的担心和困扰：宝宝一天解便好几次，拉稀水，是不是腹泻啊？

宝宝腹泻的定义：是跟平常来比，解便的次数多很多、量比平常大，可能带黏液或血丝、发热哭闹，这才是腹泻；而且腹泻不只是看次数及形状，刚出生的宝宝喝母乳时，前面一段时间常会一天解好几次便，常稀水，不成形，是因为无法一口气解完，所以分几次解，这不是腹泻，之后2~3周或1个月之后，解便次数就会减少，可能数天才解一次。

发生原因：感染（包括病毒性、细菌性）、乳糖不耐、对奶蛋白过敏。

处理方法：

- 若是对奶水过敏，有的宝宝一开始就有症状，有的宝宝要一阵子之后才会有症状。母乳还是最不易引起奶过敏的，但喝母乳的宝宝，6个月以上一定要添加辅食。至于需不需要喝特殊配方或水解奶粉，要由医生评估建议。
- 若妈妈吃某些食物会造成过敏，应避食，因食物过敏原可能经由母乳传给宝宝，也让宝宝出现过敏症状。
- 要排除病毒性腹泻（可能是被家人传染），例如轮状病毒，宝宝会大便量变很多，而且病恹恹的、有脱水症状，重者则须住院治疗。
- 也要排除细菌性腹泻，可能是喝了不干净的水，会出现发热、便血、黏液、脓便，必须尽快就医！喝配方奶的宝宝较可能发生，要注意水质、奶瓶及奶嘴清洁消毒、冲奶前务必将双手清洗干净。
- 注意脱水症状！例如尿量变少、颜色变深、眼泪变少、嘴唇干裂、皮肤弹性变差、爱哭闹、嗜睡，要赶快去医院诊治。
- 口服平衡液可补充流失的电解质及水分，但是必须由医生开适合宝宝吃的药物，不要自己泡盐水、喝饮用运动饮料（加水使用也不适宜），因为渗透压不正确，反而会加重腹泻。

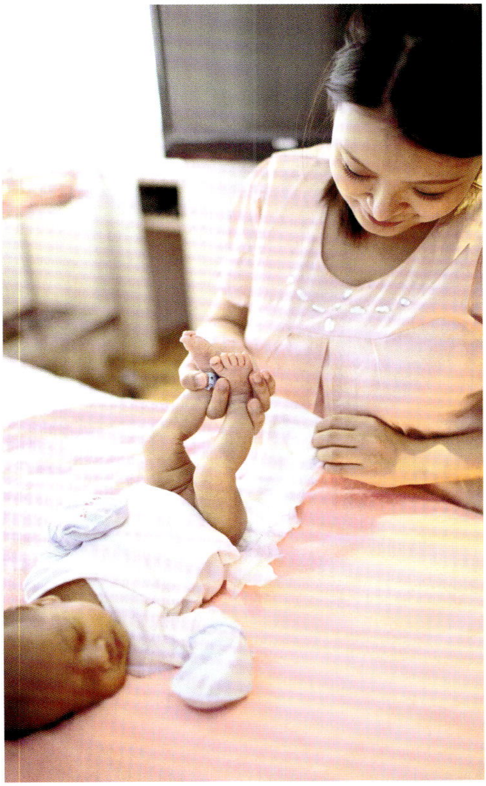

不正常的大便

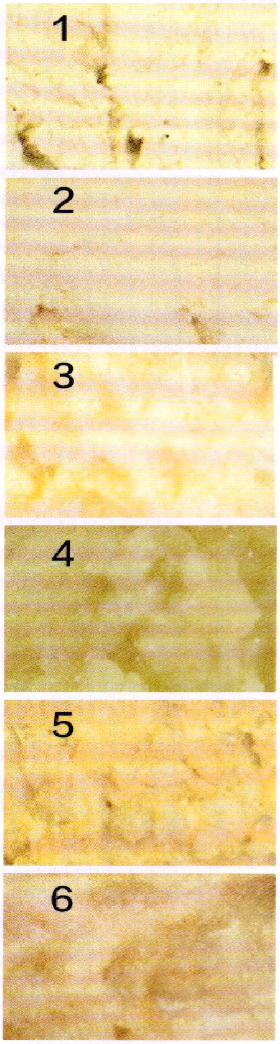

正常的大便

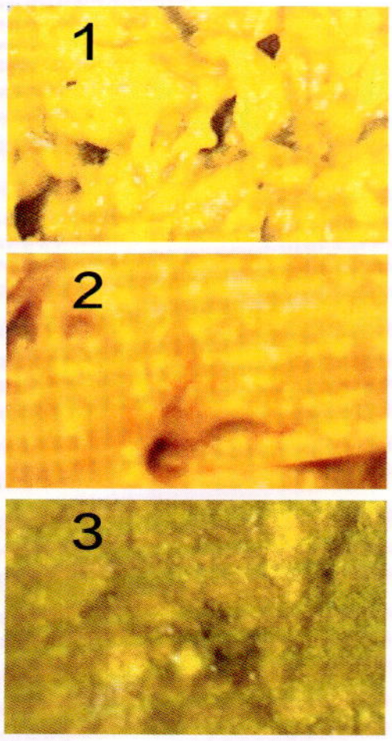

大便发绿

爸妈的担心和困扰：刚出生宝宝的便便颜色是深绿色的，这样正常吗？

发生原因和症状：刚出生宝宝的胎粪原本就是墨绿色且非常黏稠，这是正常的！要等到有喝奶了，胎便排掉之后才会慢慢变成金黄色。所以新生宝宝的大便绿色、黄色都算正常。

处理方法：

- 分辨是否有“胆道闭锁症”，若有的话，通常1~2个月大就会发生，大便会变成灰色或白色，必须在3个月大之前尽早手术！否则胆汁郁积在肝内，很容易造成肝硬化。若不及时治疗，多会在2岁前死亡。
- 若大便变沥青般的黑色，代表上消化道出血，很少见，要立即就医。
- 若是像草莓酱颜色的鲜血便，可能是肠套叠或肠梗阻，都是不正常的，都要立即就医。
- 假如大便中含一点点血丝，但宝宝没有哭闹不安的生病征兆，就不用太担心，若是担心还是带给医生看。

胀气

爸妈的担心和困扰：宝宝肚子大大的、鼓鼓的，是胀气吗？

发生原因和症状：新生宝宝本来腹部就会比较大，而且宝宝的小肠、大肠都是气，敲起来都是“嘭、嘭、嘭”的，所以并不是胀气。

处理方法：

- 一般来说，婴儿喂奶前肚子是软软的，喂奶后肚子摸起来较胀、较鼓，那是正常的。但如肚子一直是硬硬的，而且宝宝哭闹不安，要赶快就医，因为可能是腹腔感染，或肠道阻塞、肠转位。要立刻处理，以免造成肠坏死。
- 如果是有病理性的问题，怎么按摩也没用，重点是要去看医生。
- 若确定妈妈吃了某种食物之后喂母乳，让宝宝胀气而不舒服，要考虑避免吃这些食物。

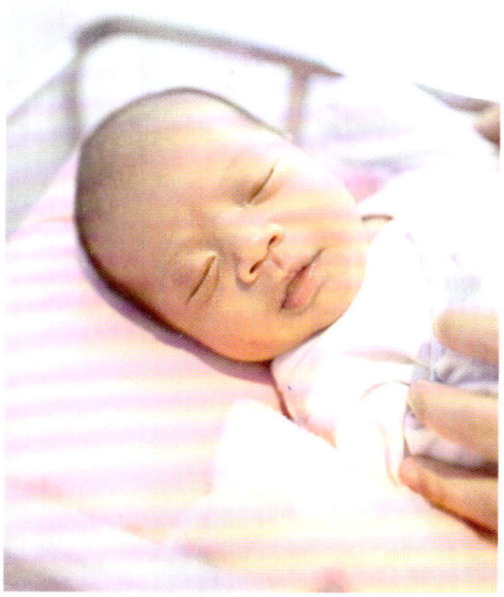

胎记和血管瘤

爸妈的担心和困扰：一出生就发现宝宝有蓝色的胎记或红色的血管瘤，怎么办？

发生原因和症状：

- 胎记（birthmark）一般是蓝色的，因为多发生于东方人，所以又称“蒙古斑”，是一出生就会看到的记号。
- 血管瘤是一种皮肤良性血管病变，在新生儿中很常见，可能发生在身体的任何一个位置（内脏也有）。表面血管瘤是平面的，大多是良性的，有点淡红色或淡橘色。此外，后颈部血管瘤还有一个有趣的名称，又称“鹳雀吻”，鹳雀又称“送子鸟”，传说后颈部血管瘤是鹳雀叼来的印记。

处理方法：

- 胎记对身体无害，只是一种印记而已，多是良性的。
- 表面血管瘤只需要观察，比较严重的是长在难照顾的位置，一般会在1岁之后慢慢萎缩掉。
- 比较麻烦的是草莓血管瘤，又大、又肥、严重充血，会在宝宝两三个月大时快速生长，一定要看医生。

阴囊水肿、隐睾症、疝气

爸妈的担心和困扰：男宝宝阴囊的睾丸好大，看起来肿肿的，怎么回事？阴囊中摸不到宝宝的睾丸，怎么办？

发生原因和症状：

- 男宝宝刚出生时阴囊水肿很常见，10个就有9个，这是因为腹股沟管未关闭，胎儿的睾丸原本在肚子里，出生前就应该下降到阴囊，然后腹股沟管会慢慢萎缩直至关掉，但有时关得比较慢，到出生时还未关闭，腹部积液流到阴囊，就会造成阴囊水肿，有的会肿很大。
- 隐睾症、疝气也同样是腹股沟管的问题，睾丸没有下降到阴囊就是“隐睾症”；腹部的肠子经由未关闭的腹股沟管掉出来，就称为“疝气”，男女宝宝都可能会发生。
- 若有隐睾症或疝气，可在宝宝的腹股沟部摸到凸出物，站立或哭闹时尤其明显，躺下又会消失，有时可看到男宝宝左右阴囊大小不对称。疝气通常不会痛，如果疼痛，可能就很严重了！

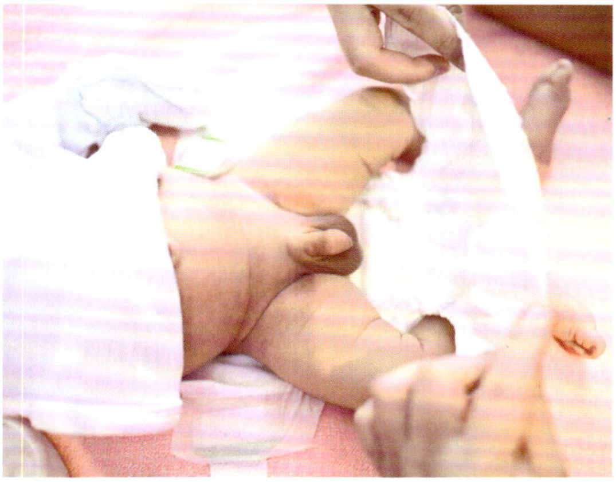

处理方法：

- 阴囊水肿一般在6～9个月会自行改善，而阴囊水肿和隐睾症都可观察到1～2岁，如果没有好，可能要考虑手术。要注意隐睾症，看起来没有大问题，但不可以让睾丸一直留在腹部内，可能会导致恶性病变。
- 有的疝气可以把肠管推回去就推回去；万一肠管卡住必须紧急手术，以免肠坏死。女宝宝也会有疝气，有的甚至是卵巢掉下来卡住，没有实时推回去导致坏死，所以要特别注意！
- 帮宝宝洗澡要注意腹股沟部有无凸出物，若发现了要去看医生。

阴道出血

爸妈的担心和困扰：刚出生的女婴在尿布上出现像月经的分泌物是怎么回事？

发生原因和症状：刚出生的女婴阴道出血，是点状出血，很常见，没有关系，通常在出生第一个月出现，之后就会消失，又称“假性月经”。

处理方法：

- 这是正常现象，观察即可。
- 要区别出血是从哪里来的？若是肛门，看大便有没有血丝；验尿看是否从尿道来；假如都不是，就考虑是从阴道来的。

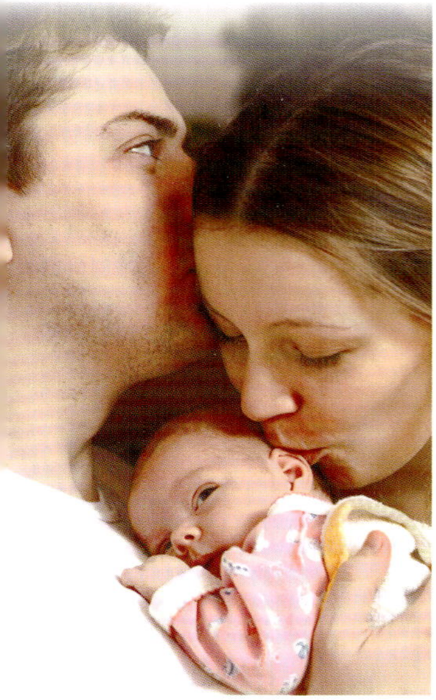
安抚他、抱抱拍拍他，让他缓过来就好

哭到闭气

爸妈的担心和困扰：宝宝有时哭到脸涨红、甚至暂时停止呼吸，怎么办？

发生原因和症状：这很常见，实际原因不明，但根据研究发现，会哭到脸涨红、暂时停止呼吸的宝宝，大多是比较神经质、脾气比较坏的宝宝。

处理方法：

- 宝宝哭到脸涨红、哭到暂时停止呼吸（称为“婴儿屏息综合征”）很常见，大部分没有关系，安抚他、抱抱拍拍他，让他呼吸过来就好。
- 要特别注意的是宝宝有没有哭到发黑、瘫软、失去知觉、眼睛上翻、甚至抽搐，这就要赶紧就医。

附录一：孕妇产检时间项目表

产检时间	产检项目
孕6～8周	确诊是否宫内怀孕。
孕12周	选择一家合适的医院空腹抽血，检查建档，进行基础检查，包括B超、白带常规、妇科检查、胚胎发育情况；全身检查，包括血压、体重，了解心、肝、肾的功能，血、尿常规、血型、传染病系列。排除常见疾病如宫外孕、葡萄胎及各种类型的流产。
孕16周	宫高、腹围、胎心、血压、体重、唐氏综合征筛检。
孕20周	复查血、尿常规，产科检查（宫高、腹围、胎心、血压、体重）。
孕24周	复查血、尿常规、甲胎蛋白（AFP）、四维彩超胎宝宝畸形筛查、血糖检查、产科检查（宫高、腹围、胎心、血压、体重）。如血糖检查异常者，则要在医生的指导下控制饮食。2周后复查空腹血糖和餐后1小时血糖，如果其中一项有异常，则要继续控制饮食2周。
孕28周	复查血、尿常规，产科检查（宫高、腹围、胎心、胎位检查、血压、体重），骨盆测量，血糖异常者做OGTT，乙肝表面抗原阳性肌内注射乙肝免疫球蛋白。
孕30周	复查尿常规、产科检查（宫高、腹围、胎心、胎位检查、血压、体重）。
孕32周	复查血、尿常规，产科检查（宫高、腹围、胎心、胎位检查、血压、体重），乙肝表面抗原阳性肌内注射乙肝免疫球蛋白。
孕34周	复查血、尿常规，产科检查（宫高、腹围、胎心、胎位检查、血压、体重）。
孕36周	复查尿常规、产科检查（宫高、腹围、胎心、胎位检查、血压、体重），乙肝表面抗原阳性肌内注射乙肝免疫球蛋白。
孕38周	复查尿常规、产科检查（宫高、腹围、胎心、胎位检查、血压、体重），指导自数胎动及临产征兆，胎心监测。
孕39周	复查尿常规、产科检查（宫高、腹围、胎心、胎位检查、血压、体重），指导自数胎动及临产征兆，胎心监测。
孕40周	复查血、尿常规，产科检查（宫高、腹围、胎心、胎位检查、血压、体重），指导自数胎动及临产征兆，胎心监测。

附录二：预产期推算表

January 1月份

			10/8	10/9	10/10	10/11
			1	2	3	4
10/12	10/13	10/14	10/15	10/16	10/17	10/18
5	6	7	8	9	10	11
10/19	10/20	10/21	10/22	10/23	10/24	10/25
12	13	14	15	16	17	18
10/26	10/27	10/28	10/29	10/30	10/31	11/1
19	20	21	22	23	24	25
11/2	11/3	11/4	11/5	11/6	11/7	
26	27	28	29	30	31	

February 2月份

11/8	11/9	11/10	11/11			
1	2	3	4			
11/12	11/13	11/14	11/15	11/16	11/17	11/18
5	6	7	8	9	10	11
11/19	11/20	11/21	11/22	11/23	11/24	11/25
12	13	14	15	16	17	18
11/26	11/27	11/28	11/29	11/30	12/1	12/2
19	20	21	22	23	24	25
12/3	12/4	12/5				
26	27	28				

March 3月份

			12/6	12/7	12/8	12/9
			1	2	3	4
12/10	12/11	12/12	12/13	12/14	12/15	12/16
5	6	7	8	9	10	11
12/17	12/18	12/19	12/20	12/21	12/22	12/23
12	13	14	15	16	17	18
12/24	12/25	12/26	12/27	12/28	12/29	12/30
19	20	21	22	23	24	25
12/31	1/1	1/2	1/3	1/4	1/5	
26	27	28	29	30	31	

April 4月份

1/6	1/7	1/8	1/9			
1	2	3	4			
1/10	1/11	1/12	1/13	1/14	1/15	1/16
5	6	7	8	9	10	11
1/17	1/18	1/19	1/20	1/21	1/22	1/23
12	13	14	15	16	17	18
1/24	1/25	1/26	1/27	1/28	1/29	1/30
19	20	21	22	23	24	25
1/31	2/1	2/2	2/3	2/4		
26	27	28	29	30		

May 5月份

			2/5	2/6	2/7	2/8
			1	2	3	4
2/9	2/10	2/11	2/12	2/13	2/14	2/15
5	6	7	8	9	10	11
2/16	2/17	2/18	2/19	2/20	2/21	2/22
12	13	14	15	16	17	18
2/23	2/24	2/25	2/26	2/27	2/28	3/1
19	20	21	22	23	24	25
3/2	3/3	3/4	3/5	3/6	3/7	
26	27	28	29	30	31	

June 6月份

3/8	3/9	3/10	3/11			
1	2	3	4			
3/12	3/13	3/14	3/15	3/16	3/17	3/18
5	6	7	8	9	10	11
3/19	3/20	3/21	3/22	3/23	3/24	3/25
12	13	14	15	16	17	18
3/26	3/27	3/28	3/29	3/30	3/31	4/1
19	20	21	22	23	24	25
4/2	4/3	4/4	4/5	4/6		
26	27	28	29	30		

最后开始月经的日期　分娩预产期

July 7月份

			4/7 1	4/8 2	4/9 3	4/10 4
4/11 5	4/12 6	4/13 7	4/14 8	4/15 9	4/16 10	4/17 11
4/18 12	4/19 13	4/20 14	4/21 15	4/22 16	4/23 17	4/24 18
4/25 19	4/26 20	4/27 21	4/28 22	4/29 23	4/30 24	5/1 25
5/2 26	5/3 27	5/4 28	5/5 29	5/6 30	5/7 31	

August 8月份

5/8 1	5/9 2	5/10 3	5/11 4			
5/12 5	5/13 6	5/14 7	5/15 8	5/16 9	5/17 10	5/18 11
5/19 12	5/20 13	5/21 14	5/22 15	5/23 16	5/24 17	5/25 18
5/26 19	5/27 20	5/28 21	5/29 22	5/30 23	5/31 24	6/1 25
6/2 26	6/3 27	6/4 28	6/5 29	6/6 30	6/7 31	

September 9月份

			6/8 1	6/9 2	6/10 3	6/11 4
6/12 5	6/13 6	6/14 7	6/15 8	6/16 9	6/17 10	6/18 11
6/19 12	6/20 13	6/21 14	6/22 15	6/23 16	6/24 17	6/25 18
6/26 19	6/27 20	6/28 21	6/29 22	6/30 23	7/1 24	7/2 25
7/3 26	7/4 27	7/5 28	7/6 29	7/7 30		

October 10月份

7/8 1	7/9 2	7/10 3	7/11 4			
7/12 5	7/13 6	7/14 7	7/15 8	7/16 9	7/17 10	7/18 11
7/19 12	7/20 13	7/21 14	7/22 15	7/23 16	7/24 17	7/25 18
7/26 19	7/27 20	7/28 21	7/29 22	7/30 23	7/31 24	8/1 25
8/2 26	8/3 27	8/4 28	8/5 29	8/6 30	8/7 31	

November 11月份

			8/8 1	8/9 2	8/10 3	8/11 4
8/12 5	8/13 6	8/14 7	8/15 8	8/16 9	8/17 10	8/18 11
8/19 12	8/20 13	8/21 14	8/22 15	8/23 16	8/24 17	8/25 18
8/26 19	8/27 20	8/28 21	8/29 22	8/30 23	8/31 24	9/1 25
9/2 26	9/3 27	9/4 28	9/5 29	9/6 30		

December 12月份

9/7 1	9/8 2	9/9 3	9/10 4			
9/11 5	9/12 6	9/13 7	9/14 8	9/15 9	9/16 10	9/17 11
9/18 12	9/19 13	9/20 14	9/21 15	9/22 16	9/23 17	9/24 18
9/25 19	9/26 20	9/27 21	9/28 22	9/29 23	9/30 24	10/1 25
10/2 26	10/3 27	10/4 28	10/5 29	10/6 30	10/7 31	

注:从最后一次来月经的第一天开始算起,可以算出预产期。不过,本表适用于28日型的女性。因此,23日型或35日型孕妇的预产期推算需提前5天或延后7天。

附录三：胎儿各器官发育时期表

孕周	脑	眼	心脏	手脚	唇	耳	性器官	上腭	牙齿	腹部
3										
4										
5										
6										
7										
8										
9										
10										
11										
12										
13										
14										

附录四：孕期B超正常参数值

孕周	双顶径(平均值)厘米	腹围(平均值)厘米	股骨长(平均值)厘米
16周	3.62±0.58	10.32±1.92	2.10±0.51
18周	4.25±0.53	12.41±1.89	2.71±0.46
20周	4.88±0.58	14.80±1.89	3.35±0.47
22周	5.45±0.57	16.70±2.23	3.82±0.47
24周	6.05±0.50	18.74±2.23	4.36±0.51
26周	6.68±0.61	21.62±2.30	4.87±0.41
28周	7.24±0.65	22.86±2.41	5.35±0.55
30周	7.83±0.62	24.88±2.03	5.77±0.47
32周	8.17±0.65	26.20±2.33	6.43±0.49
34周	8.61±0.63	27.99±2.55	6.62±0.43
36周	8.81±0.57	29.44±2.83	6.95±0.47
38周	9.08±0.59	30.63±2.83	7.20±0.43
39周	9.21±0.59	31.34±3.12	7.34±0.53
40周	9.28±0.50	31.49±2.79	7.40±0.53

附录五：妊娠宫高曲线图

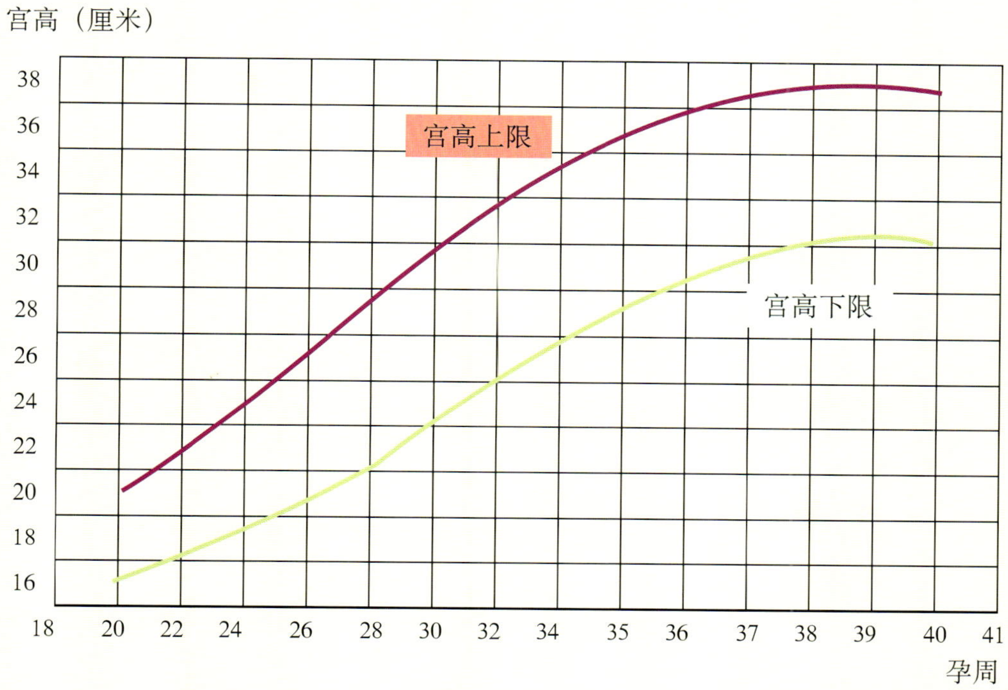
宫高（厘米）
38
36
34
32
30
28
26
24
22
20
18
16
宫高上限
宫高下限
18
20
22
24
26
28
30
32
34
35
36
37
38
39
40
41
孕周

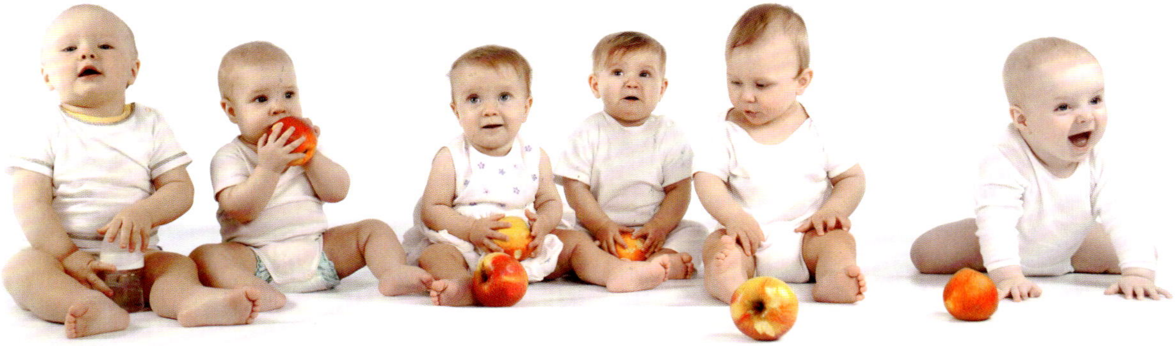

附录六：给新宝宝选择玩具

新生儿好像不会玩玩具，其实，玩具对新生儿来说，并不意味着玩，而是接收对视觉、听觉、触觉等的刺激。新生儿可以通过看玩具的颜色、形状，听玩具发出的声音，摸玩具的软硬等，向大脑传输各种刺激信号，促进脑功能的发育。

能看能听的玩具颜色要鲜艳，最好以红、黄、蓝三原色为基本色调，并且能发出悦耳的声音，同时造型也要精美。这种能同时刺激宝宝视觉与听觉的玩具，对宝宝的智力发展十分有益。彩色气球、吹气塑料玩具比较适用于新生儿。

父母可以为宝宝选购一些造型简单、手感柔软舒适、体积较大的绒布或棉制品的充填玩具，如绒布熊、绒布狗等，放在宝宝的小床里，这会给他们一种温暖和安全感。

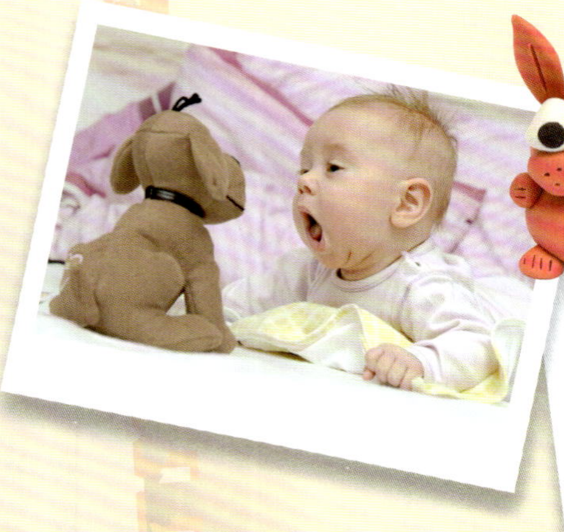

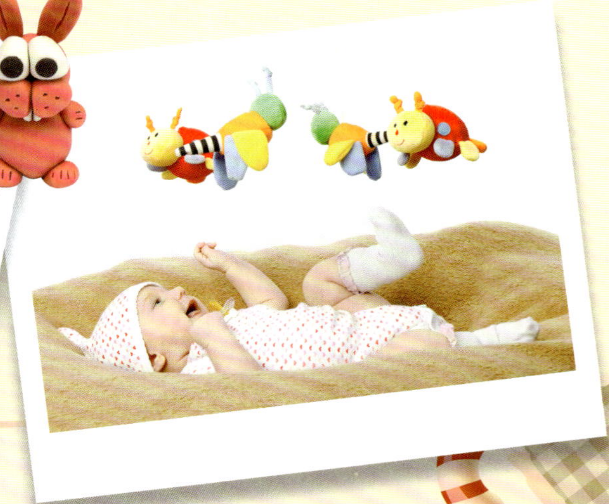